国家卫生和计划生育委员会"十三五"规划教材

全 国 高 等 学 校 教 材

➜ 供 医 学 影 像 技 术 专 业 用

医学影像信息学

Medical Imaging Informatics

U0207846

主　编　付海鸿　胡军武

副主编　康晓东　杨晓鹏

编　委（以姓氏笔画为序）

付海鸿（北京协和医学院）　　　　陈江源（江汉大学）

兰永树（西南医科大学）　　　　　陈金华（第三军医大学）

刘　帆（北京大学医学部）　　　　周志尊（牡丹江医学院）

刘泉源（滨州医学院）　　　　　　周学军（南通大学）

汤伟军（复旦大学上海医学院）　　胡军武（华中科技大学同济医学院）

杨晓鹏（郑州大学）　　　　　　　秦瑞平（河北医科大学）

宋忠良（北京协和医学院）　　　　高之振（蚌埠医学院）

张淑丽（齐齐哈尔医学院）　　　　康晓东（天津医科大学）

编写秘书　刘　涛（北京大学医学部）

插图制作　李振涛（北京大学医学部）

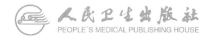

人民卫生出版社

PEOPLE'S MEDICAL PUBLISHING HOUSE

图书在版编目(CIP)数据

医学影像信息学/付海鸿,胡军武主编.—北京：
人民卫生出版社,2016
全国高等学校医学影像技术专业第一轮规划教材
ISBN 978-7-117-23629-4

Ⅰ.①医…　Ⅱ.①付…②胡…　Ⅲ.①影象诊断-信
息学-高等学校-教材　Ⅳ.①R445

中国版本图书馆 CIP 数据核字(2016)第 257493 号

| 人卫智网 | www.ipmph.com | 医学教育、学术、考试、健康，购书智慧智能综合服务平台 |
| 人卫官网 | www.pmph.com | 人卫官方资讯发布平台 |

医学影像信息学

主　　编：付海鸿　胡军武
出版发行：人民卫生出版社（中继线 010-59780011）
地　　址：北京市朝阳区潘家园南里 19 号
邮　　编：100021
E－mail：pmph @ pmph. com
购书热线：010-59787592　010-59787584　010-65264830
印　　刷：廊坊一二〇六印刷厂
经　　销：新华书店
开　　本：850×1168　1/16　印张：22
字　　数：621 千字
版　　次：2016 年 12 月第 1 版　2023 年 5 月第 1 版第 12 次印刷
标准书号：ISBN 978-7-117-23629-4/R · 23630
定　　价：55.00 元

打击盗版举报电话：010-59787491　E-mail：WQ @ pmph.com
（凡属印装质量问题请与本社市场营销中心联系退换）

全国高等学校医学影像技术专业第一轮规划教材编写说明

　　为了推动我国医学影像技术专业的发展和学科建设,规范医学影像技术专业的教学模式,适应新时期医学影像技术专业人才的培养和医学影像技术专业高等教育的需要,根据2012年教育部最新专业目录设置,中华医学会影像技术分会、中国高等教育学会医学教育专业委员会医学影像学教育学组、人民卫生出版社共同研究决定,组织编写全国高等学校医学影像技术专业第一轮规划教材,并作为国家卫生和计划生育委员会"十三五"规划教材的重要组成部分。2015年年初,人民卫生出版社对全国80多所开设了四年制本科医学影像技术专业的高等医学院校进行了充分的调研工作,在广泛听取本专业课程设置和教材编写意见的基础上,成立了全国高等学校医学影像技术专业第一届教材评审委员会,确定了医学影像技术专业第一轮规划教材品种。在本次教材的编写过程中,涌现出一大批优秀的中青年专家、学者、教授,他们以严谨治学的科学态度和无私奉献的敬业精神,积极参与本套教材的编写工作,并紧密结合专业培养目标、高等医学教育教学改革的需要,借鉴国内外医学教育的经验和成果,努力实现将每一部教材打造成精品的追求,以达到为专业人才的培养贡献力量的目的。

　　本轮教材的编写特点如下:

　　1. 明确培养目标,实现整体优化 以本专业的培养目标为基础,实现本套教材的顶层设计,科学整合课程,实现整体优化。

　　2. 坚持编写原则,确保教材质量 坚持教材编写三基(基本理论,基本知识,基本技能)、五性(思想性,科学性,先进性,启发性,适用性)、三特定(特定对象,特定目标,特定限制)的原则。

　　3. 精练教材文字,减轻学生负担 内容的深度和广度严格控制在教学大纲要求的范畴,精练文字,压缩字数,力求更适合广大学校的教学要求,减轻学生的负担。

　　4. 完善配套教材,实现纸数互动 为了适应数字化和立体化教学的实际需求,本套规划教材除全部配有网络增值服务外,还同步启动编写了具有大量多媒体素材的规划数字教材,以及与理论教材配套的《学习指导与习题集》《实验教程》,形成共8部27种教材及配套教材的完整体系,以更多样化的表现形式,帮助教师和学生更好地学习医学影像技术学专业知识。

　　本套规划教材将于2016年7月陆续出版发行,规划数字教材将于2016年11月陆续出版发行。希望全国广大院校在使用过程中,能够多提宝贵意见,反馈使用信息,为下一轮教材的修订工作建言献策。

全国高等学校医学影像技术专业规划数字教材出版说明

为适应高等医学教育事业信息化、数字化步伐，进一步满足院校教育改革需求和新时期医学影像技术专业人才的培养以及医学影像技术专业高等教育的需要，全国高等学校医学影像技术专业第一届教材评审委员会和人民卫生出版社在充分调研论证的基础上，在全国高等学校医学影像技术专业第一轮规划教材建设同时启动首套医学影像技术专业规划数字教材建设。全套教材共8种，以第一轮规划教材为蓝本，借助互联网技术，依托人卫数字平台，整合富媒体资源和教学应用，打造医学影像技术专业数字教材，构建我国医学影像技术专业立体化教材体系。

本套数字教材于2015年9月8日召开了主编人会，会议确定在充分发挥纸质教材的优势基础上，利用新媒体手段高质量打造首套医学影像技术专业数字教材。本套数字教材秉承严谨、创新的精神，全部纸质教材编写专家均参与数字教材编写，并适当补充懂技术、热衷富媒体资源建设的专家，组成数字教材编写团队。2015年年底，全套教材均召开了编写会，确定了数字教材的编写重点与方向，各教材主编认真把握教材规划，全体编委高度重视数字教材建设，确保数字教材编写的质量。

本套数字教材具有以下特点：

1. **坚持"三基、五性、三特定"**　在坚持本科教材编写原则的基础上，发挥数字教材优势，服务于教育部培养目标和国家卫生计生委用人需求，并紧密结合医学影像技术专业教学需要与特点，借鉴国内外医学教育的经验特点，创新编写思路及表达形式，力求为学生掌握基础知识与培养临床操作能力创造条件。

2. **创新教材媒体形式**　以纸质教材为基础，采用创新媒体形式，融合图片、视频、动画、音频等多种富媒体形式，使教材完成从纸质向全媒体转变。全新的数字教材支持个人电脑、平板电脑、手机等多种终端，在满足一般的阅读学习需求外，还可实现检索、测评、云笔记、班级管理等功能。

3. **内容不断优化更新**　数字教材具有数字产品的优势，支持内容的更新发布和平台功能的优化升级。我们期望紧跟时代的发展，为广大读者提供更加优质的服务及用户体验。

全国高等学校医学影像技术专业规划数字教材在编写出版的过程中得到了广大医学院校专家及教师的鼎力支持，在此表示由衷的感谢！希望全国广大院校和读者在使用过程中及时反馈宝贵的使用体验及建议，并分享教学或学习中的应用情况，以便我们进一步更新完善教材内容和服务模式。

国家级医学数字教材

国家卫生和计划生育委员会"十三五"规划数字教材

全国高等学校医学影像技术专业规划数字教材

医学影像信息学

Medical Imaging Informatics

主　编　付海鸿　胡军武

副主编　康晓东　杨晓鹏　周学军　侯庆锋

编　委（以姓氏笔画为序）

王　昊（河北大学医学部）	张淑丽（齐齐哈尔医学院）
王　慧（北京协和医学院）	陈江源（江汉大学）
尹建东（中国医科大学）	陈金华（第三军医大学）
史朝霞（河北医科大学）	周志尊（牡丹江医学院）
付海鸿（北京协和医学院）	周学军（南通大学）
兰永树（西南医科大学）	胡军武（华中科技大学同济医学院）
刘　帆（北京大学医学部）	侯庆锋（泰山医学院）
刘泉源（滨州医学院）	秦瑞平（河北医科大学）
刘　涛（北京大学医学部）	高之振（蚌埠医学院）
汤伟军（复旦大学上海医学院）	曹明娜（蚌埠医学院）
孙　超（北京大学医学部）	康晓东（天津医科大学）
李振涛（北京大学医学部）	彭成东（华中科技大学同济医学院）
李博超（首都医科大学）	董　默（牡丹江医学院）
杨晓鹏（郑州大学）	潘　珩（郑州大学）
沈　晖（南通大学）	穆伟斌（齐齐哈尔医学院）
宋忠良（北京协和医学院）	戴贵东（西南医科大学）
张宗锐（首都医科大学）	

编写秘书　刘　涛（北京大学医学部）

全国高等学校医学影像技术专业第一轮规划教材目录

规划教材目录

序号	书名	主编		副主编			
1	人体影像解剖学	徐海波	张雪君	任伯绪	纪长伟		
2	放射物理与辐射防护	王鹏程		牛延涛	刘东华	黄 浩	何培忠
3	医学影像设备学	石明国	韩丰谈	赵雁鸣	朱险峰	王红光	
4	医学影像信息学	付海鸿	胡军武	康晓东	杨晓鹏		
5	医学影像诊断学	高剑波	王 滨	余永强	张雪宁	王绍武	丁莹莹
6	医学影像成像理论	李真林	雷子乔	仇 惠	邱建峰	汪红志	
7	医学影像检查技术学	余建明	曾勇明	李文美	罗来树	刘广月	李鸿鹏
8	放射治疗技术学	林承光	翟福山	张 涛	孙 丽	郭跃信	

规划数字教材目录

序号	书名	主编			副主编			
1	人体影像解剖学	张雪君	徐海波		任伯绪	纪长伟		
2	放射物理与辐射防护	王鹏程			牛延涛	刘东华	黄 浩	何培忠
3	医学影像设备学	石明国	韩丰谈		赵雁鸣	朱险峰	王红光	国志义
4	医学影像信息学	付海鸿	胡军武		康晓东	杨晓鹏	周学军	侯庆锋
5	医学影像诊断学	王 滨	高剑波	余永强	张雪宁	王绍武	丁莹莹	
6	医学影像成像理论	李真林	雷子乔		孙文阁	高云飞	彭友霖	
7	医学影像检查技术学	余建明	李文美		罗来树	刘广月	胡鹏志	黄小华
8	放射治疗技术学	林承光	翟福山		张 涛	孙 丽	郭跃信	钟仁明

学习指导与习题集目录

序号	书名	主编		副主编			
1	人体影像解剖学学习指导与习题集	任伯绪	徐海波	张雪君	纪长伟		
2	放射物理与辐射防护学习指导与习题集	王鹏程		牛延涛	刘东华	黄 浩	何培忠
3	医学影像设备学学习指导与习题集	韩丰谈	石明国	赵雁鸣	朱险峰	王红光	
4	医学影像信息学学习指导与习题集	付海鸿	胡军武	康晓东	杨晓鹏	周学军	侯庆锋
5	医学影像诊断学学习指导与习题集	高剑波	王 滨	余永强	张雪宁	王绍武	丁莹莹
6	医学影像成像理论学习指导与习题集	李真林	雷子乔	仇 惠	邱建峰	汪红志	
7	医学影像检查技术学学习指导与习题集	余建明	曾勇明	李文美	罗来树	黄小华	于 群
8	放射治疗技术学学习指导与习题集	林承光	翟福山	张 涛	孙 丽	郭跃信	

实验教程

序号	书名	主编		副主编			
1	医学影像设备学实验教程	石明国	韩丰谈	赵雁鸣	朱险峰	王红光	赵海涛
2	医学影像成像理论实验教程	李真林	彭友霖	汪红志	仇 惠	邱建峰	
3	医学影像检查技术学实验教程	余建明	黄小华	徐 惠	郝 崴	周高峰	

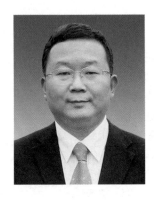

付海鸿

男,1969 年 4 月生于云南省昆明市。1992 年毕业于首都医科大学生物医学工程专业,获得工学学士学位。1992 年至今就职于中国医学科学院北京协和医院放射科,现任高级工程师。1997 年至今在北京协和医学院(清华大学医学部)继续教育学院担任讲师并承担《医学影像信息学》教学任务。2011 年获聘泰山医学院兼职教授,2012 年获聘泰山医学院影像医学与核医学专业硕士研究生指导教师。现任中华医学会影像技术分会候任主任委员,北京医学会放射技术分会主任委员,北京医师协会医疗信息化专业委员会副主任委员。中华医学会医学工程学分会委员,北京医学会医学工程学分会委员,北京医学会理事。中国医学装备协会磁共振装备与技术专业委员会常务理事。国家卫生计生委人才交流服务中心全国卫生人才评价专家,全国卫生专业技术资格考试专家委员会委员,全国医用设备使用人员业务能力考评命审题专家。

从事教学工作至今十九年。2001 年获得教育部中国国家留学基金管理委员会中国国家留学基金。主编、副主编、编写影像技术专业教材和专著 9 部。负责中国卫生经济学会课题 1 项,并获得中国卫生经济学会优秀课题奖。参加卫生部重大项目 1 项、国家自然科学基金 2 项、北京市自然科学基金 1 项。担任《中华放射学杂志》审定稿专家、《中国医疗设备》杂志编委。

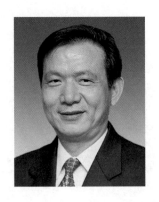

胡军武

男,1962 年 9 月生于湖北省汉川市。华中科技大学同济医学院附属同济医院放射科主任技师。现受聘于卫生人才交流服务中心全国卫生人才评价、卫生人才培训、卫生人才研究、卫生人才管理领域专家;中华医学会影像技术分会委员;中华医学会影像技术分会国家医学影像技术临床技能培训基地特聘教授;中华医学会影像技术分会磁共振学组副组长;湖北省医学分会影像技术学会副主任委员;武汉市放射技术专业委员会主任委员;《放射学实践》杂志编委;《临床放射学》杂志编委。

从事影像技术专业 30 余年,主持并参与多项国家及省部级科研课题多项,获湖北省科技进步三等奖一项。在国内核心期刊上发表学术论文 30 余篇,代表作"扩散张量成像技术及各指标的初步应用与评价"、"fMRI 对正常人体针灸效应及其意义的研究"。主持编写了《医学数字成像技术》《MRI 应用技术》《口腔数字化技术学》及《疾病检查比较影像技术学》四部专著,参与了《放射物理与防护》《磁共振成像技术》和《全国卫生专业技术资格考试指导(放射医学技术)》等医学影像技术学参考书的编写。主要研究方向为磁共振成像技术。

纵览医学影像的百年发展历史，先后围绕三条主线推进，一是如何通过医学影像成像与处理技术最大限度提取医学影像信息；二是如何在极短的时间内迅速检索查询、调阅浏览所需要的医学影像信息；三是如何在海量的医学影像大数据中快速挖掘、提取、分析有价值的医学影像信息。三条发展主线的最终目标都是为影像精准诊断、临床精准诊疗、患者精准就医服务。目前，以医学影像存储与传输系统、放射信息系统、影像后处理系统、计算机辅助诊断系统、远程放射学系统为主构成的医学影像信息系统已经成为医疗机构、影像科室执行影像学检查与诊断、疾病临床诊疗与预防、健康查体与管理、临床教学与科研、区域医疗与远程医疗必不可少的信息化装备与辅助工具。为此，医学影像技师与医师、医学影像工程师和物理师等医学影像工作者既要熟练掌握医学影像学和医学影像技术学的基础及专业知识，同时也需要培养和拥有良好的医学影像信息技术能力与素养。

由国家卫生和计划生育委员会规划的全国高等学校医学影像技术专业四年制本科"十三五"规划教材是一个完整的体系，医学影像信息学作为这个完整体系中的一门新课程，是当今医学影像技术学科发展的需要，也是医学影像技术学本科教育的基本要求。医学影像信息学属于交叉学科，涉及面广，为了培养学生的医学影像信息技术能力与素养，本教材不仅着重于基础理论、基本知识和基本技能的阐述，而且帮助学生认知了解全面、完整的医学影像信息学体系架构。期望学生通过本课程的学习能够掌握医学影像信息学基础与专业知识，以及医学影像信息系统规划、调研、需求分析、系统架构、实施、运行管理与维护等专业技能；了解医学数字影像与医学影像网络共享资源特点；学习利用信息资源的方式、方法、范围和用途；培养在医学影像大数据中选择使用合适的数据挖掘工具与临床决策系统，得到有价值数据、信息、知识的能力与素养。本教材适宜学时数为 54～72 学时。

为达成上述目标，我们邀请北京协和医学院、北京大学医学部、华中科技大学同济医学院、天津医科大学、郑州大学、牡丹江医学院、江汉大学、复旦大学上海医学院、齐齐哈尔医学院、第三军医大学、南通大学、河北医科大学、滨州医学院、西南医科大学、蚌埠医学院等院校研究、应用和讲授医学影像信息学的专家学者，经过充分调研、酝酿和讨论，共同编写了《医学影像信息学》教材。本教材是集体努力的结果。在此，感谢各位编委们的无私奉献，感谢海内外相关领域学者们的实践工作，是他们的真知灼见充实了本书的内容。全书由付海鸿统稿。刘涛主管技师作为编委会秘书参与了参考资料、文稿、插图的整理等文书编辑工作。北京大学人民医院放射科的李振涛工程师绘制了插图。

最后，教材中难免有错误和缺点。因此，诚恳地希望各位读者，各位教学、研究和从事相关工作的专家学者提出宝贵意见。

付海鸿

2016 年 9 月

目　录

第四章 医学影像信息系统的管理 189

第一章

医学影像信息学绪论

医学影像信息学(medical imaging informatics)是医学信息学(medical informatics)的重要分支之一,同时也是医学影像学(medical imaging)和医学影像技术学(medical imaging technology)的重要组成部分。自 20 世纪 70 年代以来,伴随人类社会从工业革命向信息革命的跃迁,在医学影像科室管理和远程医疗需求的推动下,医学影像信息学蹒跚起步;在数字化医学影像成像设备与技术的推动下,医学影像信息学不断完善,并得到长足发展,促进医学影像学和医学影像技术学进入数字化、信息化时代。

第一节 医学影像信息学概述

一、医学信息学的发展与研究内容

1. 医学信息学及其相关学术组织的起源 医学信息学是一门在医学领域中的计算机的基础科学,它通过计算机系统来处理各种医学信息。因此,医学信息学是伴随着计算机与信息技术(information technology,IT)在生物医学领域的应用而产生和发展起来的,同时,也是伴随着医学信息学学术组织的建立而推广和壮大起来的。医学信息学及其学术组织最初的起源可以追溯到1967 年国际信息处理联合会(international federation for information processing,IFIP)成立的与卫生有关的第四技术委员会(technical committee 4,TC4)。IFIP 则是联合国教科文组织(united nations educational,scientific and cultural organization,UNESCO)于 1960 年成立的。1978 年,经中国政府批准,中国电子学会(the Chinese institute of electronics,CIE)代表中国申请加入联合国的 IFIP,1980 年,CIE 代表中国正式加入 IFIP,并成立 IFIP 中国委员会。

1976 年到 1979 年是医学信息学发展的分水岭,1976 年,美国医学信息学协会(American medical informatics association,AMIA)的前身—计算机在医疗健康中的应用论坛(symposium for computer applications in medical care)召开。1979 年国际医学信息学协会(international medical informatics association,IMIA)从 IFIP 的委员会逐步成为完全独立的组织。1986 年美国医学联合会首次将医学信息学收入其"专业纵览"之中。1989 年在瑞士按照法律正式成立 IMIA,并一直是IFIP 的成员之一。IMIA 是国际医疗卫生信息学领域内公认的领导者,也是世界卫生组织(world health organization,WHO)认可的非政府组织(non-government organization,NGO)。与国际卫生信息管理联盟(international federation of health information management,IFHIMA)一起,IMIA 也是与国际标准化组织(international organization for standardization,ISO)合作的 A 类联络组织。国际医学信息学协会提供了一个国际化和全球化的学术研究、协作、交流平台,实现信息共享,从而为后继的持续研究提供基础。目前,IMIA 已拥有 45 个以上的国家级和地区级的团体成员,以及 4 个地区性联合会:欧洲医学信息学联盟(European federation for medical informatics,EFMI)、亚太医学信息学协会(Asia-pacific association for medical informatics,APAMI)、非洲卫生信息学联合会(health informatics in Africa,HELINA)和拉丁美洲地区卫生学会医学信息联合会(regional federation of health societies in Latin America，IMIA-LAC）。

1980 年是中国医学信息学发展的开端，当年在中国计算机工程技术人员与中医专家的共同努力下，北京中医医院研制完成我国第一个中医专家系统-"老中医关幼波治疗肝炎病专家系统"。1980 年 8 月 18 日，北京市科委组织全国从事研究信息科学和信息技术在医药卫生领域中应用的专家学者、技术人员和管理人员，举办推广应用计算机中医专家系统的研讨会。会议期间，成立"中国计算机诊疗系统研究会"，即现在的中国医药信息学会（CMIA）的前身。1980 年，CMIA 也参与到 IFIP 的特别研究小组、独立组织 IMIA 的活动。可以说，1980 年既是中国医药信息学会（CMIA）成立之年，也是中国正式参与国际医药信息学组织活动的元年。

CMIA 作为中国唯一的国家级会员加入国际医药信息学会（IMIA），进行国际交流与合作，CMIA 也是国际医药信息学会（IMIA）的中国学会。CMIA 是中国医药卫生信息化领域中，发展历史最长、国际影响最大、学术水平最高、融合包容最广的学术组织。

2. 医学信息学的发展过程　基于数据、信息、知识这三个基本概念，可以把医学信息学的发展过程概括为三个阶段。

（1）数据程序阶段：例如信号分析、影像处理以及以信息为中心的操作。

（2）信息程序阶段：例如病人信息管理以及早期的以知识为中心的操作。

（3）知识程序阶段：例如人工智能在辅助医学临床决策中的应用。

3. 医学信息学的研究内容及发展状况　医学信息学的研究是伴随着计算机和信息技术的发展而崛起的，医学信息学的传承发展和创新也离不开计算机和信息技术产品的支撑。医学信息学的研究内容主要包括医疗卫生信息系统的开发与研究、计算机辅助决策与诊疗质量的控制和保证以及电子病历的开发与集成等。

（1）医疗卫生信息系统的开发与研究：包括计算机和医学信息系统在数据存储、记录与检索、临床诊疗、实验室检测检验、影像科和危重病人处理等的开发、研究与临床应用。

在 20 世纪 70 年代，Morris F. Collen 等人成功建立了"可集成、可扩展、可变长和可变格式"的包含 100 万病人记录的数据库。

在我国，20 世纪 80 年代，部分大型医疗机构开始对医院信息化建设给予关注，最早研发的系统基于小型机及其字符终端，主要用于病案首页的建立、管理，以及检索应用。20 世纪 90 年代，随着台式个人计算机以及基于图形界面和网络应用的 Windows 操作系统以及 Foxbase 等一系列数据库管理软件在国内应用的兴起，病案首页管理信息系统开始迁移到新的 Windows 平台中。

1994 年，中国医学科学院北京协和医院与电子工业部第六研究所联合攻关，研制开发中国第一套小型医学影像存储与传输系统（picture archiving and communication system，PACS），并应用在放射科 CT 室里。

1995 年，由卫生部医院管理研究所牵头，组织相关医疗机构信息和临床专家研发的中国第一套真正的中国医院信息系统（hospital information system，HIS）在北京大学人民医院率先投入使用。此后，经过二十余年的发展，目前我国各级医疗机构已经广泛应用 HIS、PACS 系统。

（2）计算机辅助决策与诊疗质量的控制和保证：计算机系统在辅助医师进行临床决策，以及帮助医师进行医疗质量的控制和保证等方面发挥着重要作用。

帮助临床医师进行医学决策的第一代系统出现于 1959 年，美国学者 Ledley 等建立计算机诊断数学模型，并用于肺癌病例辅助诊断中。1966 年，Ledley 首次提出"计算机辅助诊断"（computer-aided diagnosis，CAD）的概念。其后出现了基于统计学方法的系统。而真正应用人工智能技术（artificial intelligence，AI）最早开发成功的临床决策支持系统是 1976 年美国斯坦福大学教授 Edward H. Shortliffe（Edward Feigenbaum）等人开发的、基于规则的 MYCIN 人工智能专家系统（Expert System），用于帮助临床医师对住院的血液感染患者进行诊断和用抗生素类药物进行治疗，从而颠覆了人类对于知识自动化运用的构想，把人工智能的医学专家系统、临床决策支持系统(clinical decision support system,CDSS)引入了主流研究。

与此同时,应用信息学方法进行诊疗质量控制和质量保证也是医学信息学研究的一个重要方面,如早期的动态医疗审计示范(ambulatory care medical audit demonstration,ACMAD)、并发症筛查程序(complications screening program,CSP)等。直至 20 世纪 90 年代后期开始出现的"Web-enabled"临床信息系统,充分显示计算机系统在帮助医师改善医疗质量方面所能发挥的重要作用。

(3) 电子病历的开发与集成:电子病历(electronic medical record,EMR)是指计算机化的病历。也称为基于计算机的病人记录(computer-based patient record,CPR)、电子病案(electronic patient record,EPR)、电子健康档案(electronic healthrecord,EHR)等。

1960 年,以美国麻省总医院为代表,开发门诊 EMR 并投入使用。1991 年,美国国家科学院医学研究所发表题为"CPR 是医疗保健的基本技术"的研究报告。1993 年 9 月,在法国马塞召开首次健康卡系统国际会议,研究该系统应用及发展等问题。1994 年,西门子推出多媒体电子病历记录系统 viewscope,能从多种数据源同时存取信息,使医务人员能从一台普通的桌面计算机系统上一次查阅有关患者的所有病历记录,甚至包括 X 线片、CT 以及超声等数字化的医学影像,观看有关病情记录的录像以及录音等,首次将医学影像引入电子病历。1995 年,日本厚生省成立电子病历开发委员会。

1999 年,美国医学研究所(institute of medicine,IOM)将电子病历定义为:电子病历存在于一个特殊系统中,借助这个系统,电子病历可以支持其使用者获得完整、准确的资料,提示和警示医疗人员,给予临床决策支持,连接管理、书刊目录、临床基础知识及其他辅助设备。

2004 年,美国总统布什在众议院的年度国情咨文中,把建立电子健康记录(EHR)的目标概括为:"将健康记录计算机化,我们可以避免严重的医疗事故,降低医疗费用,提高医疗水平",要求在 10 年内确保绝大多数美国人拥有共享的电子健康记录。

中国的电子病历起步较晚。1994 年,中国国卫生部在第六届医药信息学大会上提出"希望到本世纪末,我国将有若干家医院能够真正实现完整的电子病历系统"。自 1999 年起,少数医院开始部分使用实验性的 EMR,用计算机书写记录病史、下医嘱、开化验单和检查单,查阅病史和患者信息等。2002 年 10 月,卫生部制定《全国卫生信息化发展规划纲要(2003—2010)》指出:"三级医院在全面应用管理信息系统的基础上,要创造条件,重点加强临床信息系统的建设应用,如电子病历、数字化医学影像、医师和护士工作站等应用"。2009 年,中国国家卫生部颁发的《电子病历基本架构与数据标准》中对电子病历的定义为:电子病历是由医疗机构以电子化方式创建、保存和使用的,重点针对门诊、住院患者(或保健对象)临床诊疗和指导干预信息的数据集成系统。是居民个人在医疗机构历次就诊过程中产生和被记录的完整、详细的临床信息资源。

电子病历应集成患者的全部信息,既包括 HIS 提供的患者基本信息与诊疗信息,也包括各医学专科的信息系统(例如医学影像信息系统)所提供的数字、文字、图形、影像、声音等多媒体信息、统计分析结果以及计算机辅助诊断等决策支持参考结果。获授权者在任何地方、任何时间都能调阅共享这些信息。建设电子病历是一项复杂的系统工程和集成项目,医学影像检查信息数据是电子病历中检查记录的重要信息来源与主要内容。

二、医学信息学的基本概念

1. **医学信息学(medical informatics)** 是研究生物医学信息、数据和知识的存储、检索并有效利用,以便在卫生管理、临床控制和知识分析过程中做出决策和解决问题的科学。它是信息技术学与医疗卫生科学的交叉学科,前者是其方法学,后者是其应用领域。随着信息科学与生物医学的快速发展,医学信息学的研究和应用不断深入和扩大,并逐渐成为现代和未来生物医学发展的基石。

2. **生物医学信息**（medical information） 包括生物医学和卫生健康领域的各类消息、信号、指令、数据、情报、知识等客观信息，其形式可以是文字、声音、影像、数字、符号、手势、姿态、情景、状态、实物等；同时，也包括人类的信息活动。对于个体的人来说，信息活动的基本过程包括信息感测和识别、信息传递、信息处理与再生、信息使用等。

3. **医学信息技术**（medical information technology，MIT） 是用于管理和处理医学信息所采用的各种技术的总称，是人们用来获取信息、传输信息、存储信息、分析和处理信息、显示信息的相关技术。其研究内容涉及科学、技术、工程以及管理等学科。医学信息技术主要包括感测和识别技术、信息传递技术、信息处理与再生技术以及信息施用技术。

（1）感测和识别技术：包括信息感知、信息识别、信息提取、信息监测的传感技术及其与测量技术、通信技术相结合的遥感技术，可以极大的扩展人类感觉器官获取信息的能力。

（2）信息传递技术：包括信息变换、信息传输、信息通信、信息交换等技术，具有实现医学信息快速、可靠、安全转移的功能。

（3）信息处理与再生技术：包括信息存储、信息检索、信息分析、信息加工、信息再生等技术。除了编码、压缩、加密等信息处理技术外，还包括在信息处理的基础上重新产生更深入、更本质或更其决策意义的新信息，即信息的再生。

（4）信息使用技术：包括信息转换、信息显示、信息调控等技术。是信息过程的最后环节，包括控制技术、显示技术等。

4. **医学信息系统**（medical information system，MIS） 是结合生物医学和卫生健康的科学理论与方法，应用信息技术解决医疗卫生和健康问题，为临床和管理决策提供支持的系统。医学信息系统注重于研究生物学与信息技术的结合，探讨相关数据的识别、采集、输入、传递和信息的存储、加工、维护、利用过程中的内在规律以及基于信息学手段的形式表达与处理规律。

目前常见的医学信息系统有：医院信息系统（hospital information system，HIS）、医学影像信息系统（medical imaging information system，MIIS）、实验室信息系统（laboratory information system，LIS）、临床信息系统（clinical information system，CIS）、公共卫生信息系统（public health Information System，PHIS）、远程医学（telemedicine）、信息检索（information retrieval）、决策支持系统（decision support systems，DSS），以及电子病历（electronic medical records，EMR）、电子健康档案（electronic health records，EHR）等。上述应用于各个医学专科的信息系统并不是"老死不相往来"的"信息孤岛"，而是彼此链接交互、互通有无的医院集成信息系统的子系统。

三、医学影像信息学的基本概念

1. **医学影像信息学**（medical imaging informatics） 是研究医学影像数据、信息和知识的产生、处理、传输、归档存储、显示、通讯、检索、标准并有效利用、辅助临床决策的科学。医学影像信息学是在信息论、控制论、信息技术、医学信息学、医学影像学和医学影像技术学、人工智能和系统工程等多学科基础上发展起来的边缘交叉学科。

2. **医学影像信息学的研究与应用领域** 在医学领域的研究与应用很广泛，包括医学影像信息系统、医学影像电子病历、医学影像处理、计算机辅助诊断、医疗卫生信息资源查询检索、远程医学和远程放射学、医学影像信息标准等。

四、医学影像信息学的发展历程

医学影像信息学的发展历程体现在数字化医学影像成像设备、医学影像信息学相关标准，以及医学影像信息系统的发展等三个方面。

1. **数字化医学影像成像设备的发展** 自1970年代开始，医学影像成像设备的成像源在传统的 X 射线基础上，相继拓展出超声波、正电子、射频电波、光学等多种模态的成像源。医学影像技术学也从模拟成像创新为数字成像,从平面重叠成像创新为计算机重建重组任意断层成像,从二维成像创新为三维、甚至四维成像。

1970 年代 X 射线计算机断层摄影(computed tomography,CT)、超声(ultrasound)、正电子发射断层成像(positron emission tomography,PET)和单光子发射断层成像(single photon emission computed tomography,SPECT)等数字化医学影像成像设备投入临床使用。1972 年,以数字化信息数据的计算机重建为基础的 CT 机的发明和临床应用极大地促进影像诊断学、影像技术学,以及影像信息学的研究与发展。

1980 年代磁共振成像(magnetic resonance imaging,MRI)、计算机 X 线摄影(computer radiography,CR)、数字减影血管造影(digital subtractionangiography,DSA)等数字化医学影像成像设备也相继在临床投入使用。1983 年,CR 系统的临床应用引领 1895 年问世、在临床诊疗工作中应用最广泛、基于模拟技术和胶片的传统 X 线摄影技术大踏步跨入数字化时代,极大促进医学影像信息系统在放射科和医疗机构的建立和临床应用。

1990 年代 PET-CT、多排探测器 CT、数字胃肠造影设备、基于数字平板的数字 X 线摄影(digital radiography,DR)设备在临床投入使用。

2000 年代双源 CT、3.0T 磁共振成像设备、全数字乳腺 X 线摄影设备、ECT-CT 等数字化医学影像成像设备在临床投入使用。7.0T 超高场强磁共振成像设备用于基础研究与临床科研的人体成像。2010 年代 MR-PET 问世。

上述成像设备与技术不仅极大地丰富医学形态学诊断信息的领域和层次、提高医学形态学诊断水平,同时实现医学影像的数字化成像与应用。在数字化医学影像成像设备与技术的推动下,医学影像信息学不断发展和完善。

2. 医学影像信息学相关标准的发展　在 1970 和 1980 年代,随着以 CT、MRI、CR 为代表的数字化医学影像成像设备在临床得到广泛应用,建立医学影像信息系统辅助医疗、教学、科研、管理、学术交流等工作成为必然的临床需求。但是,医学影像信息系统的建设与发展,需要标准先行,需要制定技术规范与标准。

(1) 制定规范与标准的目的:医学影像信息系统相关规范与标准的制定是为了实现以下目标:

1) 定义质量能满足临床需要的可用于数据交换的数字化医学影像格式。

2) 推动不同制造商的设备间数字化影像信息通信传输标准的建立。

3) 促进医学影像存储与传输系统(picture archiving and communication system,PACS)、放射信息系统(radiology information system,RIS)等医学影像信息系统的发展,使它们可以与其他医院信息系统进行信息、数据、流程的交互。

4) 允许广泛分布于不同地理位置、不同类型的医学影像诊断设备创建统一的诊断信息数据库。

(2) 医学影像信息系统相关标准的建立与应用:

1) DICOM:1983 年,美国放射学院(ACR)和美国国家电气制造商协会(NEMA)成立 ACR-NEMA 联合委员会,并于 1985 年发布 ACR-NEMA standards publicationsNo. 300—1985,又称为医学数字成像和通信(digital imaging and communications in medicine,DICOM)标准 1.0 版本。1986 年 10 月和 1988 年 1 月先后发布校订 No. 1 和校订 No. 2。1988 年该委员会推出 ACR-NEMA standards publications NO. 300—1988,又称为 DICOM 标准 2.0 版本。1993 年发布 DICOM 标准 3.0 版本,发展成为面向网络应用环境的医学影像信息学领域的国际通用标准。只有在 DICOM 标准下建立的医学影像信息系统才能为医疗机构用户提供最好的系统连接、兼容、扩展、集成功能。

2) HL7:1987 年,由 SamSchultz 博士在宾夕法尼亚州大学医院主持的一次会议促成卫生信息交换标准(health level seven,HL7)组织和通信标准的诞生。1997 年,美国国家标准局认可并授权 HIS 标准开发组织推出医学信息系统互联标准 HL7。HL7 的宗旨是开发和研制医院数据信息传输协议和标准,规范临床医学和管理信息格式,降低医院信息系统互连、互通的成本,提高医院信息系统之间数据信息共享的程度。HL7 是医疗机构各类信息系统之间集成的接口标准,是医疗领域不同应用间电子数据传输、交换的协议,它在 OSI 参考模型的第七层,即应用层上实现,采用消息触发机制,故名 HL7。

3)IHE 放射学技术构架(IHE radiology technical framework):2000 年,北美放射学会(radiological society of north america,RSNA)和医疗卫生信息及管理系统学会(healthcare information management and systems society,HIMSS)联合发起并建立医疗信息系统集成(integrating the healthcare enterprise,IHE)平台,其目的是提供一种更好的方法让医学计算机和信息系统之间更好地共享信息。IHE 强化已有的通讯标准,比如 DICOM 和 HL7 之间的协同工作。IHE 专门用以解决医护工作者、医疗机构管理部门、其他医疗专业人士和医疗机构计算机系统间信息互操作问题。每年发布称之为"IHE 放射学技术构架"的文献。作为协调实施医疗信息标准的蓝图。其目的是研究如何很好地利用 DICOM、HL7 等多种现存标准,提高已有通讯标准之间的协同应用水平,组成大型的和区域的医学信息网络。

IHE 概念是由医学专家和广大医护工作者、相关政府部门、信息技术专家和企业共同发起的,目的是提供一种更好的方法让医学计算机系统之间更好地共享信息。IHE 强化了一些已有的通讯标准,比如 DICOM 和 HL7 之间的协同工作,以便为最佳的临床工作提供特定的服务。用 IHE 概念统一起来的医学信息系统可以更好地和其他系统通讯,更容易地实施,并且使得医护人员更高效率地获得相关信息。

4)中国医学影像传输系统标准(China-picture archiving and communication system,C-PACS):为研究具有中国特色并符合国际相关标准的 PACS 标准体系,形成中国 PACS 技术壁垒;搭建、完善中国医疗行业与国际标准 DICOM3.0 和 IHE、HL7 等接轨的技术平台;建立中国数字化医院(PACS、HIS 和电子病案)及远程医疗的核心载体。中国卫生部在 2003—2005 年承担国家科技公关项目"医疗器械关键技术研究重大产品开发-中国医学影像传输系统标准(C-PACS)"的基础上,提出了 C-PACS 系统标准体系技术草案,涉及内容包括:C-PACS 遵从性、影像处理、影像质量控制、工作流和数据接口、海量数据存储、PACS 系统安全和技术壁垒等。同时,C-PACS 在规范海量数据存储方面特别指出:海量数据的存储与管理是 PACS 面临的一项重要课题,要保证 PACS 的稳定和实用,就必须解决好海量医学影像信息数据的存储与调用问题。

5)IHE 中国(integrating the healthcare enterprise-China,IHE-C):由中华医学会放射学分会、中国生物医学工程学会、中国医院协会、中国医疗器械行业协会、中国医学装备协会和中国标准化研究院联合共同倡议发起 IHE 中国活动,以期构建一个平台,推动国内的 IHE 活动。从发起成立至今,IHE 中国积极加强对外沟通和国际合作,并成功举行一系列的宣传活动、学术讲座和测试准备活动。IHE 中国的基本原则是务实、开放和以应用为向导,需要国内各方面专家、各个与医疗信息化有关的学术团体及与医疗信息化相关的供应商、医疗机构、学术机构、团体、研究院所等实体单位共同参与。

3. 医学影像信息系统的发展 现代的医学影像信息系统(MIIS)是由医学影像存储与传输系统(PACS)、放射信息系统(RIS)、影像后处理系统、计算机辅助诊断(CAD)系统以及远程放射学(teleradiology)系统与医院信息系统(HIS)集成构成的。

医学影像信息系统的发展可以追溯到 1960 年代,一部分医疗机构、大学附属医院与产业界联合从事医学影像信息系统及相关技术的研究、开发与临床应用的探索。

(1)远程放射学的起步:1960 年代中期,人类首次远程放射学实验是在美国马萨诸塞州立医院与波士顿洛根国际机场之间约三公里路程上使用微波线路将医学影像信号直接输入到电视系统。当时基本思路是在一段距离之间通过通讯网络传输数字图像。由于影像传输之前必须先完成影像数字化格式转换,且当时数字化图像文件的字节数目很大,用电话线传输非常耗时,严重影响和阻碍远程放射学的发展。

（2）医学影像信息系统的雏形:1972 年,美国的 RichardJ. Steckel 博士在重症监护室（ICU）实现了一套简单的医学影像信息系统的雏形（那时还没有产生 PACS 这个学术术语）。他们将洗片机与一台 X 线摄影胶片数字化扫描仪连接在一起,扫描后的影像通过基带通信系统（base band communication system）传输到 ICU 病房,然后在一台视频显示器上接收、显示、浏览影像。

（3）数字化影像通讯和显示概念的提出:1979 年,德国 Heinz U. Lemke 教授在发表的论文里,第一次提出数字化影像通讯和显示的概念。

（4）RIS 系统的原始雏形:1980 年,R. G. Jost 教授在 *Radiology*（放射学）杂志上发表论文,探讨开发和应用抄写录入放射科检查报告的计算机系统。将传统每位放射医师配备一位根据录音打字的打字员的工作模式,转化为效率更高的计算机报告听写系统,即放射医师口述报告并录音,每位打字员在后台根据多位医师的报告录音,在计算机上将报告听写录入、存储在计算机里,实现报告的计算机化管理。这是 RIS 系统的原始雏形。

（5）学术术语"PACS"的诞生:1982 年 1 月在美国洛杉矶由国际光学工程学会（international society of optical engineering,SPIE）主办的第一届国际 PACS 学术会议期间,产生新的学术术语"PACS"（picture archiving and communication system,医学影像存储与传输系统）。1982 年 7 月日本医学影像技术协会（Japan association of medical imaging technology,JAMIT）主办第一届 PACS 和个人健康数据（personal health data）国际论坛。1983 年第一届欧洲 PACS（Euro PACS）学术年会召开。

（6）"DIN/PACS"项目:1983 年美国军方建设远程放射学项目,之后在 1986 年又继续建设数字化成像网络与 PACS 系统（digital imaging network/PACS,"DIN/PACS"）项目,并在位于西海岸西雅图的华盛顿州大学,以及东海岸华盛顿特区的乔治城大学和乔治华盛顿大学安装系统站点。

（7）H. K.（Bernie）Huang 教授的开拓性贡献:世界上公认的 RIS、PACS 的先驱者和开拓者,美国洛杉矶南加州大学的 H. K.（Bernie）Huang 教授从 1980 年代开始,就全身心投入到医学影像信息系统 RIS、PACS 的研究、开发、临床实践和评价当中,从 1980 年代中期开始到 1990 年代初期,他领导的团队参加由美国国立癌症研究院（national cancer institute,NIC）和美国国立健康研究院（national institutes of health,NIH）联合资助的为期三年的 PACS 相关研究项目,以及一个为期 5 年的大型研究项目,其研究内容包括:"多屏浏览工作站的放射诊断（multiple viewing stations for diagnostic radiology）","图像压缩（image compression）",和"放射科 PACS（PACS in radiology）"。H. K.（Bernie）Huang 教授为 RIS、PACS 系统的发展做出卓越贡献。

（8）RSNA 成立电子通信委员会:1986 年,鉴于计算机与放射学的互相交织发展的大趋势,北美放射学会（RSNA）理事会成立电子通信委员会（electronic communications committee）,该委员会的任务是评估计算机软硬件,磁性和光学数据存储设备以及电子数据传输,以此促进放射学的学术交流与信息共享。

（9）世界上第一个全数字化放射科:1990 年,W. Hruby 博士在奥地利维也纳的 Danube 医院实现世界上第一个全数字化放射科（completely digital radiology department）。直到 1990 年代早期,PACS 还只是局限在放射科里安装和使用。

（10）大型 PACS（large-scale PACS）的定义:1996 年,美国哈佛大学的 Roger A. Bauman 教授在发表的论文中,调查全世界 82 家医疗机构的 PACS 实施和应用情况,尝试对大型 PACS（large-scalePACS）做出如下定义:

1）放射科和临床每天都在使用 PACS。

2）至少有 3~4 台医学影像成像设备与 PACS 系统相连接。

3）在放射科内部,以及放射科外部的其他科室都安装和使用 PACS 工作站。

4）PACS 系统每年至少能够经手处理 20000 例放射学检查。

在 1990 年代,如果 PACS 系统能够同时满足以上四个条件,就可以称为大型 PACS 系统,如图 1-1 所示。如果有一个条件不能满足,就只能称为小型 PACS(smallPACS/mini PACS)系统。

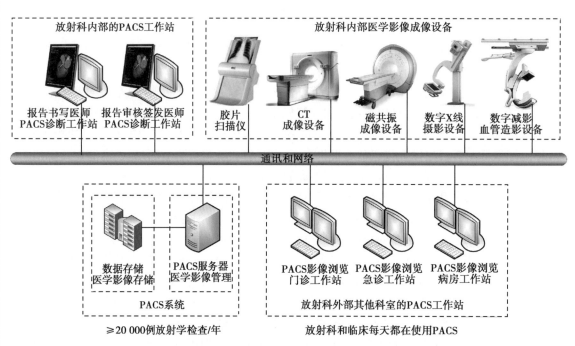

图 1-1 大型 PACS 系统的基本组成

(11) 医院集成 PACS:1990 年代中期,美国加利福尼亚大学旧金山分校(university of California,SanFrancisco,UCSF)开发出医院集成 PACS(hospital-integrated PACS,Hi-PACS),Hi-PACS 首次应用 RIS 作为引擎,驱动在医院环境里的 PACS 工作流,这个新概念、新架构在影像信息学的发展与应用的进程中开启了 RIS-PACS 一体化集成信息系统的潮流之门,从此之后的 PACS 系统称为 RIS-PACS 集成信息系统更为准确和适用。

(12) 全院级 PACS:1990 年代中期,英国伦敦的 Hammersmith 医院投入巨资,花费千万英镑,建设全院级(whole hospital)PACS,堪称当时医学影像信息系统建设的时代样板。

4. 医学影像信息系统在中国的发展

(1) 第一套小型 PACS:1994 年,中国医学科学院北京协和医院与电子工业部第六研究所所属的北京华胜计算机有限公司联合攻关,研制开发中国第一套基于 SUN workstation 工作站、Solaris UNIX 操作系统、Sybase 数据库管理系统、文件传输协议(file transfer protocol,FTP)获取影像设备数据的小型 RIS-PACS 一体化集成信息系统,并应用在 CT 室里,其特点是以 RIS 作为引擎驱动并管理着放射科 CT 室的数字化工作流程和业务。1996 年《计算机世界报》第 29 期报道"与北京协和医院联合开发了华胜医学影像信息系统,已顺利地完成了系统应用开发的第一阶段,获得 DICOM3.0 国际标准支持"。

(2) 第一套基于 HL7 协议和 B/S 架构的大型 PACS:1999 年 10 月,中国第一套采用 HL7 协议在从荷兰引进的 PACS 与中国本地第三方开发的 RIS/HIS 间交换信息数据,同时采用 B/S 架构部署的大型 PACS 在上海第一人民医院投入使用,在院内或者院外可通过 internet 以 web 浏览器方式访问医学影像。

(3) 第一套四屏与双投影影像诊断工作站的临床应用:2001 年,中国第一套采用两台医用

DICOM 投影仪组合双投影显示影像诊断工作站,以及四台医用 DICOM 竖屏组合四联屏显示影像诊断工作站,共同作为基于多屏、多投影的放射诊断读片会诊中心的主要装备,与小型 RIS-PACS 集成信息系统一起在贵阳医学院附属医院放射科投入使用,并做到天天数字化读片使用,周周多学科数字化影像会诊使用,取得满意的多屏、多投影影像诊断工作站临床应用的示范效果。

(4) 第一套全院级 PACS:2002 年,中国第一套与个人医保卡集成的全院级 PACS,在上海瑞金医院实施并投入使用。在放射科内外、门急诊的诊室,以及住院部病房里首次实现医学影像的自由检索查询和调取浏览,并实现院内数字化读片会诊。

(5) 第一套无线 PACS 和远程放射学系统:2002 年,在首都医科大学附属北京天坛医院神经内科病房实现中国第一套采用无线路由器的无线 PACS 临床应用。在 PACS 移动工作站上完成无线网络支持下的影像查询检索、调取浏览、会诊查房等临床工作。同年,中国第一套基于通信卫星以及 internet 的远程放射学系统(teleradiology system)在首都医科大学附属北京天坛医院投入使用。

(6) 小型 PACS 在 SARS 诊疗定点医疗机构中的应用:2003 年 4 月开始,基于 CR 系统的小型 PACS 在首都医科大学附属北京宣武医院、上海瑞金医院、上海传染病医院等 SARS(severe acute respiratory syndrome,严重急性呼吸道综合征)诊疗定点医疗机构中陆续安装使用,在抗击 SARS 的医疗抢救、治疗和护理康复等项医疗工作中发挥巨大的作用。

(7) 第一套通过 HIMSS 7 级评审的全院级 PACS:2014 年 5 月,北京大学人民医院信息系统获得美国医疗卫生信息和管理系统学会(healthcare information and management system society,HIMSS)的 HIMSS analytics stage 7(简称 HIMSS 7)评级认证。HIMSS 7 级评审的核心要点包括:所有信息全部数字化;每个业务环节都有信息系统支撑、无纸化、全覆盖;临床过程与信息须闭环管理;信息化最终要有益于临床,包括提升临床质量的临床决策支持系统(CDSS)、临床数据记录(CDR)的应用。HIMSS 7 级具体在 PACS 领域内,其评审要点则为诊疗过程无胶片化、无纸化,即不依赖胶片与纸质材料传递信息;PACS 覆盖全部的业务范围与业务环节;闭环管理;信息化助力医疗过程与质量提升。

五、医学影像信息学与医学影像技术学的关系

医学影像技术学作为一门独立的学科出现和发展,是由于影像技术在医学影像学专业实践中发挥的作用日益显著和重要,医学影像技术学研究与工作的重点是基于医学影像成像设备不断挖掘与优化成像的序列、技术及方法,以满足影像医师、临床医师对疾病精准诊断与治疗的要求。

从 1960 年代中期的远程放射学实验等医学信息技术创新开始到今天,医学影像信息学在医学影像学、医学影像技术学等学科的推动下不断发展与完善,医学影像信息学逐步成为医学影像学、医学影像技术学的重要组成部分。自 2010 年代开始,由于医学影像信息技术的飞速发展、创新和临床应用,促进医学影像学和医学影像技术学从数字化、网络化、信息化时代大踏步进入大数据、医学影像云、互联网+时代。作为新兴的边缘交叉学科,医学影像信息学日益成为研究医学影像成像技术、医学影像数据信息的理论基础与方法工具,是医学影像技术工作者、研究者必须掌握的专业知识与内容,必须具备的专业能力与素养。

医学影像信息学与医学影像技术学虽然都在不断地采纳和应用现代信息技术(IT)的理论、方法与成果,但信息技术在二者之中发挥的作用是有所区别、各有侧重的。信息技术在医学影像技术学中的应用主要侧重于基于原始数据的计算机影像重建,以及重建出来的影像数据的重组重构。信息技术在医学影像信息学中的应用则主要侧重于借助计算机科学与医学科学及临床研究中获得的知识,开发和评估各种有关影像数据的获取、传输、归档存储、数据库管理、检索查询、统计分析、显示浏览、影像检查报告书写、电子签名、计算机辅助诊断、医学影像后处理、影像工作

流程管理等影像科室医疗、教学、科研业务运行管理的方法和系统。

第二节 信息学基础

一、信息的内涵

物质、能量、信息是构成客观世界的三个基本要素。信息是人类社会普遍存在的现象,它存在于自然界、人类社会和人的思维中。人类自诞生以来就在利用信息。信息是人类社会实践的深刻概括,并随着社会和科学技术的发展而发展。

1. **信息论中的信息** 信息论的创始人克劳德·艾尔伍德·香农(Claude E. Shannon)在1948年发表的《通讯的数学理论》中指出:一个系统所接收的信息"是能够用来消除不确定性的东西"。信息是通信的目的,通信的直接目的就是要消除接收端对于发出端可能会发出的那些消息的不确定性。信息量的大小取决于信息内容能消除人们认识的不确定的程度,消除的不确定程度大,则发出的信息量大,反之,发出的信息量小。

2. **控制论中的信息** 控制论的创始人美国数学家诺伯特·维纳在1948年发表的《控制论——动物与机器中的通讯与控制问题》中提出:"信息既不是物质,也不是能量,信息就是信息。"在其后的《控制论与社会》一书中,维纳进一步阐述了他对信息的看法:"信息是我们适应外部世界并且使这种适应为外部世界所感知到的过程中,同外部世界进行交换的内容的名称。"在这里,维纳把信息看作是人与外部世界的中介。维纳又说信息是"生物以及具有自动控制系统的机械系统,通过感觉器官和外界交换的一切内容"。

3. **信息的特点** 信息本身是复杂的,它是一个多元化、多层次、多功能的综合物。信息科学是一门新兴的"大"科学,它有许多分支学科,这导致它的内涵和外延的不确定。这门科学正随着社会、经济以及科学的发展处于不断发展变化中。

二、信息的构成

由信息的内涵可以得出:信息是人类主体,在面对客观事物时,总结出的可以用载体进行展示、传递的数据、知识、智慧等的总和。可见,信息是由主体、客体、载体、内容四部分构成的。

1. **信息主体** 信息主体是指参与信息产生活动的人。人具有开发信息的能动性,人的身体具有开发信息的天然功能。例如,人的大脑拥有300亿神经细胞,这些神经细胞搭建出的存储空间形成的存储量相当惊人。可见,信息主体在信息活动中是最关键部分,在信息活动全过程都起到主要影响作用。

2. **信息客体** 信息客体是指那些能展示出各种各样信息的,除去信息主体之外的,物质世界或动态活动。比如,体现患者诊疗信息的客体是医疗机构,呈现国家政策信息的客体是政府。可以看出,信息客体是信息的母体,各类信息综合起来反映了信息客体。

3. **信息载体** 信息载体是呈现信息的一种形式。在人类文明的历史长河中,人类始终从事利用信息载体收集、记录、传递信息的活动。人类历史上信息载体的发展经历了实物、票据、电子三种形式。因此,信息载体泛指运用声波、光波、电波传递信息的无形载体,以及以实物形态记录为特征,运用纸张、胶卷、胶片、磁带、磁盘等传递和贮存信息的有形载体。

4. **信息内容** 信息内容是信息活动中最核心的部分。信息内容是指信息的含义,它可以是有价值的知识、智慧、情报,也可以是无价值的重复消息。信息内容是否有价值主要取决于信息的接收方,接收方不同则信息内容的价值就会不同。

可见,信息产生的活动是主体、客体、载体、内容四者紧密联系,相互作用的结果。信息的客体和载体是基础和必要条件,信息的主体和内容是信息活动过程的关键。

三、信息的相关概念

在现实社会中,人们首先获得数据,经过加工整理后形成信息,然后通过信息来认识世界,此外还能将信息转化成知识,在此基础上知识进一步转化为智慧,智慧又作为我们认识和改造世界的工具产生新的知识,新的知识再分离成新的信息,新的信息再通过客观媒介标记出来,用来保存、承接和使用(客观知识)。在信息的增值链上,存在数据、信息、知识和智慧四个层次,每一个层次都代表着信息加工的不同阶段。

除以上提到的数据、知识、智慧之外,还有很多与信息容易混淆的概念,下面就对与信息相关的四个概念进行解读和辨析。

1. 数据 数据是最原始的资料,是对客观事物的性质、状态以及相互关系等进行记载的物理符号或这些物理符号的组合。数据的表现形式包括数字、字母、文字、图像、符号等。数据是进行各种计算处理、统计分析和科学研究的基础。

2. 数据与信息的关系 信息与数据是不可分割的,信息是数据的内在逻辑关系的体现;数据是信息的表现形式。但两者所处的阶段不同,信息是对数据加工处理后的产物,是数据中所蕴含的意义,是对数据的升华。信息是有用的数据或被认为有用的数据。在信息管理活动中,客观事物的特征或状态经过一步步地传递,信息也在这个过程中得以不断提炼、整合,这也是信息质量由低到高的过程。

有相当长的一段时间,数字计算机领域不使用"信息"这一术语,他们把信息称为"数据"。因为机器是"数字式"计算机,它所处理的对象和处理的结果都叫做数据,例如,"输入数据"、"中间数据"、"输出数据"等。而"数据库"就是以数字形式表达的存储信息的集合。因此,数据实际上是记录或表示信息的一种形式,不能把它等同于信息本身。

3. 知识 1998 年 3 月,国家科技领导小组办公室在《关于知识经济与国家知识基础设施的研究报告》中指出,"知识"是:"经过人的思维整理过的信息、数据、形象、意向、价值标准以及社会的其他符号化产物,不仅包括科学技术知识(知识中最重要的部分),还包括人文社会科学的知识、商业活动、日常生活以及工作中的经验和知识、人们获取并运用和创造知识的知识,以及面临问题做出判断和提出解决方法的知识。"这个解释概括了国内学者专家对知识这一概念的认识。

4. 知识与信息的关系 信息与知识既有联系也有区别。信息是知识的原材料,相对于知识,信息是比较广泛的概念;知识是信息的积淀,是信息组成的一系列法则和公式,是由信息提炼出来的抽象产物,是为了解决问题、经过整理的结构化的信息。

信息能反映事物的一定属性(或表象,或特征,或本质),即含有一定的内容。但信息能否转化为人们的知识,转化的是否充分,则取决于接收方的认知能力。例如,人们对人体解剖图谱、医学影像图像的识读能力是不同的,所获得的知识的量和质就会有差别。

5. 情报 "情报"来自于英文单词"information",早期也译为"信息"。1992 年,国家科学技术委员会将"科技情报"改为"科技信息",随即将 1956 年成立的"中国科学技术情报研究所"更名为"中国科学技术信息研究所"。当时我国信息学界产生了"信息"、"情报"混用、叠用的现象。实际上,"信息"、"情报"这两个概念既有联系,又有区别。

6. 情报与信息的关系 情报一般需要经过人类主体的感知和判断,它与认识主体的目标利益密切相关,即情报的价值因人、因时、因地而不同。情报是作为交流对象的有用知识或消息,也可以说是用于特定需要的知识或消息,在这个意义上可以认为,任何情报都一定是信息,但并非任何信息都是情报。

7. 智慧 掌握知识和应用知识是两个不同层次的概念。知识的应用,特别是对知识的高级应用,就是人类智慧的体现。例如,将积累的医学知识以信息化的手段提炼、重组、建模,形成辅助决策系统,就是对知识的充分利用。所以,智慧就是以知识为基础辅助人类进行决策。

四、信息学的相关概念

1. **信息学定义**　信息学是信息科学的一个分支学科,是以社会的信息现象和人类的信息交流过程作为对象,研究信息的产生、表述、组织、处理、传播和利用的原理、方法、技术和规律,研究信息与社会、经济的关系以及信息活动的社会管理。

2. **信息管理**　信息管理是指对人类社会信息活动的各种相关因素(主要是人、信息、技术和机构)进行科学的计划、组织、控制和协调,以实现信息资源的合理开发与有效利用的过程。信息管理作为一个组织或机构处理信息的能力,被公认为是一个组织或机构最重要的管理能力。在计算机进入信息管理领域之前,信息管理主要是针对于以纸质媒介为主的、各种物理形态的信息的管理,如医学影像胶片、影像检查报告的管理,病案的管理。在20世纪70年代计算机进入这个领域之后,逐渐发生一场关于信息管理的变革。

3. **管理信息系统**　早期的计算机仅仅能进行简单的数据处理,但随着计算机性能的提升,其数据处理功能达到一定的水平之后,人们就开始关注从这些数据中是否可以过滤出对管理有帮助的信息,这就推动了计算机的应用领域朝着信息管理的方向发展,进而计算机应用的发展重点逐渐转变为信息处理和管理,管理信息系统(management information system,MIS)应运而生。

Gordon Davis 于1967年在美国明尼苏达大学首创了第一个管理信息系统研究中心,并开始授予管理信息系统的学位,使管理信息系统正式成为教学和学术研究的一个领域。1985年,他给管理信息系统做出了一个较为完整的定义,即"管理信息系统是一个利用计算机软硬件资源及数据库的人-机系统。它提供信息以支持企业或组织的运行、管理和决策功能。"计算机管理信息系统既能提高管理效率,也能提升管理水平。

4. **决策支持系统**　在管理信息系统发展的基础上,决策支持系统也获得了快速的发展,并在20世纪80年代迅速发展成为一个新的学科。1971年,美国学者 M. S. Scott-Morton 首先提出了决策支持系统(decision support system,DSS)的概念,使计算机在管理信息系统中的应用进一步上升到一个新的层次,即管理的决策层。近年来,随着计算机性能的不断提升和存储容量的不断增加,人工智能和专家系统作为决策的辅助工具,发展速度非常迅猛。

5. **信息技术(information technology,IT)**

(1) 信息技术的定义:以计算机为核心的信息技术是人类历史上发展最为迅速、对社会进步影响最大的技术。如果说以机械技术为基础的电力技术辅助和替代了人们的体力劳动,那么以微电子技术为基础的信息技术则要辅助和替代的是人们的脑力劳动。如果说电力技术把人类社会带进了电气化时代,那么信息技术则把人类社会带进了信息化时代。

信息技术是指基于计算机和微电子技术,与信息的收集、存储、组织、加工处理、传递、利用和服务过程相关的各种技术的总称。它主要是应用计算机科学和通信技术来设计、开发、安装和实施信息系统及应用软件。信息技术包括微电子技术、超巨型计算机技术、软件技术、网络通信技术、海量信息处理技术、多媒体信息处理技术、知识生产和加工技术等。

(2) 信息技术的分类:信息技术主要包括传感技术、通信技术、存储技术、计算机技术、人工智能技术、控制技术和信息系统的优化技术等。传感技术的任务是实现和扩展人的感觉器官获取信息的功能;通信技术的任务是实现和扩展人的神经系统传递信息的功能;存储技术的任务是实现和扩展人的记忆器官存储信息的功能;计算机技术是实现和扩展人的思维器官处理信息的功能;人工智能技术的任务是实现和扩展人的思维器官认知和决策的功能;控制技术的任务是实现和扩展人的行动器官执行策略信息的功能。这些划分是相对的,没有截然的界限。例如:传感系统里也有某种信息处理和存储功能;计算机系统里也有信息传递和获取的功能。

(3) 信息网络技术:信息网络技术确切地说是"大规模智能化信息网络技术",是信息时代最先进、最强大的通用社会生产工具,是当代信息技术发展的体现,对经济的发展和社会进步发挥了有力的推动作用。

人类认识世界和改造世界的全部活动可以归结为一种有目的的信息获取、信息传递、信息认知、信息决策、信息施效的过程。而信息网络技术具备这些功能,因此它可以在很大程度上帮助甚至代替人类从事各种体力和脑力劳动。同时,由于现代信息技术的突飞猛进,智能信息网络技术的工作速度、工作精度、工作力度、工作的规范程度等都优于人类自身的能力,因此,智能信息网络一旦成为基本的社会生产工具,人人都将利用大规模智能信息网络直接从事工作劳动、交流交往、管理活动、学习和社会服务,那么在高度信息化和智能化水平上的现代化,就有了坚实的信息技术基础。

(4)信息技术重要性:信息技术是一门通用技术,是任何一个医疗机构、任何一个科室部门,甚至任何一个工作人员都不可或缺的技术。与医疗设备制造技术、建筑技术等不同,信息技术具有极强的渗透力和催化力,影响和促进着其他技术和产业的发展。在信息时代,能否掌握和利用信息技术,对于每一个医疗机构乃至个人的发展都影响深远。因此,掌握和利用信息技术的意识,是工作在信息时代的人们必须具备的一种基本意识。

五、信息的数字化

计算机的发明和应用,使人类文明的记录方式发生了根本性变革,计算机可以将大量信息记录在很小的磁盘里,并且可以快速加工和处理信息。在计算机的辅助下进行信息的记录过程就是信息的数字化。

数字化是计算机处理信息的基础,是将许多复杂多变的信息转变为可以度量的数字、数据,再以这些数字、数据建立起适当的数字化模型,把它们编码为一系列二进制代码,引入计算机内部,进行统一处理的过程。数字、文字、图像、语音以及可视世界的各种信息都可以通过采样和量化,用二进制数字序列来表示。数字化后的信息可以通过转换,还原出原来的信息。信息的数字化具有易于表示与存储、易于处理和检索、易于传播和集成、易于获取与分享的特点。

六、信　息　化

1. 信息化的定义 "信息化"这个名词最早是日本学者梅棹忠夫在《放送朝日》杂志 1963 年 1 月号上发表的文章《信息产业论》中提出。同时,他将以信息为中心的社会定义为"信息化社会"。经过几十年的发展,信息化这个概念在全球已经得到了广泛的认同和使用,也出现在联合国的正式文件中,1998 年,联合国教科文组织在代表联合国出版的《知识社会》一书中指出:"信息化既是一个技术的进程,又是一个社会的进程。它要求在产品或服务的生产过程中实现管理流程、组织机构、生产技能及生产工具的变革。"中国的《2006—2020 年国家信息化发展战略》指出:"信息化是充分利用信息技术,开发利用信息资源,促进信息交流和知识共享,提高经济增长质量,推动经济社会发展转型的历史进程。"信息化表面看起来是信息技术的推广应用,但实质是利用信息,这一信息社会的主导资源发挥作用。可以说推广信息技术是手段,真正利用信息是目的,信息化则是实现目的的过程。

2. 信息化的关键点 信息化的内涵包含几个不可忽视的关键点。首先,信息化并不仅仅是一个技术的进程或简单的信息技术的应用问题,更重要的,信息化是一个社会的进程,即社会发展和演变的过程。其次,信息化不仅仅具有生产力(生产技能与生产工具)发展的内涵,同时,更重要的,信息化意味着生产关系(管理流程和组织机构)的变革。最后,信息化的内涵是改变人类信息和知识的生产、传播和利用的方式,将其变为一种数字化、智能化、网络化的生产、传播和利用的方式。

3. 信息化推动变革 在研究信息化革命在内的各种信息技术的对策时,在应用信息技术求得业务和管理实现跨越式发展的同时,更为重要的是将注意力放在信息技术所带来的业务和管理的变革上,通过工作流程和管理流程的革新与优化,采纳新思想、新制度和新做法,才有可能将信息技术的正面效益发挥至极限,而将其负面效应降至最小。

七、信 息 系 统

1. 系统和系统集成 系统是由处于一定的环境中相互联系和相互作用的、若干组成部分结合而成的,为达到整体目的而存在的集合。系统集成是为了达到系统目标将可利用的资源有效地组织起来的过程和结果。系统集成的结果是将部件或小系统联成大系统,但系统集成在概念上绝不只是连通,而是有效的组织,促使各部件充分发挥应有的效益,实现系统效益的最大化提升。

2. 信息系统（information system） 是由计算机硬件和软件、网络和通讯设备、信息资源、信息用户和规章制度组成,以处理信息流为目的、用于信息组织和管理并使之最优化的人机一体化系统。信息系统是人造系统,它由人、硬件、软件和数据资源组成,目的是及时、正确地收集、加工、存储、传递和提供信息,实现组织中各项活动（物流、资金流、事务流、信息流）的管理、调节和控制。

3. 信息系统的分类

（1）按照所发挥的功能:可把信息系统划分为信息处理系统和信息传输系统。信息处理系统对数据进行处理,使它获得新的结构与形态或者产生新的数据。信息传输系统不改变信息本身的内容,作用是把信息从一处传到另一处。

（2）按照处理的对象:可把信息系统划分为作业信息系统和管理信息系统。作业信息系统的任务是处理组织的业务、控制生产过程和支持办公事务,并更新有关的数据库。管理信息系统是对一个机构或组织（医疗机构或科室部门）的信息进行全面管理的人和计算机相结合的系统。它综合运用计算机技术、信息技术、管理技术和决策技术,与现代化的管理思想、方法和手段结合起来,辅助管理人员进行管理和决策。

4. 信息系统的发展 信息系统经历了由单机到网络,由低级到高级,由电子数据处理系统到管理信息系统、再到决策支持系统以及目前的综合服务,并由数据处理到智能处理的过程。从信息处理功能和辅助管理内容来看,计算机辅助管理信息系统经过四个发展阶段（表1-1）:事务处理、系统综合处理、支持决策和综合服务。这四个阶段反映了计算机辅助管理信息系统由初级到高级的发展过程,同时,也表示了信息活动在不同层次与深度上对管理的支持。

表 1-1　计算机辅助管理信息系统的发展历程

阶段	年代	目标	典型功能	核心技术	代表性系统
事务处理	20世纪50~70年代	提高文书、统计等事务处理工作的效率	统计、计算、制表、字处理	高级语言文件管理	电子数据处理系统（EDPS）
系统处理	20世纪60~80年代末	提高管理信息处理的综合性、系统性、及时性、准确性	计划、综合统计、管理报告生成	数据库技术、数据通信与计算机网络	传统管理信息系统
支持决策	20世纪70~90年代	为决策者在决策过程中的活动提供支持,以改善疾病诊疗和管理决策的有效性	分析、优化、评价、预测	人机对话、模型管理、人工智能应用	决策支持系统(DSS)、现代管理信息系统
综合服务	20世纪90年代以来	实现信息的集成管理和综合服务,提高人员素质、创造良好的工作环境	上述功能的综合集成,特别是对人们的智能活动（决策分析、研究、实习生等）提供主动积极支持	高速信息传输技术、多媒体信息处理技术、人工智能技术的应用	综合业务数字网络（ISDN）、因特网、WWW服务器、Intranet、电子商务、"互联网+"等

5. 信息系统的作用

（1）积极作用：医疗机构如果缺少信息系统的支撑将无法管理、无法实现自身的目标。信息系统在医疗机构中的积极作用具体表现在：

1）医疗机构依托于信息技术和信息系统建立行业竞争优势。

2）完善医疗机构内部的组织结构：信息系统加速医疗机构内部信息的传递和分享，提高信息处理的效率，减少中间环节，使得组织结构趋于扁平化、网络化、虚拟化。

3）降低医疗机构的运行成本：网络技术、"互联网+"技术和电子会诊阅片、电子检查报告的发展使得医疗机构之间、医疗机构与患者之间、医疗机构与政府间的信息互联交流成本降低，减少由于信息延迟造成的误诊和漏诊，提高医疗质量和医患满意度。

4）规范医疗和管理流程：信息系统固化规范医疗业务流程、管理流程、信息流程，流程和数据的规范化、标准化，减少随意性和人为失误，提高医疗质量，减少医疗风险。

5）加强医疗机构内部的凝聚力：信息系统改善医护技员工和管理者的工作环境和条件，促进他们之间的信息知识交流与协作，有利于医疗机构文化的形成，提高医疗机构凝聚力。

（2）消极作用：信息系统在促进医疗机构发展的同时，也会带来一些不利影响：

1）当医疗机构内外环境的变化超出预定的范围时，信息系统就无法提供准确、可靠的信息，医疗机构对变化响应的敏捷性和决策的科学性、及时性都将受到影响。

2）信息系统的应用将使得医疗机构内部工作人员之间面对面交流的机会减少。

3）一旦信息系统出现故障，将不仅给医疗机构带来巨大损失，而且给临床诊疗造成严重影响。因此，确保信息系统的安全是非常重要的。

4）信息系统的出现引发新的伦理、道德与法律问题。例如：患者隐私权保护、信息存取安全、信息产权、信息错误的责任归属等议题。

八、信 息 资 源

1. 资源 是人类社会生产和生活中用以创造物质财富和精神财富的达到一定数量积累的原始材料。物质、能量和信息是人类社会资源的三大支柱，物质资源提供人们各种材料，能量资源提供各种动力，而信息资源则提供给人们各种知识。

2. 信息资源 广义的信息资源是指信息和它的生产者及信息技术的集合。狭义的信息资源是指经过人类选择、加工、组织、处理，对人类有用或能满足人类需求的信息的总和。有用性是信息资源的本质属性，有序性则是信息资源最显著的特征。无序的信息不仅无法利用，还会造成信息通道的阻塞，阻碍信息的传播、交流、开发和利用。信息是普遍存在的，但信息并非都是资源。只有满足一定条件的信息才能称之为信息资源。

3. 信息资源的意义 利用、开发好信息资源的意义具体表现在以下方面：

（1）信息资源可以部分替代其他资源：利用信息资源，可以使我们最大化地节省各种资源，比如，计算机在医疗机构的广泛应用节省了大量的人力、物力。

（2）信息资源有助于开发医疗信息化产品和相关服务：既提高医疗工作效率，又改善医疗服务质量，方便患者就医。

（3）信息资源的使用可以促进医疗资源合理配置：充分利用信息资源，可以使医疗机构更合理地进行资源配置，可以有效地提高医疗机构的诊疗能力，从而适应不断变化的疾病诊疗以及患者的需求，增强医疗机构的核心竞争力。

（4）开发利用好信息资源有助于制定有效的发展战略：决策者所掌握的全面、充分而有效的信息，以及对信息的消化吸收是其做出正确的疾病诊疗决策以及管理决策的依据。

第三节 医学数字影像基础

目前,临床上应用的医学影像成像设备大部分都可以直接形成医学数字影像,如 CT、MR、PET、DSA、CR 及 DR 等,即使是在基层医疗机构广泛使用的普通 X 射线摄影机,也可以依托影像板和 CR 读写设备得到数字 X 射线影像。这些医学数字影像都以数字化的方式进行展现,并可以通过数字化方式进行存储、传输、处理,因此,我们有必要对医学数字影像的性质有基本的认识。

一、医学数字影像的定义

在医学成像技术中生成的影像也称为图像,可以分成模拟影像和数字影像两大类。

1. **模拟影像** 也称为模拟图像,是通过某种物理量的强弱连续变化来表现影像上各点的影像信息。人眼看到的任何自然界的影像都是连续的模拟影像,如画稿、电视上的画面、相片、也都是模拟影像。一幅静态模拟影像可以用一个二维函数 $f(x,y)$ 来表示,这里 x 和 y 表示二维空间 XY 中一个坐标点的位置,并且它们是数轴上的所有有理数。而 f 则代表影像在点 (x,y) 的某种特征属性。对于一幅动态模拟影像,可以用一个三维函数 $f(x,y,t)$ 来表示,这里 x 和 y 表示二维空间 XY 中一个坐标点的位置,t 表示该坐标点随时间的变化量。模拟影像在二维坐标系中是连续变化的,即影像画面的像点是连续的,同时其灰度值(即影像从暗到亮的变化值)也是连续的。换句话说,模拟影像在水平与垂直方向上的像素点位置的变化,以及每个像素点位置上的灰度变化都是连续的,因此有时又将模拟影像称之为连续影像,但时间 t 可以是连续的也可以是不连续的。

2. **数字影像** 也称为数字图像,是指把影像分解成若干小离散点,即像素(pixel),并将各像素的灰度值用量化了的离散值,即整数值来表示的影像。像素是组成数字影像的基本元素,是使用一系列二进制数码(0 和 1)来表示影像中的每个点的信息,即数字影像是将模拟影像经过数字化过程转变而成的。

一幅静态数字影像可以用一个二维函数 $f[m,n]$ 来表示,这里 m 和 n 表示二维空间 XY 中一个坐标点的位置,而 f 则代表模拟影像在点 $[m,n]$ 的某种特征属性。对于一幅动态数字影像,可以用一个三维函数 $f[m,n,t]$ 来表示,这里 m 和 n 表示二维空间 XY 中一个坐标点的位置,且都是整数。t 表示该点随时间的变化量。有些文献中也用 $f(x,y)$ 表达数字影像,但此时 x 和 y 所表达的意义并不是数轴上的所有有理数而是整数。

3. **数字化(digitalization)** 由于计算机所能处理的信息是数字信息,而图片、影像的原始信息有相当一部分是连续的模拟信息,因此,数字影像处理的第一个环节就是将模拟影像转化为数字影像。

(1) 采样(sampling):将连续变化的像点进行离散化,即将整幅影像划分为矩形微小区域的像素点,称为采样。对一幅影像采样后,若每行(即横向)像素为 M 个,每列(即纵向)像素为 N 个,则影像大小为 M×N 个像素。例如,通常一幅 CT 影像为 512×512 的矩阵,就表示这幅连续影像在长、宽方向上分别分成 512 个像素和 512 个像素。连续影像经过采样之后所获得的数字影像的效果与采样密度和采样频率有关。

1) 采样密度:是指在影像上单位长度所包含的采样点数。采样密度的倒数是像素间距。

2) 采样频率:是指一秒钟内采样的次数。它反映了采样点之间的间隔大小。在进行采样时,采样频率的选取非常重要,它决定采样后影像的质量,即忠实于原影像的程度。采样频率越高,采样点数越多,所得影像像素越多,空间分辨率高,影像质量越好,但数据量大。

(2) 量化:就是把采样点(即像素点)上表示亮暗程度的灰度信息的连续量值经过离散化处

理后,用数值来表示的过程。量化值为整数。经过采样和量化之后,数字影像用整数阵列的形式来描述。当影像的采样点数一定时,采用不同量化级数的影像质量也不一样。量化级数越多,所得影像层次越丰富,灰度分辨率高,影像质量越好,但数据量大。例如,影像中的每个像素都用 8 位二进制数表示,有 $2^8 = 256$ 个量级,若采 16 位二进制数表示,则有 $2^{16} = 65\ 536$ 个量级。若采用 24 位二进制数表示,则有 $2^{24} = 1667$ 万个量级。由于计算机的工作速度、存储空间是相对有限的,采样频率和量化级数等各种参数都不能无限地提高。

(3) 数字化(digitalization):采样与量化的过程称为数字化。一幅模拟影像经过采样与量化的数字化处理过程,就可以被转化为数字影像,数字影像存储在医学影像信息系统的数据存储设备里,以便进一步传输、处理和调阅。

4. **医学数字影像的采样与量化级别** 临床诊断对医学数字影像的空间分辨率和密度分辨率都有很高的要求。例如观察气胸和肺间质,或者观察骨骼的细微裂纹,需要分辨率为 4096×4096 个像素点,灰度值至少为 12bit 的医学数字影像。例如要在乳腺影像上发现微钙化点簇或对比度低的乳腺肿瘤,则要求数字乳腺影像达到 6144×6144 个像素点的分辨率,以及至少 12bit 的灰度值。这种空间分辨率较大,并且像素最高灰度值超过 8bit 的医学数字影像,称之为高精度医学数字影像。

5. **医学数字影像的显示** 普通电脑显示器受技术规格参数的限制,对于灰度影像所能显示的最大灰度值是 8bit;而高精度医学数字影像的最大灰度值通常不低于 12bit。使用普通的电脑显示器难以直接显示全部灰度信息,因此,必须依靠诊断级高分辨率 DICOM 3.14 合规性校准医用灰度专用显示器(最大显示灰度值可达 10bit)以及窗口显示技术,才能确保医学数字影像从生成/采集到显示阅读的显示性能一致性,以便满足影像诊断的要求。

窗口显示技术就是在高精度医学数字影像的较大灰度值范围内开设一个窗口,将这个窗口范围内的灰度值通过数学换算,映射为 0~1024(10bit)范围内的灰度值来显示,并通过不断地调节窗宽和窗位,将高精度医学数字影像信息逐段显示出来,同时也可以通过调节窗宽和窗位将医学数字影像的最佳诊断信息在诊断级的高分辨率(2M/3M/5M/6M)、高亮度(最大 500cd/m^2,亮度恒定功能)DICOM 校准(DICOM 3.14 合规性校准)医用灰度(灰阶 10bit,对比度 600:1)专用显示器上显示出来。

二、医学数字影像的形成

医学成像技术可以观察到人体内部结构和功能,使用不同成像方式获得的医学数字影像信息可以用来诊断异常病变,指导治疗计划和监控疾病治疗情况。

1. **医学数字影像的成像方式** 根据医学影像成像源的能量特征,可将医学影像的成像方式划分为侵入型成像和非侵入型成像两种类型,侵入型成像使用电离辐射成像源;非侵入型成像使用非电离辐射成像源。一般采用二维平面投照成像模式,或者体层摄影横断影像重建成像模式,以获得能体现解剖结构和(或)生理或者分子功能水平的医学数字影像。

2. **X 射线衰减的医学影像表现** X 射线束的射线衰减是器官组织密度的函数。射线透射经过受检者身体后会有部分的射线能量到达成像探测器,空气具有最小的射线衰减,因此穿过空气的射线在到达探测器时的射线能量最高,在影像上将体现为黑色;而当没有射线能量到达探测器时,影像通常表现为白色。举例来说,骨质比软组织有更高的 X 射线衰减系数,骨质结构能更大程度的衰减(或者吸收)X 射线,而肺部充盈空气的射线衰减系数小,因此,在肺部 X 射线摄影影像上,肺部的空气部分表现为黑色,软组织部分则是轻度灰色,而肋骨和脊柱则是白色。

3. **医学数字影像成像类别** 医学数字影像成像设备可以根据成像信号源的不同(有、无电离辐射)、采集方式的不同(投照或者体层)、组织成像类型的不同(解剖结构成像、分子功能成像)进行分类。

（1）电离辐射（非电离辐射）成像：通过成像信号源是否使用电离辐射来分类，使用电离辐射的成像方式有 X 射线摄影、透视、乳腺 X 射线摄影、CT 和核医学，非电离辐射的成像方式有超声、磁共振和可见光成像。

（2）投照（二维）成像：例如 X 射线投照摄影，X 射线从一端穿过受检者后被受检者对侧的设备探测到，使得位于 X 射线源和设备探测器之间的组织产生一种简单的二维影像。影像中的每一点是经过受检者身体直线轨迹上所有物体的重叠而得来的。组织的重叠使得二维成像的解释和诊断比较困难。

（3）体层（断层）成像：该方式包括 CT、MRI、PET 和超声。在 CT 中，X 射线源通过紧密准直穿过受检者身体的一段薄层横断面；X 射线源和探测器一起围绕着受检者旋转，并在不同角度产生一维投照；投照数据通过数学重建产生与人体长轴垂直的轴位（横断面）二维影像；在一系列连续的横断面二维影像基础上，通过数字几何学影像处理，可以将数据重组成任何方向（与人体轴向垂直或者倾斜）的二维多平面影像，或者三维立体影像以及容积再现（volume rendering）影像。

（4）解剖与功能成像：各种医学成像方式可以展现受检者身体的解剖结构信息，或者分子水平、生理的功能信息。例如，X 射线摄影影像是人体组织对 X 射线线性衰减系数在身体内部分布的表现。核医学放射同位素成像能产生体现人体组织的化学、分子或者生理功能分布的影像。超声成像则能完成血管的流速等功能性测量。

4. 医学数字影像的特点 每一类医学数字影像所反映的组织特征各具特点。

（1）X 射线投照摄影：影像的灰阶差异体现了组织的 X 射线衰减系数或者密度；骨质吸收大量的辐射使得到达探测器的信号较少，这导致影像上相应区域是发白或者发亮；空气有最小的衰减导致到达探测器的信号最多，这导致影像上相应区域发黑或者发暗。X 射线投照摄影的优点有成像快速、简单、容易掌握。辐射量较低，高空间分辨率。尤其适用于评估本身具有高对比度分辨率但是需要细节的人体成像，比如胸部或者骨骼系统成像。其缺点是对低对比度物体区分欠佳，以及结构重叠导致对影像的解释和诊断比较困难；电离辐射会造成一定的辐射伤害。

（2）X 射线透视：持续采集一系列 X 射线影像，从而形成实时 X 射线动态影像。可以使用反转灰阶（空气为白色；骨质为黑色）显示影像。可以用来对胃肠道进行钡餐造影、血管造影以及介入检查等。

（3）计算机断层摄影（computed tomography，CT）：人体薄层横断面 CT 影像能体现不同组织的 X 射线吸收类型或者 X 射线衰减值。人体组织的 X 射线衰减特性使用 CT 值 hounsfield 单位（HU）表达。CT 影像具有很好的密度分辨率，可以对具有相似密度的组织进行区分。CT 影像是断层影像而非重叠影像。CT 设备可以产生薄层影像或者容积再现观察的三维影像。

（4）磁共振成像（magnetic resonance imaging，MRI）：MR 影像能显示出不同组织间在纵向弛豫时间（T_1 信号）、横向弛豫时间（T_2 信号）、不同组织间质子密度、细胞内外水分子的扩散特性上的差别。MRI 是多参数成像，在 MRI 检查中，可分别获取同一解剖部位或层面的 T_1WI、T_2WI、PDWI、DWI 等多种影像，从而有利于显示正常组织与病变组织，对检出病变，鉴别病变性质更敏感。MRI 是多方位成像，MRI 不必调整受检者的体位，仅仅改变不同梯度线圈的作用，就可以分别获得人体横断面、冠状面、矢状面及任意倾斜层面影像，有利于解剖结构和病变的三维显示和定位。MRI 软组织分辨力更高，除能显示形态学的改变外，还可进行生物化学和代谢功能方面的研究。

（5）核医学成像：主要有单光子发射计算机断层成像（SPECT）与正电子发射断层扫描成像（PET）。核医学影像反映放射性物质在人体内的生化或生理新陈代谢过程。放射性物质的分布取决于人体的生理功能，因而影像只能显示功能信息。功能信息分布于人体器官组织的各个部位，从而可以形成一幅可辨别的结构影像。核医学影像反映组织的生理化学信息，对心肌功能、心血管梗塞的诊断，对肺栓塞灌注成像、骨关节炎、骨肿瘤等异常摄取增加的显示，评估局灶性结节以及肿瘤的鉴别诊断等都有十分重要的价值。为发挥 CT 与磁共振成像设备在射线衰减校正以及高分辨率解剖结构成像、功能成像方面的优势，PET 与 CT，或者与磁共振成像设备融合称为 PET-CT，MR-PET。

（6）超声成像：声波穿过人体时会被穿过路径上的不同组织影响，并被反射到超声换能器，超声换能器在人体表面可以得到人体内部的动态影像。其优点是没有电离辐射，安全性好；任意方位成像；可床旁成像。多普勒超声成像技术可以检查体内运动器官，可以根据运动物体反射回来的声波测量血液的流速，可以进行心脏成像、心瓣膜成像、测量动脉血流、特别是用于评估颈动脉和外周血管疾病以及静脉血管检查来评估深层静脉血栓。其缺点是操作者依赖性强；对骨组织或含有气体空腔的病变显示不佳；肥胖受检者因为脂肪对声波的散射而成像质量欠佳。

（7）可见光成像：可见光成像没有辐射危害，但是不能像高能放射线那样透射到深层人体组织。可见光多用在光学显微镜成像，用于病理诊断、血液病、皮肤病摄影成像、胃肠疾病诊断（例如结肠镜、内镜检查）、眼科视网膜成像，以及在外科手术中的应用。

三、医学数字影像的文件结构和数据结构

医学数字影像有多种文件格式，每种格式一般由不同的开发商支持。随着信息技术的发展和影像应用领域的不断拓宽，还会出现新的影像格式。因此，要进行影像处理，必须了解影像文件的格式，即影像文件的数据构成。每一种影像文件均有一个文件头，在文件头之后才是影像数据。文件头的内容由制作该影像文件的公司决定，一般包括文件类型、文件制作者、制作时间、版本号、文件大小等内容。各种影像文件的制作还涉及影像文件的压缩方式和存储效率等。目前医学数字影像使用符合 DICOM 标准的文件格式，其他影像格式，例如 BMP、JPG、TIFF、GIF 等也会使用。不同的影像格式，其对数据和影像信息的存贮与表达方式均不相同，这里我们介绍医学数字 DICOM 影像文件格式。

1. **医学数字影像的文件结构** DICOM 标准中规定了医学数字影像的信息组织形式（即格式）和影像处理功能，主要包括影像编码、压缩和灰度显示。符合 DICOM 标准的文件扩展名通常为"＊.dcm"，目前大多数的通用影像处理软件都不支持该格式，阅读该格式的数字影像需要专用的 DICOM 影像阅读浏览软件。DICOM 文件中的影像数据采用位图的方式进行存储，逐点表示出其位置上的影像灰度和颜色信息。灰度影像上只有灰阶数目和不同灰阶的灰度值表示，而彩色影像则存在不同的颜色表示方法。

2. **医学数字影像的数据结构** 医学数字 DICOM 影像文件格式提供了一种在一个文件中封装数据集的方法。DICOM 文件数据集除了包括影像外，还包括许多与影像相关的信息，如病人姓名、性别、年龄、检查设备、传输语法等。

除了利用通信线路进行 DICOM 信息交换外，也可以通过存储介质进行信息交换。将影像、诊断、检查的结果等信息存储在如光盘、优盘等存储介质中，实现在不同的系统之间，在不同的时间内进行信息交换，还可以实现信息长久的保存。

DICOM 文件提供了一种封装方式，DICOM 标准文件由 DICOM 文件头和 DICOM 像素数据两部分组成。DICOM 文件头信息位于文件的起始，用于描述该文件的版本信息、存储媒体、传输语法标识等信息。文件头的最开始是 128 个字节的文件前导符和 4 字节的 DICOM 前缀，接下来是文件头元素。

DICOM 对于医学影像的内容进行了树状层级目录的归类与定义，这个树状结构目录总共包括四级：受检者（patient）-检查（study）-序列（series）-影像（instance）。例如，一位受检者（patient）进行腹部 CT 成像检查（study）。该检查包含几个检查序列（series），比如没有使用对比剂的平扫检查序列（series）和使用对比剂的增强检查序列（series），每个检查序列包含一个单幅影像（instance）或者多幅影像（instances）。

这四个层级分别对应了相关类型信息的生成阶段和不同来源。

（1）受检者层级：包含属于某位受检者的标识和人口统计学信息等基本信息。由于一个受检者可能存在多个检查，受检者层级是最高层级。

（2）检查层级：是在 DICOM 信息格式标准中最重要的层级，影像科室的所有诊疗活动都围绕着影像学检查展开的。一个影像学检查是某个临床医师开具的医嘱所产生的一个或多个影像序列，这些影像序列可能由多个影像设备产生。在检查层级上，保持着标识信息，并可以包含与同一个检查有关的医院管理信息系统（HIS）中的信息引用。一个受检者可能由于其他或以前的检查而拥有多个影像学检查记录。

（3）序列层级：在检查层级下收集了所有的影像序列。序列层级标识了生成影像的设备类型、序列生成的日期、检查类型的细节和使用的设备。序列是单一影像设备产生的相关影像的集合。一个检查可能会包含有多个序列。

（4）影像层级：DICOM 信息格式标准的最低层级是影像层级，也称为实例层级，每个 DICOM 影像文件包含描述信息以及影像数据本身。影像层级可能包含有一幅（单幅）、两幅（双屏）和在相对短的时间内收集的多幅影像（多帧影像）。

四、医学数字影像的质量评价

医学数字影像的质量由该影像的分辨率决定，各种医学影像成像设备输出的医学影像的质量与该设备的成像分辨率成正比，同时也与设备的使用方法、周围环境紧密相关。

1. 医学数字影像的质量　经过采样和量化两个步骤的数字化过程，可以把一幅模拟影像转化成数字影像。转化成的数字影像的质量是由采样间隔和量化的灰度等级两个参数所决定。因此，由模拟影像转化成的数字影像的质量一般由两个指标来衡量，即影像的空间分辨率和密度分辨率。

（1）空间分辨率：影像的空间分辨率表示能够分辨影像细节的能力。影像的空间分辨率是由单位面积内的像素数决定，单位面积内的像素数越多，影像的空间分辨率就越高，可观察到的影像细节就比较多。描述一幅影像需要的像素量是由每个像素的大小和整个影像的尺寸决定的。在空间分辨率一定的条件下，尺寸大的影像比小的影像需要的像素多，每个单独像素的大小决定影像的空间分辨率。像素量与像素大小的乘积决定视野（field of view，FOV）。若影像矩阵大小固定，视野增加时，影像空间分辨率降低。

影像的空间分辨率也可以用每英寸影像含有多少个点或像素来表征，分辨率的单位为 dpi（dot per inch）。通常水平与垂直方向的 dpi 相同，所以，一般不特殊标注水平与垂直方位。如果获取影像时的分辨率较低（如 50dpi），则显示该影像时，每英寸所显示的像素个数很少，这样就会使像素变得较大。例如，250dpi 表示的就是该影像每英寸含有 250 个点或像素。

在医学数字影像中，影像空间分辨率的大小直接影响到影像的质量。空间分辨率越高，影像细节越清晰，但产生的文件尺寸大，同时处理的时间也就越长，对设备的要求也就越高。所以在采集影像时要根据需要来选择分辨率。另外，影像的尺寸、影像的空间分辨率和影像文件的大小三者之间有着密切的联系。影像的尺寸越大，影像的空间分辨率越高，影像文件也就越大。

（2）密度分辨率：影像的密度分辨率又称为灰度分辨率或对比度分辨率，影像的密度分辨率表示能够分辨不同组织的能力，是组织内或者组织间的细节分辨力。影像量化后灰度级的数量由 2^N 决定，N 是二进制数的位数，用来表示每个像素的精度。A/D 转换器将连续变化的灰度值转化为一系列离散的整数灰度值，量化后的整数灰度值又称为灰度级或灰阶（gray scale）。影像的密度分辨率由影像的灰度级别决定，影像的灰度级越高，其密度分辨率就越高，反之就越小。

（3）医学数字影像文件的大小：一幅医学数字影像的分辨率既包括空间分辨率，也包括对比度分辨率，是二者的总和。一幅医学数字影像文件的大小为影像的矩阵（影像行数乘以列数）

乘以代表影像位深的 8 位字节数。例如,一幅典型的 512×512 的 CT 影像,16 位的灰阶位深范围,对应着两个字节,因而一幅 CT 的医学数字影像文件的大小为 512×512×2＝524 288 字节,即大约是 0.5M 的大小。单幅胸片的文件大小约为 10M。

(4) 显示分辨率:显示器上每单位长度显示的像素或点的数量称为显示分辨率,也可称为屏幕分辨率或者"软拷贝"输出分辨率。通常以每英寸能够显示的点数(dpi)来表示。显示分辨率取决于显示器的大小及其像素设置。显示分辨率由计算机的显示驱动卡决定,目前,显示驱动卡的分辨率能够达到 3840×2160,即水平方向 3840 点(像素),垂直方向 2160 点(像素)。因此,要想高质量的呈现医学数字影像,必须要应用高分辨率 DICOM 校准医用灰度显示器。

(5) 胶片打印分辨率:胶片打印分辨率又称"硬拷贝"输出分辨率,是指激光胶片打印机输出影像时每英寸的打印点数(dpi)。打印机的分辨率也决定了"硬拷贝"输出影像的质量,激光胶片打印机分辨率可达到 1200dpi。

(6) 医用胶片数字化仪扫描分辨率:医用胶片数字化仪(film digitizer)扫描分辨率的表示方法与激光胶片打印机相类似,一般也用 dpi 表示。医用胶片数字化仪的分辨率分为光学分辨率和输出分辨率。光学分辨率是指医用胶片数字化仪硬件扫描到的影像分辨率,光学分辨率可达 720dpi～1200dpi。输出分辨率是指通过软件强化使影像内插补点后的分辨率,一般输出分辨率是光学分辨率的 3～4 倍。

2. 医学数字影像质量的影响因素

(1) 信号:是来自医学影像成像设备外部,需要通过成像设备的探测器接收、测量和处理的物理量或脉冲(例如电压、电流、磁场强度、可见光等原始成像信号),是数据的电磁编码或电子编码。原始成像信号强度的增加可有效提升医学数字影像的质量。

(2) 噪声:是在原始成像信号接收和处理过程中,医学影像成像设备自行产生、在原始成像信号中并不存在、无规则的额外信号(或信息),这些信号与获取的原始成像信号无关,也不随原始成像信号的变化而变化。噪声的增加会降低医学数字影像的质量,噪声有时表现为影像斑点,使得影像背景呈现颗粒性、信号不均的特点,从而降低组织的可见度和空间分辨率。影像噪声的产生和数量取决于成像方法,核医学影像的噪声较大,磁共振、CT 和超声次之,X 线摄影的影像噪声较小。

(3) 设备运行环境:医学影像成像设备的运行环境对医学数字影像成像质量会产生一定的影响,这些外界环境因素包括温度、湿度、供电电源的稳定性,以及干扰源和灰尘洁净度等。例如超导磁共振成像设备,它的磁屏蔽、射频屏蔽设施可防止空间电磁波等干扰源对成像的影响;恒温恒湿的空调系统可保证成像环境的温度和湿度恒定;不间断稳压电源可防止突然停电、电压不稳、电源噪声干扰;空气过滤系统可减少灰尘对电子元器件的损坏。设备运行环境得到充分保障,医学影像成像设备的性能才可以得到最大程度的发挥。

(4) 成像参数选择:以磁共振成像为例,不同的检查部位应选择不同的扫描序列,以达到提高影像信噪比或减少化学位移伪影的目的。同一扫描序列的不同扫描参数,例如重复时间、回波时间、反转时间、偏转角、层厚、观察视野、矩阵大小、采样次数等;以及不同的扫描技术,例如预饱和技术、门控技术、相位编码互换功能、内插功能、脂肪抑制功能等;还有窗宽、窗位的适当调节,都可以直接影响磁共振的影像质量。再以数字减影血管造影(DSA)为例,正确地选用连续脉冲或间隙脉冲、或超脉冲、或时间差,控制好造影剂的注射速率和用量,采用恰当的伪影抑制技术,熟练掌握测量技术等,才能得到高质量的 DSA 影像和治疗效果。

第四节　医学影像信息的功能

医学影像信息包括受检者的个人信息与既往病史、影像检查申请与工作流程信息、知情同意书、影像成像技术参数、医学影像及影像检查报告等信息数据。医学影像信息作为病案资料以及电子病历的重要内容,其作用体现在具有医疗与病案、研究与循证、教学与培训、医疗付费凭证、法律依据和医疗纠纷处置以及管理等功能。

一、医疗与病案功能

医学影像信息的医疗功能体现在它是作为疾病筛查与检查、诊断与治疗的影像学参考资料;是影像医师和临床医师对疾病进行诊断和治疗的重要依据;是维系影像科室与临床科室、影像学科与临床学科之间医疗协作的桥梁和纽带。医学影像信息能直接为临床的医疗工作提供帮助。例如,信息的使用者可以直接从影像检查报告中,和(或)影像数据中,和(或)影像成像技术参数中,和(或)受检者的个人信息、既往病史、影像检查申请信息中获得有价值的医疗信息,从而了解受检者有无疾病,以及疾病病变的性质、侵及范围和严重程度等。

医学影像信息的病案功能体现在它是作为受检者的病案资料以及电子病历的重要内容,使影像医师和临床医师在短时间内便可复习和掌握受检者的既往影像学检查史,以及受检者的健康史(包括家族史、既往病史、近期用药史,医疗史,药物过敏史)等重要的病案信息,这对于受检者病情的精准判断、诊疗计划的精准制定至关重要。

在临床实践过程中,精准地采集记录、归档存储、检索查询、调取阅读医学影像信息,充分发挥其医疗功能与病案功能,有助于避免重复的影像检查与治疗,杜绝不适宜的影像检查与治疗。

二、研究与循证功能

循证医学(evidence-based medicine,EBM)意为"遵循证据的医学",又称实证医学、证据医学。循证医学创始人 David Sackett 教授定义循证医学为慎重、准确和明智地应用当前所能获得的最好的临床研究证据,同时结合医师个人的专业技能和多年临床经验,并考虑患者本人的实际状况和意愿,将三者完美地结合,制订出患者的治疗方案和措施。由此可知,循证医学不同于传统医学,传统医学是以经验医学为主,即根据非实验性的临床经验、临床资料和对疾病基础知识的理解来诊治患者。循证医学则是强调任何医疗决策(即患者的处理,治疗指南和医疗政策的制定等)应建立在最佳临床研究证据的基础上。

临床研究证据主要来自大样本的随机对照临床试验(randomized controlled trial,RCT)和系统性评价(systematic review)或荟萃分析(meta-analysis)。医学影像信息作为临床研究证据的重要组成部分,用于临床案例研究与临床流行病学研究,同时,也为患者诊疗的医疗决策提供循证医学实践证据。

如果要充分发挥医学影像信息的临床研究与循证医学作用,仅仅依靠医学影像信息本身还不够,还需要为循证医学的临床实践目标建立完善的医学影像信息系统和知识索引系统,以便更高效、更精准地发挥包括医学影像信息在内的临床研究证据以及医师个人临床诊疗经验在医疗决策过程中的功能与作用。

三、教学与培训功能

医学影像信息用于临床教学和住院医师、影像技师的规范化培训是充分利用与发挥医学影像信息的医疗与病案,研究与循证功能。在医学影像学和医学影像技术学的临床教学与规范化培训任务中,医学影像临床与科研病例的学习是进行教学与培训的重要内容之一。

不同年龄、性别和体型的受检者、不同器官和病变的成像、甚至不同型号的同类医学影像成像设备在做影像学检查时,其成像序列的参数选择是有差异的。教科书收录的一般是临床的典型病例、典型的症状和体征,以及影像检查成像序列的典型扫描参数以及典型的诊疗方案。但是,在临床影像学检查实践工作中,针对不同病例、不同受检者,会优化使用个性化的成像序列和扫描参数,因此获得的影像学表现也是有差异的,不典型病例也是常见的。

归档存储在医学影像信息系统中,并在长期临床实践工作中得到不断积累的医学影像信息病案资料本身就是鲜活、生动、个性化、多样、客观的临床教学与培训素材,它忠实记录人们对疾病的影像学筛查与检查认知、鉴别诊断、疗效监测评估与随访的临床研究证据以及医师个人的临床诊疗经验,是进行临床教学与培训的医学影像信息宝库。

四、医疗付费凭证功能

随着我国医疗卫生体制的不断完善,城镇居民基本医疗保险、新型农村合作医疗、职工基本医疗保险以及商业保险构成我国多层次医疗保障体系。医学影像信息在上述医疗保障体系中所发挥的医疗服务付费凭证作用日益突出。医学影像信息如果丢失或者出现差错,在医疗付费审批流程中失去影像学检查的执行凭证,将会遭到医疗保险的拒付。例如:如果临床医嘱中开具并记录CT检查申请单,并且记账CT检查费用,则医学影像信息记录中必须要有与之完全对应的该项CT检查费用单据信息和影像检查报告单信息,即所谓的"三单一致"。否则将被视为没有实际完成该项CT检查,医疗保险将拒绝支付该项CT检查费用。因此,医学影像信息记录的完整性、时效性,以及归档存储保管的完好性不仅是临床医疗工作和法律依据的要求,也是医疗付费凭证的要求。

五、法律依据和医疗纠纷处置功能

医学影像信息可以证实医疗服务活动的真实性,是医患之间建立的消费服务关系的法律依据,也是处置医疗纠纷时的法律依据。医患关系是特殊的消费者和服务者的关系。患者向医疗机构购买医疗服务,医疗机构为患者提供医疗服务,同时也向患者承诺医疗服务的费用和质量,在此过程中,难免出现医疗意外,医疗事故,产生医疗纠纷和法律事件。

在医学影像信息中,有一系列的受检者或其家属签字的文件,如医学影像检查须知单,增强检查知情同意书、介入诊疗手术同意书等。上述这些文件赋予医疗机构负责实施医疗检查与治疗的权利,具有法律效力。除了受检者及家属签字的文件外,医学影像信息记录的本身也同样具有法律效力,它记录医务人员的诊疗活动与过程。一旦受检者向法庭或者仲裁机构起诉医疗机构时,医疗机构需要自行负责提供相关的医学影像信息等医疗记录,提供医疗机构"无过错"的证据。如果相关的医学影像信息等医疗记录不规范、不完整、不准确或有涂改行为等,在法庭或者仲裁庭上反而将是不利的证据。如果不能提供相关的医疗记录,则其后果更为严重。

六、管 理 功 能

医学影像信息用于影像科室和医疗机构的管理工作是利用医学影像信息的医疗与病案、研究与循证、教学与培训、医疗付费凭证、法律依据和医疗纠纷处置等功能。医学影像信息中包含受检者、影像检查申请单、费用、设备、器械、药物、耗材、病症、预约登记、知情同意书、候诊、影像检查、影像数据、影像检查报告等数据记录。通过对上述医学影像信息数据记录的挖掘与分析处理,便可以全面了解影像科室和医疗机构的医疗水平、科研水平、教育培训水平、服务水平、管理水平,并能够促进医疗质量、医疗安全和管理水平的量化提升。

随着各级医疗机构科学化、精细化、信息化管理的发展,医学影像信息的统计数据已成为医疗机构管理者的重要管理与决策依据。例如,各类影像检查量的增减、影像诊断疾病谱的变化、影像检查预约天数的变化、机房等候影像检查时间的变化、影像检查报告签发时间的变化、影像诊断结果阳性率的变化、影像诊断结果与病理诊断结果符合率的变化、影像检查付费的增减、设备完好率的变化、设备使用效率与效益的变化等医疗服务质量与安全管理指标,可以反映出影像科室和医疗机构的医疗服务质量和安全管理水平。及时挖掘、分析上述指标数据变化的原因,对影像科室和医疗机构制定管理目标、追踪管理指标、评价管理质量与安全具有重要意义。

第二章

医学影像信息系统技术标准和政策法规

在20世纪80年代,尽管当时CR、CT、MR、DSA、医用激光相机等数字化的医学影像成像设备已经进入临床实用阶段,但是由于设备制造商采用的影像数据存储格式与传输方式千差万别,出现了不同制造商的设备产生的医学影像格式不兼容、数据传输协议不兼容的问题。为了实现医学影像成像设备、医学影像信息系统、放射学信息系统、医院信息系统等医学信息系统及成像设备的互联、互通与信息数据互换,需要标准制定机构在医学影像数据的存储格式、信息数据的交换与通讯传输、成像设备的互操作性等方面制定相应的国际通行的标准。同时,伴随数字医学以及医学信息技术的进步,电子病历与互联网医疗发展迅猛,为了保护患者的个人隐私及合法权益,同样需要制定相应的政策法规予以保护和保障。

第一节　标准制定机构

一、美国国家标准学会

1. 简介　美国国家标准学会(American national standards institute,ANSI)成立于1918年。当时,虽然美国的许多企业和专业技术团体已经开始了标准化工作,但因彼此间没有协调,存在不少矛盾和问题。为了进一步提高效率,这些组织均认为有必要成立一个专门的标准化机构,并制订统一的通用标准。1918年,美国电气工程师协会、美国机械工程师协会、美国矿业与冶金工程师协会等组织共同成立了美国工程标准委员会,1928年改组为美国标准协会,1966年8月又改组为美利坚合众国标准学会,1969年10月6日改成现名:美国国家标准学会(ANSI)。ANSI是非营利性质的民间标准化团体,ANSI协调并指导美国全国标准化活动,各界标准化活动都围绕着它进行,实际上已成为美国国家标准化中心。美国国家标准局的工作人员和美国政府的其他许多机构的官方代表也通过各种途径来参与ANSI的工作。美国国家标准学会的标准,绝大多数来自各专业标准。ANSI标准的编制主要采取以下三种方式:

(1) 专家或者团体投票调查法:由有关单位负责草拟,邀请专家或专业团体投票,将结果报ANSI设立的标准评审会审议批准。

(2) 委员会拟订法:由ANSI的技术委员会和其他机构组织的委员会的代表拟订标准草案,全体委员投票表决,最后由标准评审会审核批准。

(3) 学会协会拟定法:由各专业学会、协会团体制定,对于美国全国普遍具有重要意义、比较成熟的标准,经ANSI各技术委员会审核后,提升为美国国家标准,并冠以ANSI标准代号及分类号,但同时保留原专业标准代号。

2. ANSI标准

(1) ANSI编码:ANSI是一种字符代码,对于ANSI编码而言,通常使用0x00～0x79范围的1个字节来表示1个英文字符。为使计算机支持更多语言,超出此范围的语言文字使用0x80～0xFFFF范围的1到4个字节来编码表示1个字符,即扩展的ASCII编码。汉字的编码属于扩展的编码,一般是用 2 个字节代表 1 个汉字,比如:汉字"中"在中文操作系统中,使用[0xD6,0xD0]这两个字节存储。Windows 操作系统提供的记事本程序默认是以 ANSI 编码保存文本文档的。

(2) ANSI C 标准:在 2011 年 12 月,ANSI 采纳了 ISO/IEC 9899—2011 标准。这个标准通常即 C11,它是 C 程序语言的现行标准。ANSI C 现在被几乎所有广泛使用的程序语言编译器支持。现在多数源程序 C 代码是在 ANSI C 基础上写的。

(3) 广泛运用于医疗信息交换过程中的 HL7(health level seven)协议是 ANSI 的委员会投票一致通过的标准。

二、国际标准化组织

1. **简介** 国际标准化组织(international organization for standardization,ISO)的前身是成立于 1926 年的国家标准化协会国际联合会。1947 年 2 月 23 日,国际标准化组织(ISO)正式成立。ISO 是世界上最大的非政府性标准化专门机构,总部设于瑞士日内瓦,成员包括 163 个会员国。中国于 1978 年加入 ISO,在 2008 年 10 月的第 31 届国际化标准组织大会上,中国正式成为 ISO 的常任理事国。参加 ISO 者包括各会员国的国家标准机构和主要公司,代表中国参加 ISO 的国家机构是中国国家技术监督局(CSBTS),现更名为国家质量监督检验检疫总局。ISO 的宗旨是在世界范围内促进标准化工作的发展,以利于国际物资交流和互助,并扩大知识、科学、技术和经济方面的合作。其主要任务是制定国际标准,协调世界范围内的标准化工作,与其他国际性组织合作研究有关标准化问题。ISO 通过它的 2856 个组织机构开展技术与标准制定活动,其中技术委员会(简称 SC)共 611 个,工作组(简称 WG)2022 个,特别工作组 38 个。

2. **ISO 标准** ISO 的工作涉及除电工标准以外的各个技术领域的标准化活动。ISO 与国际电工委员会(IEC)和国际电信联盟(ITU)并称三大国际组织,它们相互合作协调,联合形成全世界范围标准化工作的核心。截至 2013 年 5 月,ISO 已经发布近 14 000 项国际标准、技术报告及相关指南。国际标准由技术委员会(TC)和分技术委员会(SC)经过六个阶段形成:申请阶段、预备阶段、委员会阶段、审查阶段、批准阶段、发布阶段。

(1) 开放系统互连参考模型:1981 年 ISO 和国际电报电话咨询委员会联合制定了开放系统互连参考模型(open system interconnection reference model,OSI/RM),并于 1983 年颁布。OSI/RM 标准解决了不同体系结构网络的互联问题。这个模型把网络通信的工作分为 7 层,它们由低到高分别是物理层(physical layer),数据链路层(data link layer),网络层(network layer),传输层(transport layer),会话层(session layer),表示层(presentation layer)和应用层(application layer)。第一层到第三层属于 OSI 参考模型的低三层,负责创建网络通信连接的链路;第四层到第七层为 OSI 参考模型的高四层,具体负责端到端的数据通信。每层完成一定的功能,每层都直接为其上层提供服务,并且所有层次都互相支持,而网络通信则可以自上而下(在发送端)或者自下而上(在接收端)双向进行。

(2) ISO 质量体系标准:包括 ISO9000、ISO9001、ISO9004。ISO9000 标准明确了质量管理和质量保证体系,适用于生产型及服务型企业,包括医疗机构。ISO9001 标准为从事和审核质量管理和质量保证体系提供了指导方针。ISO9001 为设计、制造产品及提供服务的组织与机构,明确指出了一套完整质量体系中的 20 条要素。ISO9001 将适用于一切组织,它涉及以下 5 个部分:管理职责、资源管理、工序管理、测量、分析及改进。为了维持认证,注册团体需要每 6 或 12 个月进行监督评估,每到 3 年还要进行一次全面再评估。

(3) ISO 安全体系结构标准:ISO/IEC17799—2005(BS 7799)信息安全管理标准要求建立一个完整的信息安全管理体系,它包含了 133 个安全控制措施来帮助组织识别在运作过程中对信息安全有影响的元素。这 133 多个控制措施被分成 11 个方面,成为组织实施信息安全管理的实用指南,这 11 个方面分别是:安全方针(security policy)、信息安全组织(security organization)、资产管理(asset management)、人员安全(personnel security)、物理与环境安全(physical and environ-mental security)、通信与运营管理、(communications and operations management)、访问控制(access control)。该管理体系在组织中建立一个完整的切入、实施、维护和文件化的管理框架,以及根据独立组织的需要应实施安全控制的要求。它主要提供有效地实施 IT 安全管理的建议,介绍安全管理的方法和程序。用户可以参照这个完整的标准制订出自己的安全管理计划和实施步骤。该管理标准提供给组织信息安全管理的最佳实践指导。

(4) 信息技术安全性评估准则:国际标准 ISO/IEC15408—2005《information technology-security techniques-methodology for ITsecurity evaluation》(《信息技术-安全技术-信息技术安全性评估准则》)于 2005 年颁布。随后我国将其转化为国家推荐性标准 GB/T18336—2008 采用了 ISO/IEC15408—2005。

三、美国电气制造商协会

1. **简介** 美国电气制造商协会(national electrical manufacturers association,NEMA)成立于 1926 年,是由美国电力俱乐部和美国电气供应制造商联盟合并而成。NEMA 的主要活动之一是为电气设备标准化提供论坛,从而保证电气设备的安全,有效和兼容。NEMA 总部位于美国弗吉尼亚州的 Rosslyn,现有大约 400 个成员,成员主要由生产发电设备,输配电设备,电力控制设备和电气终端产品的制造商组成。目前,NEMA 已发布各种标准、应用指南以及白皮书等 600 多种,用以保证电气设备的安全,有效和兼容,达到消除电气产品制造商和用户之间误解的目的。NEMA 积极推动电气产品的安全生产和使用,向媒体和公众提供关于 NEMA 的信息,并在新技术和开发技术领域代表美国电气工业的利益。NEMA 的目标是通过向 NEMA 成员提供高质量的服务,对标准、政府法规和市场经济施加积极影响,从而提高 NEMA 成员产品的竞争力。NEMA 成员的产品按类别分为 8 个分部 55 类,其中诊断成像和治疗系统分部包括磁共振、核医学、医疗成像信息系统、放射治疗、超声成像、X 线成像等 6 类产品。

2. **NEMA 标准** 1983 年 NEMA 与美国放射学院(American college of radiology,ACR)合作成立医学数字成像和通信标准委员会,致力于制定医学数字影像设备接口中的有关标准。该委员会于 1985 年和 1988 年先后推出了 ACR-NEMA 300—1985 与 ACR-NEMA 300—1988 两个标准。1993 年推出了 NEMA PS 3—1993 标准,并正式命名为 DICOM3.0,即医学数字成像和通信(digital imaging and communications in medicine,DICOM)标准。此后,DICOM3.0 标准逐渐被世界上主要的医学影像成像设备制造商所接受,并成为事实上的工业标准。

四、美国电气和电子工程师协会

1. **简介** 美国电气和电子工程师协会(institute of electrical and electronics engineers,IEEE)是国际性的电子技术与信息科学工程师协会,成立于 1963 年。目前,IEEE 是全球最大的非营利性专业技术学会之一。IEEE 设有智能运输系统、神经网络、超导和传感器 4 个委员会以及计算机、通信、电路与系统、控制系统等 38 个专业学会。IEEE 的会员遍布 175 个国家,会员大多数是电子工程师,计算机工程师和计算机科学家。IEEE 一直致力于推动电工技术在理论方面的发展与应用方面的进步。IEEE 出版有 70 多种期刊杂志,该组织每年发表的论文著作数量约占全世界该领域当年发表量的 30%。IEEE 的标准制定内容包括电气与电子设备、试验方法、原器件、符号、定义以及测试方法等多个领域。IEEE 在计算机、电信等领域已制定了 900 多个行业标准。

2. **IEEE 标准** IEEE 标准制定委员会中,比较著名的是 IEEE 计算机专业学会下设的 802 委员会,又称为局域网/城域网标准委员会(LMSC,LAN/MAN standards committee),成立于 1980 年 2 月(因此称为 802 委员会)。802 委员会目前有 12 个分委员会,任务是制定局域网的国际标准。IEEE 802.16 是指宽带无限城域网标准即全球微波接入互操作性(broadband wireless MAN

Standard-WiMAX)。IEEE802.20 指移动宽带无线接入(mobile broadband wireless access)标准。IEEE802.1~IEEE802.6,这6个标准已被 ISO 采纳为国际标准,包含在 ISO 8802-1~8802-6 等文件中。

五、北美放射学会

1. **简介** 1915 年来自美国十七个州的三十位放射学者在芝加哥组织成立西部伦琴学会(westernroentgen society),为居住在美国中西部的放射学工作者提供专业与学术服务和支持,这就是北美放射学会的前身。1919 年,西部伦琴学会正式更名为北美放射学会(radiological society of north America,RSNA)。目前,RSNA 已经发展成全球最大的国际化医学影像学学术团体,拥有超过 54 000 名的注册会员,会员来自全球 136 个国家和地区,由影像医师、影像技师、医学影像物理师、医学影像工程师以及其他相关专业的医疗从业人员组成。

2. **RSNA 推动标准的应用**

(1)推动 DICOM 的应用:医学影像学科步入信息化时代是以衍生于 CT、MRI、CR、DSA 等数字化医学影像的存储和通讯系统(PACS)为标志的。然而,PACS 的发展经历了长达 10 余年的非标准状态,直到 1992 年 RSNA 与 NEMA 联合颁布 DICOM 作为数字医学影像成像、存储和通讯的工业化标准之后才纳入正轨。

(2)推动 HL7 的应用:RSNA 于 1999 年倡议以卫生信息交换标准 7(health level 7)作为影像和非影像系统数据信息交换和集成的技术规范,开创了医学影像信息跨学科、跨信息种类、跨系统数据交换和流程整合的医疗卫生信息集成化新时代。

(3)推动 IHE 的测试与应用:IHE 是由医学专家发起,并欢迎医学影像和信息系统的制造商参与。IHE 在美国的测试与演示活动由 RSNA(北美放射学会)和 HIMSS(医疗卫生信息和管理系统学会)联合主办,并在 RSNA 和 HIMSS 年会上举办 IHE 演示。这些组织中的自愿者,包括放射专家和其他临床医师,医疗机构的行政主管和信息技术专家,在指导 IHE 和确定整合的优先顺序方面扮演主角。制造商的代表也参与进来,不断地优化工作流程,促进整合和高水平的医疗服务。

六、医疗卫生信息和管理系统学会

1. **简介** 1961 年 Edward J. Gerner 和 Harold E. Smalley 共同创办医院管理系统协会。1986 年更名为医疗卫生信息和管理系统学会(healthcare information and management systems society,HIMSS),总部设在美国芝加哥,是一家致力于通过信息技术、提高医疗水平的非营利机构。

HIMSS 设立急诊信息系统委员会、医疗信息交换委员会、患者安全与质量结果委员会、医师信息委员会和隐私与安全委员会等 15 个委员会。截至 2014 年 4 月,该机构已有超过 52 000 名个人会员,600 多家企业会员。

HIMSS 的主要业务范围有三部分:其一是为医疗卫生信息行业搭建交流平台,让所有与信息化相关的医疗机构、企业和政府决策部门,有一个对话的载体;其二是 HIMSS 对医疗机构的信息系统进行评级;其三是对医师需求了解不多的 IT 人员进行培训,在其通过 HIMSS 的专业考试后,为其颁发资格证书。HIMSS 的宗旨是希望通过推广信息技术的使用,推动医疗流程的优化、保证医疗服务的安全和质量,并提升医疗机构的成效。

2. **HIMSS 评级标准** HIMSS 评审围绕电子病历系统展开,其标准共有八个等级(0~7级),分别为:

(1)0 级:局部临床工作自动化,尚未建立药房、实验室和医学影像信息系统的放射系统;

(2)1 级:药房、实验室和医学影像信息系统的放射系统实现自动化;

(3)2 级:临床数据库装置完毕;

（4）3级：护理文档、电子医疗管理记录装置完备；

（5）4级：计算机医嘱录入供所有医务人员应用，同时加入到护理和临床数据储存库；

（6）5级：医学影像信息系统的 PACS 系统完全替代胶片影像；

（7）6级：至少一个病区部署包括结构化模板的完整医疗文档；

（8）7级：实现全院无纸化，支持同院外各种医疗相关机构共享信息，支持真正理想化的电子健康档案。

HIMSS7 级代表着先进的电子病历环境和医疗信息化的最高国际水平，其验证过程十分严谨。截至 2014 年第一季度，美国共有 5449 家医疗机构参评，其中，仅有 3.1% 的医院获得 7 级认证。2014 年 5 月 23 日，在"2014 年中华医院信息网络大会暨中美医院信息化论坛"上，北京大学人民医院宣布通过 HIMSS 7 级认证，自此北京大学人民医院成为亚洲第二家、国内第一家通过 HIMSS 7 级评审的医疗机构。

第二节　医学影像信息技术标准

一、Internet 标准

1. internet 的标准化

（1）internet：其中文正式译名为因特网，又称为国际互联网。它是由使用公用语言互相通信的计算机连接而成的全球网络。internet 是由许多网络（称为子网）互联而成的一个逻辑网络，每个子网中连接着若干台计算机（称为主机）。internet 以相互交流信息资源为目的，基于一些共同的网络通信协议，通过路由器和公共网络互联而成，它是一组全球信息资源和资源共享的集合。internet 在本质上是一个大型广域计算机网络，计算机网络是传播信息的载体，任何一台主机一旦连接到 internet 的任何一个节点上，就意味着该主机已经连入 internet 网。目前 internet 的用户已经遍及全球，根据 2015 年的统计，全世界有超过三十亿人在使用 internet，并且它的用户数还在不断上升。internet 对推动世界科学、文化、经济、社会以及医学的发展有着不可估量的作用。

（2）互联网工程任务组：为了能支持 internet 网络的互连及其管理，推动网络管理的服务标准、协议和体系结构的研究、制定与开发，1985 年成立互联网工程任务组（internet engineering task force，IETF）。IETF 汇集了与互联网架构和互联网顺利运作相关的网络设计师、运营者、服务提供商和研究人员，是全球互联网业界具有一定权威的网络相关技术研究团体，是互联网技术研发、开放性的跨国民间组织。IETF 致力于 internet 架构的发展和顺利操作，在互联网相关技术规范的研发、完善、制定、推广方面担负着重要的角色。所有 IETF 文档都可在互联网上随意取阅，并可免费复制。大多数 IETF 的实际工作是在其工作组（working group）中完成的，这些工作组又根据主题的不同划分到若干个领域（area），如路由、传输、网络安全等。

2. internet 协议（internet Protocol）
internet 协议是一个协议簇的总称，包括文件传输协议、电子邮件协议、超文本传输协议、TCP/IP 协议、简单网络管理协议等。

（1）文件传输协议（file transfer protocol，FTP）：是文件在不同的 internet 计算机之间进行传输交换的规则，同时，它也是一个应用程序（Application），用来将文件从一台计算机传送到另一台。在 FTP 的使用当中，用户经常遇到两个概念："下载（download）"和"上传（upload）"。

1）"下载"文件：就是从远程主机拷贝文件至自己的计算机上；

2）"上传"文件：就是将文件从自己的计算机中拷贝至远程主机上。

用 internet 语言来说，用户可通过客户机程序向（从）远程主机上传（下载）文件。

（2）电子邮件协议：常用的电子邮件协议有 SMTP、POP3、IMAP4，它们都隶属于 TCP/IP 协议簇,默认状态下,分别通过 TCP 端口 25、110 和 143 建立连接。电子邮件的顺利运行牵涉到两台服务器,即邮件接收服务器和邮件发送服务器。

1）发送邮件:使用的是简单邮件传输协议(simple mail transfer protocol,SMTP)。SMTP 是一组用于从源地址到目的地址传输邮件的规范,通过它来控制邮件的中转方式。它帮助每台计算机在发送或中转信件时找到下一个目的地,SMTP 已是事实上的 E-Mail 传输的标准。

2）接收邮件:使用的是 POP3(post office protocol 3)即邮局协议的第 3 个版本,是因特网电子邮件的第一个离线协议标准。POP3 要求邮件服务器完成下面几种任务之一:①从邮件服务器中检索邮件并从服务器中删除这个邮件;②从邮件服务器中检索邮件但不删除它;③不检索邮件,只是询问是否有新邮件到达。POP 协议支持多用户互联网邮件扩展,后者允许用户在电子邮件上附带二进制文件,如文字处理文件和电子表格文件等,这样就可以传输任意格式的文件,包括图片、影像、视频和声音文件等。

3）internet 邮件访问协议(internet mail access protocol,IMAP):IMAP 是斯坦福大学在 1986 年开发的一种邮件获取协议。它的主要作用是邮件客户端(例如 MS outlook express)可以通过这种协议从邮件服务器上获取邮件的信息,下载邮件等。它与 POP3 协议的主要区别是用户可以不用把所有的邮件全部下载,可以通过客户端直接对服务器上的邮件进行操作。

（3）超文本传输协议(hypertext transfer protocol,HTTP):HTTP 是互联网上应用最为广泛的一种网络协议,是一组在 Web 上传输文本、图形、影像、声音、视频和其他多媒体文件的规则。所有的 WWW 文件都必须遵守 HTTP 协议。设计 HTTP 最初的目的是为了提供一种发布和接收超文本标记语言(hyper text mark-up language,HTML)网络页面的方法。1960 年美国人 Ted Nelson 构思了一种通过计算机处理文本信息的方法,并称之为超文本(hypertext),这成为了 HTTP 超文本传输协议标准架构的发展根基。Ted Nelson 组织协调万维网协会(world wide web consortium)和互联网工程任务组(IETF)共同合作研究,最终发布了一系列的 HTTP 协议。

网页浏览器和网页服务器通常使用 HTTP 协议。当网页浏览器用户以输入网址或点击超级链接的方式请求一个文件的时候,浏览器便建立一个 HTTP 请求并把它发送到服务器,目标服务器上的网页服务器收到请求后进行必要的处理,再将被请求的文件和相关的媒体文件发送出去,进行应答。

（4）TCP/IP 协议:其全称是 transmission control protocol/internet protocol,即传输控制协议/互联网协议。它是 internet 最基本的协议、国际互联网络的基础。TCP/IP 定义了电子设备如何连入国际互联网络,以及数据如何在它们之间传输的标准。TCP/IP 协议由网络层的 IP 协议和传输层的 TCP 协议组成。IP 是给互联网络的每一台联网设备规定一个网络地址。TCP 负责发现传输的问题,如果有问题就发出信号,要求重新传输数据信息,直到所有数据信息安全正确地传输到目的地。

TCP/IP 通信协议具有很大灵活性,支持任意规模的网络,几乎可连接所有的服务器和工作站。正因为它的灵活性也带来复杂性,需要针对不同网络进行不同设置,且每个节点至少需要一个"IP 地址"、一个"子网掩码"、一个"默认网关"和一个"主机名"。但是在局域网中微软为了简化 TCP/IP 协议的设置,配置动态主机配置协议(dynamic host configuration protocol,DHCP),它可为内部网络或网络服务供应商或客户端自动分配 IP 地址,提供给用户或者内部网络管理员作为对所有计算机实施中央管理的手段。同时,TCP/IP 通信协议也有"路由"功能,它的 IP 地址是分级的,信息系统能够很快捷地寻找到网络中的各级用户。

（5）简单网络管理协议(simple network management protocol,SNMP):由一组网络管理的标准组成,包含一个应用层协议(application layer protocol)、数据库模型(database schema)和一组资源对象。该协议能够支持网络管理系统,用以监测连接到网络上的设备是否有任何引起管理上关注的情况。该协议是互联网工程任务组(IETF)定义的 internet 协议簇的一部分。SNMP 的目标是管理互联网 internet 上众多制造商生产的软硬件平台,因此 SNMP 受 internet 标准网络管理框架的影响也很大。

IETF 将简单网络管理协议(SNMP)第三版 SNMPv3 作为网络管理协议标准版本进行推广,而将先前的版本 SNMPv1、SNMPv2c 定义为"historical"(历史)。SNMP 第三版较以前的版本已经得到加强和改进,尤其是提供三项对于 internet 应用非常重要的网络管理服务:认证、隐私和访问控制。目前 internet 标准网络管理框架的第一、第二、第三版之间仍然处于共存的状态,SNMP 的实现通常都会同时支持上述三个版本。SNMP 已经成为网络管理领域中事实上的工业标准,并被广泛支持和应用,大多数网络管理系统和平台都是基于 SNMP 的。

二、DICOM 标准

1. **DICOM 标准发展史**　DICOM 标准的全称为"医学数字成像和通信(digital imaging and communication in medicine,DICOM)标准",是医学影像和相关信息的国际标准(ISO 12052),它定义了质量能满足临床需要的可用于数据交换的医学影像格式。目前提到的 DICOM 标准,指的是 1993 年发布的 DICOM 3.0 标准,是在 ACR-NEMA 2.0(美国放射学院和国家电器制造商协会共同开发的一种数据成像与通信标准)基础上制定和发展起来的。DICOM 3.0 标准实际上是 ACR-NEMA 标准出版的第 3 个版本。

(1) 制定 DICOM 标准的起因:DICOM 标准是随着计算机化、数字化的医学影像成像设备的普及和医院信息系统(HIS),特别是医学影像存储与传输系统(picture archiving andcommunication system,PACS)和远程放射学系统等医学影像信息系统的发展应运而生的。当 DR、CR、CT、MR、DSA、PET、超声等设备生成高质量的、形象直观的医学影像,并在医疗诊断中广泛使用时,由于不同制造商、不同型号的设备产生的影像,各自采用不同的格式,使得不同设备之间的医学影像数据信息资源难以互相使用,医疗机构医学影像信息系统的实施具有很大的困难。医疗信息系统随之带来许多新问题:如何存储数据量极大的影像并能有效地管理? 不同制造商的设备能否直接连接? 如何能够在不同的制造商之间能够共享信息资源? 等等。很明显,上述问题的解决方法就是制定并采用统一的标准。为此,美国放射学院(ACR)和国家电器制造商协会(NEMA)在 1983 年成立专门委员会,制定用于医学影像归档存储和通信传输的标准,提供与制造商无关的数字影像及其相关的通信和传输功能的统一格式,以促进医学影像信息系统的发展,并提供广泛的、分布式的诊断和查询功能。

(2) DICOM 标准出版简史

1) 1985 年出版 ACR-NEMA PS No.300—1985(简称 ACR-NEMA 1.0 版本)标准。

2) 增加新的数据元素并对部分内容进行修改,于 1988 年出版 ACR-NEMA PS No.300—1988(简称 ACR-NEMA 2.0 版本)标准。

3) 由于认识到标准对网络支持的不足和标准本身存在结构性问题,ACR-NEMA 结合当时的技术条件和方法,对标准作了彻底的重新制定,于 1993 年出版 NEMA PS3 标准(NEMA standard PS3),并正式命名为 DICOM 3.0 标准。

4) 1996 年出版 DICOM 3.0 1996 年版;之后依次出版 DICOM 3.0 1998 年版、DICOM 3.0 1999 年版、DICOM 3.0 2000 年版、DICOM 3.0 2001 年版、DICOM 2003 年版、DICOM 2006 年版、DICOM 2007 年版、DICOM 2008 年版及 DICOM 2012 年版。在 1993—2003 年之间成为 DICOM 3.0。从 2003 年开始直接称为 DICOM。

(3) 由 ACR-NEMA 2.0 标准改称为 DICOM 3.0 标准的主要因素:

1) 多个标准化组织的集体贡献:该标准并不单单是由 ACR-NEMA 的联合委员会制定的,世界上其他一些标准化组织也共同参与了它的制定与发展。

①欧洲标准化委员会 251 技术委员会(CENTC251):这个技术委员会专门从事医学信息学

（medical informatics）方面研究。该委员会以 DICOM 为基础,制定出一项与 DICOM 完全兼容的标准——MEDICOM。

②日本的 JIRA（Japanese industry radiology apparatus）和医学信息系统发展中心（medical informationsystem development center）:这两个组织对 DICOM 的主要贡献在于提出了利用可移动的媒质（例如光盘等）来存储、交换医学影像的标准。

③在制定 DICOM3.0 标准过程中,也参考了其他一些国际组织的相关标准,包括 IEEE、HL7 和 ANSI 等的有关标准。

2）DICOM3.0 标准面向所有医学影像:DICOM3.0 标准不仅支持影像学领域内的各种影像,例如:CT、MRI、CR、DR、DSA、数字胃肠造影、乳腺钼靶、超声、PET、ECT 等,更是涵盖了心脏病学、消化病学、口腔、病理学等一系列医学专科领域,并且仍然在不断完善中。DICOM3.0 标准具有良好的可扩展性,只要简单地增加相应的服务对象类（SOP）,就可以扩展到心电图（cardiology）、内镜（endoscopy）、牙医学（dentistry）、病理学（pathology）、眼科学（ophthalmology）、皮肤病学（dermatology）和其他类型的医学影像,用以采集、归档存储、压缩、通信传输、显示、打印、检索查询、交换信息数据。

3）DICOM3.0 标准的重要改进:与原来的两个版本相比较

①ACR-NEMA 1.0/2.0 标准仅仅适用于点对点（point-to-point）的应用环境,DICOM 3.0 标准支持使用符合工业标准的网络协议,例如支持使用 ISO-OSI、TCP/IP 等网络协议环境下的操作。

②DICOM3.0 标准采用面向对象的分析方法,定义医学影像在存储和通信过程中的各种实体关系,提供对 ISO-OSI 和 TCP/IP 的支持,使得在医学影像应用层上可以与其他通信协议栈直接通信而不需要重新编写程序。

③考虑到技术的发展,DICOM 3.0 标准采用多部分文档结构,对可能变化或扩充的部分以附录形式提供,这样标准在更新时涉及面可以尽量小。

综上所述,DICOM 3.0 标准在其制定工作一开始就考虑到一些相关标准化组织的研究成果,这不仅仅是为了避免重复性的标准研究与制定工作,更重要的是为 DICOM 3.0 标准提供重要的背景和技术。

（4）从 DICOM 2003 年版开始直接称为 DICOM 标准:由于 DICOM 3.0 是面向网络环境的通信标准,从 2003 年出版的 DICOM 2003 年版开始,不仅彻底淘汰废除 point-to-point 协议,即标准中与之相关的部分都被删除。而且不再支持 OSI 协议栈,将普遍使用的 TCP/IP 协议作为 DICOM 支持的网络通信协议。同时,修正和补充一些内容,共增加 11 个附录（supplements）和 63 个修正项（correction items）。

2. DICOM 标准中涉及的基本概念和定义　DICOM 标准涉及医学影像、数据通信、管理信息系统等领域。在标准中采用面向对象的描述方法和实体-联系（entity-relation,E-R）模型,从而引入各专业的术语,下面简要地将标准中涉及的常用技术词汇和缩略语给予解释。

（1）实体（entity）:表示一个或一类有相同特性个体的应用对象。在计算机系统分析中,凡是可以区别并被人们识别的事、物、概念等,都可以被抽象为实体。实体一般具有若干特征,称为属性。例如受检者是一个实体,具有姓名、性别、年龄等属性。影像也是一个实体,它有影像尺寸、影像数据等属性。

（2）联系（relation）:表示实体之间的相互关系。如受检者实体与分析实体之间存在着引用联系,打印机实体和胶片实体之间存在着打印的联系。

（3）E-R 模型:描述现实世界的一种信息模型。通过定义实体以及实体间的联系,表现系统的需求和功能。通常以 E-R 图的方式表示。在 DICOM 中,用方框表示实体,菱形表示联系,用带箭头或不带箭头的线段将实体（方框）与联系（菱形）连接表示它们之间存在联系。这是面向对象的分析方法所采用的主要表示方法,是对客观世界的一种抽象。

（4）对象（object）：外部世界事物在计算机内部的表示，是事物属性值和处理方法的集合。对象具有封装和继承的特征。封装是指对象将属性和方法集合在一起，一般情况下只提供给自己和派生对象使用。继承是指当一个对象是由另一个对象（父对象）派生出时，它就自动具有父对象所具有的属性和方法。面向对象的方法就是以对象技术为中心，分析系统中各种信息之间的关系，抽象出系统各层次的对象模型，给出准确的系统描述，并在计算机系统中给予实现。应用面向对象的方法，可以提高开发效率，实现软件复用。

（5）信息对象定义（information object definition，IOD）：信息实体的抽象是 DICOM 命令的作用受体。

（6）服务（service）：某对象为其他对象或程序提供的功能。当要求使用此功能时称申请服务，申请服务的对象称为服务用户，而能完成该功能的对象是服务的提供者。

（7）服务对象对（service object pair，SOP）：DICOM 信息传递的基本功能单位。包括一个信息对象和一组 DICOM 消息服务元素。

（8）协议（protocol）：计算机网络中为保证能正确地传输数据而必须共同遵守的通信规则和格式。

3. DICOM 标准的目标　其主要目标是促进网络环境中医学影像成像与治疗设备的互操作性，并支持不同层面的医学诊断与治疗应用。DICOM 标准最基本的支持层面是支持影像发送者和接收者的影像数据信息交流；其他层面的支持用于连接数据库，查询检索和索取影像数据信息；更高层面的支持涉及医学影像管理、受检者预约信息、影像质量、介质存储、安全性等。

4. DICOM 标准在医学影像成像设备中的应用

（1）数字化变革：在数以万计的在用医学影像成像设备中，DICOM 标准是目前部署最为广泛的医疗信息标准之一。自从 1985 年 DICOM 标准的第一版发布以来，DICOM 给医学影像学实践带来革命性的、全数字化改变，X 光胶片被全数字化的工作流程所代替。就像 internet 成为信息传播应用的全新平台，DICOM 使"改变临床医学面貌"的医学影像信息系统传播应用医学数字影像成为可能。DICOM 为医师和患者服务，是保证医学影像成像设备和信息系统有效工作的标准。

（2）在医学影像成像设备中的功能与应用：DICOM 标准中涵盖医学数字影像的采集、归档存储、压缩、通信传输、显示、打印、检索查询等几乎所有信息数据交换的协议。以开放互联的架构和面向对象的方法定义了一套包含各种类型的医学诊断影像及其相关的分析、报告等信息的对象集。定义了用于信息传递、交换的服务类与命令集，以及消息的标准响应。详述了唯一标识各类信息数据对象的技术。提供了应用于网络环境（ISO-OSI 或 TCP/IP）的服务支持。结构化地定义了符合该标准的设备必须提供的信息，即制造厂商关于兼容性的一致性说明的内容（conformance statement）。

（3）互操作性：DICOM 标准的推出与实现，促进医学影像成像设备之间的互操作性（interoperability），即不同制造商生产的仪器设备之间不仅可以互连和相互通信，而且互连设备还能够互操作（interoperable），这比互连大大前进了一步。在 DICOM 标准中，通过一个服务类（service class）的概念，说明了命令和相关数据的语义。例如一台医学影像成像设备要打印 DICOM 影像，医用激光胶片打印机处理信息的方式对于成像设备来说非常重要，因为它直接影响到影像的色调定标（tone scale）方法及多幅影像在胶片上的组合排列方式等。通过 DICOM 标准，成像设备可以使用与影像打印管理相应的 DICOM 服务类来控制这些功能。

医学影像成像设备不仅能够通过 DICOM 标准和其他医疗仪器设备之间实现互操作，还能通过 DICOM 标准与影像归档存储与传输系统（PACS）、放射信息系统（RIS）、医院信息系统（HIS）以及实验室信息系统（LIS）等医疗信息系统之间实现互连和互操作。

（4）DICOM 标准的应用范畴：DICOM 标准属于医学信息科学的范畴。在这个领域中，

DICOM 标准主要应用于医学影像信息与相关数据的传输、交换与管理。DICOM3.0 标准通过定义以下内容促进医学影像成像设备的互操作性：

1）阐明符合 DICOM 标准的设备所必须遵循的协议标准的集合。

2）说明能够利用上述协议标准在仪器设备间交换信息数据的命令和相关联信息的语法（syntax）和语义（semantic）。

3）规定介质存储服务以及存储在内部交换介质中、方便获取的影像和相关信息的文件格式和目录结构都应符合设备对 DICOM3.0 标准的一致性声明。

4）提供符合标准的一致性声明的执行情况的信息

5）规范医学影像信息交换的实现，奠定 DICOM 标准的开放性、互联性与互操作性，促进医学影像成像设备与远程放射学系统、影像归档存储与传输系统（PACS）的集成与发展。

（5）DICOM 标准没有定义和提供的内容

1）没有提供在符合 DCIOM 一致性声明的设备上标准的任何特性的实现细节。

2）没有提供评价一台设备是否符合 DICOM 标准的测试/验证程序。2015 年隶属于 ISO 国际标准组织的 DICOM 标准委员会正式成立 DICOM 第三十一工作组，其任务是组织开展 DICOM 标准的符合性测试，DICOM 标准中国委员会也加入其中开展相关测试工作。

3）没有提供一个用一组均符合 DICOM 标准的设备集成起来的系统所期望拥有的所有特性和功能的集合。

5. DICOM 标准在放射治疗设备中的应用

（1）DICOM 第七工作组：1993 年正式发布 DICOM 标准，在 1994 年的北美放射学会（RSNA）学术会议上，就有学者提出必须制定一套放射治疗数据（如射束参数、治疗计划和剂量等）在各种设备上传输的标准。放射治疗科（简称放疗科）通常安装有多个制造商的设备，如果要分别开发这些设备间专用的接口，技术难度大、成本高，这不仅增加负担，而且不利于放疗科设备的集成化与放疗科的信息化。为此，在 1994 年的 RSNA 会议上特别成立一个专门负责 DICOM RT（DICOMradiotherapy）标准制定的 DICOM 第七工作组。参加这个工作组的成员包括放疗设备制造商、专业学术团体和国际电工委员会（international electro-technical commission，IEC）的相关成员。

（2）放疗治疗设备：用于放疗治疗的设备包括 CT 或者 MR 模拟定位机、治疗计划系统（treatment planning system，TPS）、加速器和激光洗片机等。其中的 TPS 是一套计算机软、硬件系统，是放射治疗的重要设备之一。TPS 用以设计放射治疗计划，同时兼备靶区及正常结构勾画，多种影像（CT、MR、PET 等）融合以及剂量评估、对比、验证等功能，TPS 的好坏直接决定放射治疗的剂量分布优劣及准确性。

（3）放射治疗工作流程：首先由影像技师或者放射治疗技师在 CT 或者 MR 模拟定位机上执行断层扫描序列，获得靶区和危及器官的 CT 和（或）MR 断层影像；放射治疗医师在 TPS 系统上利用断层影像，勾画靶区和危及器官、确定临床剂量要求；放射治疗物理师设计治疗计划，模拟出患者体内的剂量分布；最终由放射治疗医师和物理师一起评价放射治疗方案；将满意的放射治疗方案计划输出到治疗机（例如加速器）；放射治疗技师在治疗机上遵从放射治疗计划执行放射治疗。

在上述放射治疗的工作流程中，患者扫描的 CT 和（或）MR 影像要传送到 TPS 和洗片机、TPS 的放射治疗计划数据要传送到加速器，加速器要读取并执行 TPS 的放射治疗计划数据。有些医疗机构的放射治疗设备安装配置地点较分散，例如 CT、MR 安装在影像科；头部 X 刀、TPS 安装在神经外科；加速器安装在放疗科。为此，需要制定在多台设备之间，以及多个科室之间传输放射治疗数据的标准。

（4）DICOM RT 标准：DICOM 第七工作组制定的 DICOM RT 标准支持放射治疗相关的数据

在放疗科内部的设备或与其他影像科室、临床科室设备之间的传输。DICOM RT 是放射治疗数据在放疗科内部各设备间传输的标准,是 DICOM 标准的扩展,在放射治疗领域称为 DICOM RT。它不是一种全新的标准,其基本概念、数据模型和影像信息与 DICOM 标准基本一致。

1)DICOM RT 对象标准:1997 年 DICOM 第七工作组制定四个 DICOM RT 对象标准,即 RT 结构集(RT structure set)、RT 计划(RT plan)、RT 剂量(RT dose)和 RT 影像(RT image)。DICOM 附录 11 对它们进行了详细的定义。

2)DICOM RT 治疗记录对象标准:1999 年 DICOM 第七工作组制定 DICOM RT 治疗记录对象标准,具体包括外照射治疗记录(beam treatment record)、近距离治疗记录(brachytherapy treatment record)和放射治疗综合记录(treatment summary record)。DICOM 附录 29 对它们进行了详细的定义。

3)DICOM RT 标准的扩展:由于目前国际上放疗科没有一种统一的模型,放疗信息对象需要包含许多特定的或者可选的元素。从本质上讲,现在的 DICOM RT 对象是一个与放射治疗相关数据的容器,随着放射治疗设备与技术的不断发展进步,DICOM RT 对象在传输过程中需要加入新的数据,从而实现 DICOM RT 标准的扩展。

6. DICOM 标准的内容 目前 DICOM 标准已经更新出版到 2016 年版,可在网址 http://www. dclunie. com/dicom-status/status. html 下载得到最新英文版全文。其文件共由以下 20 个部分组成:

(1)引言与概况(introduction and overview):提出标准的设计原则,定义标准中使用的术语,对标准的其他部分做出简要的概述。

(2)一致性(conformance):提出 DICOM 一致性的定义和方法。

1)DICOM 一致性:是指遵守 DICOM 标准的设备能够互相连接、互相操作的能力。

2)DICOM 一致性声明:由于 DICOM 标准内容庞大,功能复杂,包含面广,很少有设备能够涵盖所有的 DICOM 功能,设备一般只是配置必需的 DICOM 功能。因此 DICOM 标准要求设备制造商必须提供本设备所支持的 DICOM 功能的说明书,即 DICOM 一致性声明。

3)DICOM 一致性声明的结构与内容:本部分标准内容定义 DICOM 一致性声明的结构和必须表现的信息,具体包含以下三个主要部分:①本实现中可以识别的信息对象集合;②本实现中支持的服务类集合;③本实现中支持的通信协议集合。

DICOM 标准没有规定 DICOM 一致性实现的测试与验证的过程。用户在采购具备 DICOM 功能的设备时,必须注意各设备的 DICOM 一致性、兼容性水平是否一致,否则各设备互连时会出现一些问题。

(3)信息对象定义(information object definition):描述如何定义信息对象,对医学数字影像存储和通信方面的信息对象提供了抽象的定义。每个信息对象定义是由其用途和属性组成的。为方便标准的扩充和保持与老版本的兼容,在 DICOM 中定义了复合型和普通型两大类的信息对象类。普通型信息对象类仅包含现实世界实体中固有的那些属性。复合型信息对象类可以附加上并不是现实世界实体中固有的属性。如 CT 影像信息对象类既包含了影像固有的影像日期、影像数据等影像实体的属性,又包含了如受检者姓名等并不属于影像本身固有的属性。复合型信息对象类提供表达影像通信所需求的结构性框架,使网络环境下的应用更加方便。

(4)服务类规范(service class specification):服务类是将信息对象与作用在该对象上的命令联系在一起,并说明了命令元素的要求以及作用在信息对象上的结果。典型的 DICOM 服务类有查询/检索服务类、发送/接收服务类、存储服务类、打印管理服务类、工作列表服务类等。服务类可以简单理解为 DICOM 提供的命令或提供给应用程序使用的内部调用函数。这部分实际上说明的是 DICOM 消息中的命令流。

(5)数据结构和语义(data structure and semantics):数据结构和语义说明 DICOM 应用实体

如何构造从信息对象与服务类的用途中导出的数据集信息,给出了构成消息中传递的数据流编码规则。数据流是由数据集的数据元素产生的,几个数据集可以被一个复合数据集引用或包容。一个复合数据集可以在一个"数据包"中传递信息对象的内容。这部分着重说明的是有关 DICOM 消息中数据流方面的内容。此外也定义了许多信息对象共同的基本函数的语义,即要求的条件、完成的结果、实现的功能等等。

(6) 数据字典(data dictionary):数据字典是 DICOM 中所有表示信息的数据元素定义的集合。在 DICOM 标准中为每一个数据元素指定了唯一的标记、名字、数字特征和语义,这样在 DICOM 设备之间进行消息交换时,消息中的内容具有明确的、无歧义的编号和意义,可以相互理解和解释。

(7) 消息交换(message exchange):消息是由用于交换的一个或多个命令以及完成命令所必需的数据组成,是 DICOM 应用实体之间进行通信的基本单元。这部分说明了在医学影像环境中的应用实体用于交换消息的服务和协议。

(8) 消息交换的网络通信支持(network communication support for message exchange):说明 DICOM 实体之间在网络环境中通信服务和必要的上层协议的支持。这些服务和协议保证了应用实体之间有效地、正确地通过网络进行通信。DICOM 中的网络环境包括 OSI 和 TCP/IP 两种参考模型,DICOM 只是使用而不是实现这两类协议,因而具有通用性。

(9) 消息交换的点对点通信支持(P2P communication support for message exchange):说明与 ACR-NEMA2.0 标准相兼容的点对点通信环境下的服务和协议。它包括物理接口、信号联络过程以及使用该物理接口的与 OSI 类似的会话、传输、网络协议及其服务。鉴于网络通信技术的发展与 DICOM 标准的普及,该部分内容已经被淘汰废除。

(10) 用于介质交换的介质存储和文件格式(media storage and file format for media interchange):阐明一个在可移动存储介质上医学影像信息存储的通用模型。提供在各种物理存储介质上不同类型的医学影像和相关信息进行交换的框架,以及支持封装任何信息对象定义的文件格式。

(11) 介质存储应用规范(media storage application profile):用于医学影像及相关设备信息交换的一致性、兼容性声明。给出了心血管造影、超声、CT、磁共振等影像的应用说明和 CD-R 格式文件交换的说明。

(12) 用于介质交换的物理介质和介质格式(media formats and physical media for media exchange):提供在医学环境中数字影像计算机系统之间信息交换的功能。这种交换功能将增强诊断影像和其他潜在的临床应用。这部分说明了在描述介质存储模型之间关系的结构以及特定的物理介质特性及其相应的介质格式。具体说明了各种规格的磁光盘,PC 机上使用的文件系统和 1.44M 软盘,以及 CD-R 可刻写光盘。

(13) 点对点通信支持的打印管理(print management for point to point communication support):定义在打印用户和打印提供方之间点对点连接时,支持 DICOM 打印管理应用实体通信的必要的服务和协议。点对点通信框架提供了与第 8 部分相同的上层服务,因此打印管理应用实体能够应用在点对点连接和网络连接。点对点打印管理通信也使用了低层的协议,与已有的并行影像通道和串行控制通道硬件硬拷贝通信相兼容。鉴于网络通信技术的发展与 DICOM 标准的普及,该部分内容已经被淘汰废除。

(14) 灰阶标准显示函数(grayscale standard display function):定义灰阶影像的标准显示函数与显示控制,即影像像素与实际显示流程一致。这部分仅提供用于测量特定显示系统显示特性的方法。这些方法可用于改变显示系统以与标准的灰度显示函数相匹配,或者用于测量显示系统与标准灰度显示函数的兼容程度。

(15) 安全性和系统管理规范(security and system management profiles):尽管应该定义所有

级别的安全规则,但是 DICOM 标准并没有在任何其他的地方列出或者讨论有关安全政策方面的问题。而仅仅定义 DICOM 安全模型,提供用在两个通信的应用程序之间交换信息时应遵守的安全规则,即 DICOM 实体交互的安全性规则。例如,一条安全规则应该规定某个级别的访问控制规则。DICOM 标准不研究访问控制时的安全规则,只提供适当的技术手段,让两个应用程序通过交换足够多的信息来实现安全,并由本地的信息系统管理员负责建立合适的安全策略。

若两个应用程序通过 DICOM 标准协议连接上,它们实际上同意并接收了对方实体的安全级别。这时,主应用程序信任对方在他们的控制下能够保持它们数据的保密和完整性。当然这种级别上的信任也可由本地的设置得到。

DICOM 标准规定通信双方需要安全认证。应用程序可以根据现实情况(网络范围),有选择地使用何种级别的认证。

DICOM 标准规定通信时,应用程序可以传递用户的信息以便对方可以验证自己的身份。对方可以依据传送过来的用户信息决定此用户的使用权限,并且记录相关的财务信息。

DICOM 标准假定信息的持有者(受检者或医疗机构)已经授权给应用程序的用户进行通信,但不关心他们之间是如何进行授权的。

(16)　资源映射目录(content mapping resource):定义 DICOM 标准中的模板(templates)和上下文本组(context groups)。资源(resource)定义上下文本相关属性的使用限制(即设定值或关系类型为限制)。一个资源指定一个外部控制的标准消息组件的映射目录。例如资源映射目录中的 DICOM 控制术语的定义(DICOM controlled terminology definitions)表是由编码值(code value)、编码值对应的文本名称(code meaning)以及由英文全称或者解释加上参考文献组成的详细术语定义(definition)所构成。例如:编码值"113223",对应的文本名称"DTI",其术语定义为:

diffusion tensor imaging

Reference:Winston GP. The physical and biologicalbasis of quantitative parameters derived from diffusionMRI. Quantitative Imaging in Medicine and Surgery. 2012;2(4):254-265.

doi:10. 3978/j. issn. 2223-4292. 2012. 12. 05. (http://www. ncbi. nlm. nih. gov/pmc/articles/PMC3533595/)。

(17)　解释性信息(explanatory information):这部分的 DICOM 标准包含以大量的规范性附件形式呈现的解释信息,例如关于标准解剖体位方向的图解解释等信息。

(18)　DICOM 持续对象的 Web 访问(web access to dicom persistent object,WADO):DICOM 标准作为医学影像通信的一个重要标准,它的发展也进一步确立 Web PACS 作为未来 PACS 发展的一个重要方向。NEMA 和 ISO(国际标准化组织)引入 WADO 用于医学影像的传输和显示,并在 2004 年正式成为 DICOM 标准的第 18 部分。WADO 描述了一种基于 Web 的服务,通过 HTTP/HTTPs 协议访问和展示包括影像、波形和报告等信息的 DICOM 持久性对象(相对于数据传输中的信息流)。它的出现为医疗人员提供了一个便于传输医学信息的机制。通过实现 WADO,只需要在接入了 internet 的个人电脑上,经浏览器就能获取和观看任何存储在实验室、医院科室、数据中心等任何地方的医学信息,并且允许经授权的用户对这些信息进行处理。

WADO 为 Web PACS 的实现和研究提供了一条新的途径。基于 WADO 的 PACS 可以实现 DICOM 持久性对象的快速访问。为远程医疗,医学影像学教学以及医学专科信息数据库等需求提供方便、快速、灵活的数据访问的应用。

(19)　应用托管(application hosting):这部分的 DICOM 标准定义了两种应用软件之间的接口。托管系统作为第一个应用程序,提供带有数据的第二个应用程序,例如一组影像和相关数据。托管应用程序作为第二个应用程序,分析该数据,返回分析的结果,例如以另外一组影像和(或)结构化报告的形式将结果返回给第一个应用程序。这样的数据交换发生在同一个系统里的两个不同应用程序之间,这个与不同系统之间的数据交换不同。托管应用程序编写的接口可以插入(plug-into)主机系统中。这部分的 DICOM 标准详述在主机系统和托管应用之间的交互作用与应用编程接口(application programming interfaces,API)。这部分的 DICOM 标准还包括大量的规范性附件,定义 API 所使用的数据模型。

(20) 使用 HL7 临床文档架构的影像报告(imaging reports using HL7 clinical document architecture):这部分的 DICOM 标准指定影像报告使用 HL7 临床文档架构第二版的编码模板(CDA R2,或者 CDA)标准,在应用影像筛查、诊断,或治疗目的的专业生成临床处置报告。临床文档架构(clinical document architecture,CDA)规范描述用于交换的临床文档的结构和语义。这一部分的 DICOM 标准组成 CDA 的实施指南,并协调基于 HL7 开发实现标准化的 CDA 模板。

至于影像报告的实施指南,特别关注的是在影像报告中使用和参考收集到的影像学过程证据数据,这些数据包括影像、波形、测量、注释以及其他分析结果等,并作为 DICOM 服务对象对(service object pair,SOP)实例进行管理。这里的 DICOM SOP 是信息传递的基本功能单位,包括一个信息对象和一组 DICOM 消息服务元素。具体而言,这一部分的 DICOM 标准包括转变为 DICOM 结构化报告应用实例的 CDA 文档规范。

7. DICOM 标准与 ACR-NEMA 1.0/2.0 标准的区别 与标准的前两个版本相比,DICOM 标准主要在以下方面进行了改进:

(1) 适用于网络环境:ACR-NEMA 1.0/2.0 标准版本仅仅适用于点对点(point-to-point)的环境。DICOM 标准版本支持使用符合工业标准的网络协议,例如支持在 ISO-OSI、TCP/IP 网络协议环境下的操作。并从 2003 年开始只支持事实上的工业标准 TCP/IP 协议。

(2) 构造更加完整的标准一致性声明:ACR-NEMA 1.0/2.0 标准版本仅仅说明在最低水平上的一致性,只是规定硬件接口、必要的软件命令的最小集合以及数据格式等。一台声称符合该标准的设备必须遵循所有这些规定,其实现的功能只可以比规定的多,不可以比规定的少。

而 DICOM 标准在第 2 部分及其余各部分的相关小节中明确描述如何选择特定的选项构造完整的一致性声明(conformance statement)的过程。有经验的 IT 工程师通过对比两台设备说明书的 DICOM 标准一致性声明部分就能大致判断这两台设备能否进行互连与互操作。

(3) 多部分(multi-part)文件结构:DICOM 本身是一种多部分文件结构。这种结构使得标准的补充、修订和扩展非常方便,同时把对标准其他部分的影响能够降低到最少。

(4) 规范的信息对象:D1COM 3.0 标准除了影像(image)和图形(graphic)等复合对象之外,还引入了"检查(study)"、"报告(report)"等规范的信息对象。

(5) 唯一标识符(unique identifiers,UID):DICOM 标准采用唯一标识符(UID)用于唯一标识 DICOM 信息对象。当各 DICOM 信息对象在网络上互相作用时,使用该方法能无歧义地定义它们之间的关系。

(6) 互操作:ACR-NEMA 1.0/2.0 标准版本只是在不同制造商的设备之间完成互连(interconnection)功能并交换影像。DICOM 标准版本是使来自于不同制造商的互连设备不仅能够互连,而且能够互操作(interoperable)。

8. DICOM 标准层次结构模型 DICOM 是建立在一组显式的 E-R 模型基础上的,这种 E-R 模型有助于描述信息的结构和组织方式,从而保证该信息具有唯一的实例(instance),并且能够无歧义地表示与其他实例之间的关系。DICOM 标准中,E-R 信息模型是依据医疗机构影像科室对医学影像的实际操作方式而建立的。

在影像科室里,不同受检者的资料是放在不同的文件夹里的。在一个文件夹里,可能包括该受检者多次检查(study)的数据,并具有不同模式(modality)的成像设备所形成的影像记录,而各种成像设备在一次检查时又会产生一幅或多幅影像。所以,文件夹里往往是以检查为单位排列资料的,而对每次检查的资料又按照模式进行区分。这样的层次结构对于确定影像与受检者、影像与影像之间的关系是必要的。同样,DICOM 标准基于这种假设,定义了受检者(patient)、检查

（study）、序列（series）和影像（image）这四个层次的信息模型（图2-1）。由此可见，DICOM信息模型是对影像科室实际工作活动的一种抽象。

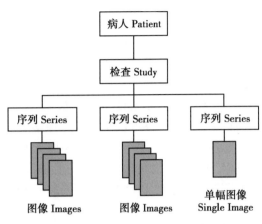

图2-1 DICOM标准层次结构模型

9. 工作列表（worklist）

（1）基本工作列表管理服务：简称worklist服务或MWL（modality worklist）。worklist是DICOM定义的医学影像成像设备与PACS-RIS集成信息系统之间进行业务管理和信息交互的手段之一，worklist是将信息从PACS-RIS集成信息系统传递到影像成像设备上去。它的功能是提供便利的访问影像成像设备所要完成的检查工作任务列表的方法，以实现医学影像成像设备与预约登记工作站之间的通信，将受检者和检查的相关信息传递给影像成像设备。例如，当受检者进行医学影像学检查之前，首先到影像科室预约登记服务窗口进行影像检查的预约登记，登记员会将该次影像检查登记到指定的影像成像设备上。受检者则前往安排指定的检查机房进行影像学检查。

（2）工作列表的信息流程：影像技师需要在执行影像检查前获取到受检者的基本信息（受检者ID、姓名、性别、出生日期），检查相关信息（检查编号、检查目的、检查部位、检查方法）。影像技师可以在影像成像设备的操作界面上向worklist服务（通常由PACS-RIS集成信息系统提供）发出查询请求，常用的查询条件为受检者姓名、受检者ID、accession number（检查序号）、检查日期、设备名称等；当worklist服务收到影像成像设备发出的查询请求后，找出所有符合该查询条件的工作列表项目形成该影像成像设备的工作列表，然后返回给影像成像设备；在接收到返回的查询结果后，影像成像设备将信息显示在可视化窗口列表里；影像技师从列表中选择与受检者及其检查部位、检查方法一致的工作列表项，导入相关信息到受检者检查注册界面，开始执行影像学检查。

（3）服务类：DICOM应用实体的实现和交互是基于客户端/服务器模型之上的。所以，在DICOM中，对应客户端/服务器模型，提出了服务类使用者（service class user，SCU）和服务类提供者（service class provider，SCP）的概念。SCU和SCP利用DICOM定义的消息机制完成相关数据和命令信息的交换。worklist服务模块定义了应用层的服务类，用于方便地访问工作列表，包括服务类提供者（SCP）和服务类使用者（SCU）。在整个工作列表查询过程中，SCU与SCP主要通过网络通讯进行检查信息的交换，查询工作列表的过程主要是由SCP提供服务和功能。

10. 影像设备操作过程步骤（modality performing procedure step，MPPS）

（1）MPPS服务：是DICOM定义的影像成像设备与PACS-RIS集成信息系统之间进行业务管理和信息交互的手段之一，MPPS是将影像成像设备检查的状态信息传递到PACS-RIS集成信息系统中。应用了MPPS服务的影像成像设备可以向PACS-RIS集成信息系统传递检查执行过程中的各种状态信息，从而改善和加强工作流程的管理。

（2）DICOM信息交互：在完整的常规影像检查流程中，受检者进入医疗机构后先进行预约登记；然后到相应的影像科室候诊；顺序完成到检、候检、检查、采集影像、检查完成等工作流业务；随后影像传输到PACS-RIS集成信息系统里；据此进行阅片、诊断，接着撰写诊断报告；还要排版打印影像胶片；影像检查流程全部完成后受检者离开。

按时间关系，在影像学检查过程中，PACS-RIS集成信息系统与影像成像设备进行的信息交互主要包括：影像学检查前，使用DICOM modality worklist功能从RIS中获取已登记的受检者信息;影像学检查过程中,通过 DICOM MPPS 功能将检查状态发送给 PACS-RIS 集成信息系统;影像学检查完成后,影像成像设备通过 DICOM storage 功能将医学影像发往 PACS-RIS 集成信息系统进行存储管理。

(3) MPPS 信息交互:在影像技师选中 worklist 中的受检者信息,开始执行影像采集时开始,直到影像采集结束的这一段时间内,可以用 MPPS 服务来传递影像成像设备执行任务的各种当前状态。为了管理和监控 PACS-RIS 集成信息系统,需要知道当前影像检查任务的状态,这就要求影像检查的执行设备能够有效地提供任务的状态值。

1) 在影像开始采集时:影像成像设备向执行步骤管理者(通常由 PACS-RIS 集成信息系统充当)发送一个 MPPS 消息,消息类型为 IN PROGRESS(进行中),消息中通常包括受检者基本信息、检查信息、检查设备、开始时间、检查唯一标识(study instance UID)等内容,表明本次检查任务已经开始,即开始对某个受检者采集影像。

2) 在影像采集中止时:如果在影像检查过程中出现了意外而中止本次检查时,影像设备同样会向执行步骤管理者发送 MPPS 消息,消息类型为 DISCONTINUED(中止),消息中同样会包含受检者基本信息、检查信息、中止时间、检查唯一标识(study instance UID)等内容。

3) 在影像检查任务完成时:如果没有异常地完成了正常影像学检查流程,就向执行步骤管理者发送 MPPS 消息,告知此项影像检查任务完成。消息类型为 COMPLETED(完成)。除了前面介绍的 MPPS 消息中所带有的信息以外,通常 COMPLETED 消息中还会带有检查序列相关信息、影像数量、影像检查射线辐射剂量信息等。

(4) MPPS 的作用:告知影像科室甚至医院信息系统,受检者在影像成像设备上的检查状态。而信息系统则可以通过 MPPS 消息来对受检者的就诊流程进行干预与控制。

1) 例如在执行步骤管理者收到影像成像设备发来的、属于某位受检者、某项检查的 IN PROGRESS 消息。那么 PACS-RIS 集成信息系统可以发送消息告知医院信息系统,该受检者正在检查,在此时的检查过程中禁止退费。

2) 例如 PACS-RIS 集成信息系统收到影像成像设备发来的 COMPLETED 消息,则可以认为受检者检查已经结束,可以确认并发送消息告知医院信息系统,最终完成本次受检者的收费。

3) 例如 PACS-RIS 集成信息系统接收到的是影像设备发来的 DISCONTINUED 消息,则表示本次影像学检查意外中止,可以取消对受检者不能退费的锁定,并允许退费。

11. 存储服务　如图 2-2 所示,该图描述 DICOM 存储服务的交互过程,即在传送并存储受检者医学影像数据的 DICOM 存储服务的过程中,利用 C-STORE(存储)服务类描述了 SCU 提出服务请求和 SCP 完成该请求所要求服务的整个过程。

(1) 客户机向服务器发出关联请求,将自己所支持的 SOP 类、传输句法以及所能胜任的角色等信息传送给服务器。

(2) 服务器应答并发送关联响应,返回自己所支持的 SOP 类、传输句法以及所能胜任的角色等和请求相应的信息。此响应若和请求适合,则关联建立,否则关联失败。

(3) 在关联建立后,客户机(SCU)向服务器(SCP)发出 C-STORE 服务请求,并开始传送要保存的本幅影像的数据。

(4) 服务器接收 C-STORE 请求和客户机传送来的由本幅影像的部分数据封装组成的数据包,并向客户机发出一个接收到数据包的确认信号。

(5) 客户机继续向服务器发出封装本幅影像剩余数据的数据包。

(6) 服务器向客户机发出一个接收到数据的确认信号,并执行被请求的 C-STORE 服务,存储这一数据包。

(7) 在接到服务器的确认信号,确认本次发送的数据包已正确到达服务器后,客户机发送下一个数据包。重复上述(5)、(6)、(7)三个步骤直至本幅影像的全部数据封装并传送完毕。

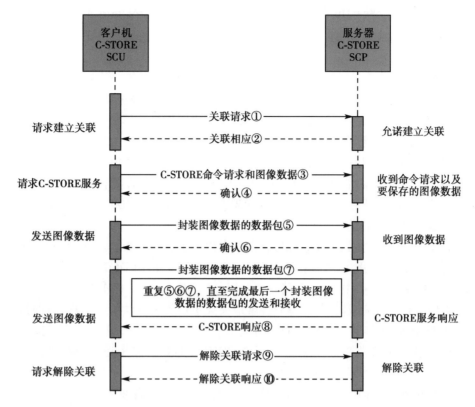

图 2-2　DICOM 存储服务的交互过程

（8）服务器发送 C-STORE 服务响应,通知客户机本幅影像数据的传送和存储操作成功。如果客户机继续发出下一个 C-STORE 服务请求给服务器,则继续重复(3)~(8)步骤,直至受检者所有幅面的影像数据全部传送完毕为止。

（9）客户机发出解除关联请求命令;服务器发出解除关联响应命令,断开关联。

三、HL7 标准

1. HL7 标准概述

（1）HL7:其英文全称为 health level seven,中文意译为"卫生信息交换标准"。HL7 建于 1987 年,用于发展独立卫生保健定向计算制度中临床、财务和管理信息的电子交换标准,如医院信息系统(HIS),临床检验信息系统(laboratory information system,LIS),放射信息系统(RIS)和药房信息系统(Pharmacy information system,PIS)之间的数据交换。从 1994 年起 HL7 是美国国家标准学会(ANSI)授权的标准开发组织之一,是从事医疗服务信息传输协议及标准研究和开发的非盈利组织。HL7 的使命是为数据交换、集成、存储,以及卫生信息检索提供全面的框架和相关标准,支持临床实践和管理以及卫生服务的普及和评价。

HL7 标准是一系列在医院各信息系统之间、在不同应用之间传递临床及管理电子数据信息的国际标准。HL7 标准将关注点集中在信息技术领域内的国际标准化组织(ISO)开放系统互联(open system interconnection,OSI)参考模型的第七层"应用层",因而得名 HL7。因此,HL7 可以应用于多种操作系统和硬件环境,也可以进行多应用系统间的文件和数据交换。

HL7 标准可以在不同的医疗应用系统中进行接口的编址,这些应用系统可以发送或接收包括就诊者入院出院转院(admission、discharge、transfer,ADT)数据、治疗安排以及护理记录、医嘱、诊断结果以及费用等等医疗信息。

（2）HL7 Version 3 参照信息模型(reference information model,RIM):是一个成熟的关于医

疗应用的信息模型,2006 年已被接纳为 ISO 标准:ISO/HL7 21731—2006。HL7 V3 RIM 建立了全面的医疗信息的描述模型,定义了医疗行为的标准的描述。

(3) HL7/XML 接口引擎:HL7 接口引擎是一组支持 HL7 通讯的过程调用函数或控件,应用程序按照 HL7 接口引擎的约定提供参数,模块之间的通讯则由 HL7 接口引擎完成。HL7/XML 接口引擎是当前主流的医疗信息整合技术,用以转译各种医院信息系统(HIS)数据至符合 HL7 标准的可扩展标记语言(extensible markup language,XML)信息格式,以实现各种医疗卫生信息系统之间的信息共享与交换。可扩展标记语言(XML)可以对文档和数据进行结构化处理,并传输和存储数据。XML 是独立于软件和硬件的信息传输工具,是各种应用程序之间进行数据传输的常用工具,从而能够在不同部门、不同系统之间进行数据交换,实现动态内容生成、系统集成和应用开发。

(4) HL7 的目标:HL7 作为医疗领域的行业标准已经获得美国国家标准学会(ANSI)批准实施。它主要的目标是在充分参考现有的各种广泛接受的工业标准与通讯协议基础上,发展各型医疗信息系统间电子资料的数据信息交换标准或协议;规范临床医学和管理信息格式;降低医院信息系统互连的成本;提高医院信息系统之间数据信息共享的程度;规范医疗机构之间、医疗机构与受检者之间、医疗管理监督机构和医疗机构之间,以及不同信息系统之间进行医疗信息数据传递的标准;支持各种技术环境下的数据交换,同时支持各种编程语言和操作系统,支持各种通讯环境下的数据交换;具有可扩展性,以支持新的要求,这包括协议本身的扩展及与现有系统和新系统的兼容;提供最大限度的兼容性,支持各种编程语言和操作系统,预留供不同使用者使用的特殊的表、编码定义和消息段。

随着 HL7 应用的日益广泛,采用 HL7 作为标准的医院信息系统和医用仪器、设备可以完全做到无障碍互连和医学数据信息的无障碍交换,为医疗服务机构内部各部门之间的数据交换和区域医疗服务机构之间的资源共享奠定基础。

(5) HL7 支持的标准:HL7 从医院信息系统接口结构层面上定义了系统间进行系统集成的接口标准格式,并支持使用现行的各种编码标准,如国际疾病分类(international classification of diseases,ICD)ICD-10、医学系统命名法-临床术语(systematized nomenclature of medicine-clinical terms)等。

HL7 汇集不同制造商用来设计应用软件之间接口的标准格式,它将允许各个医疗机构在异构系统之间进行数据交互。HL7 并没有提供一个完全的"即插即用"解决方案,因为在医疗机构的信息数据传输环境中有两个重要的影响因素:医疗机构的传输环境中缺乏处理的一致性,以及产生的结果需要在用户和制造商间进行协商。因此,HL7 提供的是一个可在较大范围内选择数据和处理流程的灵活系统,并尽可能的包括所有已知的程序和数据的要求。

2. HL7 标准中涉及的基本概念和定义　HL7 标准的 V2. 4 版本至少包含 256 个事件、112 个消息类型、138 个段、55 种数据类型、408 个数据字典,涉及 79 种编码系统。下面简要地介绍 HL7 通讯协议中涉及的四个基本的术语概念。

(1) 触发事件(trigger events):当现实世界中发生的事件产生了系统间数据流动的需求,则称其为触发事件。

(2) 消息(message):在 HL7 通信协议中,消息是系统间传输数据、进行数据交换的最小单位,由一组有规定次序的段组成。每个消息都是用一个消息类型来表示其用途。HL7 的消息是自动生成的,它将 HL7 标准文档自动转化为一个 HL7 规则数据库和部分程序数据结构代码。

(3) 段(segment):它是数据字段的一个逻辑组合。每个段都用一个唯一的三字符代码所标志,这个代码称作段标志。

(4) 字段(field):它是一个字符串,是段的最小组成单位。

在 HL7 通讯协议中,消息是数据在系统之间交换的基本单元,每条消息都有各自的消息类型,用于定义消息目的消息类型中有触发事件。一个消息由多个段(segment)组成,每一段都有相应的名称,用于界定其内容或功能。

而一个段又由多个数据字段(data field)组成。一个消息中的第一个段总是消息头段(message head segment),它指明了发送和接收的程序名、消息类型,以及一个唯一的消息 ID 号码等,接下去段的构成由消息的类型决定。如,PID 段(patient identification data)包括姓名、地址、社会保险号等。一个数据字段又有可能由多个组件组成。有些消息可进一步由事件码(event code)细分。

3. **实现 HL7 标准的关键** 第一是生成数据结构,第二是实现一个构造器(builder)和一个解析器(parser)。

(1) 数据结构:表现 HL7 标准中各个数据对象的相互关系。

(2) 构造器:将数据结构中的数据转化成能在电子数据交换媒介中传输的数据串。

(3) 解析器:能够将数据串解析回原来的数据结构。

HL7 标准是一个基于文本结构的文档。首先利用文字处理工具将文档中的各个数据定义抽取成数据结构;再将结构的形式存入预先定义的 HL7 规则数据库;然后,开发一种代码生成器,它根据规则数据库的内容,自动生成某一种计算机语言代码;最后,可将这些代码加入实际应用的程序框架中。

4. **HL7 标准发布简史** HL7 作为信息交换标准,自 1987 年发布 V1.0 版后,相继发布了 v2.0、v2.1、v2.2、v2.3、v2.3.1;2000 年发布 v2.4 版,并且成为 ANSI 正式发布的版本;现已用可扩展标记语言(XML)开发出 v3.0 版。

5. **HL7 接口引擎的组成及其工作原理**

(1) 发送/接收模块(send/receive module):支持 TCP/IP 通讯协议,HIS 系统向数据中心发送电子病历信息,信息格式为符合 HL7 标准的字符串格式。数据中心接收并解析 HL7 信息,将解析后的信息存储到数据中心的数据库中,完成后回复发送端一个 ACK 确认信息,确认信息已经发送成功。

(2) HL7 转换模块(adaptor module):实现字符串格式数据与 XML 格式数据之间的相互转换,对信息格式进行检查与验证,保证发送/接收病历数据的正确完整。

(3) HL7 应用程序接口模块(API module):提供符合 HL7 标准的应用程序接口,医疗应用系统可以调用接口函数,按照 HL7 标准格式填写参数,实现向其他医疗应用系统发送数据。该模块也可以调用符合 HL7 标准的 Windows 组件应用程序,将医疗信息数据传递给医疗应用系统,实现接收其他医疗应用系统的数据。

(4) HL7 资源模块(resource module):支持各种实际应用的 HL7 医疗信息事件,如检查医嘱、转诊等。

(5) 对照模块(mapping module):提供翻译对照功能,可以按照医疗应用系统进行定制。

要深入了解 HL7 接口引擎的工作原理,必须要从数据通讯这个方面来研究。在数据通讯方面,有两种层次的数据交换应用。第一层次数据交换应用,是对现有信息进行处理,只是"交换"现有的系统中存在的信息数据。第二种层次是基于不同系统之间进行整合的数据通讯,其目的是为了达到不同系统之间的无缝连接而进行的数据通讯和数据交换应用。在这个层次的数据交换不仅要交换各种结果信息,同时还要交换各种过程信息,从而达到系统之间的交互目的。基于以上两个层次的数据交换方式,对应基于 HL7 的数据交换也存在两种方式。一种"HL7 engine"方式,主要目的是使得用户原有正在使用运行的、且不能替换的系统具有 HL7 的通讯能力。另一种是"HL7 ready"方式则是在整个系统中,在各个应用终端已经对 HL7 的接口协议进行了设计和处理,各个终端都应当可以接收和处理 HL7 消息,并进行相关的处理。在理论上可以达到系统和系统之间实时的交互运作,可以相互主动地在"需要的时候"获取对方可以提供的数据信息。

6. HL7 的实现方法　采用点对点通讯方法以实现不同系统的对接,或者采用 HL7 服务器的方法实现,HL7 服务器实际上是应用服务器,形成居于 HL7 接口的中心数据库,这样可以减少接口数量,提高系统可靠性。

四、IHE 规范

1. IHE 简介

(1) IHE(医疗信息系统集成):其英文全称为 integrating the healthcare enterprise,中文意译为医疗信息系统集成。IHE 是北美放射学会(RSNA)和美国医疗信息与管理系统学会(HIMSS)于 1998 年成立的组织。不同于前面介绍过的 DICOM、HL7,IHE 是一份面向业务场景提供解决方案建议的规范文档。IHE 通过提高已有通讯标准(如 DICOM 和 HL7)之间的协同应用水平,优化医疗信息系统之间信息共享能力,实现为受检者提供最佳服务。因此,IHE 所描述的规范内容,对于制造商、使用者都没有强制性,即参考性大于强制性。

(2) IHE 目标:是促进医疗信息系统的集成,为不同子系统之间的互连提供集成方案。需要注意的是,IHE 并不是定义新的集成标准,而是基于现有成熟的标准(例如 DICOM、HL7 和其他一些系统集成的行业标准)制定的一套集成方案。IHE 定位在制定一套规范的流程,并通过 DICOM、HL7 等消息系统实现这种流程,以实现不同系统的集成。

医疗信息系统集成中的一个重要问题是仅仅依赖 HL7 这样的接口标准无法实现不同系统之间的"标准互连"。这是因为基于 HL7 系统集成的问题是在没有一套规范流程的支持下,导致两个不同的信息系统集成时,仍然需要修改各自的接口。基于 HL7 的信息系统接口修改工作量是一项十分烦琐的工作。IHE 的目标就是通过定义工作流程,以实现不同信息系统之间更加简便、更加高效的系统集成。

(3) 定义信息系统流程:由于 PACS-RIS 集成信息系统的工作流程相对比较成熟,IHE 率先定义了放射信息系统的流程,目前已经公布了 5.5 版本。目前,检验流程的集成技术框架已经公布,为 0.9 版本。同时,IHE 正在制定心血管、监护等一系列集成技术框架,并积极制定电子病历的标准。基于 IHE 的系统接口并不能达到不同系统之间 100% 的"即插即用",这里有两个原因造成,首先,IHE 并没有像网络协议一样定义得十分精确;另外,照顾不同地区不同流程的需要,IHE 允许对原有流程进行修改和扩充,这是由不同地区、不同医疗机构的流程和需求差异造成的,IHE 无法强制标准化流程,只能照顾不同的需求。这也就是 IHE 不叫"标准",而称其为"集成规范"的根本原因。

2. IHE 临床应用带来的改变　IHE 为临床医护技人员、临床信息技术专家、医疗管理行政部门、信息系统制造商和供应商提供了一个共同的技术框架,使他们理解并提出临床整合需求。以促进临床医护技人员工作效率与医疗服务质量的提升。IHE 使得临床信息技术专家可以将精力集中到提高信息系统的核心功能上,而不是开发和维护那些冗余的、点对点的接口,使医疗管理行政部门的医疗服务人员可以更高效的利用他们的工作时间。

(1) 临床医护技人员:临床医师、护士、技师人员被不能充分分享诊疗信息的系统所困扰。他们经常为获得相关诊疗信息而和各种因素奋斗,以便提供尽量高质量和高效率的医疗服务。在这里,至关重要的患者信息可能丢失或者很难获得,除了效率之外,多系统重复的检索入口会导致的检索错误和不匹配的情况必须得到修正。非常糟糕的情况是很多诊断与治疗的决定经常是在未能全面获取、掌握以及理解患者诊疗信息的基础上做出的。

IHE 为临床诊疗信息共享系统提供一种能优化临床诊疗流程的框架。按照 IHE 框架建立的医疗信息系统,可以直接串接到临床工作的信息流当中,减少差错,提高效率,保证医疗质量。IHE 强化了一个医疗机构实体内部不同专业科室之间的诊疗信息链接。

（2）临床信息技术专家：医疗 IT 系统之间的接口对于任何一个医疗机构的临床信息技术专家来讲都是重要的挑战。理解标准在不同制造商和供应商的系统中实现的差异，并尝试找到一种方法协调它们，是一个昂贵、劳动强度大和痛苦的工作。IHE 提供一个公共的体系结构，让制造商、供应商、IT 研发部门、临床应用者和信息技术专家都能深刻理解并准确定位临床完整的需求。

（3）医疗管理行政部门：医疗行政管理部门在做出可操作的和购买性的决定的时候，要权衡技术、财务、临床和人员素质等诸多限制因素。信息系统整合的不足，将影响被医疗管理行政部门关注的、临床科室的财政状况、信息技术的开支、工作人员的效率以及最重要的医疗质量。IHE 通过指出一条清晰的、可以获得整合的信息系统集成路径，以消除此障碍，IHE 使得信息系统供应商和用户都能充分理解和认可将要获得的、或者升级的信息系统的可交互性，使得多系统供应商和应用领域宽广的解决方案也能够便捷、容易地操作。IHE 使得信息技术专家可以集中精力到核心功能上，而不是开发和维护那些冗余的、点对点特定的接口。IHE 可以实现一个完整的信息流，使得医务工作者更高效、更顺畅地工作。

3. IHE 技术框架　IHE 使用面向对象的技术对应用需求进行分解和描述，用角色（actor）来描述被分解的对象，用事务（transaction）来描述对象之间的关系，用集成概况（integration profiles）来描述功能流程。在具体实现方面，则引用现有标准，尤其是 DICOM 和 HL7 来完成 IHE 的集成目的。

IHE 旨在提供医疗信息系统之间能够更好地共享信息，并且能够优化临床流程的技术框架。用 IHE 技术框架统一起来的医疗信息系统可以更好地彼此通信或者与其他信息系统通信，能够使临床信息流连贯，减少错误的发生并提高诊疗工作效率，使医疗服务人员更高效地使用相关信息。IHE 技术框架的建立，实现了重要的医疗信息可以在科室内部和各科室之间的系统无缝穿梭，在任何需要的地方都可以随时获得。通过提高医疗信息系统之间的整合，消除壁垒，为受检者提供最佳医疗服务。

4. IHE 集成模式（integration profiles）　IHE 定义 7 个集成模式，每一集成模式都有若干个执行者和事务处理及一个共同的词表来完成一个特定的、典型的工作流程任务。这些 IHE 集成模式是由 IHE 技术框架的核心构成。这些 IHE 集成模式是：

（1）预定工作流程（scheduled workflow，SWF）：预定工作流程集成模式包含所有典型工作流程的细节，定义了 ADT 受检者的检查申请的提交、检查预约、登记、排序、影像获取、分发、存储与管理等关键影像服务步骤的信息流。目前，在不同医疗机构和不同科室的信息系统预定的工作流程之间缺乏紧密集成，医疗机构和科室之间的互操作非常不便。信息不能从一个系统传输到另一个系统，而是通过纸基的报告和反复手工的数据输入。信息的手工传递的结果是差错率的上升和效率的下降。预定工作流程模式有 9 个执行者和超过 40 个事务处理来确保信息系统之间有效地协同工作。从系统集成的角度观察，IHE 的预定工作流程模式，将每一个信息系统的集成设计与安装工作变得更加容易和便利。

（2）患者信息的协调（patient information reconciliation，PIR）：患者信息的协调集成模式是在医疗机构不了解患者的某些情况，但又必须对患者进行影像检查时用来支持临床的集成模式。这种情况在急诊外伤时是经常发生的。IHE 框架可以在这种情况发生时确定几个应用方案。例如，ADT 患者的登录执行者可以登记未经确认的患者，并且检查提交执行者可以提交检查安排。当事后患者信息得到确认后，ADT 病人登录执行者可以发送一个修正/合并的正确信息到检查提交系统和检查安排系统。并由检查安排系统通知影像管理系统。协调产生的修正信息流必须通过集成模式发送。再例如，对于网络通讯故障以及在影像成像设备工作站信息的误读而缺乏影像成像设备工作表单的情况下，或者在检查安排和预定过程中采用了错误的患者信息等情况下，患者在检查安排之前就提前先进行了登录和影像学检查。预定工作流程集成模式同样支持这种信息没有及时完成传送的情况。

（3）影像一致性表达（consistent presentation of images，CPI）：在传统的胶片-观片灯工作环境中，影像技师必须先完成重要的质量保证措施，使影像医师用于诊断读片的、基于胶片的影像有足够高的质量。但在无胶片化的数字化工作环境中，影像医师面对的并不是影像胶片，而是显示在各种型号的医用显示器上的数字化 DICOM 影像，此时，影像一致性表达集成模式是影像科室提供影像服务的核心。在数字化影像用于医疗诊断时，影像一致性表达有着很重要的临床意义。在不同的显示设备和任何情况下正确的显示并反映影像特征的表现，包括恰当地显示影像和再现影像的特定表达。在定义如何正确地应用 DICOM 灰阶标准显示功能（在 DICOM 第 14 部分的灰阶标准显示函数（grayscalestandarddisplayfunction，GSDF））以及灰阶软拷贝显示状态（grayscale-softcopypresentationstate，GSPS）、彩色软拷贝显示状态（color softcopypresentationstate，CSPS）等有关新的 DICOM 灰阶软拷贝表达规定方面，影像一致性表达模式能够充分保证数字化影像在不同的显示设备上，在数字化影像软拷贝读片环境中的影像显示完全一致，同时，也能够保证软拷贝数字化影像和硬拷贝胶片影像的显示也完全一致。这样，胶片影像在观片灯上的显示，数字化影像在诊断质量控制工作站上的显示，以及在 PACS 医师读片报告工作站上的显示都将是一致的，包括给予的显示设备硬件的物理限制和显示的人类工程学环境。

（4）成组操作表达（presentation of grouped procedures，PGP）：成组操作指的是来自同一人体相邻各部位的影像学联合扫描检查数据的获取。在一个成组操作中，影像科接受了临床医师的检查申请，例如，"胸部增强，腹部和盆腔平扫 CT"，这个影像服务请求将首先扩展安排成三个影像服务请求操作，即"胸部 CT，增强"，"腹部 CT，不增强"和"盆腔 CT，不增强"。标注第一个请求操作"胸部 CT，增强"将产生两个预定操作步骤，"造影剂注射，CT"，然后是"胸部 CT"；第二个"腹部 CT，不增强"，以及第三个"盆腔 CT，不增强"影像服务请求操作都分别产生单个预定操作步骤，即"腹部 CT"和"盆腔 CT"。上述每一个影像服务请求操作分别给予诊断报告，结果上述三个诊断报告都分别有各自的目录、CPT 编码。此外，许多临床科室认为上述这些步骤是各自独立的。首先，这些科室会认为胸部影像是由隶属胸部呼吸专业组的影像医师进行诊断和报告；腹部和盆腔影像则是由隶属消化腹盆专业组的影像医师进行诊断和报告。其次，一些科室则是根据影像服务请求操作的目录来产生不同的医师报告。但在许多情况下，在常规的 CT 扫描协议中，多层螺旋 CT 机要求完成一个螺旋数据获取的范围是从胸部入口到耻骨联合。问题是要求应用肺的重建核心来再现胸部影像；应用腹部的重建核心来再现腹部影像；应用盆腔的重建核心来再现盆腔影像。同时，对于同一个螺旋 CT 获取的彼此相邻的胸腹盆影像数据，还要根据不同的扫描部位分别设置肺窗、纵隔窗、肝窗、胰脾肾窗、盆腔窗等，这就要求能在影像服务请求操作之间分割成单个的、不同的人体断面影像的数据设置，即影像技师根据影像服务请求操作所做出的适当分隔和显示，从而建立起来的多个灰阶软拷贝表达声明。这就保证了影像技师建立的结构和相关影像表达设置的附加值，可以被用在医学影像信息系统对同一影像设置的自动阅读。

（5）读取放射学信息（access to radiology information，ARI）：读取放射学信息集成模式提供一个传递放射学信息到非放射信息系统（RIS）和这些系统用户的方法。读取放射学信息模式介绍了报告阅读者（report reader），报告存储库（report repository），以及外部报告存储库读取执行者（external report repository access actors）。在 IHE 的模型中，报告创建执行者发送一个类似于 DICOM 结构化报告（DICOM S/R）对象的影像学诊断到报告管理系统。报告管理系统审查报告的支持版本和报告的规定（如是否经过二线高职称影像医师的审核）。任何时候报告管理系统都可以发送一个报告到报告存储库，然后报告管理系统可以将这份影像学诊断报告，根据读取放射学信息集成模式的规定用于查询和读取。报告管理系统发送一个已经完成审核的影像学诊断报告到报告存储库。报告存储库为 DICOM S/R 报告提供永久存储，并对医疗机构的任一影像学诊断报告阅读者的报告查询和读取做出响应。外部报告存储库读取提供同样的查询和读取功能，但必须有一个类似网关的设置,从其他的信息系统进入采用 DICOM S/R 的 IHE 模型来传输外部的影像学诊断报告。

(6) 关键影像标注(key image note,KIN):关键影像标注集成模式所表述的是影像技师、影像医师等在执行影像学的操作中对影像的标注,如在影像上作重要和附注的标记。目前在实际工作中,往往是选择使用小纸条,特别是黄色的即时贴,结果有关影像科的标记操作既没有在形式上,也没有在最终的报告上反映出来,也没有真正的对受检者医学记录部分的管理。关键影像标注集成模式采用新的 DICOM 对象,即关键对象选择文件(DICOM 附录 59)。影像创建的用户和获取影像成像设备的执行者可以建立这些对象,并将它们发送到 PACS 里和影像一起存档,并将操作部分存储。这样影像显示执行者可以提供给最终的用户读取这些对象。这个模式定义的重要点包括了:①一个关键影像标注可以与多幅影像有关;②多个关键影像标注可以与单幅影像有关;③关键影像标注可以参考特定的表达情况,保证标注记录的明显特征,并能方便地读取标注。

关键影像标注机制可以应用于多种目的,影像技师、影像护士可以在整个操作中应用影像标注作为文档附录。这些内容可以是临床的(例如受检者的反应),也可以是技术的(例如操作权限失败),当然也可以是与质量控制有关的(例如“这幅影像的伪影是由于受检者的移动和呼吸造成的”)。影像医师也可以应用关键影像标注机制给临床医师快速标明影像所包含的重要发现。同样,影像科医师可以在影像上标上含有教学内容或其他技术问题所需要的文档。

(7) 简单影像和数字报告(simple image and numeric reports,SINR):简单影像和数字报告集成模式阐述影像科的诊断报告工作流程。影像诊断报告是复杂的,与 DICOM 结构化报告标准的复杂性有关。也有许多目前仍在 IHE 范围之外的诊断报告问题。IHE 定义了一个基于 DICOM S/R 子集的集成模式,允许创建,传输,存储和显示报告。简单影像和数字报告集成模式可以适合许多常规的报告需求。未来的 IHE 将进一步完善报告模式。

简单图像和数字报告的 IHE 模型是基于 DICOM 的模板定义,例如 DICOM 资源映射目录(DICOM 附录 53)。模板的特定文本结构用于特定的用途,这就是目前情况下的 IHE 集成模式。这样做并非其他模板不能在报告中使用,只不过是一个特定的模板,即“基本的影像诊断报告模板”(TID 2000)应用在 IHE 的事务处理。这个模板和 IHE 模型规定:一个简单影像和数字报告将有一个标题和含有一个或数个部分。每一个部分也有一个标题和含有报告文本、度量、影像参考和条码(例如 ACR 诊断码或病理码)。报告文本和条码可以作为文本用于影像参考和测量推断。因此模式看上去是“简单的”,但 IHE 的模型和集成模式管理报告却相当复杂。

以上介绍了影像诊断报告创建、报告阅读、报告管理、报告存储库和外部报告存储库读取执行者的提交、查询和读取这些 DICOM S/R 报告。在 IHE year 3,医疗机构的报告存储库是一个新的执行者,用来检验新的结构报告输出事务处理的内容,这样早期的医院信息系统(HIS)也可以通过 HL7 的数据,接受这些简单影像和数字报告的真正文本(ASCII 版)。此外,允许医疗机构有这样一个机制,即能够将相关内容逐渐地过渡到 IHE 的体系中,并保持现有信息系统的功能。

5. IHE 集成模型在影像科的应用 IHE 主要是面向影像科内的工作场景,制定了一系列的集成规范文档(profiles)。其中,最为广大使用者熟知的 IHE 影像学技术框架规范是预约工作流程(scheduled workflow,为 SWF)、医学影像一致性显示(consistence presentation of images)等。

(1) 应用实例:以一个简单的由影像科负责执行的影像服务请求为例。

1) 临床医师在医院信息系统(HIS)门诊医师工作站上提交“肺栓塞通气灌注(ventilation-perfusion)扫描”的电子申请单。由此产生一个单一的影像服务请求,并由检查安排系统(一般是指放射信息系统)分配一个五位的、专用的 CPT 代码。CPT 代码是美国医学会(AMA)负责主编的“通用医疗程序编码”,用于描述内科,外科,影像科,检验科,麻醉科,以及对医师/医疗机构/或医疗系统的评估管理服务,目前约有 7800 个 CPT 代码,编码从 00100 到 99499。

2）这个影像服务请求将产生两个请求操作:其一是"肺通气扫描"(CPT 78593),其二是"肺灌注扫描",但它们共用同一个 CPT 编码。这个病例各自的影像服务请求操作由单一的预定操作步骤组成,影像技师则是依据一个执行操作步骤来完成该影像学检查扫描工作。

3）影像医师可以为上述每个影像服务请求各书写签发一份影像诊断报告。也可以为上述影像服务请求书写签发一份单一的影像诊断报告。这样上述两个请求操作已经完成,临床医师被信息系统告知影像服务请求已经完成。

影像服务请求操作是预定操作步骤的启动部分,预定操作步骤推动工作流程。预定操作步骤是通过影像技师和影像医师在医学影像成像设备的预期完成情况来工作的。因此,预定操作步骤是用于影像成像设备工作的基本单位和出现在影像成像设备工作表单上的要素。在一个特定的操作时间内对已安排的操作步骤有无完成的识别是很重要的,因为并不是所有的预定工作在所有的情况下都是能够完成的。影像技师和影像医师协同工作,将预定操作步骤转变成执行操作步骤(PPS),完成影像检查服务请求。

(2) IHE 集成模型:IHE 集成模型是将一组角色和事务组织起来,以满足特定的受检者治疗需要。集成模型为制造商、供应商和用户提供了一条方便的途径以便参考 IHE 技术框架定义的功能,而无需重申所有关于 IHE 角色和事务的细节。IHE 集成模型描述了临床信息和工作流程需要,确定能够满足这些需要的特定角色和事务。迄今,IHE 已经为影像学领域的如下临床需求定义了集成模型:

1）预定工作流程:定义了典型受检者影像关键步骤的信息流(登记、排序、预约、获取、分发和存储)。

2）受检者信息调整处理:当流程中出现了未确认或被错误确认的受检者时,定义了有效的方法来处理调整信息。

3）影像显示一致性表达:可以确保影像和注释在不同显示器和媒体中显示的一致性。

4）分组程序的实现:可以同时管理多个病例,在这些病例中单个影像获取过程需要多进程影像(如肺栓塞通气灌注扫描)。

5）后处理工作流:将预设工作流模式扩展到后续步骤,如计算机辅助诊断(CAD)、影像后处理和影像重建。

6）报告流程:满足安排、分配和追踪主要报告任务状态的要求,如解释、副本和确认。

7）相关文档:可以保存、管理非影像信息,如所见、测量、CAD 结论和其他过程信息,可用于报告流程中。

8）关键影像注释:可以在一个检查序列中的关键影像上添加文本注释和标记。

9）简单影像和数字化报告:实施创建、管理、存储、和查看(包括影像、文字和数值的)报告的标准方式。

10）付费记录:将检查的详细信息与收费系统相连,实现影像技术与专业业务费用的连贯和及时记账征收。

11）基本安全:通过管理跨点安全和合并审核记录的方式,建立第一级企业范围安全架构,例如健康保险携带和责任法案(health insurance portability and accountability act,HIPAA 法案),以满足会诊保密的要求。

12）获取影像医学信息:建立一个可以跨越部门界限,共享影像和信息的机制。

此外,在 IT 构架领域中还定义了以下四个集成模型:①受检者标识交叉引用:允许机构在一个单独的场所维护受检者的所有标识,而这些标识被各个不同的信息系统所使用。②用于显示的信息检索:提供一个简单的方法来获取并显示文件和以受检者为中心的关键信息。③企业用户验证:允许一个用户名在多个系统中登录。④受检者同步应用:允许在多个应用中维护受检者信息的前后一致。

6. **医疗信息系统建设模式** 目前在医疗信息系统建设中有一种说法:"从大集中到大集成",意思是说,医疗信息系统越建越大,其业务和系统复杂程度已经超出了一家制造商、供应商所能够承受与满足的能力,需要使用多系统供应商的产品集成。这种集成的需求来自两个方面,一个方面是现有的多个医疗信息系统的集成;另一个方面是采购于不同制造商、供应商的新医疗信息系统的集成。由此,医疗信息系统的建设模式可分为以下三种:

(1) 单一制造商、供应商模式:医疗机构内部的所有医疗信息系统和业务管理信息系统均由单一制造商、供应商开发提供,属于"大集中"建设模式。优点是无需集成,项目管理简单,各个医疗与业务信息系统之间的整合技术复杂程度低;缺点是单一制造商、供应商风险较大,技术选择和解决方案单一,不能取长补短实现完整解决方案。

(2) 多制造商、供应商模式:即使是同一类系统也选择多制造商、供应商,分别应用在不同的院区、专业科室,例如影像科、核医学科、超声科、病理科、放疗科、内镜检查室分别选用各自不同的 PACS 和 RIS 制造商、供应商提供的产品。优点是专科专用,系统专业水平高;缺点是厂商过多,选择困难,管理困难,集成整合技术复杂。

(3) 混合模式:分别选择单一制造商、供应商分别承建费用/财务管理信息系统、电子病历系统、医学影像信息系统、临床检验信息系统、手术麻醉信息系统、医院信息系统、器材管理信息系统等,即将医疗机构内部的所有信息系统进行有限的专业和领域划分,既保持了信息系统的专业性和灵活性,又限制了系统集成与整合的技术复杂程度。此时,对各个专业和领域信息系统制造商、供应商的选择成为难点和关键点。

上述三种医疗信息系统的建设模式各有千秋、各有特点、各有优劣,其中第三种模式相对比较合理,也适合国内医疗机构的实际情况。无论采用何种建设模式,在医疗信息系统集成方案和集成方法学方面,IHE、HL7、DICOM 提供了集成规范与标准的建设基础。

7. **总结** 综上所述,我们已经详细描述了 IHE 的影像科工作流程模型和 7 个模式,并应用这个模型顺利地在影像科完成了复杂的操作。影像医师应重视信息模型和工作流程。在一个基于胶片的环境下,影像医师通过专业培训和依靠经验充分了解受检者的诊断要求,并提供正确的、高质量的从影像服务请求中获得的影像以及诊断。在一个发展中的影像学电子应用范例中,影像医师必须了解,围绕着他们的是一个高层次,新的信息模型和工作流程,甚至不需要影像医师接触受检者。不管从降低错误发生的机会,还是增加工作效率,都必须真正地认识到,任何信息系统最终都将被集成,目前我们所做的只是一个大系统中的一部分工作。

第三节 政 策 法 规

一、医疗电子交换法案

1. **医疗电子交换法案(HIPAA)** 发展史 1991 年美国卫生部(united states department of health and human services,HHS)组建电子数据交换工作组(the workgroup on electronic data interchange,WEDI)研究电子数据的交换问题。1992 年 WEDI 提交一份关于医疗保险电子数据交换标准化的研究报告,并于 1993 年发表 WEDI 年度报告(1993 WEDI annual report)。1996 年美国总统克林顿签署经过参议院和众议院通过的公共法案 HIPAA(health insurance portability and accountability act/1996,public law 104-19)。HIPAA 法案目前还没有确切的正式中文名称,国内文献一般直接称其为 HIPAA 法案,有的则称之为健康保险携带和责任法案,也有取其意称之为医疗电子交换法案,也有中文文献翻译为义务型可携带式健康保险法案。该法案对多种医疗健康产业都具有规范作用,包括交易规则、医疗服务机构的识别、从业人员的识别、医疗信息安全、医疗隐私、健康计划识别、第一伤病报告、患者识别等。

2. HIPAA 法案的主要目标 其主要目标是保证劳动者在转换工作时,其健康保险可以随之转移;保护患者的病例记录等个人隐私;促进国家在医疗健康信息安全方面电子信息传输的统一标准。在 HIPAA 法案的相关标准中,有关医疗信息安全和电子签名标准的规范条例是其中的重要组成部分。

3. HIPAA 安全条例 HIPAA 法案要求对任何形式的个人健康保健信息的存储、维护和传输都必须遵循 HIPAA 的安全条例规定。对于违反 HIPAA 安全条例的行为,可以处以罚款和监禁。

(1) 系统和数据的安全标准:HIPAA 安全条例将系统和数据的安全标准划分为四类。

1) 管理流程(administrative procedures):建立和落实安全策略。

2) 物理防护(physical safeguards):描述如何保护计算机系统实体以及相关的环境和设备,免受自然灾害或人为破坏。

3) 技术安全服务(technical security services):描述对数据访问的保护和监控。

4) 技术安全机制(technical security mechanisms):在网络中保护信息和限制数据访问的机制。通过以上标准保护信息系统信息数据的保密性、一致性和可用性。①保密性:是指保护数据免受非法访问,例如患者的病例属于个人隐私,应予以保密。在远程医学、远程放射学、区域医疗以及医学影像云应用实践中,承担信息数据异地远程通信骨干任务的虚拟专用网(VPN),一般采用三重数据加密标准(triple data encryption standard,3DES)加密后,可在一个不可信网络的两端建立一个可信的通信管道,以保证系统和数据的安全性、保密性。②一致性:是指保护数据免受非法修改和删除。数据伪装是常见的对数据一致性的攻击,恰当地配置网络防火墙和路由器可以阻挡大部分攻击。此外,采用"基线"机制,对数据进行基线记录或摘要算法签名,并定期进行基线记录比较或签名比较,检查数据是否被篡改,可有效地保证数据的一致性。③可用性:是指系统和数据处于可访问和运行阶段的时间长度。目前,最受关注的系统可用性威胁来自于拒绝服务攻击。此外,信息系统所处物理环境的安全问题也应引起重视。

(2) 电子签名:电子签名标准是 HIPAA 安全条例的重要方面之一。采用电子签名将在一致性、不可抵赖性和用户认证等方面起到重要作用。其中,一致性保证数据从发送者到接收者的过程中不被篡改;不可抵赖性证明消息确实由发送者发送并且发送者无法否认;用户认证确保发送者的身份。电子签名中包括对称加密算法、公开密钥算法、摘要算法等。

(3) HIPAA 安全条例的现实意义:HIPAA 安全条例通过建立医疗保健相关行业的一些通用安全概念,明确了公共准则,制定了操作规范。其现实意义在于:真正认识到信息安全在医疗行业的重要性,并用法案和条例的形式予以规范。HIPAA 法案标志着美国在医疗信息系统安全等相关方面发展到了一定的高度,我国医疗信息行业也需要在这些方面继续努力。

(4) 行业强制管理:美国信息技术协会(information technology association of America,ITAA)于 2004 年发布白皮书,向软件制造、应用服务提供商、外包商和系统集成商解释 HIPAA 法案,并警告那些用电子手段传输医疗信息的公司和机构如果不执行 HIPAA 法案的规定,将面临罚金和其他惩罚。

二、电子签名的相关法规

1. 电子签名(Electronic signature,e-signature) 1995 年 7 月,一位名叫杰夫·贝索斯的美国青年在西雅图市郊成立了一家网上销售书籍的公司,这就是电子商务的鼻祖,后来赫赫有名的亚马逊书店。亚马逊书店宣告一种新的经济模式——电子商务的诞生。

随着电子商务的发展,电子签名应运而生。但随之又带来了法律上的一些新问题,例如:电子签名是否与纸质签名一样具有同等的法律效力?什么样的电子签名才能成为有效的电子签名?以及电子交易中的纠纷如何认定?

电子商务产生不久,一些国家就相继制定了相关的法律规范。1995 年美国犹他州制定世界上第一部电子签名法。1996 年联合国贸易法委员会制定《电子签名示范法》。1999 年欧盟制定《电子签名指令》。2000 年美国制定《国际国内商务电子签名法》。2004 年中国制定《中华人民共和国电子签名法》。到目前为止,全世界已经有 40 多个国家制定有关电子签名方面的法律,对规范电子签名活动、保障电子交易安全、维护电子交易各方的合法权益、促进电子签名在各行各业的应用与健康发展起了重要作用。

2.《中华人民共和国电子签名法》 该法由中华人民共和国第十届全国人民代表大会常务委员会第十一次会议于 2004 年 8 月 28 日通过,2005 年 4 月 1 日起施行。《中华人民共和国电子签名法》第二条对电子签名的概念进行阐释,即电子签名是指数据电文中以电子形式所含、所附用于识别签名人身份并表明签名人认可其中内容的数据。数据电文,是指以电子、光学、磁或者类似手段生成、发送、接收或者储存的信息。

《中华人民共和国电子签名法》明确了以下几个方面的问题:

(1) 电子签名的法律效力:第三条规定:"民事活动中的合同或者其他文件、单证等文书,当事人可以约定使用或者不使用电子签名、数据电文。当事人约定使用电子签名、数据电文的文书,不得仅因为其采用电子签名、数据电文的形式而否定其法律效力。"由此可见,电子签名和数据电文分别具有与手写签字和书面文书具有同等的法律效力。

(2) 电子签名所需要的技术和法理条件:可靠的电子签名必须同时符合第十三条规定的四款条件:"电子签名制作数据用于电子签名时,属于电子签名人专有"、"签署时电子签名制作数据仅由电子签名人控制"、"签署后对电子签名的任何改动能够被发现"以及"签署后对数据电文内容和形式的任何改动能够被发现"。这一条款为确保电子签名安全、准确以及防范欺诈行为提供了严格的、具有可操作性的法律规定。

(3) 电子认证服务机构:该法规定了认证服务市场准入制度。电子商务活动需要第三方对电子签名人的身份进行认证,这个第三方称为电子认证服务机构。该法明确由政府对认证机构实行资质管理的制度,并对电子认证服务机构设定了严格的人员、资金、技术、设备等方面的条件限制。

(4) 电子商务交易双方和认证机构在电子签名活动中的权利、义务和行为规范:该法对电子合同中数据电文的发送和接收时间、数据电文的发送和接收地点、电子签名人向电子认证服务提供者申请电子签名认证证书的程序、电子认证服务提供者提供服务的原则、电子签名人或认证机构各自应承担的法律义务与责任等问题,都做出明确的规定。

(5) "技术中立"原则:这次立法借鉴了联合国电子签名示范法的"技术中立"原则,只规定作为可靠的电子签名应该达到的标准,没有限定使用哪一种技术来达到这一标准,这为以后新技术的创新与应用留下发展空间。

(6) 有关政府监管部门法律责任的条款:第三十三条规定:"负责电子认证服务业监督管理工作的部门的工作人员,不依法履行行政许可、监督管理职责的,依法给予行政处分;构成犯罪的,依法追究刑事责任。"

《中华人民共和国电子签名法》的出台是我国电子商务发展中的一座里程碑,它解决了电子签名的法律效力这一基本问题,它对促进电子商务发展具有举足轻重的意义以及未来全面的社会信息化都将产生深远的影响。

《中华人民共和国电子签名法》是电子病历在我国得以推广应用的基础,没有电子签名法保障的电子病历是不可想象的,而电子签名法出台实施后,电子病历必将有所作为,推进我国的医疗卫生信息化、为广大患者及所有公众造福。

三、医疗档案归档存储方法与期限的相关法规

1. 相关法规发展史 为加强卫生档案工作,更好地为卫生事业服务,2008 年 4 月 8 日依据

《中华人民共和国档案法》,原中华人民共和国卫生部和国家档案局制定《卫生档案管理暂行规定》,并同时颁布实施。

2013 年,国家卫生计生委和国家中医药管理局组织专家对 2002 年颁布的《医疗机构病历管理规定》进行修订,形成《医疗机构病历管理规定(2013 年版)》,并于 2013 年 12 月 17 日颁布实施。

2. **《卫生档案管理暂行规定》**　该规定包括总则、档案工作体制和职责、档案的收集与管理、档案的利用与开放以及附则共五章三十条。《规定》明确规定了如下内容:

(1) 明确卫生档案与医疗档案的范围、分类、储存方法以及期限。

1) 卫生档案:该规定中的第二条指出:卫生档案"是指各级卫生行政管理部门和各医疗、疾病预防控制、卫生监督、科研、血站、妇幼保健和社区卫生服务等机构,在工作中形成的,具有保存价值的各种形式和载体的文件材料。"

2) 医疗卫生档案的分类:可分为医疗保险档案、医疗技术档案、医疗设备档案、医院档案、卫生防疫档案、卫生监督档案、医疗行政档案等。

3) 储存方法与期限:卫生档案应以时间为序按年度归档装盒,期限为永久、30 年、15 年、10年等。

(2) 明确档案管理工作的重要性与保障档案管理工作规范开展的措施:该规定中的第四条指出:"卫生档案管理工作是国家卫生工作的重要组成部分,是提高管理水平与服务质量,维护公民和卫生机构合法权益的基础性工作。""各卫生机构要把档案工作纳入本单位发展规划和工作计划,保证机构、人员、经费和设施等档案工作的必备条件,保持档案工作人员的相对稳定。"

(3) 明确档案工作体制与管理原则:该规定中的第六条与第三条分别指出:"卫生部负责制定卫生档案发展规划、管理制度、业务规范和技术标准"以及"卫生档案管理工作遵循统一领导,分级管理的原则。"

(4) 对文件材料的归档、鉴定或验收作了明确的规定:该规定中指出"各卫生机构在重大医学科学研究、重点工程项目建设、大型仪器设备管理等工作中,要同步进行文件材料归档工作。""凡文件材料未归档或文件材料归档不齐全,归档质量不符合标准要求的,不得进行鉴定或验收。"

(5) 明确要求加强档案信息化建设:该规定中指出各卫生机构档案管理部门或档案工作人员要"负责本单位档案的提供利用、信息开发和网络化服务,开展档案宣传工作。""各卫生机构应当对本单位保管的档案进行编目,编制多种形式的检索工具,建立档案信息检索与管理系统。""各卫生机构应当加强电子文件的收集、管理和纸质档案的数字化工作,加强档案信息化建设。""各卫生机构应当采用现代化信息技术,提高档案开发利用及服务水平。"

3. **《医疗机构病历管理规定(2013 年版)》**　病历归档后形成病案,病案是医疗档案的重要组成部分。电子病历的出现对医疗机构病历管理提出了新的要求。为了使病历管理满足现代化医疗管理需要,国家卫生计生委和国家中医药管理局于 2013 年颁布实施《医疗机构病历管理规定(2013 年版)》。2013 版规定包括总则、病历的建立、保管、借阅与复制、封存与启封、保存和附则共 7 章 32 条。

(1) 电子病历的法律地位:2013 版规定确立电子病历的法律地位。总则中第四条明确规定:"按照病历记录形式不同,可区分为纸质病历和电子病历。电子病历与纸质病历具有同等效力。"

(2) 电子病历书写要求:2013 版规定明确书写电子病历的要求。第八条明确要求:"医务人员应当按照《病历书写基本规范》、《中医病历书写基本规范》、《电子病历基本规范(试行)》和《中医电子病历基本规范(试行)》要求书写病历。"

四、互联网医疗的相关法规

1. 互联网医疗

（1）互联网医疗：是信息化的产物，是互联网在医疗行业中的应用。互联网医疗包括健康教育、医疗信息查询、疾病风险评估、在线疾病咨询、电子处方、远程会诊、远程治疗等多种形式。

（2）分类：根据医疗实施主体，互联网医疗分为两类。

1）医疗机构之间的互联网医疗：例如：条件相对较差、医疗水平相对较低的医疗机构向一些专科或者综合力量相对较强的医疗机构寻求帮助。

2）医疗机构利用信息化技术直接向患者提供医疗服务。

（3）医疗发展新模式：互联网医疗代表了医疗行业新的发展方向。互联网医疗在美国为首的发达国家已经比较成熟。近年在国内有了一定程度的发展，它有利于解决中国医疗资源不平衡和人们日益增加的健康医疗需求之间的矛盾，是国家卫生计生委积极引导和支持的医疗发展新模式。

（4）线上医疗+实体医院的模式：随着互联网、物联网的快速发展，互联网医疗已经不再是纸上谈兵，不仅有医疗机构尝试利用互联网进行远程会诊和指导治疗，更有国内外网络巨头进行互联网医疗"圈地"行动。互联网医疗不能脱离传统的线下诊疗服务而独立存在，这个观点已经为越来越多的人所接受，并促使一些互联网医疗领域的企业已经开始从线上向线下的回归，线上医疗+实体医院的模式正在被推开，例如百度、阿里巴巴、腾讯等互联网巨头，利用大数据模式和网络圈地优势，展开向大型医院的渗透，试图去实现线上和线下的结合。春雨医生、丁香园虽然风格不同，但也都在尝试开设自己的线下诊所，并试图实现"诊所+药房"的模式。由此可见，线下的医疗是基础，是所有互联网企业必须考虑回归的事项。因此，互联网医疗（包括健康管理）在项目设置之时，应当自觉遵守互联网医疗的相关法规，以保证项目的合法与合规性。

2. 互联网医疗的相关法规

（1）《互联网信息服务管理办法》：为了规范互联网信息服务活动，促进互联网信息服务健康有序发展，2000年9月25日中华人民共和国国务院颁布《互联网信息服务管理办法》。

《互联网信息服务管理办法》明确将互联网信息服务分为经营性和非经营性两类，而且规定对经营性互联网信息服务实行许可制度，对非经营性互联网信息服务实行备案制度；对经营性互联网信息服务的条件做出了"有健全的网络与信息安全保障措施，包括网站安全保障措施、信息安全保密管理制度、用户信息安全管理制度"等具体要求；赋予卫生部门在职责范围内依照有关法律、法规依法对互联网信息内容实施监督管理以及处罚的权力。

（2）《互联网医疗保健信息服务管理办法》：为了进一步规范互联网医疗保健信息服务活动，保证互联网医疗保健信息科学、准确，促进互联网医疗保健信息服务健康有序发展，2009年5月1日卫生部颁布实施《互联网医疗保健信息服务管理办法》（以下简称《管理办法》）。

该《管理办法》包括总则、设立、医疗保健信息服务、监督管理、法律责任及附则共六章26条。该《管理办法》明确如下内容：

1）互联网医疗保健信息服务的概念：该《管理办法》第二条规定："互联网医疗保健信息服务是指通过开办医疗卫生机构网站、预防保健知识网站或者在综合网站设立预防保健类频道向上网用户提供医疗保健信息的服务活动。"

2）准入许可条件：该《管理办法》第四条规定："从事互联网医疗保健信息服务，在向通信管理部门申请经营许可或者履行备案手续前，应当经省、自治区、直辖市人民政府卫生行政部门、中医药管理部门审核同意。"

3）提供互联网医疗保健信息服务应当具备的条件：该《管理办法》第五条规定："主办单位为依法设立的医疗卫生机构、从事预防保健服务的企事业单位或者其他社会组织"，"具有与提供的互联网医疗保健信息服务活动相适应的专业人员、设施及相关制度","网站或者频道有2名以上熟悉医疗卫生管理法律、法规和医疗卫生专业知识的技术人员"等条件。

（3）《关于推进医疗机构远程医疗服务的意见》规定：从法律位阶上而言，国家卫生计生委于2014年颁布的《关于推进医疗机构远程医疗服务的意见》（以下简称《意见》）是迄今为止在远程医疗领域里最直接的一份有明确规定的文件，因此，在互联网医疗领域效力最高。该份文件明确指出："非医疗机构不得开展远程医疗服务"，这事实上就是把当下的互联网医疗健康类服务分为两大类，即医疗机构之间的远程医疗服务和非医疗机构直接为患者提供的健康管理服务。

根据《意见》的规定，医疗机构之间的远程医疗服务，除了应当按照规定完善各项手续之外，更重要的是借此实现提高基层医疗服务水平，解决基层和边远地区人民群众的看病就医问题。因此，在确立互联网医疗的项目或者制定行业规范时，也应当遵循这个基本原则来设计，让临床专家主导、制定规范，在提供远程医疗服务的同时，教育和培养基层临床医师、护士、技师，提升其医疗服务能力，而不是简单地通过远程方式让大型三级甲等医院的医师为基层患者诊治。如果远程医疗服务仅仅成就了后者，那就不仅背离了《意见》颁布的初衷，而且可能出现违反《执业医师法》的问题，这也是远程医疗服务在发展过程中需要注意和避免的问题。

第三章

医学影像信息系统

在医学影像成像设备已经全部实现数字化的时代,基于观片灯-胶片载体的影像已经不能胜任医学影像诊断和医疗、教学、科研等临床工作,医学影像的全数字化采集、压缩、存储、管理、传输、检索查询、显示浏览、处理、报告、发布等基于医学影像信息系统的工作模式全面替代传统的观片灯-胶片和纸笔模式,从而实现数字化放射科。医学影像信息系统与医院信息系统(HIS)和电子病历(EMR)系统集成,实现全院级医学影像信息系统。区域内的医学影像资源和信息系统进一步集成与整合,实现远程放射学系统和区域医学影像信息系统。上述信息系统共同构成医疗机构的信息化运营模式,实现医学影像设备资源、医学影像信息资源,以及医学影像人力资源的最大化共享与最优化协同,从而提升资源的利用率。

第一节　医学影像信息系统概述

一、医学影像信息系统的基本概念与主要功能

(一)医学影像信息系统

1. **医学影像信息系统**(medical imaging information system,MIIS)　主要由各影像业务科室的放射信息系统(radiology information system,RIS)和医学影像存储与传输系统(Picture Archiving and Communication System,PACS)组成的医学影像信息子系统,以及影像后处理系统、计算机辅助诊断(computeraided diagnosis,CAD)系统、远程放射学(teleradiology)系统,以及辅助医学影像业务运行的系统融合、集成组成医学影像信息系统,并与医院信息系统(HIS)和电子病历(EMR)实现系统集成、信息交换以及流程整合。

医学影像信息系统是以计算机和网络为基础,与各种影像成像设备相连接,利用海量存储和关系型数据库技术,以数字化方式收集、压缩、存储、管理、传输、检索查询、显示浏览、处理、发布、远程会诊医学影像信息;以计算机化的方式预约登记影像学检查、管理影像检查机房、初写报告、审核签发报告、发放胶片和诊断报告;以利用计算机辅助诊断结果的方式支持临床决策;同时与医院信息系统(HIS)和电子病历(EMR)系统集成的管理信息系统(management information system)。

2. **医学影像信息子系统**　包括放射、介入、超声、超声心动、核医学、病理、口腔影像、体检影像、心导管影像、血管外科影像、泌尿影像、骨科影像、消化内科影像、术中 CT 和术中 MR 影像、内镜、支气管镜、腔镜、耳鼻喉内镜、手术室等影像科室或者影像相关科室的 RIS-PACS 集成信息系统。

3. **辅助医学影像业务运行的系统**　包括自动划价系统、自动预约登记系统、导医候诊呼叫系统、电子签名系统、胶片与报告集中/自助打印系统、影像胶片与报告刻录发行系统,以及标准时间发布与同步系统。

4. **主要功能**　医学影像信息系统负责准确、全面地收集影像及相关信息并管理信息;可以

随时调阅相关患者的影像信息以及诊断报告信息;实现医疗机构内部或者医疗机构之间的所有医学影像信息和工作流程的连接集成,实现影像数据信息共享,影像业务流程互通;支持医疗机构在医疗、教学、科研、管理等各方面工作。

5. **集成平台** 医学影像信息系统实现了医学影像业务流程的信息化,是医疗业务管理信息系统的重要组成部分,它与 HIS 系统中的收费记账系统、门急诊医师工作站、住院医师工作站、药房药师工作站实现集成并实时进行医疗业务信息的交换。集成平台为上述相关系统提供影像数据服务接口及应用接口。

(二)放射信息系统

1. **放射信息系统(radiology information system,RIS)** 是医学影像信息系统的重要组成部分,是为包括放射科在内的影像科室医疗流程的任务执行过程管理而设计的计算机信息系统,是医学影像业务中工作流程管理的核心。RIS 主要实现医疗机构中影像科室的医学影像学检查工作流程的计算机化、网络化控制与优化管理,同时对影像学检查受检者的人口统计学基本信息、影像检查信息、影像诊断信息等实施管理和利用的管理信息系统。RIS 是负责处理检查申请单和诊断报告等文字信息的管理信息系统。

基于医疗流程的 RIS 系统具有鲜明的个性特征。不同医疗机构,由于医疗流程不同,必然导致其 RIS 系统的不同,因此,RIS 系统的建设表面上是信息系统的建设,其实从本质上说是医疗机构医疗流程、管理流程、信息流程的优化与重构、改革与创新的过程。表面上是技术问题,本质是管理问题。因此,从某种意义上理解,信息系统建设是"一把手"工程,"一把手"亲自挂帅领导项目的管理和进程,是确保项目成功的关键。

2. **RIS 特点**

(1) RIS 是工作流程管理系统:医学影像信息系统的典型工作流程依靠 RIS 驱动和疏导,其典型的工作流程包括患者的检查流程,即预约登记、机房分配、检查室候诊导医叫号、机房检查;包括影像技师的检查流程,即检查室候诊队列管理、受检者导医呼叫、受检者工作列表调取、检查完成和影像上传完成的确认;包括影像医师的诊断流程,即初写报告、审核签发报告;包括患者的领取结果流程,即胶片和诊断报告的集中/自助打印发放等。RIS 工作流程是由可拆卸、可拼接、可组装的流程环节组成,每个环节除了完成特定的工作任务,还包括意外差错的提示与处理。

(2) RIS 是信息管理系统:RIS 负责记录受检者进入影像科室开始的文本信息;负责管理影像耗材物资、影像设备、科室信息报表等管理信息;负责检索、查询、统计分析上述信息。

3. **RIS 主要功能** RIS 实现影像科室工作流程的计算机化、无纸化管理;实现患者在整个影像业务流程中的质量控制和实时实地追踪;为医患纠纷的举证倒置提供证据;为影像科提供日常医教研工作管理和量化统计的工具;为医教研提供病例资料;使影像科室的工作实践进入到数字化、信息化管理阶段。RIS 不仅担负管理影像科室、驱动 PACS 工作流程的重任,而且负责与 HIS 交互信息、对接临床医疗流程。

(三)医学影像存储与传输系统

1. **医学影像存储与传输系统(picture archiving and communication system,PACS)** 是医学影像信息系统的重要组成部分,是专门为医学影像管理而设计,是医学影像业务中影像浏览、诊断与管理的核心。PACS 是与各种影像成像设备相连接,以数字化方式获取、压缩、存储归档、管理、传输、查询检索、显示浏览、处理、发布医学影像信息和相关病历资料的管理信息系统。

2. **PACS 主要功能** 应用 PACS 的意义不仅仅是数字化管理医学影像信息,而更重要的是改变了影像工作流程,提高了工作效率,其主要功能特点:

(1) 互联与管理:连接医学影像成像设备(例如:DR、CT、MR、DSA、超声、核医学、病理等),并传输、存储与管理 DICOM 医学影像,实现无胶片化、数字化的医学影像管理。国家的法律法规以及医院临床实践中医疗、科研、教学的规律要求对医学影像能安全有效地保存 15~30 年、直至永久。

（2）实现"软读片"：PACS 使得阅读影像胶片"硬拷贝"的传统工作模式，改变为在医用 DI-COM 显示屏上阅读数字化影像"软拷贝"的数字工作模式，也称为"软读片"工作模式。优化医学影像业务工作流程。

（3）影像的处理分析和对比：通过数字化影像处理技术，实现影像的窗宽窗位调节、三维后处理以及对感兴趣区域的测量与统计，实现治疗前与治疗后医学影像的同时对比，大幅提高影像医师和临床医师对影像的可视性、可读性和可懂性。

（4）影像资料共享：PACS 改变了传统放射科影像私有化存储胶片形式，以网络形式存储、传输数字化影像资料信息，实现影像信息资源的最大化共享。医学影像信息的海量存储为研究人体的解剖生理，以及有效地发现病灶提供可靠的、共享的科学依据，为疾病的诊断与治疗提供可靠的、共享的医学影像学资料。

（四）医学影像存储与传输系统的发展分级

PACS 是从放射科的数字影像存储与传输发展起来的，随着 DICOM 标准的完善成熟与 PACS 建设的不断推进，PACS 的应用范围从最初的放射科扩展到所有影像科室，从影像科室扩展到医疗机构内部的临床和医技科室，又从单一医疗机构扩展至医疗机构集团，以及区域医疗机构联合体。依据 PACS 的应用范围，可将其划分为小型 PACS（miniPACS）、全院级 PACS（whole hospital PACS）、区域级 PACS（regional PACS）三种类型。

1. **小型 PACS** 一般指在影像科室内部应用，或者在某些医学影像成像设备（例如：DR、CT、MR、DSA、PET-CT 等）部门内应用，是基于影像科室级或者影像设备部门级应用的 PACS 系统。如果系统能够同时满足以下五个基本条件，就可以称为小型 PACS。

（1）至少有 1 台医学影像成像设备与 PACS 系统相连接。

（2）在影像科室或者某些医学影像成像设备部门内部安装和使用 PACS 影像浏览工作站。

（3）在影像科室或者某些医学影像成像设备部门每天都在使用 PACS 进行全数字化的"软读片"（soft review），以及无胶片化、无纸化的"软报告"（soft reporting）。

（4）安装和使用影像存储归档服务器。

（5）安装和使用影像长期存储设备，例如：DVD 刻录设备，数据磁带机等存储设备。

2. **全院级 PACS** 也称为企业级 PACS（enterprise PACS），它将 PACS 系统能够提供的所有影像学服务扩展到医疗机构的各个临床科室、医技科室以及管理部门，并与医院信息系统、电子病历系统集成，是基于医疗机构全院级应用的 PACS 系统。如果系统能够全部满足以下五个基本条件，就可以称为全院级 PACS。

（1）医疗机构内部至少放射科的所有医学影像成像设备与 PACS 系统相连接。

（2）在影像科室内部以及影像科室外部的其他科室都安装和使用 PACS 报告工作站、PACS 影像浏览工作站。

（3）在影像科室以及临床科室每天都在使用 PACS 进行全数字化的"软读片"（soft review），以及无胶片化、无纸化的"软报告"（soft reporting）。

（4）应用企业级架构规划安装和使用影像存储归档和影像学应用服务器群，以及专用的影像存储设备，例如：磁盘阵列（disk array）。

（5）安装和使用影像长期存储和备份设备，例如：DVD 光盘塔（juke box），磁带库，磁盘阵列等存储和备份设备。

通过 PACS、RIS 与 HIS、EMR 的集成融合，在全院级 PACS 平台上，影像医师可获取临床、核医学、超声、检验、病理等相关信息等，而临床医师亦可实时获取影像科室的医学影像信息资料。

3. **区域级 PACS** 一般由政府、保险公司、社会保障部门共同推动，将某个特定区域内部多家医疗机构所组成医疗联合体的医学影像资源（设备、数据、人力）应用信息技术整合成为一个统一的平台，借助公共通讯网在广域网上进行影像传输和数据交换，为该地区的所有公众提供医学影像信息服务及医疗卫生健康保健服务。

目前,PACS 系统已扩展到临床涉及的所有医学影像领域。PACS 所包含的内容和能力已超越这一名词原有的含义,现在提到的 PACS 系统普遍是指 RIS-PACS 集成信息系统(即医学影像信息子系统)。放射科等医学影像科室在 RIS-PACS 集成信息系统的辅助下能够更便捷、更有效地开展日常医疗、科研、教学、管理等工作。

二、医学影像信息系统的架构

1. **架构**　是系统的基本结构,也称为体系结构,它由多个部件以及它们彼此间的关系而组成,并且在一定的应用环境和规划原则下进行设计与演变。

2. **医学影像信息系统架构**　由硬件结构、网络结构和软件结构三部分组成。硬件是系统的载体,网络是系统的桥梁,而软件则是它的灵魂。

3. **医学影像信息系统的硬件**　主要包括服务器、存储、网络、工作站等。按照其功能、区域和作用可划分为三层硬件结构,即核心层、汇聚层以及接入层;以及五大硬件系统,即核心层设备、汇聚层设备、接入层影像科室和临床科室的影像成像设备和工作站、存储系统、网络系统。

4. **医学影像信息系统的网络**　是医学影像信息系统中信息通讯的载体和骨干,同样可划分为核心层、汇聚层,以及接入层等三层网络结构。核心层的网络连接采用光纤及与其配套的高性能网络交换设备,确保数据的传输速率、高可靠性以及万兆交换的可升级性。汇聚层的连接使用千兆主干网络交换技术和设备。接入层采用千兆桌面网络交换技术和设备。

5. **医学影像信息系统的软件**　可划分为三层软件结构,即系统层、数据层以及应用层。系统层软件包括网络操作系统(network operation system,NOS);数据层软件包括数据库管理系统(database management system,DBMS);应用层软件包括 RIS 和 PACS 服务器应用软件与客户端应用软件等。

6. **医学影像信息系统的架构**　如图 3-1 所示,医学影像信息系统在具体实施和应用过程中,可以根据具体需求和实际情况添加、补充或变更图中所示服务器、工作站,以及存储设备的数量和用途。

三、医学影像信息系统硬件的基本组成

医学影像信息系统的硬件由核心层设备、汇聚层设备、接入层影像科室和临床科室的影像成像设备和工作站、存储系统、网络系统等五大硬件系统构成。

(一)医学影像信息系统核心层设备

医学影像信息系统核心层设备包括 RIS/PACS 数据库服务器、PACS 在线存储管理服务器、PACS 近线存储管理服务器、RIS 应用服务器、RIS/HIS 集成服务器、影像胶片与报告集中/自助打印服务器、影像后处理服务器、远程放射学服务器、域控制器与后备域控制器以及网络时间服务器等设备。

服务器是计算机网络系统中提供数据服务的高效能计算机,具有高速度运算、长时间可靠运行、强大的外部数据吞吐等能力,是信息系统的核心部件。它用来接收和处理来自客户端的请求信息和工作任务,同时对整个系统进行管理、配置、调度、运算、请求响应等。其中由 2 台服务器组成的双机 cluster 集群服务器具备自动保持双机服务器主机和备机数据同步的功能,同时还具备在双机 cluster 集群中实时监视检测服务器主机和备机的状态,在主机出现故障时或者接收到人工指令时,将主机切换到备机的功能。

1. RIS/PACS **数据库服务器**（RIS/PACS database server）

(1) 配置

1) 一般由单台服务器或者 2 台服务器组成的双机 cluster 集群构成 RIS 和 PACS 数据库服

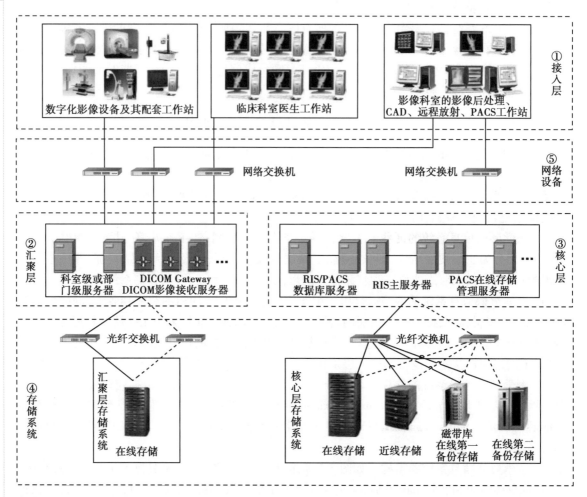

图 3-1 医学影像信息系统的架构

务器。

2）内置 RIS 和 PACS 数据库服务器应用软件、数据库管理软件,以及在双机 cluster 集群中保持数据库主机和备机数据同步的软件。

3）使用千兆或者万兆网络接口卡和光纤与核心层网络主交换机直接连接。

4）在全院级和区域级大型 PACS 中,PACS 数据库服务器与存储局域网络(storage area network,SAN)架构的在线存储设备点对点直接光纤连接,这样可以使频繁读写的、RIS 和 PACS 数据库交互的关键数据信息不经过网络交换机而直接传送,减轻网络负担,同时确保数据的高速传输及其安全。

（2）功能:RIS 和 PACS 数据库服务器在完成数据库管理服务以及放射信息管理服务的过程中,负责接收保存汇聚层服务器、机房工作站传送来的信息和数据,同时负责与各 RIS/PACS 工作站之间有关 RIS 和 PACS 信息的检索、查询、管理。

1）其中 RIS 数据库服务器具体功能有:①存储/检索/查询/管理患者、医嘱、检查、报告等文本信息;②存储/检索/查询/管理设备、检查方法、用户、权限等数据字典信息;③存储/检索/查询/管理 RIS 检查和 PACS DICOM 影像的关联关系;④存储/检索/查询/管理 RIS 集中/自助打印服务的打印任务、胶片、打印机、设备等信息;⑤存储/检索/查询/管理 RIS 检查和集中/自助打印胶片的关联关系;⑥数据库备份。

2）PACS 数据库服务器具体功能有:①存储/检索/查询/管理 PACS 的结构化数据信息,包括 DICOM 影像信息、与 RIS 同步的检查信息、用户、工作站等配置信息等;②配合 DICOM 网关,比对从

DICOM 影像中解析出来的 tag 值信息以及从 RIS 同步过来的检查信息,进行检查申请单与 DICOM 影像的匹配,并将匹配结果通知 RIS 或者其他第三方医学影像信息系统;③接收 PACS 客户端的查询检索请求,返回查询检索结果;④提供管理界面,对 PACS 系统进行配置;⑤数据库备份。

2. PACS 在线存储管理服务器 (PACS online archive server)

(1) 配置

1) 一般由单台服务器或者 2 台服务器组成的双机 cluster 集群构成 PACS 在线存储管理服务器。

2) 内置 PACS 在线存储管理服务器软件,以及服务器与在线存储设备或者在线存储系统的接口和驱动软件。

3) 使用千兆或者万兆网络接口卡和光纤与核心层网络主交换机直接连接。

4) 与在线存储设备直接连接;或者与存储局域网络(storage area network,SAN)架构的在线存储系统点对点直接光纤连接;或者与网络附属存储(network attached storage,NAS)架构的在线存储系统直接网络连接。

其中 SAN 架构的在线存储系统可以使频繁读写、海量的 PACS 影像数据信息不经过网络交换机而直接传送,减轻网络负担,同时确保数据的高速传输及其安全,适合全院级和区域级等大型 PACS 的在线存储选择应用。存储设备直接连接适合科室级小型 PACS 的在线存储选择使用。NAS 架构的在线存储系统适合中小型 PACS 的在线存储选择使用。

(2) 功能:PACS 在线存储管理服务器的具体功能有

1) 接收从 DICOM 网关传来的 DICOM 文件,存储到文件系统中(例如:SAN 存储)。

2) 将 DICOM 影像文件的存储位置信息保存到 PACS 数据库服务器。

3) 当存储设备或者存储系统超过预先设定的满存储容量百分比(例如:90%)时,将较早检查的 DICOM 影像转移到 PACS 近线管理应用服务器,并且在 PACS 数据库服务器中更新状态并保存。

4) 接收 PACS 客户端的请求,将 DICOM 影像文件发送到客户端进行显示和浏览。

3. PACS 近线存储管理服务器 (PACS nearline archive server)

(1) 配置

1) 一般由单台服务器,或者 2 台服务器组成的双机 cluster 集群,或者 3 台及以上服务器组成多机服务器集群构成 PACS 在线存储管理服务器。

2) 内置 PACS 近线存储管理服务器软件,以及服务器与近线存储设备或者近线存储系统的接口和驱动软件。

3) 使用千兆或者万兆网络接口卡和光纤与核心层网络主交换机直接连接。

4) 与近线存储设备直接连接;或者与网络附属存储(network attached storage,NAS)架构的近线存储系统直接网络连接。

其中直接连接的存储设备适合科室级小型 PACS 的近线存储选择使用。NAS 架构的存储系统适合大中型 PACS 的近线存储选择使用。

(2) 功能:PACS 近线存储管理服务器的具体功能有

1) 接收 PACS 在线存储服务器发送的 DICOM 影像,存储到文件系统中(例如:NAS 存储)。

2) 将 DICOM 影像文件的近线存储位置信息保存到 PACS 数据库服务器。

3) 接收 PACS 在线存储服务器的请求,将近线存储中的 DICOM 影像发送到在线存储服务器,供客户端使用。

4. RIS 应用服务器 (RIS application server)

(1) 配置

1) 一般由单台服务器或者 2 台服务器组成的双机 cluster 集群构成 RIS 应用服务器。

2）内置 RIS 应用服务器软件。

3）使用千兆或者万兆网络接口卡和光纤与核心层网络主交换机直接连接。

（2）功能：RIS 应用服务器的具体功能有：

1）接收 RIS 客户端的请求，进行登记、检查、报告操作。

2）在 RIS 客户端发出并驱动调阅 PACS 中 DICOM 影像的请求。

3）接收 RIS 客户端上传的扫描申请单、报告文件、患者知情同意书等信息并且进行保存（例如：保存在 SAN 存储系统中）。

4）提供管理界面，对 RIS 系统进行配置。

5）提供对外接口，供 RIS 集成服务器进行调用。

6）提供 RIS 客户端的网络自动升级服务。

7）与电子签名系统集成，共同完成报告的签发工作。

5. RIS/HIS 集成服务器（RIS/HIS integration server）

（1）配置

1）一般由单台服务器，或者 2 台服务器组成的双机 cluster 集群构成 RIS/HIS 集成服务器。

2）内置 RIS/HIS 集成服务软件，并以 HL7 协议为基础，集成交互数据信息。

3）使用千兆或者万兆网络接口卡和光纤与核心层网络主交换机直接连接。

（2）功能：RIS/HIS 集成服务器的具体功能有

1）和 HIS 集成，接收 HIS 发出的影像学检查电子申请单等医嘱信息，以及收费记账等状态信息，并且进行保存。

2）对于符合条件的医嘱，进行自动划价、自动预约，以及自动到检。

3）接收 RIS 发出的 HIS 医嘱查询请求，提供符合条件的 HIS 医嘱信息。

4）在 RIS 将与医嘱相关的影像学检查进行状态变更时，通知 HIS 同步更新状态。

5）应用电子签名将报告签发完成后，将报告文本内容，以及电子签名的报告文档（通常为 PDF 格式）返回给 HIS，并发布到临床。

6. 影像胶片与报告集中/自助打印服务器（image film and report central/self-service print server）

（1）配置：一般是由 1 台或者多台带有高性能协处理器运算单元，内置影像胶片与报告集中/自助打印服务器软件以及数据库管理软件。

（2）功能：影像胶片与报告集中/自助打印服务器的功能具体有：

1）接收影像成像设备、影像后处理工作站，以及医师工作站发出的 DICOM 影像胶片打印请求，将已经排好版式、等待打印的电子胶片的 DICOM 内容保存在在线存储设备或者独立的存储系统中。

2）解析电子胶片中包含的 DICOM 内容，并且解析提取出相关的文本信息，如患者号、检查序号等。

3）接收 RIS 客户端（取结果服务窗口的计算机或者胶片自助打印机）的请求，将电子胶片推送到真实的激光胶片打印机完成打印，同时将影像学检查报告输出打印。

4）提供管理界面，对集中/自助打印系统进行配置。

7. 影像后处理服务器（image post processing server）

（1）配置：一般是由 1 部带有高性能协处理器运算单元，以及定制的影像后处理重建卡组成的服务器，内置影像后处理服务器软件以及数据库管理软件。

（2）功能：顾名思义，影像后处理服务器是专门负责接收和处理 PACS 工作站对影像三维重组、容积漫游、心脏冠脉 CTA 后处理重建等任务和工作的请求，并把结果推送到发出请求的 PACS 工作站。

8. 远程放射学服务器（teleradiology server）

（1）配置：一般是由 1~2 台安装有 RIS 和 PACS 服务器软件和数据库管理软件，并连通远程 VPN 服务的服务器组成。

（2）功能：远程放射学服务器专门负责接收和处理远程节点医疗机构发出的远程放射学服务请求和会诊数据信息，并把会诊结果推送到发出请求的医疗机构。

9. 域控制器（domain controller）以及后备域控制器

（1）域：是一个计算机群体和用户的合集，是一个相对严格管理的组织。而域控制器则是这个域内的管理核心，由一台或数台域控制器管理域内的其他计算机和用户。

（2）作用：一般网络中的计算机（包括服务器和 PC 机）数量低于 10 台时，可以采用对等网的工作模式，而如果超过 10 台，则建议采用域的管理模式，因为域可以提供集中式的管理，这相比于对等网的分散管理更安全、更高效、更有利于信息系统用户的账号管理与控制。

（3）配置：一般由医院信息系统统一提供 2 台服务器分别组成主域控制器以及后备域控制器。域控制器是使用活动目录（active directory，AD）安装向导配置的基于 Windows server 的计算机，域控制器存储着目录数据，管理域用户的交互，包括用户登录、身份验证、目录管理等。

（4）功能：域控制服务器以及后备域控制服务器用于信息系统中服务器，以及所有工作站的账号管理与控制。

10. 网络时间服务器（network time server）

（1）网络时间服务器：是一种从参考时钟获取精准的实际时间，并利用计算机网络，以及网络时间协议（network time protocol，NTP）、简单网络时间协议（simple network time protocol，SNTP）、IEEE 1588 网络测量和控制系统的精密时钟同步协议（precision clock synchronization protocol）等对时协议，把时间资讯传送和同步化给网络内用户的仪器。一般是由医院信息系统统一提供网络时间服务。

（2）工作原理：从参考时钟上获取标准时钟信号信息，并将遵从对时协议标准的时钟信息通过 TCP/IP 网络传输，周期性的对网络中所有设备（用户）节点的时钟进行校正同步，从而使基于以太网的分布式信息系统达到标准、安全、可靠的时间同步。

（3）参考时钟：可以是另一台时间服务器，例如中国国家授时中心的时间服务器（IP 地址：210.72.145.44）；也可以是连线的原子钟、无线电时钟、或者 GPS 地球同步卫星上获取的标准时钟信号信息。

（4）作用：为医疗机构信息系统中的设备提供统一的专业时间校准服务。确保上百台工作站、服务器、网络设备、存储设备、医疗设备在开机登录网络后都能得到统一的时间校准服务，该时间将成为所有医疗业务工作流和信息流开始、进行、完成时的时间基准。

（二）医学影像信息系统汇聚层设备

医学影像信息系统汇聚层设备主要由各个影像科室的科室级应用服务器、DICOM 网关、住院部和门诊部影像调阅服务器，以及汇聚层存储设备组成。与医学影像相关的科室和部门包括放射、超声、超声心动、核医学、病理、口腔、体检影像、心导管影像、泌尿影像、内镜、支气管镜、腔镜、耳鼻喉内镜、手术室等。

1. 影像科室部门级服务器（departmental server）

（1）部门级服务器：提供标准的 DICOM 接口，与分布于各个与影像相关的科室或部门的影像成像设备实现网络连接，满足影像的收集、接收和发送等部门级的传输需求，并负责将经过质控检验的合格数据推送到 PACS 主服务器中。

（2）汇聚层配备部门级影像服务器的意义

1）便于影像科室在日常工作中实施影像质量控制（QC）和质量保证（QA），以及科室级的影像管理。

2）可以将有教学和科研价值的影像随时保存，便于今后科研教学的使用。

3）可以选择将有诊断价值和临床意义的影像传至 PACS 主服务器进行存储，这样可以节省医院级 PACS 主服务器端存储的容量。

4）提高全院信息系统的安全系数，既有利于各个业务系统协同工作，又有利于保证医院各个影像科室业务工作的独立开展。

5）有效平衡网络通讯、服务器、存储设备的负载，提高核心层主服务器的服务效能，以及全系统的总体效能。

6）适应多院区、医疗集团、社区医疗和农村医疗，以及远程医疗的分布式运营和管理的需求。

7）针对目前 320 排探测器螺旋 CT、双源 CT 等影像成像设备与技术的最新成果应用中，单病例 CT 检查最多将能产生 10 000 幅以上的薄层影像，这将对医学影像信息系统中的各级服务器和网络设备产生巨大的、"前所未有"的数据流量冲击。配备高性能部门级的 DICOM 网关服务器后，可以从技术和应用层面上有效地应对影像成像设备新技术（64、128 层多排探测器螺旋 CT，双源 CT、甚至将来的数字平板 CT、超高场强 3.0T 磁共振等）带来的挑战和压力。

2. DICOM 网关（DICOM gateway）

（1）DICOM 网关：是 PACS 的关键部分，DICOM 网关与支持 DICOM 协议的医学影像成像设备相连接，运行 DICOM 影像接收程序，用于接收、存储、转发、解析影像成像设备发送过来的 DICOM 影像，并负责将受检者的影像学检查申请单与其本人的 DICOM 影像合并，把 DICOM 影像中解析出来的相关信息填入数据库。这些信息包括检查号（exam number）、设备类型（modality）、检查日期（study date）、患者 ID（patient ID）、患者姓名拼音（patient name）、检查序列号（series number）、传输语法（transfer syntax UID）等。

（2）DICOM 网关的规划策略：对于连接 6 台及以上支持 DICOM 协议的医学影像成像设备，或是每天影像成像设备产生的数据量在 20GB 以上时，就需要将安装在 PACS 数据库服务器中的一个 DICOM 影像接收程序剥离出来，安装在多台专用的服务器——DICOM 网关中，从而扩展成多个 DICOM 影像接收程序，用以减少不同影像成像设备并发的影像发送需求对 DICOM 影像接收程序资源、服务器资源、网络资源的竞争使用情况。

（3）DICOM 影像流

1）RIS 登记工作站登记患者基本信息，在数据库中建立该患者的记录，将患者信息填入数据库。

2）放射技师操作医学影像成像设备，从 DICOM work list 中选取患者信息并登记到医学影像成像设备中，然后进行影像学检查。

3）DICOM 网关接收从医学影像成像设备中发送出来的影像，将接收到的影像存储在 DICOM 网关管理的存储设备中，并将影像的存储目录保存到 PACS 数据库服务器，写入该患者的数据库记录中。

4）DICOM 网关解析 DICOM 影像的 DICOM Tag 信息，并依据 DICOM Tag 信息，将检查申请单与 DICOM 影像合并，并且将上述 DICOM Tag 信息保存到 PACS 数据库服务器的数据库中，而将检查申请单与 DICOM 影像合并的信息保存到 RIS 数据库服务器的数据库中。

5）DICOM 网关将 DICOM 影像压缩打包后发送到 PACS 在线存储管理服务器，并存储到该服务器管理的存储设备或存储系统中。

6）PACS 在线存储管理服务器将影像的存储目录保存到 PACS 数据库服务器，写入该患者的数据库记录中。

7）PACS 医师工作站调用患者影像时，首先访问数据库中该患者记录，获取 DICOM 影像在

PACS 中的存储目录。

8）PACS 医师工作站根据存储目录调取存储设备或者存储系统中 DICOM 的影像,进行阅片或其他处理。

9）DICOM 网关也能接收医学影像成像设备的 DICOM query/retrieve 请求,将 DICOM 影像回送到医学影像成像设备中。

从以上 DICOM 影像流程中,我们看到,在一定时期内,由 PACS 在线存储管理服务器管理的,以及由 DICOM 网关管理的存储设备或者存储系统中各自存储了一套影像,既可互为冗余存储和备份,也可共同承担影像调阅的任务。

DICOM 影像流程如图 3-2 所示,其中虚线代表患者基本信息数据流,实线代表患者影像数据流。

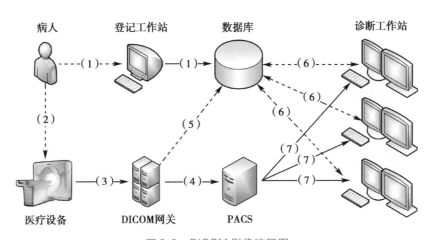

图 3-2　DICOM 影像流程图

（4）DICOM 网关的功能模块

1）接收模块:采用 DICOM 协议与医学影像成像设备进行通讯,接收 DICOM 影像,并在网关本地按照四级目录结构存储。实现 DICOM 影像采集和存储机制。

2）存储模块:为了便于查找、备份、导出等日常文件操作,存储一般采用四级目录结构:影像类型、采集时间、患者信息、影像序列号。其中第一级目录命名为影像中 modality 的属性值;第二级目录命名为影像中 study date 的属性值;第三级目录命名为影像中 patient ID 属性值和 patient name 属性值的组合,从而保证患者信息的唯一性;第四级目录命名为影像中 series number 的属性值。

3）转发模块:首先 DICOM 网关将接收到的影像按照四级目录结构存储在本地,然后再转发到一个或者多个 PACS 服务器中,并按照相同的四级目录结构存储。例如:在大型综合性医疗机构中,为了减轻网络数据流量负载压力,需要在不同的与影像相关的科室或部门配置多个影像科室部门级 RIS-PACS 服务器。DICOM 网关不仅将接收到的影像转发给医学影像信息系统的主 PACS,还会同时将影像转发给影像科室部门级 PACS 以及住院部和门诊部影像前置级服务器,作为主 PACS 的备份。科室内部的 PACS 医师工作站可以直接访问科室部门级 PACS 中的影像,门急诊诊室以及住院部病房的 PACS 医师工作站可以直接访问住院部和门诊部影像前置级服务器中的影像,而不必直接访问主 PACS,从而减少医疗机构主干网络的数据访问量,提高网络的整体利用效率。DICOM 网关具有的同时向多个 PACS 发送影像的能力和机制被称为"预分配"功能。

4）数据库模块:实现数据库访问机制,把从 DICOM 影像中解析获得的信息填入数据库记录中相应字段,并将 DICOM 影像在 PACS 的存储目录写入该患者的数据库记录中。

3. 住院部和门急诊部影像临床发布服务器（out/in-patient and emergency departmental image publish server）

（1）配置

1）一般由单台服务器，或者2台服务器组成的双机cluster集群，或者3台及以上服务器组成的服务器集群构成住院部和门急诊部影像临床发布服务器。

2）内置住院部和门急诊部影像临床发布服务器软件。

3）以浏览器/服务器（B/S）架构为住院部和门急诊部影像临床发布服务系统的基础，完成影像的查询、检索与调阅等临床工作。

4）使用千兆或者万兆网络接口卡和光纤与核心层网络主交换机直接连接。

（2）功能：该组服务器专门用于将PACS系统以及影像服务延伸拓展到门诊、急诊、住院等临床一线和临床医师的桌面。门急诊和住院部的医师工作站均可直接访问此专属服务器，以查询、检索、获取患者影像和报告等影像学信息，供用户进行DICOM影像调阅。

4. 汇聚层存储设备 属于存储系统的一部分。负责各个影像科室部门级PACS服务器，以及住院部和门急诊部影像前置级服务器的影像数据的短期在线高速存储和调取业务。

（三）医学影像信息系统接入层设备

医学影像信息系统接入层设备主要包括数字化医学影像成像设备，以及影像诊断报告工作站、影像浏览工作站、影像技师机房工作站、质量保证/质量控制工作站、预约登记工作站、影像数据发布与备份工作站、系统管理员工作站、胶片数字化仪工作站、会诊读片工作站等设备。

1. 影像诊断报告工作站（image diagnostic and reporting workstation）

（1）功能：影像诊断医师在影像诊断报告工作站上通过网络系统调阅患者当前的和历史的检查影像进行对比观察和诊断，并书写影像学检查报告，同时也可在影像诊断报告工作站上通过网络系统向影像后处理服务器发出影像后处理和重组、重建的请求，影像后处理服务器完成任务后将结果返回工作站。

（2）配置：影像诊断报告工作站的硬件平台应该选用能够满足PACS和RIS终端软件运行要求、图形工作站级别的台式个人计算机，内存容量不低于4GB。必须配置诊断级医用DICOM影像显示器及配套的原厂DICOM校准显示驱动卡。还可选配手写板文字输入系统，或者语音自动识别系统以辅助诊断报告的录入。

2. 影像浏览工作站（image review workstation）

（1）功能：专门针对临床医师日常的影像浏览和阅读工作而设置的工作站，也可通过网络系统与影像后处理服务器连接、协同工作，完成影像后处理和重组、重建等任务。

（2）配置：原则上，临床医师是在影像医师的诊断报告的提示和辅助下，浏览和阅读相关影像的，该影像的诊断工作已经由影像医师完成，临床医师仅是阅读浏览影像，因此该型工作站一般配备浏览级的医用DICOM影像显示器及配套的原厂DICOM校准显示驱动卡即可。该工作站一般与门急诊医师工作站和住院医师工作站融合为一体化的临床医学信息终端。其硬件平台选用能够满足PACS和RIS终端软件运行要求的台式个人计算机即可，也可选用平板电脑等掌上移动式电脑。

3. 计算机辅助诊断工作站（CAD workstation）

（1）功能：负责从PACS调取患者的影像，然后通过计算机辅助诊断软件对影像进行分析，进而检测并定位出其中的可疑病灶，并将检测结果指示给影像科医师，避免漏诊并帮助医师做出正确的诊断决策。临床实践证明，使用CAD系统大大减轻了医师在X线、CT等影像中寻找病灶的工作量，提高病灶的检出率。但计算机辅助诊断系统始终定位在"第二阅片人"的角色，其结果只是给医师提供参考，还是由医师来做最后的良恶性鉴别。计算机辅助诊断工作站可与影像诊断报告工作站合并功能、融合为一体化的医学影像信息终端。

（2）配置：与影像诊断报告工作站的要求相同。

4. 远程放射学工作站（teleradiology workstation）

（1）功能：负责完成远程放射学服务器接收到的、由远程节点医疗机构发出的远程放射学会诊服务任务。可与影像诊断报告工作站合并功能、融合为一体化的医学信息终端。

（2）配置：与影像诊断报告工作站的要求相同。

5. 影像技师机房工作站（RT workstation）

（1）功能：主要负责管理和操作待检查任务工作列表、导诊呼叫、确认每一次检查开始和完成的情况以及影像上传服务器的情况、扫描或者浏览受检者检查申请单等工作。

（2）配置：选用能够满足 PACS 和 RIS 终端软件运行要求、基本配置的个人计算机即可。对显示器没有特殊要求。

6. 质量保证/质量控制工作站（QA/QC workstation）

（1）功能：该型工作站可以通过网络从影像科室的部门级影像服务器上调阅检查影像，并对影像进行各项信息的验证查核、质量控制评定，以及差错纠正，以便供影像科室以及全院各临床科室检索、查询、调阅。

（2）配置：其硬件平台应该选用能够满足 PACS 和 RIS 终端软件运行要求、图形工作站级别的台式个人计算机，内存容量不低于 4GB，必须配置不少于两台的诊断级医用 DICOM 影像显示器及配套的原厂 DICOM 校准显示驱动卡。

7. 预约登记工作站（registration and order workstation）

（1）功能：用于满足日常繁忙的就诊患者的划价记账、预约登记、确认患者的报到，为患者分配诊室、分发胶片和报告、检索查询信息等工作。

（2）配置：选用能够满足 PACS 和 RIS 终端软件运行要求、基本配置的个人计算机即可。一般配置两台彩色显示器，一台显示 HIS 的操作界面，另外一台显示 RIS 的操作界面。

8. 影像数据发布与备份工作站

（1）功能：用于影像数据的长期归档存储的数据备份和管理工作。例如：刻录患者影像数据光盘用于发布或者备份。

（2）配置：选用能够满足 PACS 和 RIS 终端软件运行要求、基本配置的个人计算机即可。需要配置 DVD 光盘刻录机、或 DVD 光盘刻录塔、或 DVD 光盘自动刻录与光盘封面自动打印设备。

9. 系统管理员工作站（administrator workstation）

（1）功能：供医学影像信息系统的管理员完成系统的硬件、软件，以及数据的日常维护、纠错、与管理工作，以及用户账户和权限的添加、修改、删除等工作。

（2）配置：选用能够满足 PACS 和 RIS 终端软件运行要求、商用级别的个人计算机即可。一般配置两台彩色显示器，一台显示 RIS 的操作界面，另外一台显示 PACS 的操作界面。

10. 胶片数字化仪工作站（film digitizer workstation）

（1）功能：胶片数字化仪工作站连接控制的医用胶片数字化仪（Film Digitizer）可以将患者随身携带的过往影像胶片经扫描数字化后存储到 PACS 中，供医师调阅参考。

（2）配置：选用能够满足胶片数字化仪控制软件以及 PACS 和 RIS 终端软件运行要求、商用级别的个人计算机即可。一般配置两台彩色显示器，一台显示胶片数字化仪控制软件的操作界面，另外一台显示经过扫描数字化后的胶片影像。

11. 会诊读片工作站（consultation workstation）

（1）功能：专门针对影像科室日常的影像会诊读片工作而设置的工作站。一般配置 2 台高分辨率、高亮度、诊断级的医用 DICOM 影像投影仪，与投影仪对应的控制屏是两台诊断级医用 DICOM 影像显示屏。

（2）配置：会诊读片工作站的硬件平台选用能够满足 PACS 和 RIS 终端软件运行要求、图形工作站级别的台式个人计算机,内存容量不低于 4GB,必须安装配套的原厂 DICOM 校准显示驱动卡。会诊读片工作站用于影像科室及其科室内部专业组的早晨读片、全科读片、会诊读片、临床病例讨论、教学、继续医学教育培训、学术交流等用途。

12. 门急诊医师工作站（out-patient and emergency physician workstation）

（1）功能:门诊和急诊医师为患者进行诊断时,录入诊断描述,下达影像学检查申请单,浏览影像检查结果影像和诊断报告,填写电子病历的内容。

（2）配置:其硬件平台选用能够满足 HIS、PACS 和 RIS 终端软件运行要求、商用级别的台式个人计算机即可,也可选用平板电脑等掌上移动式电脑。

13. 住院医师工作站（resident workstation）

（1）功能:住院医师为患者进行诊断时,录入医嘱,下达影像学检查申请单,浏览影响检查结果影像和诊断报告,填写电子病历的内容。

（2）配置:其硬件平台选用能够满足 HIS、PACS 和 RIS 终端软件运行要求、商用级别的台式个人计算机即可,也可选用平板电脑等掌上移动式电脑。

（四）医学影像信息系统存储设备

PACS 和 RIS 是医学影像信息系统的核心组成部分,承载着患者影像数据信息,以及患者基本信息和报告等文字信息的存储、传输、管理的重任。医学影像信息系统的存储设备就是为 PACS、RIS 的存储业务服务的设备,它为核心层与汇聚层的 PACS 服务器、RIS 服务器等各级服务器中的系统程序、管理程序、应用程序的数据提供存储和读取服务,同时也为接入层的工作站设备通过服务器读取调阅数据提供服务。

1. PACS 影像数据信息存储架构　随着医疗机构医学影像成像设备的引进和临床应用,PACS 的发展呈现出明显的特点:医学影像数据量呈指数增长,"海量"的 DICOM 影像数据给医学影像信息系统的存储设备带来巨大的挑战,PACS 需要可靠性与安全性高,可扩展性优良的大容量存储系统来满足其应用和发展。

（1）PACS 影像数据信息和存储系统的特点

1）PACS 影像数据信息主要是多媒体文档,同一位患者的 PACS 影像数据信息并发访问量小,但是文件尺寸比较大。

2）PACS 影像数据信息保存量大,数据信息量增长速度快,作为归档存储的数据信息,需要安全地保存和随时随地方便地调用,随着医疗机构数据量的渐进式增长,需采用分级存储架构与策略。

3）PACS 影像数据信息量达到"海量",影像医师诊断工作站和临床医师浏览工作站对在线影像数据信息的检索、调阅速度要求越来越高,对输入/输出（I/O）带宽要求达到千兆以上。

4）PACS 影像数据信息对患者的临床诊疗日益重要,需要可靠有效的 PACS 影像数据信息容灾保护方案。

5）PACS 影像数据信息存储系统的设计需要具备扩展性和灵活性,需要支持容量可持续增长的可扩展架构,支持异构存储环境,以实现无缝扩容,而且不增加因扩容带来的管理开销。

综上所述,PACS 影像数据信息存储系统的设计应具备如下特征:①实现存储网络集中式的数据共享;②支持在线、近线、离线的二级或者三级的分级存储架构;③支持 PACS 影像数据信息的快速访问;④支持容量增长的可扩展性架构,以及数据可靠的安全性架构。

（2）PACS 影像数据信息存储架构:采用分级存储的架构,通常根据医疗机构的具体情况分为二级或者三级的存储架构,即高速在线存储、中速近线存储,以及慢速离线存储的分级存储架构。一般要求上述三级存储能够将影像数据信息完好保存至少 15 年,有条件的医疗机构要永久存储归档。为此,要求存储架构和存储设备必须既能满足各级影像信息的访问速度要求,又能控制总体成本;既能支持存储架构的可扩展性以及存储容量的可持续增长,又能保障数据安全和高可靠性。在标准的三级架构中：

1）在线存储（on-line storage）：是 PACS 影像数据信息的一级存储，用于高速存储和实时调用常用的影像数据信息。由于用户的访问频率高，硬件需要满足读写速度高，容量大、可扩展、占用服务器和网络资源少、可靠性和安全性高等要求。一般选用具备独立冗余磁盘阵列（RAID）和存储区域网络（storage area network，SAN）技术的存储设备和系统。根据 PACS 影像数据信息数据量大、整体连续读写的特点，适合选用 RAID 5 磁盘阵列。

2）近线存储（near-line storage）：是 PACS 影像数据信息的二级存储，用于存储和较快速调用不常用的历史影像数据信息。用户对于历史影像数据信息的访问频率虽然相对下降，但是需要存储的历史影像数据信息的数据量庞大，因此，硬件需要满足读写速度快，容量海量、可无限扩展、可靠性和安全性高、同时能够有效分流缓解 PACS 服务器数据流量瓶颈等要求。一般可选用具备独立冗余磁盘阵列和网络附属存储（network attached storage，NAS）技术的存储设备和系统，或者是在 PACS 规模不大的情况下，使用价格更低一些、速度比较快的服务器内置/外置 RAID5 磁盘阵列的存储设备。

3）离线存储（off-line storage）：是 PACS 影像数据信息的三级存储，属于 PACS 影像数据信息长期归档存储和备份存储的解决方案。对于用户需要重新调用、并且已经离线存储的历史影像数据信息，可在离线存储中查找影像数据，并回传到 PACS 的在线存储或者近线存储中供用户调阅浏览使用。一般选用磁带/磁带库，DVD 光盘/DVD 光盘塔（juke box）等存储技术和设备。磁带库和 DVD 光盘塔能够自动在库中查询寻找到对应的磁带或 DVD 光盘，通过机械手臂自动定位存放的舱位，自动抓取磁带或 DVD 光盘，并自动放入驱动器执行写入操作，或者执行读取和数据恢复。数据写入或者读取完毕，机械手臂能够自动抓取磁带或 DVD 光盘回归存放的舱位。磁带库和 DVD 光盘塔既免去了人工查找、插入和读写磁带与光盘的烦琐工作，又大大提高了离线存储读写影像数据信息的工作效率和响应速度。

4）异地灾备：为了解决存储单点故障，在实际应用中，如果有条件还应充分考虑到数据的异地灾备，即跨地域（与医学影像信息系统的存储设备在不同的建筑、或者不同的地域）配置镜像服务器及存储系统，用于主系统突发故障或自然灾害时，可启用灾备存储，以保证医学影像大数据的完整、安全、有效。

（3）PACS 影像数据信息存储架构的设计原则

1）总体规划：PACS 影像数据信息存储架构的设计工作需要整体的、长期的规划，在初期规划中，要综合考虑 PACS 的性能稳定、功能齐备、容量海量、可持续扩展性、安全性，以及可靠性，充分满足 PACS 的临床应用需求；在中、长期规划中，要使存储架构和存储设备能够伴随着影像业务的不断发展而平滑扩展升级，保证 PACS 存储的"长治久安"。

2）三级架构：可依据 PACS 影像数据信息的使用频率的高低设计影像存储的三级架构。即高频访问信息建议采用高速在线存储，中频访问信息建议采用在线或者近线存储，低频访问信息采用近线或者离线存储，备份信息采用离线存储和（或）异地灾备。

（4）PACS 影像数据信息的使用频率：主要是跟医学影像成像时间的长短有关系。据此可以将 PACS 影像数据信息划分为：高频访问信息、中频访问信息、低频访问信息，以及备份信息等四个层级类别。

1）高频访问信息：对于成像时间在 1 ~ 3 年以内的医学影像信息数据，放射技师和医师频繁调阅的机会高。每天医师需要根据当天生成的影像进行读片和诊断；或者调阅患者的历史影像和诊断进行复诊；或者调阅患者的影像进行会诊等。这类数据属于使用频率高的数据，需要存储在高速在线存储设备中，以保证用户的工作效率不会受到影像数据信息访问速度的影响。可以根据信息系统规划设计的要求配置在线的数据量，一般从几百个 GB 到几个 TB。

2）中频访问信息：对于数据生成时间在 4 ~ 10 年以内的数据，它们被调用的频率降低，一般在患者复诊的时候,或者患者在住院治疗时,或者在医师和教师做教学或研究的时候才会调用这类数据,这类数据属于使用频率较低的数据,一般存储在近线存储设备中,也可以存储在在线存储设备中,以提升读取影像数据信息的速度和效率。

3)低频访问信息:对于数据生成时间在 10 年以上的数据,它们被调用的频率更低,既可以存储在近线存储设备中作为近线数据使用,也可以存储在离线存储设备中作为离线备份数据使用,以降低和控制影像数据信息存储的总体成本。近线数据量是需要 TB 级别的,而且随着时间的推移,医疗机构的影像数据量是逐日递增的,为了确保所有生成的影像信息得到很好的保存,近线的数据量是可以无限扩充的。

4)备份信息:对于医疗机构的影像信息,除了考虑在线、近线的存储外,还需要考虑对影像信息做备份。无论是在线信息,还是近线和离线信息,所有的信息都需要存储一份备份信息,最佳的解决方案是异地灾备存储备份信息。离线备份数据量一般是 TB 到 PB 级别。

2. RIS 和 PACS 信息数据流程与存储方案

(1)DICOM 影像的特点:一是影像数据量大,二是访问频率高。

(2)关系数据库的缺点:关系数据库支持海量影像数据的高频率访问能力差,如果直接在诸如 ORACLE、或 sybase、或 SQL server 等关系数据库中存储 DICOM 影像,将无法满足 PACS 存储海量数据和即时响应的要求。

(3)RIS 信息数据流程与存储方案

1)文字信息:影像工作流程中产生的文字信息,将被发送并存储到 RIS 数据库服务器的关系数据库表中。

2)图片:影像工作流程中使用高拍仪或者文件扫描仪扫描获得的与患者就诊相关文件(例如:基于纸张的检查申请单、患者签字的知情同意书等)的图片,将被发送并存储到 RIS 数据库服务器管理的存储设备中。

(4)PACS 信息数据流程与存储方案

1)文字信息:DICOM 网关将接收到的 DICOM 影像中所包含的相关患者基本信息(属于文字信息)提取出来,发送并存储到 PACS 数据库服务器的关系数据库表中。

2)DICOM 影像:①DICOM 网关将接收到的 DICOM 影像以传输效率更高的文件传输的方式直接转发给 PACS 存储管理服务器;②PACS 存储管理服务器中运行的存储管理和存储系统驱动软件调度接收到的 DICOM 影像存储到该服务器所连接和管理、可持续扩容、安全高速、PACS 专用的存储系统中;对于规模较小的小型 PACS 系统,DICOM 影像也可以存储到 PACS 数据库服务器所连接和管理的、服务器内置/外置的存储设备中;③存储管理软件将 DICOM 影像存储位置的信息发送并存储到 PACS 数据库服务器的关系数据库表中;④PACS 数据库服务器通过 DICOM 影像中所包含的患者、检查等信息为存储系统和 PACS 数据库之间建立 DICOM 影像存储位置的对应关系;⑤把 DICOM 影像的存储位置存入 PACS 数据库服务器的关系数据库表对应的患者检查记录中。

3. RIS 和 PACS 存储方案的技术选择

(1)服务器内置/外置的存储设备

1)类型:①一种是服务器内置的多块硬盘(hard disk)与内插式磁盘阵列卡组成的独立冗余磁盘阵列(redundant array of independent disks,RAID);②另外一种是使用小型计算机系统接口(small computer system interface,SCSI)与服务器直连存储(direct attached storage,DAS),并采用 RAID 技术的外置式磁盘阵列柜。SCSI 是一种系统级、智能、多任务的通用接口标准。目前新的标准是 ultra 640 SCSI,其最大同步传输速度达到 640MB/s,一个 SCSI 母线上最多可挂载连接 16 台磁盘阵列柜,并且这些磁盘阵列柜平等占有 SCSI 总线,可以同时工作,保证了存储设备的可扩展性。

2)常用的 RAID 技术:①RAID1:是指磁盘镜像的独立冗余双磁盘组(需要 2 块磁盘)。适用于数据安全性要求很高,同时能够快速恢复被破坏的数据的关键数据的存储应用;②RAID0+1:是指磁盘镜像的独立冗余磁盘阵列(需要4块及以上成对的磁盘)。适用于既有大量数据需要存取,同时又对数据安全性要求严格,还要求能够快速恢复被破坏的数据的关键数据的存储应用;③RAID5:是指分布式奇偶校验的独立冗余磁盘阵列(需要3块及以上数量的磁盘)。是一种存储性能、数据安全性、存储成本,以及被破坏的数据的恢复速度四者兼顾平衡的存储解决方案。RAID 5 可以理解为是 RAID 0 和 RAID 1 的折中方案。RAID 5 可以为系统提供数据安全保障,但保障程度要比"镜像"的 RAID1 和 RAID0+1 低,但是磁盘空间的利用率要比它们高。适用于既有大量数据需要快速存取,同时又对数据安全性有较高的要求,还要求能够恢复被破坏的数据等大规模数据存储的应用。

3)适用范围:上述两种类型的服务器内置/外置的存储设备适用于小型 PACS 中关系数据库表以及 DICOM 影像的存储。其中关系数据库表属于关键数据,其存储宜采用安全性最高、读写速度也比较快的 RAID1、或者 RAID0+1 磁盘阵列;DICOM 影像的存储宜采用价格适中、性能价格比高的 RAID5 的磁盘阵列。

(2)服务器连接和管理的专用存储系统

1)类型:服务器连接和管理的专用存储系统有存储区域网络(SAN)和网络附属存储(NAS)两类存储系统。①SAN 存储系统:是独立于服务器和网络系统之外、支持服务器与存储设备之间直接高速数据传输、应用高速光纤通道的存储区域网络(SAN)技术的存储系统。SAN 存储系统是一个集中式管理的高速存储网络,由存储系统、存储管理软件、应用程序服务器和光纤通道网络交换机组成。SAN 具有可持续扩容、安全可靠、支持多用户超高速并行读写等特点。②NAS存储系统:是独立于服务器之外、无需应用服务器干预、允许用户在网络上直接存取数据的网络接入存储(NAS)系统,也称为"网络存储器"。NAS 存储系统包括存储器件(例如:RAID5 磁盘阵列、CD/DVD 驱动器、磁带驱动器或可移动的存储介质)和内嵌系统软件,可提供跨平台文件共享功能。NAS 存储系统通过局域网集中管理和处理所有数据,将网络负载从各级服务器上卸载下来,有效提高系统总体效率、降低系统总成本。

2)适用范围:上述的 SAN 存储系统适用于全院级 PACS 中关系数据库表的长期存储,以及全院级 PACS 中 DICOM 影像的在线、超高速、短期存储。NAS 存储系统适用于小型 PACS 或者全院级 PACS 中 DICOM 影像的在线,以及近线存储。其中关系数据库表的存储适宜采用 RAID0+1的磁盘阵列;DICOM 影像的存储宜采用 RAID5 的磁盘阵列。

(五)医学影像信息系统网络设备

网络设备是医学影像信息系统的骨干和桥梁,负责各种影像业务数据流量的传输任务,其安全性、可靠性,以及传输效率将极大地影响医学影像信息系统和网络的运行情况。为保证网络系统的高可靠性、高稳定性及高性能,网络拓扑结构设计一般采用核心层、汇聚层和接入层的三级网络架构。同时在网络分层设计中,由于核心层、汇聚层、接入层的功能不同,不同层次选用的网络设备的性能也有区别。

1. **核心层** 是网络的高速交换主干,对整个网络的连通起到至关重要的作用。

(1)工作原理:为了提供更快的传输速度,核心层不会对数据包做任何的操作,尽可能快地交换数据包,构成高速的网络交换骨干。

(2)任务:主要承担高速数据交换的任务,同时要为各汇聚节点提供高性能的传输通道。

(3)特点:需要高速转发医学影像信息全系统的流量,核心层网络设备承载的压力大。

(4)建设原则:核心层网络节点的建设,必须遵循以下原则:①高可靠性、高效性、高冗余性及可管理性;②能够提供故障隔离功能;③具有迅速升级能力;④具有较少的时延。

(5)设备:核心层交换机的背板带宽与性能要求高,背板上预留总线接口用于后续扩容,背板数据交换大容量(Tbps 级别),端口高密度(支持千兆/万兆端口,端口数量扩展后可上百个),

包转发速率要尽可能快,此外,可靠性要求高,所以一般都要求双供电电源冗余配置。

2. **汇聚层**　是网络接入层和核心层的"中介",就是在工作站接入核心层前先做汇聚,以减轻核心层设备的负荷。同时,提供基于策略的连接。

（1）工作原理:是接入层的汇聚点,把大量来自接入层的访问路径进行汇聚和集中,从而实施路由聚合和访问控制。

（2）任务:主要承担网络策略的实施,部门和工作组的接入,广播域与组播传输域的定义,虚拟局域网(virtual local area network,VLAN)分割与路由,介质转换和安全控制等任务。

（3）特点:是多台接入层交换机的汇聚点,为此,它必须能够接收、容纳和处理来自接入层设备的所有通信量,并提供到核心层的上行链路。

（4）设备:汇聚层交换机与接入层交换机比较,应该选用支持三层交换技术和 VLAN 的交换机,以达到网络隔离和分段的目的。同时,需要更高的性能与更高的背板数据交换速率,并具备良好的可扩展性,能够提供路由决策,安全过滤,流量控制,远程接入等功能。主要设备有路由器、交换机。

3. **接入层**　通常指网络中直接面向用户连接或访问的部分。

（1）任务:接入层向本地网段提供工作站的网络接入点,从而将信息系统的终端用户连接到网络。

（2）特点:高接入端口密度,需要灵活的用户管理手段。

（3）设备:主要设备有交换机、集线器等,可以选择不支持 VLAN 和三层交换技术的交换机。由于接入层网络设备直接和用户连接,容易遭受病毒攻击,为此要求接入层网络设备对部分常见和多发病毒(例如:"冲击波"病毒)的攻击具有一定的防御能力,以提升网络的安全性。由于接入层的入网终端用户数量庞大,要求接入层网络设备可提供堆叠接口模块,可以和其他交换机堆叠,提供更灵活的组网模式,更强大的处理能力,从而构建可靠、稳定、高速的 IP 网络平台。

四、医学影像信息系统软件的基本组成

软件是医学影像信息系统的灵魂和中枢,是医学诊疗操作的工具与管理的工具。医学影像信息系统软件包括网络操作系统,数据库管理系统,以及 RIS 和 PACS 应用软件。

（一）网络操作系统

1. **网络操作系统**（network operating system，NOS）　是向网络计算机提供用户和计算机操作界面接口服务,以及计算机硬件和其他软件接口服务,并管理和控制计算机硬件与软件资源的计算机程序,是直接运行在计算机"裸机"上的最基本的系统软件,任何其他软件都必须在NOS 的支持下才能运行。是网络中计算机的大脑和灵魂。

2. **工作任务**　NOS 通过网络让计算机系统所有软硬件资源最大限度地发挥作用。

（1）管理分配资源:NOS 管理计算机系统的硬件、软件及数据资源,并按照应用程序的资源请求分配资源。

（2）提供人机界面:人机界面帮助用户操作、管理、使用计算机。

（3）控制程序运行:为其他应用软件提供支持。

（4）通讯共享:通过网络互相传递数据与各种消息,对所有网络资源进行管理,实现资源共享和计算机间的通讯与同步。

3. **功能**

（1）管理:NOS 具有处理机管理、存储器管理、输入输出设备管理、文件管理,以及网络通讯管理(如共享数据文件、共享硬盘、共享打印)等功能。

（2）网络:NOS 还能提供高效、可靠的网络通信能力,以及网络服务功能,例如:远程作业录入与处理、文件转输、电子邮件,以及远程打印等服务功能。

4. **类型** NOS 分为服务器(server)NOS 及客户端(client)NOS 两种类型。

(1) 服务器 NOS:主要功能是管理服务器和网络上的各种资源和网络设备的共用,加以统合并控管流量,避免出现瘫痪的可能性。

(2) 客户端 NOS:主要功能是接收服务器所传递的数据,并加以应用。

5. 常用 NOS 在医学影像信息系统局域网(LAN)中常用的 NOS 有 Windows、UNIX、linux 等三类网络操作系统。

(1) Windows:Microsoft windows 是最常见和常用、由美国微软公司研发的一套网络操作系统。Windows 主要有服务器版本的 Windowsserver 2008 R2、Windows server 2012 等企业级服务器网络操作系统,以及客户端版本的 Windows7、Windows8.1、Windows10 等台式机桌面网络操作系统,并且其版本会不断升级。由于这类 NOS 系统的普及性,也成为黑客主要攻击的目标,于是针对 Windows 系统的病毒层出不穷,病毒的防范成为一项重要工作。

(2) UNIX

1) UNIX 系统:是一种多用户、多任务、分时操作系统,支持多种处理器架构。

2) UNIX 特性:支持网络文件系统,支持多种中央处理器(CPU)的处理器架构,又有优良的网络管理功能,其稳定性和安全性能非常好,但是由于它多数是以命令行方式来进行操作和管理维护,对于初级用户不容易掌握和熟悉,其在医疗当中的应用呈下降趋势。

3) 常用 UNIX 系统:主要有 AT&T 公司的 UNIX system V、惠普公司的 HP-UX 11.0,SUN 公司的 solaris 11,以及 IBM 公司的 AIX(advanced interactive executive)等四种常用 UNIX 系统。

(3) Linux 系统

1) Linux 系统:是一种新型的网络操作系统,是一个类似于 UNIX 的多用户、多任务、支持多线程和多 CPU 的网络操作系统。

2) Linux 特性:可免费使用、可自由传播、源代码开放。它能运行主要的 UNIX 工具软件、应用程序和网络协议。它支持 32 位和 64 位硬件。Linux 继承了 UNIX 以网络为核心的设计思想,是一个性能稳定、安全性高的多用户网络操作系统。

3) 支持多平台:Linux 可以运行在多种硬件平台上,如具有 x86、680x0、SPARC、Alpha 等中央处理器(CPU)的平台。此外 Linux 还是一种嵌入式操作系统,可以运行在掌上电脑、机顶盒上。同时 Linux 也支持多处理器技术。多个处理器同时工作,使系统性能大大提高。

4) Linux 的用户界面:同时具有字符界面和图形界面。在字符界面用户可以通过键盘输入相应的指令来进行操作。它同时也提供了类似 Windows 图形界面的 X-Window 系统,用户可以使用鼠标对其进行操作。在 X-Window 环境中就和在 Windows 中相似,可以说是一个 Linux 版的 Windows。

5) 常用 Linux 系统:red hat(小红帽)和红旗 Linux 等。Linux 系统目前主要应用于中、高端服务器中,也是 PACS 青睐的网络操作系统。

(二) 数据库管理系统

1. **数据库管理系统**(database management system,DBMS) DBMS 是数据库系统的核心,是一种操纵和管理数据库的大型软件,用于建立、使用和维护数据库。

2. **DBMS 的组成** 根据 DBMS 功能和应用需求,数据库管理系统通常由数据库语言、应用程序,以及数据库中的数据等三部分组成。

3. **DBMS 的功能**

(1) 管控:DBMS 对数据库进行统一的管理和控制,使用户能方便地定义和操纵数据,以保证数据库的安全性和完整性。

(2) 维护:用户通过 DBMS 访问数据库中的数据,数据库管理员也通过 DBMS 进行数据库的维护工作。

（3）操作：DBMS 可使多个应用程序和用户用不同的方法在同时或不同时刻去建立、修改和询问数据库。

（4）并发：DBMS 使用户能方便地进行多用户下的并发控制和恢复数据库。

4. **DBMS 的架构** 根据处理对象的不同，数据库管理系统的架构，即层次结构由高级到低级依次为应用层、语言翻译处理层、数据存取层、数据存储层，以及操作系统。

（1）应用层：应用层是 DBMS 与终端用户和应用程序的界面层，处理的对象是各种各样的数据库应用。

（2）语言翻译：语言翻译处理层是对数据库语言的各类语句进行语法分析、视图转换、授权检查、完整性检查等。

（3）数据存取层：数据存取层处理的对象是单个元组，它将上层的集合操作转换为单记录操作。

（4）数据存储层：数据存储层处理的对象是数据页和系统缓冲区。

（5）操作系统：操作系统是 DBMS 的基础。操作系统提供的存取原语和基本的存取方法通常是作为和 DBMS 存储层的接口。

5. **常用的 DBMS** 在医学影像信息系统中常用的关系型 DBMS 有 MicrosoftSQL server、Oracle、Sybase 等三种数据库管理系统。

（1）SQL server 数据库管理系统：是 Microsoft 公司推出的基于 Windows 网络操作系统的关系型数据库管理系统，为关系型数据和结构化数据提供安全、可靠的存储功能，并可以与其他系统进行完好的集成与交互操作，可为用户提供从客户端数据库，到基本服务器数据库，再到企业级数据库的三级可伸缩性的数据管理解决方案。正是由于 Microsoft SQL server 具有可靠性、可伸缩性、可用性、可管理性、开放性等特点，从而被医学影像信息系统广泛采用，构建和管理用于影像业务的高可用和高性能的数据应用程序，提供完整的数据库管理解决方案。

（2）Oracle 数据库管理系统：又名 Oracle RDBMS，或简称 Oracle。是 ORACLE（甲骨文）公司提供的跨多种计算机和服务器硬件与 NOS 平台兼容运行、以分布式数据库为核心的关系数据库管理系统软件产品，是目前最常用的客户/服务器（client/server，C/S）或浏览器/服务器（browser/server，B/S）体系结构的数据库之一。Oracle 数据库管理系统具有完整的数据管理功能，适应高吞吐量的数据应用，支持各种分布式功能、Internet 应用，以及大数据，并且具有数据可用性、安全性、可移植性、可伸缩性高的特点，使得 Oracle 数据库管理系统成为医学影像信息系统部署和管理大数据成为私有云和公有云技术的理想平台。

（3）Sybase 数据库管理系统：是 Sybase 公司提供的采用客户/服务器结构、可容纳兼容多个主机环境的关系型数据库管理系统。Sybase 提供了一套应用程序编程接口 DB-LIB 和数据库，可以与非 Sybase 数据源及服务器通过接口编程实现集成，允许在多个数据库之间复制数据，适合于创建跨平台、跨系统的多层应用。Sybase 数据库管理系统具有完备的触发器、存储过程、规则以及完整性定义，支持优化查询，数据安全性和可移植性高。SYBASE 主要运行于 UNIX、Novell Netware，以及 Windows 等三种 NOS 环境。

NOS 和 DBMS 隶属于第三方软件（有偿软件），即非医学影像信息系统制造商开发的软件。选用哪种操作系统及数据库，完全是由制造商综合考虑整个医学影像信息系统的稳定性、可靠性、可扩展性、安全性以及临床应用的特性来选择确定的。在医学影像信息系统中，操作系统和数据库是运行所有应用软件的基础。

（三）RIS 和 PACS 应用软件

RIS 和 PACS 的应用软件主要包括

1. 预约/登记/信息调阅浏览软件

（1）预约：负责接收门诊、急诊、住院医师开具的影像学检查申请单，并完成检查的网上预约,即患者在门诊就诊或住院期间医师医嘱下达后,通过 HIS/RIS 接口,可实时得到影像科的预约反馈。

(2) 登记:患者按预约的特定时间,到影像科登记就诊;登记工作站完成患者的信息登记(HIS/RIS 接口获取)、确认收费、检查室分配等;检查室分配后,插入导医系统相应的排队叫号队列。

(3) 预约/登记软件的主要功能如下

1) 影像检查的预约及预约管理,支持多个预约队列,并可在不同队列间切换。

2) 影像检查登记,支持三级部位分解登记。

3) 可定制的影像号分配策略,可统一分配,也可按设备分配。

4) 可接受、调用 HIS 中的电子申请单信息,对根据申请单信息进行检查预约。

5) 可进行患者复诊登记、对重复登记项目内容自行预设与维护。

6) 对不同类型检查的收费可自行预设及维护,并自动进行计算显示。

7) 可按多种方式进行信息资料检索、查询及统计。

8) 对于纸质申请单,可通过扫描仪或者高拍仪采集后保存。

9) 可录入患者临床诊断、病史资料。

10) 可实现集中登记、分部门、分设备多点登记。

11) 支持多种患者信息录入方式,手工录入、条形码识别、可从 HIS 获取、磁卡获取(医保卡、医院就诊卡)。

12) 支持 DICOM worklist 服务,为影像设备提供患者基本信息。

13) 系统管理员可分配各级用户权限。

14) 支持用户个性化查询,实时对与检查相关的内容进行查询。

(4) 信息调阅浏览软件的主要功能如下

1) 支持双向调阅数据。

2) 调阅浏览 RIS 中的患者基本信息、检查信息。

3) 调阅 HIS 发出的电子申请单,并支持以扫描影像方式保存的原始申请单的调阅。

4) 支持多条件及综合条件查询病历,支持自定义条件查询标签,可实现"一键"查询功能。

5) 提供患者的诊疗状态分类,包括:已登记、已检查、已诊断、已审核、已打印。可标记不同色彩,支持每个用户个性化自定义诊疗状态颜色,例如:急诊患者的诊疗状态用红色标记。

6) 提供常用诊断词模版,支持单选或多选方式,可以快速完成诊断报告,减轻了医师的工作量,并可进行自定义编辑。

7) 提供诊断报告格式模版,并可根据需要自定义修改。

8) 提供软件模块使用权限的管理,以及分级用户诊断报告权限的管理,权限管理可以细分至具体工作站及功能的使用。

(5) 影像科室综合服务平台:RIS 和 PACS 与 HIS、电子病历、导医候诊呼叫等系统集成,可实现预约登记、检查候诊导医、领取胶片报告的网络化、自动化、自助化。系统可根据设备检查资源使用情况,直接分配预约进行影像学检查的时间及检查室地点;患者按预约指定时间,缴费后直接到指定检查室就诊检查;患者在自助机上领取影像报告和胶片。影像科室综合服务平台可以有效缓解预约、登记、导医叫号、取报告和胶片等多个等待环节和服务瓶颈。

2. 导医排队叫号软件 登记患者信息后,将患者信息按检查室分配情况,传送到导医排队叫号队列中候诊检查。主要功能如下:

(1) 可以按优先顺序导医叫号,例如划分为:急诊、特殊、普通患者等优先顺序,候诊排队,叫号检查。

(2) 可以调整患者检查室,例如:因设备情况,可调整检查室队列,将大队列调整到小队列,检查患者候诊时间。

（3）对特殊情况,可以调节候诊队列,例如:患者准备不足,需要延迟检查,可以推后队列若干个号,插入队列,继续候诊检查;也可以选择呼叫特殊患者检查。

（4）呼叫并检查患者,从候诊队列消失。如检查失败,需重新检查,可将患者信息重新激活到候诊队列。

3. 影像处理/影像浏览软件　调取影像原始数据可以完成多平面重建重组(MPR)、三维重建重组等后处理;也可以执行胶片的直接打印(至打印设备)或者虚拟打印(至胶片打印服务器)。主要功能如下:

（1）数据来源:从 PACS 服务器下载接收 DICOM 影像数据。也可从 DICOM 兼容的影像成像设备中直接获取 DICOM 影像数据。

（2）数据解析:支持 DICOM、JPEG 格式,读取 DICOM 文件中的影像信息和文字信息。

（3）数据导出:支持 DICOM、JPEG 格式文件导出,支持刻录 DICOM 光盘,可保存到本地,上传到 PACS 服务器或传送给其他的 DICOM 设备,也可回传到影像成像设备。

（4）数据管理:用树状结构管理当前加载的所有影像数据,并实现对各数据节点的添加、删除、和复制。

（5）影像处理

1）支持窗宽/窗位、亮度/对比度、色度/饱和度调节;可实现曲线调整窗宽窗位,非线性调整窗宽窗位,可使用快捷键调整窗宽/窗位;并允许用户自定义窗宽、窗位组合。

2）支持旋转、缩放、移动、放大镜、高宽适中、定位线、联动、序列定位、裁剪等功能。

3）支持多显示器显示,一次检查的影像可以分布显示于多个显示器上,支持高分辨率,灰阶及彩色医用 DICOM 显示器显示处理影像。

4）对感兴趣区的测量和标注:直线、箭头、任意曲线、椭圆、矩形、文字标注,兴趣区长/宽/面积、角度测量。

5）CT 值测量:点、矩形区域、椭圆区域,直方图统计。

6）多平面、三维重建重组。

7）可进行全脊柱影像拼接。

8）影像变换:包括影像的旋转,水平和垂直镜像,缩放等功能。

9）影像格式转换:可将 DICOM 影像格式转换成 JPEG 影像格式,也可把 JPEG 影像格式转换为 DICOM 影像格式。

10）影像负片显示与伪彩色显示,影像的平滑处理。

11）胶片直接打印和虚拟打印功能,支持待打印影像的排版。

12）在打印设置中可以任意添加或删除某个影像或附带的文字说明,并可在胶片上打印患者的中文姓名。

13）多种权限管理方式,可以使用个人、用户组等管理策略,用户权限可继承,便于系统管理。

4. 影像医师诊断工作站软件　供影像医师查询、检索、调阅患者的影像,书写诊断报告;通过 PACS/HIS 接口,影像医师可获得患者病历、医嘱、检验、病理,以及其他影像学检查和临床检查的信息,供书写影像检查报告参考;审核报告后,诊断报告结果自动回传 HIS。影像医师诊断工作站主要功能如下:

（1）诊断报告修改痕迹保留功能:对审核过程中上级医师的修改内容自动进行标记,报告审核并打印后作为最终结果。工作需要时可以显示修改内容,用于质量控制或教学应用。

（2）断线暂存功能:编辑诊断报告过程中系统定时自动保存报告,确保意外情况(如:突然停电等)发生时正在编辑中的报告不会丢失,故障修复后可继续编辑。

（3）患者影像检查的历史诊断调阅：可进行影像检查报告和影像之间的关联调阅；支持查看患者历次临床诊断、详细病史，查看扫描录入的检查申请单。

（4）典型病历库管理功能：在一定权限下，可将有特殊意义的影像和报告存为典型病例，可用于科研、教学及诊断时参考应用。

（5）随访记录编辑：可进行患者随访记录的编辑。

（6）阳性率和阳性符合率统计：病理诊断结果调阅，进行影像学诊断阳性率和阳性符合率统计。

（7）显示内容自定义：可对显示界面上的字段进行自定义。

（8）编码支持：支持多种国际标准疾病编码和诊断编码录入，并支持自定义编码。

（9）承担多种类型工作任务：根据医师权限不同，每台影像医师工作站根据影像医师的权限设置，即可以执行报告书写任务，也可以执行报告审核任务。

（10）自定义安全管理机制：在个人的权限内设置安全机制。

（11）查询功能：多种信息查询条件组合查询；可导出查询列表到 excel 文件；可导出患者的基本信息、图文报告、检查影像、动态影像；可将指定的诊断报告设置为典型病例（用于教学、科研等目的）。

5. 报告及胶片打印工作站软件　可将检查报告和胶片排版后直接打印，或者传送到虚拟打印服务器提供诊断报告、胶片的集中/自助打印服务。

6. 质控工作站软件　调取影像信息，进行质量评价，汇总评价成绩，评估影像技师的所拍摄和扫描影像的质量。主要功能有：

（1）可手动选择或者自动筛选指定日期时间的 DICOM 影像和排版打印的胶片，供质控技术读片使用。

（2）评审勾选 DICOM 影像的质量等级，可分为：甲级片、乙级片、丙级片和废片四级质量等级。

（3）评审勾选排版打印的胶片的质量等级，可分为：甲级片、乙级片、丙级片和废片四级质量等级。

（4）如果评审的结论是"废片"，则系统自动弹出"废片"原因登记备注信息栏，可手动编写"废片"原因等信息，也可在已有的信息条目中进行选择。

7. 系统维护管理软件　完成系统权限配置，各种数据词典维护，以及纠错处理等。主要功能有：

（1）无需修改代码，可对工作流程定制。

（2）医院、科室及工作人员基础数据的维护。

（3）检查基础数据维护。

（4）费用基础数据维护。

（5）系统用户权限设置。

（6）检查诊断过程中针对错误录入的患者信息进行修改。

（7）报告格式模版维护。

（8）诊断常用词汇维护。

（9）分级用户权限管理。

8. 统计查询软件　主要功能有：

（1）综合统计：统计分析 RIS 中的各种基本信息、检查信息。

（2）工作量统计：包括统计设备工作量，各类人员工作量等，用于量化考核与科室管理。

（3）量化考核管理功能：可自定义不同的影像检查类型和部位与影像报告书写、审核等工作量的量化考核"权值"，量化考核分＝"权值"×工作量。

（4）"时间线"管理统计：可以监控每一个工作流程的工作时间,用于分析,优化,改进系统流程。例如:通过统计发现审核诊断报告时间过长,形成系统瓶颈,那么就可以采取增加审核医师,增加审核医师工作站,提高激励等改进措施。

（5）收费统计：包括按检查类型统计,按检查部位统计,按检查方法统计,按设备统计、按人员统计等。

（6）提供曝光量统计功能。

（7）提供任务来源统计功能：包括按照科室来源以及人员来源等进行统计;支持统计结果报表输出,例如输出到 Excel 文件中,以便进一步做数据分析处理。

（8）提供诊断阳性率和诊断符合率统计。

（9）支持统计结果直方图、饼形图显示等直观表示功能。

五、医学影像信息系统的临床应用

1. 医学影像科室的临床应用

（1）优化影像工作流程：医学影像信息系统已经深入地改变了医学影像科室的临床工作模式,它可以提高影像科室的工作效率,同时减少工作失误;使影像技师和影像医师减少、甚至摆脱录入、签字和整理等手工操作,将更多时间和精力用于关注摆位、投照、诊断等专业工作。

（2）改进影像诊断流程：医学影像信息系统的引入,以全新的方式管理医学影像信息,影像医师可以对比浏览患者多年前的历史影像和报告资料,查看患者病情的发生、发展与转归的过程,对疾病进行深入的分析研究和归纳整理;并且可以提取医学影像信息系统中的医学影像对其进行二维或者三维的影像后处理、重建重组,以及进行计算机辅助诊断。

（3）推动数字化胶片库管理和应用：传统基于影像胶片和报告纸张的库房管理和应用有很多难以克服的缺点：

1）患者影像资料的查询及调阅速度缓慢。

2）胶片和纸张容易因库房温度或湿度控制不当,胶片和纸张霉变,质量变差。

3）借阅胶片和报告在归还时,容易把它们错误的归档,不仅使影像资料的查找和利用效率严重降低,而且容易因此而酿成医疗差错,造成不可挽回的损失。

4）即使一个管理制度十分完善的医疗机构,由于借出、会诊、教学、科研等,胶片的丢失也不可避免,胶片和报告的丢失、变质和损坏所引起的信息丢失和损失也是一个难以解决的问题。

5）胶片上保留的只是操作医师认为有用的信息,影像无法再处理,固定的对比度、灰度、窗宽/窗位,因太多的主观因素和客观因素造成原始影像信息丢失,限制了影像诊断工作的开展;更谈不上实时或快速地进行异地会诊,不便实现医疗信息的共享等;因此,难以满足临床医疗、教学和科研的需求。

数字化胶片库的管理和应用可以有效克服上述缺点,实现数字化影像科室,实现影像共享。

2. 医技/临床等非医学影像科室的应用

（1）升级、整合与集成：目前医学影像信息系统建设正在向更深、更广的应用领域发展,中小型医疗机构在已有的科室级小型 PACS 基础上通过系统升级,进而向全院范围的医学影像信息系统拓展;大中型医疗机构在已有的全院级 PACS 基础上通过系统整合与集成,进而向区域范围的医学影像信息系统拓展,因此医学影像信息系统对临床诊疗工作的重要性和价值越来越得到显现与重视。

（2）临床诊疗信息支撑平台：全院范围的医学影像信息系统必须能够囊括医疗机构内部的全部影像信息,在满足传统影像科室的工作流程和需求的基础上,向应用影像的临床科室,例如:心内科、血管外科、骨科、口腔科、体检中心、手术室等,提供专业的医学影像信息系统解决方案,将医学影像资料和相关信息快速、准确、安全和经济地发送到医疗机构内外的医技/临床等非医学影像科室,这些科室的医师能够随时调阅影像,进行"软"读片辅助临床诊断,大大提高临床诊疗的工作效率,避免影像在传递过程中丢失及差错;既充分实现医学影像信息的资源共享,又充分发挥其在医疗机构医教研管工作中的信息平台支撑作用。

(3)医疗机构诊疗能力提升平台:医学影像信息系统提供影像分析、处理、操作和记录的工具,帮助临床医师更好、更快地为患者提供优质、经济的医疗服务。开展复合影像诊断、开展多专科会诊,克服时间和地域上的限制,使技师、医师、护士能为患者提供实时的检查、诊断、治疗和护理,在整体上提高医疗机构的医疗诊断质量和诊疗工作效率,缩短患者在医疗机构门急诊的滞留时间以及在住院部病房的平均住院时间,提高医疗机构能力建设的综合水平,从而为医疗机构和患者带来经济效益和社会效益。

(4)临床拓展应用:近年来,临床科室以医学影像信息系统中的 DICOM 影像数据信息为基础,开始引入新技术和新设备来辅助从事医学诊断和治疗的临床实践活动,例如:针对不同外科专业所使用的手术计划模拟、手术导航等专用工作站。目前,前沿的 3D 打印技术,也可以通过医学影像信息系统中的 DICOM 影像实现骨骼、器官、血管的模型打印,并应用于临床的教学和科研领域。

第二节　数字化影像科

构建数字化影像科的核心要素是医学影像信息的数字化、标准化、网络化,并在核心要素基础上实施影像科工作流程的信息化,即依据影像科现有的工作流程和专业角色进行信息化流程再造与优化。通过医学影像专业角色的调整、优化与重塑,建设以 PACS 和 RIS 为核心的医学影像信息系统和数字化影像科。

一、核心要素

1. **影像信息数字化**　PACS 是在数字影像的基础上实现的,任何医学影像成像设备,在数据的通讯传输过程中,其必要条件是影像的数字化。

(1)数字影像:目前的医学影像成像设备,例如 CT、MR、CR、DR、DSA、PETCT、ECT 等,都是能够直接获得数字影像的设备。每一幅数字化的医学影像都可以由一个像素矩阵组成的数学模型来表示。例如:CT 影像的像素矩阵为 512×512 或 1024×1024;MR 影像的像素矩阵为 256×256 或 512×512;DR 影像的像素矩阵为 2048×2048 或 4096×4096。这些影像都是以 2^n 表示的二维黑白灰阶影像(其中 n 代表像素灰阶比特数),影像的像素矩阵大小影响着数字影像质量。如果在同等尺寸情况下,影像的像素矩阵小,则意味着像素数量少,数字影像的分辨率就低,观察原始影像的细节就会受到影响。反之,影像的像素矩阵大,则像素数量多,像素之间的点间距小,影像的分辨率就高,观察的细节多。

(2)模拟影像的数字化:传统的模拟影像,需要通过计算机完成模拟/数字(analog/digital,A/D)转换后才能得到数字影像。这个从模拟到数字的转换一般选择医用胶片数字化仪(film digitizer)来进行,即基于模拟影像的医学影像胶片通过数字化透射扫描仪,将透过胶片的亮度信号完成 A/D 转换后,即可得到符合 DICOM 标准的数字影像,这一个转换过程也称为胶片的数字化。PACS 系统研发人员开发胶片数字化仪软件,管理并控制设备,完成模拟影像与数字影像的转换,再将数字化的医学影像 DICOM 信息传输到 PACS 系统。

2. **影像信息标准化**　医学影像信息在网络传输过程中,PACS 服务器端和医学影像成像设备端的通讯接口,均需符合医学数字成像和通信(DICOM)标准;而 HIS 服务器和 PACS、RIS 服务器的通讯接口,均需遵循医疗信息交换标准 HL7。只有遵从相关的信息技术标准,才能保证医学影像信息在网络通讯中的完整性、安全性和准确性。

任何影像成像设备和 PACS 开发商,如果希望与其他影像成像设备之间互联互通影像数据,都必须严格执行同一个标准来处理影像数据,这个标准就是 DICOM 标准。DICOM 是一系列标准的集合,DICOM 定义了医学影像数据集标准,以及两个应用实体之间进行医学影像信息传输的标准。

3. 影像信息数据通讯网络化 数字化医学影像信息的网络传输,建立在当前网络通信协议基础上,也就是需遵循 TCP/IP 协议。PACS 服务器与医学影像成像设备、PACS 服务器与各类 PACS 客户端工作站之间的通讯,都构建在相应规模的局域网基础上。在完成 DICOM 相互配置的基础上,具有 DICOM 影像标准格式的设备接入网络之后可以与其他符合 DICOM 标准的节点进行信息交换。

二、工 作 流 程

现代化影像科的工作流程已经发生了改变。影像科医师不再坐在观片灯面前阅读着经过显影定影药液冲洗的胶片。影像科医师已经坐在一台高性能、高清晰度、高亮度的诊断级医学影像工作站面前,这些诊断级工作站可以直接从远程的医学影像成像设备、PACS 系统获取到数字化影像,并且可以在 DICOM 影像浏览器软件上依据影像科医师的需要进行影像的相应处理操作。

1. 数字化工作流程

(1) 数字化工作流程:数字化影像科的工作流程是依赖 RIS、PACS 信息流程的数字化工作状态来引领影像科实际工作流程的,我们称其为数字化工作流程。在数字化工作流程中,每一位参与者的角色、每一个工作岗位,以及每一道工作程序,都是依据各种状态的变化与触发而顺序完成的。例如受检者在影像科室就诊接受影像学检查,在数字化工作流程中,对于受检者本人就是数字化的开具医嘱、缴费、预约登记、导医候诊、影像检查、领取检查结果等。

(2) 流程优化:数字化工作流程减少了受检者的就诊环节,优化了医疗岗位的工作程序,加快了检查时间,减少了受检者候诊时间以及不必要的纠纷,提高了影像业务流程的工作效率和服务质量,提高了受检者的满意度和社会效益。

2. PACS、RIS 的工作流程

以 PACS 和 RIS 为核心的医学影像信息系统的主要工作流程有:预约登记,导医候诊,影像检查,影像后处理,诊断报告,审核报告,发布检查结果,以及质量控制与质量保证。

(1) 预约登记:RIS 接收来自 HIS 的影像检查电子申请单,影像科室服务窗口的登记员操作 RIS 客户端软件,打开影像检查电子申请单,为受检者划价、收费、预约、分诊,并打印导医候诊信息及领取检查结果的凭证条码。此时,信息列表的状态变更为"已预约";受检者按照预约时间来到候诊区,完成报到登记操作,此时,信息列表中的状态变更为"已登记"。

(2) 导医候诊:影像科室各个就诊区域以及各个检查室门前的导医显示屏,根据 RIS 列表分配的检查室,显示该检查室状态为"已登记"的受检者导医候诊队列,放射技师可按照该队列顺序依次选择呼叫受检者,此时,信息列表中的状态变更为"已到检"。

(3) 影像检查:影像科室放射技师根据导医候诊队列,选择呼叫当前受检者,完成影像检查,将受检者的影像传输至 PACS 系统,需要做影像后处理的影像同时传输至影像后处理工作站。此时,信息列表中的状态变更为"已检查"。

"已检查"状态的变更方式通常有三种:①可以由放射技师或影像医师在检查完成、上传影像到 PACS 完成、影像后处理完成后,以手动点击触发的方式将信息列表状态变更为"已检查";②也可以通过 DICOM 标准协议中定义的设备操作过程步骤(Modality Performing Procedure Step,MPPS)服务向 PACS、RIS 系统传递的检查完成状态信息,来自动触发信息列表状态变更为"已检查";③并不是所有的影像成像设备都配置了 MPPS 服务,因此,也可以通过 PACS 在收到与本次检查工作表(worklist)相关联的 DICOM 影像后,由程序发出指令,触发信息列表状态变更为"已

检查"。

（4）影像后处理：负责影像后处理的影像医师或放射技师，将处理后的影像推送至 PACS 系统，此时，信息列表的状态为"已处理"。

（5）诊断报告：影像医师刷新"已检查"或"已处理"状态的信息列表，参考临床医师开具的检查申请单内容，必要时从 HIS 中调取受检者的电子病历，书写诊断报告；当正在书写诊断报告时，信息列表的状态变更为"报告中/已锁定"；当已经完成并提交诊断报告后，信息列表的状态变更为"已诊断/已报告"。

（6）审核报告：具有报告审核权限的影像医师刷新"已诊断/已报告"状态的信息列表，调阅受检者影像资料与电子病历，审阅诊断报告，补充及修正内容，使用电子签名系统签发提交报告，此时，信息列表的状态变更为"已审核"；已审核的报告，一旦打印成纸质报告发布交付给受检者或临床医师，报告的内容被锁定保护，就不能在系统里进行更新，以保证发布的纸质报告内容与 PACS 系统里的数字化报告内容的一致性和完整性。

（7）发布检查结果：当受检者的检查信息列表状态变更为"已审核"后，可以在影像科室的服务窗口依靠登记员操作影像检查结果集中打印系统软件，或者由受检者自助操作影像检查结果自助打印机，打印获取影像胶片和检查报告；也可以选择刻录影像和报告光盘的方式发布检查结果，发布检查结果的操作成功完成后，信息列表的状态变更为"已打印"。

（8）质量控制与质量保证：质量控制与质量保证工作流程既可以在影像检查完成后，在诊断报告之前完成；也可以在影像业务流程中定期抽选一定数量比例、覆盖各种检查部位的影像检查病例，通过阅片审核、主观评价评分的方式评估影像摄影技术和影像诊断审核的工作质量，以保证影像业务质量的持续改进与提高。

三、专 业 角 色

伴随着医学影像信息系统和新技术广泛、深入的临床应用，影像科室内部基于传统纸-笔、胶片-观片灯模式的工作岗位和专业角色发生了变化。有的岗位（例如病房送片勤务员）逐渐被淘汰消失；有的岗位（例如影像科服务窗口登记员、放射技师）工作负荷和劳动强度降低，但是变得更加重要；同时，还萌生了新岗位、新角色（例如集中/自助胶片与报告打印系统审核员、自助机引导员、质控管理员、系统管理员），数字化影像科的工作岗位和专业角色得到了重塑。

（1）登记员：影像科服务窗口的登记员操作 RIS 客户端软件，承担为受检者划价、收费、预约、登记、分诊、窗口集中发布检查结果等工作，由于与 HIS 的集成和影像检查电子申请单的应用，登记员不用再手工录入受检者的基本信息与医嘱信息，但是，登记员承担起更加重要的核对受检者基本信息与医嘱信息的工作，同时可以主动进行影像检查资源的灵活调配。

（2）放射技师：与影像医师共同处于影像业务流程的核心位置，其承担的专业角色有：

1）在机房工作站上操作导医候诊界面，从受检者的"已登记"列表中选择呼叫当前受检者，面对受检者完成影像检查的宣教和培训工作。

2）影像检查前和检查中，通过在机房工作站调阅电子检查申请单和临床病例，设计影像检查扫描序列，优化成像参数，观察即时获得的影像，发现符合"临床危急值"的征象，立即向影像医师和（或）临床医师报告。

3）影像检查后，通过网络传输影像检查信息至 PACS 系统、影像后处理工作站。

4）负责一部分影像后处理工作。

5）负责影像胶片的打印排版工作。

在传统的排版打印工作模式中：①放射技师在影像成像设备的操作台或者 PACS 的打印排版工作站上进行影像打印的排版工作，排版完成后的文件直接传送到激光胶片打印机；②打印完成后，由放射技师负责将胶片整理到每个受检者对应的档案袋中，移交服务窗口；③再由服务窗口登记员将审核报告医师签发的报告打印出来,并归纳到受检者的胶片档案袋中;④在服务窗口完成向受检者的发布工作。在这个传统的工作模式中,放射技师和登记员需要花费大量时间和精力反复多次进行胶片和报告的查对整理、归纳工作,工作繁重,效率低下。

在拥有集中/自助胶片与报告打印系统的工作模式中:①排版完成后的文件不是传送到激光胶片打印机,而是传送到集中/自助胶片与报告打印系统的服务器;②服务器负责自动完成排版文件与受检者检查项目匹配的工作;③需要发布打印结果时,系统调取匹配好的胶片打印排版文件和签发的检查报告文件,完成打印发布工作。在这个创新的工作模式中,放射技师和登记员的工作负荷和劳动强度得到有效降低和缓解,胶片与报告的查对和匹配审核工作全部是在计算机上完成。

(3) 影像后处理技师/医师:根据影像检查的要求,将接收的影像信息进行影像后处理(例如 MPR、MIP、VR)等,完成后再把后处理影像传送到 PACS 系统。

(4) 初写报告医师:也称为初级诊断医师,有初级的初写报告权限,但没有审核报告的权限。使用 PACS、RIS 客户端软件初写诊断报告。初写报告医师需要与放射技师进行必要的沟通,了解扫描序列和参数,以及扫描过程与受检者状态等信息。

(5) 审核报告医师:也称为高级诊断医师,有高级别的审核报告权限,也有初写报告的权限。使用 PACS、RIS 客户端软件审核并签发诊断报告。审核报告医师与初写报告医师通过 RIS、PACS 系统可以进行双向的沟通和交流。审核报告医师每人配备专用的电子签名 USB 密钥。

(6) 集中/自助胶片与报告打印系统审核员:在集中/自助胶片与报告打印系统中,将不能自动完成打印排版文件与受检者检查项目匹配的记录,通过人工审核比对操作,完成匹配,以便在服务窗口使用集中打印系统的客户端软件完成刷受检者就诊卡、自动打印影像胶片和检查报告的工作,或者在自助机上由受检者自助操作完成打印工作。

(7) 自助机引导员:值守在自助胶片与报告打印机旁边为受检者的自助操作提供咨询和协助服务,同时负责维护自助机的正常运行,负责补充报告打印纸张和影像胶片。

(8) 质控管理人员:使用 PACS、RIS 客户端软件,调阅影像和诊断报告,对影像检查和影像诊断工作进行质量评价评分,以确保影像质量,提高整体服务和质量水平。质控管理工作,按照参与时间的不同,可以分为事中的质控、事后的质控。

(9) 系统管理员:负责 PACS 系统运行状态维护,客户端系统的维护;实时观察网络硬件系统和软件系统的工作状态;负责影像数据的维护。医学影像信息系统的管理员不仅仅参与信息系统的技术维护工作,还需要直接操作、维护、修订信息系统中的医学影像数据信息,因此,医学影像信息系统管理员不仅要拥有信息技术专业技能,同时还要拥有影像技术的专业知识,以及影像诊断的基础知识。出于医疗安全、信息安全、受检者个人隐私保护的考虑,医学影像信息系统管理员的专业意识与执业行为应当受到法律法规、规章制度的约束。

四、医 疗 价 值

数字化影像科的建设为医疗机构带来医疗流程优化、诊疗效率提升、服务质量改善等医疗价值,具体体现在以下几个方面。

1. **医学影像信息共享** 影像医师、临床医师都可随时调阅数字影像;受检者可根据需要查阅复制影像资料;科研、教学可共享影像资料。

2. **医疗设备资源共享** 医学影像成像设备、影像胶片打印设备网络化,同类硬件资源可以随时替换、互换角色,单点设备故障不会引起整体工作流程的瘫痪。

3. **医疗效率提升,工作流程优化** 由医学影像信息系统管理的数字化工作流程,有如下特点:

(1) 减少受检者的候诊焦虑,候诊期间明确自己所处的状态。

（2）缩短受检者候诊时间，缩短领取检查结果的等候时间。

（3）提高放射技师检查效率与工作效率，减少差错率。

（4）提高影像医师初写报告、审核报告的效率，提高发布报告的效率。

（5）缩短临床医师等候影像与报告的时间，进而提高临床诊疗效率。

（6）提高医疗机构管理人员的管理能力与效率，合理配置影像成像设备资源及安排各级工作岗位。

4. **无纸化、无胶片化** 可实现无纸张、无胶片化影像检查与影像诊断，绿色环保，降低成本。

5. **数字化阅读浏览影像** 影像医师和放射技师可通过网络调阅浏览所有数字影像，"全息"获取影像信息。受检者复查时，技师和医师可以调阅以前相关的影像信息，进行前后对比分析，诊断报告更加严谨可靠，减少漏诊和误诊，提高影像诊断质量。

6. **辅助医学科研和教学** 医学科研需要医学影像大数据的研究分析，根据历史积累的影像大数据，按疾病类型、年龄、性别、地区查询统计和分析，可为医学科研提供宝贵的影像学资料；医学教学可直接从医学影像信息系统中调取病例和影像信息，让医学生直观观察正常与异常的影像学表现，更高效地掌握影像技术学与诊断学知识。

7. **助力远程医疗** 远程放射学作为远程医疗重要的一部分，不同地点、不同区域的用户可以通过网络同时浏览 DICOM 影像、进行读片、异地会诊、交流经验等。高质量的远程影像诊断服务，提高了医疗资源匮乏地区的医疗水平。

第三节 医学影像信息系统的集成

随着计算机、通讯等信息技术在医学中的应用，医疗卫生事业进入了崭新的信息化时代。近年来，我国部分大型医疗机构一般包括了分布在不同地理位置、相距较远的多个院区或门诊和住院部，并且已经建立了功能完善的医院信息系统（HIS）。在这样的医疗机构内以及在一定区域内互相协作的医疗机构之间，需要允许已开出影像检查申请单的受检者可以选择去任何联网设备、或者院区、或者协作医疗机构完成影像学检查，实现影像检查服务的共享；同时，检查的结果（包括影像和检查报告）可以共享调阅，并且能够进行远程放射学和远程医疗会诊。为此，医学影像信息系统中的放射信息系统（RIS）和医学影像存储与传输系统（PACS）所组成的 PACS-RIS 集成信息系统（以下简称 PACS-RIS）需要与其他医疗信息系统，例如医院信息系统（HIS）、电子病历系统（EPR）、区域医疗系统、远程医学系统，以及互联网应用进行无缝集成才能实现服务共享、信息共享的目标。

然而这些医疗信息系统一般是由不同的厂家开发的，缺乏统一的规范和标准，使得医疗机构内部各个不同的信息系统往往各自独立，相互之间信息不能共享，给医疗机构各部门之间信息数据交流带来了巨大的障碍。受检者的影像资料和检查报告无法共享导致临床工作效率低下，也形成众多的信息孤岛。因此，医学影像的服务流程与信息数据和其他医疗业务的服务流程与信息数据实现互联互通和集成共享，已经成为临床工作的迫切要求。

一、医院信息系统的集成

医院信息系统（hospital information system, HIS）是利用计算机和网络通信设备，为医疗机构所属各临床、医技和管理部门提供对患者医疗诊断与治疗信息，以及医务行政管理信息的收集、传输、存储、处理、提取、分析及数据交换能力，并满足所有授权用户的需求。

1. **背景** 在传统的医疗机构检查流程中，PACS-RIS 与 HIS 各自独立运行，受检者需在多个影像科室之间多次辗转奔波才能完成预约登记和结果领取，门诊和住院医师也无法及时获得受检者的历史检查报告和影像,这种传统运行方式不仅费时、低效,降低了受检者的满意度,也降低了医师、技师的工作效率。另一方面,受检者就诊时的基本信息在门诊挂号时已经被录入 HIS 中,到影像科室要进行检查时仍需要将受检者信息录入到 PACS-RIS 中,这样不但增加了影像科室登记人员的工作量,而且很容易由于人为失误而造成录入受检者信息出错。

为了实现 PACS-RIS 与 HIS 两个系统间信息的自动交换,提高医疗机构检查效率和医师的工作效率,需要用一定方式将 PACS-RIS 与 HIS 集成。由此使得 DICOM 工作列表清单(worklist)服务能够直接从 HIS 中自动获取受检者的基本信息,包括受检者姓名、性别、出生日期、身份证号码、就诊卡号码、医保卡号码、检查项目名称、开单科室、开单医师、费用清单等,从而避免负责设备操作的放射技师重复录入信息,也保证信息的一致性、完整性;在机房技师工作站上,放射技师可以浏览到临床开出的影像检查项目的电子申请单和医嘱;在诊断报告工作站上,影像医师书写和审核签发影像诊断报告时,可自动获取 HIS 中受检者的相关临床就诊信息,包括检查信息、病历、医嘱、检验结果,以及其他影像学检查结果等信息数据;在 HIS 临床医师工作站可直接从 PACS-RIS 中调阅受检者的影像信息和影像诊断报告;PACS-RIS 将受检者的检查状态(检查是否执行、报告是否书写和签发等)实时传递给 HIS;若 HIS 中受检者的基本信息有变更,能够实现 PACS-RIS 中相应信息数据的自动更改,从而保证信息的完整性和一致性。

2. **集成目标** 完成 HIS 和 PACS-RIS 的流程与数据的集成后,医院信息系统业务流程得到了更好地梳理,无论是门诊、急诊、住院、体检系统都能实现 PACS-RIS 信息的有效传递与共享,不仅有助提高信息数据的准确性,而且有助于管理层对受检者的检查、诊断、治疗情况的宏观了解,为用于决策管理支持的数据挖掘提供有效依据。

信息系统的成功集成,灵活的参数传递方式使 HIS 的结果查看方式变得灵活直接,使得医师能以最迅速的方式查看辅助诊疗的结果,操作方式简单、直观、多样,一体化的界面易于了解及使用,为诊断提供更有效的依据。在住院执行登记方面,无需护士使用传统的方法翻阅受检者检查结果以确认项目的执行情况,减少护士操作计算机的时间,把更多的时间用于受检者的护理工作中,提高医疗机构的整体服务效率、水平和质量。

3. **集成方法** PACS-RIS 与 HIS 的集成方式目前主要有以下两种。

(1)采用 HL7 实现 PACS-RIS 与 HIS 的集成:HL7 是从医院信息系统接口结构层面上定义的一种接口标准格式。HL7 采用消息传递方式实现不同模块之间的互联互通,类似于网络的消息包传递方式。利用 HL7 可实现 PACS-RIS 与 HIS 集成的基本原理在于:通过开发 HL7 引擎(类似于网络驱动程序)实现模块之间的通信。HIS 发送"消息"传递给 PACS-RIS;PACS-RIS 在接收到"消息"后经过处理返回给 HIS"响应"。

对该种方法来说,HIS 开发相对复杂,需要 HL7 引擎,开发时间相对较长,但是技术成熟,符合国际标准,有很好的扩展性和兼容性,能与兼容 HL7 接口标准的其他医疗信息系统(例如 PACS-RIS)集成。

(2)通过数据库接口实现 PACS-RIS 与 HIS 的集成:通过数据库视图与存储过程实现 PACS-RIS 集成信息系统与 HIS 的集成,是在 HIS 或 PACS-RIS 上创建一系列的视图与存储过程。HIS 通过门急诊或住院医师工作站下达医嘱;然后通过视图与存储过程方式把受检者信息以及检查项目申请信息传输给 PACS-RIS;在 RIS 工作站审核检查、预约;再通过视图方式把审核预约结果信息回传给 HIS;然后将受检者和检查项目的消息通过 DICOM worklist 传输到影像成像设备;影像科医师在 PACS 工作站查询、检索、浏览影像,完成报告书写和审核签发;临床医师通过 HIS 的医师工作站调用、浏览受检者影像和检查报告;受检者在自助胶片和报告打印机上扫描就诊卡号码或者检查序列号(DICOM accession number)领取结果。PACS-RIS 和 HIS 数据库接口集成方式见图 3-3。

采用数据库中间表的方法,HIS 开发简单,只需要把受检者的检查项目信息与受检者个人信

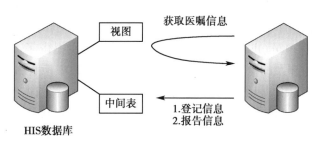

图 3-3 PACS-RIS 集成信息系统和 HIS 数据集成示意图

息放入中间表,即可完成 HIS 与 PACS-RIS 的集成工作,HIS 基本上不用修改源代码,技术也非常成熟、稳定,开发时间较快,一般情况下 HIS 与 PACS-RIS 的集成时间在 1 个月左右即可完成,但此种集成方法对信息系统软硬件资源的性能和配置要求相对较高,系统集成(尤其是工作流程集成)的实时性相对比较低。

二、电子病历系统的集成

电子病历(electronic medical record,EMR)是医护人员通过文字、影像、图标、符号等数字化信息,记录和交流受检者病情资料的病历的电子表现形式。整个工作流程所依托的数据管理系统就是电子病历系统。在受检者就诊需进行的各项业务流程中,电子病历系统采用"病历跟踪受检者"的方式,以受检者为中心,位于其客户端的各部门可以使用受检者的姓名、就诊卡 ID 作为查询索引,从各系统中提取该受检者的各种相关信息。

1. **背景** 目前我国医院信息系统正在经历以电子病历为中心的信息集成时期。医疗影像数据和电子病历信息毋庸置疑地成为了医疗信息平台的重要信息载体。由于电子病历集成平台整体构架略显复杂,结合电子病历的 PACS-RIS 及归档技术,可以有效地将以上信息数据高效整合,构成医学影像电子病历,成为电子病历的重要组成部分。以医疗数据为中心,医疗数据的交换、存储、管理和使用为主线,可以清晰了解各功能模块的脉络,实现信息流程共享。同时,结合归档可以实现数据集中共享,同时,为数据二次利用提供了方便,减少了人工差错,对医疗行业知识积累和科研教学的数据整理,以及个人健康档案的建立和区域共享具有重要意义。

2. **集成目标** 将 PACS-RIS 与电子病历系统进行集成,其首要的集成目标就是要提供管理电子病历和医学影像的科学模型和交互管理的方法,抓住不同结构医疗数据统一规划管理的核心问题,对医疗数据的归档和管理的相关技术进行研究,建立一个集成医学影像及其相关受检者病历信息(电子病历)的医学影像信息系统(医学影像电子病历)。

PACS-RIS 与电子病历系统集成后,就 PACS-RIS 所需的受检者信息而言,都已经在电子病历采集过程中存在。因此,结合电子病历的影像归档存储可以将受检者信息数据和影像信息数据高度集成与共享,避免归档过程中的重复工作。其次,结合电子病历的医学影像信息系统,可以将 PACS 影像浏览工作站作为一个重要的功能模块嵌入到 HIS 临床医师诊疗工作站中,方便医师查阅相关的影像信息,而与受检者相对应的影像检查报告等病历信息可以写到相关的数据库表中,方便医师参考浏览。再次,结合电子病历的影像归档,在系统界面的显示部分可以将影像作为电子病历的一个部分进行管理,从而生成医学影像电子病历。对于以往的一些历史影像信息数据,只需要对受检者的就诊卡 ID 等关键信息进行查询检索,即可调阅历史影像。总之,结合电子病历的影像归档在医疗机构信息化建设中,可以在医师和受检者两个层面上都得到便捷,医师在尽量短的时间内完成诊疗,受检者在尽量短的时间内得到就诊、检查、治疗。既节省人力、物力和财力,也能满足医师和受检者对高效、优质医疗服务的要求与需求。

3. 集成方法 用以实现 PACS-RIS 与电子病历系统集成的常见方法有两种。

（1）采用 Oracle 数据库触发器实现集成：Oracle 数据库触发器对于管理和维护 Oracle 数据库管理系统的数据库管理员（database administrator，DBA）来说提供了高效便捷的途径。对于 PACS-RIS 和电子病历中涉及的受检者信息录入、登记检查、受检者检查报告等相关表的结构，不需要在程序当中做出修改，而是通过数据库触发器就可以实现两者数据的信息交换。当用户对电子病历中相关受检者信息进行信息录入的时候，相关记录会触发到 PACS-RIS 的影像检查查询的登记目录中去；反之，当用户在 PACS-RIS 中录入、修改、存储、更新受检者基本信息、预约登记信息，以及检查结果信息的时候，数据库触发器触发电子病历，将相关更改信息数据触发到电子病历中去，从而实现 PACS-RIS 与电子病历系统的集成。这种基于数据库的集成，效率得到了提高。

（2）采用 WADO 技术实现集成：目前，PACS-RIS 遵循的是 DICOM3.0 协议，而电子病历等健康档案基本上都采用 HL7 标准协议。在临床数据处理方面，DICOM3.0 和 HL7 的语义定义是相通的。HL7 被用于将临床上部分数据信息可以在语义定义层上与 DICOM3.0 相对应，例如受检者基本信息和检查信息的语义格式定义与受检者病历库中受检者基本信息记录表的格式相同。另外在 DICOM3.0 与 HL7 也可以通过信息对象模型的转换实现在不同语义条件下的数据传输。

DICOM 标准中有一项名为"DICOM 持续对象的 Web 访问（web access to dicom persistent object，WADO）"的技术，为在电子病历系统或者其他系统中嵌入 DICOM 影像提供支持。WADO 在 2004 年正式成为 DICOM 标准的第 18 部分。WADO 描述了一种基于 Web 的服务，通过 HTTP/HTTPS（hyper text transfer protocol over secure socket layer，安全套接字层上的超文本传输协议）访问和展示包括影像、波形和报告等信息的 DICOM 持久性对象（相对于数据传输中的信息流）。WADO 为医疗人员提供了一个便于传输医学信息的机制。通过实现 WADO，只需要在接入了 internet/intranet 的个人计算机上，经浏览器就能获取和浏览任何存储在实验室、医院科室、数据中心等任何地方的医学信息，并且允许经授权的用户对这些信息进行处理。WADO 提供了一种给予 WEB 网址（URL）来访问 DICOM 对象的方法，不仅仅提供了 DICOM 影像对象的定位策略，还能够对影像传输、质量控制和显示设置予以明确。WADO 为基于 Web 的 PACS-RIS 的实现和应用提供了一条新的途径。WADO 作为 DICOM 标准中的子集能够保证不同 PACS 系统间兼容的访问接口，可以实现 DICOM 持久性对象的快速访问，这也为电子病历系统、远程放射学、远程医疗、医学影像教学以及专科信息数据库等集成 PACS-RIS 信息数据和影像提供了良好的支持。

WADO 技术的局限性在于它难以实现良好的交互，对任何一点影像的后处理调节（如区域的扩大，窗宽和窗位的调整改变等）都等于生成新的 WADO URL，PACS 服务器需要重新进行计算和传输。如果需要在电子病历系统中向医师提供影像二次处理的功能，首先要面对的就是影像后处理带来的网络带宽压力和服务器运算压力。要大幅缓解网络带宽的压力，最直接的方法可以是引入有损压缩。要有效缓解服务器的运算压力，可以在 WADO 上引入 WEB 服务（web service），或者使用其他的二进制 WEB 调用方式来提供专有的访问接口和影像后处理服务。客户端可以通过创建交互式动态网页应用的异步 JavaScript 和 XML（asynchronous javascript and extensible markup language，AJAX）的网页开发技术，或者采用交互式矢量图和 Web 动画的标准 FLASH 网页开发技术，实现交互的影像后处理与调节功能，从而在电子病历系统中也能实现灵活方便的、基于 Web 的影像后处理。这种集成策略在实际应用效果上肯定是好于标准的 WADO，只是牺牲了一点兼容性，需要 PACS-RIS 供应商和电子病历系统供应商都做出一定的系统改造和软件开发。实现 PACS-RIS 和 EMR 集成的方式见图 3-4。

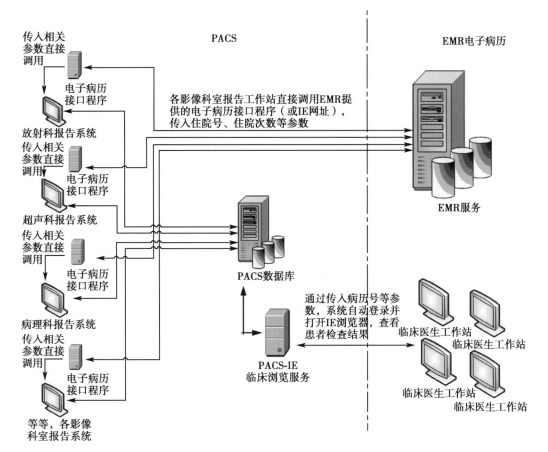

图 3-4　PACS-RIS 和 EMR 集成

三、区域医疗信息系统的集成

（一）背景

PACS-RIS 从最初的单机版系统,到科室级 PACS-RIS(mini PACS-RIS),再到全院级 PACS-RIS(enterprise PACS-RIS),目前正朝着区域级（regional PACS-RIS）、甚至国家级 PACS-RIS(national PACS-RIS)的方向发展,这一发展趋势一方面是由医学影像和信息技术的飞速发展所推动,另一方面也符合各个国家和地区建设区域医疗卫生健康服务中心、加强跨医疗机构协同合作、影像等各类医学检查结果互通互认的要求。

区域医疗信息系统是指医疗领域协同合作的区域信息平台,最早由美国政府提出,目的是建立一个以居民健康档案为基础,为居民提供开放、共享的医疗服务保障体系。即从一个人的出生开始建立个人健康档案,跟踪一个人的健康状况,共享健康信息、诊断治疗信息、病历信息,从而实现医疗资源的最大化利用,以及医疗机构间的协同合作医疗。一般是以区域内最有影响力的一个医疗机构或者几个医疗机构作为中心医疗机构,与区域内其他所有医疗机构进行连接。共同组成一个区域医疗共同体,达到医疗信息数据互联互通、集成共享的目的。

随着居民对医疗保健要求不断提高和我国医疗制度改革的不断深化,我国中央和各级地方政府加大了对区域医疗信息系统的投入。国家推动区域性三级医疗协同服务的目标是创新医疗卫生行业信息化建设和协同医疗服务模式、切实缓解老百姓的寻医就诊问药难题,实现目标的关键技术就是要解决不同医疗机构、不同医疗信息系统间的信息共享与交换问题。

（二）集成目标

PACS-RIS 不是孤立的系统,在医疗机构 PACS-RIS 的建设过程中,它需要与本医疗机构的

HIS、EMR 等系统整合,而在区域 PACS-RIS 的建设过程中则会面临更复杂的异构信息系统整合的问题,既要连接不同医疗机构、不同供应商的 PACS-RIS,还要与不同供应商的 HIS、EMR 系统整合。区域 PACS-RIS 接入示意图见图 3-5。

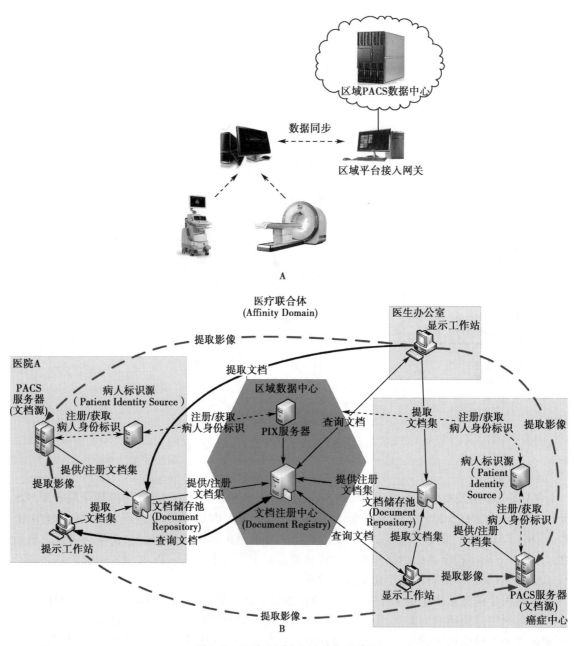

图 3-5　区域 PACS-RIS 接入示意图

为构建区域医疗一体化,建立共享的区域 PACS-RIS,首先要建立覆盖区域内的统一的共享网络平台和 PACS-RIS 数据中心,在参与的医疗机构中实现医疗信息的共享共通。PACS-RIS 数据中心连接区域内的医疗机构,通过居民健康卡或身份证号等病人身份标识为身份索引,采集并保存居民在各医疗机构接受医疗服务过程中所产生的医学影像检查信息,并为区域影像信息的共享提供存储的物理空间。PACS-RIS 与区域医疗系统的集成纵向延伸至县级以及乡镇级医疗机构,横向连接同级医疗机构,实现区域内影像检查信息的共享保存、共享利用,消除"信息孤岛"。

通过 PACS 与区域医疗系统的集成实现信息共享,可提高基层医疗机构竞争力。基层医疗机构可通过信息化手段,把居民在大型综合性医疗机构所做的检查资料结果、门诊住院病案、过敏史、用药等信息数据共享在区域平台中,实现双向会诊和远程会诊,提升县级以及乡镇级医疗机构的医疗质量以及服务能力和水平,逐步提高病人对基层医疗机构的信任度,为分级诊疗制度的落实打下坚实基础。

(三)集成方法

目前,主流的区域 PACS-RIS 医疗影像集成共享交换方案主要有三种,分别是 XDS/XDS-I 技术架构方案、PACS-RIS 数据中心方案,以及数据网格 PACS(grid PACS)方案。

1. XDS/XDS-I 技术架构方案　构建区域 PACS-RIS 集成共享影像网络与协同合作平台时,既要保持相关医疗机构各自的 PACS-RIS 独立运行,又要能够实现区域内各个医疗信息系统间的互联、互通、互操作,实现医疗影像信息数据的集成共享和交换。在基于 XDS/XDS-I 技术框架(图 3-6)的区域医疗影像共享交换方案中,上层信息(文档)的共享交换采用结构化信息标准促进组织(organization for the advancement of structured information standards, OASIS)制定的电子商务全球化标准--电子商务使用的超文本标记语言(electronic business using eXtensible Markup Language, ebXML)。总体架构采用影像分布式、索引集中式,支持区域影像会诊中心的模式。

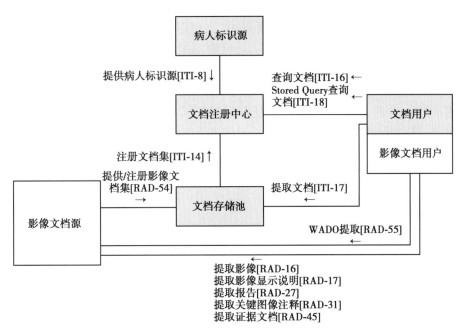

图 3-6　IHE XDS/XDS-I 基本技术框架示意图

(1)跨企业级文档共享技术框架(cross-enterprise document sharing, XDS):医疗信息系统集成(integrationhealthcare enterprise, IHE)根据当今各国发展区域医疗信息共享交换的需求,于 2004 年颁布了跨企业级文档共享技术框架(简称 XDS);2005 年提出了 XDS-I 技术框架, XDS-I 的共享文档采用 DICOM 清单文档格式,可以清楚地描述病人的放射检查(study)信息以及提供 DICOM 提取服务的 AE Title, XDS-I 对 XDS 定义的角色和事务做了适当的扩展, XDS-I 增加了"影像文档源"和"影像文档用户"两个角色;2007 年颁布新的跨企业级文档共享交换集成文件 XDS.b,同时旧的 XDS 技术框架改称为 XDS.a。

XDS 技术框架文件详细定义了同一个"医疗联合体"(clinical affinity domain)中的不同医疗机构如何共享和交换病人(受检者)医疗信息。"医疗联合体"是指若干个医疗机构形成的文档共享域,这些医疗机构同意通过协作共享的方式分享病人的医疗文档。XDS 技术框架的基本理念就是通过 ebXML 标准实现共享文档的注册、查询和提取,其基本技术框架示意(图 3-6)。

IHE 以 XDS 技术框架文件为基础,根据医疗文档的具体应用,先后制定了放射影像共享交换(cross-enterprise document sharing for imaging, XDS-I)、扫描文档共享交换(cross-enterprise Sharing of scanned documents, XDS-SD)、医学概述共享交换(cross enterprise sharing of medical Summaries integration profile, XDS-MS)和检验信息共享交换(laboratory report document sharing, XDSLab)技术框架文件,用于实现不同医疗机构的不同信息系统所产生的各类医疗数据(包括影像信息、医学概述和检验报告等)共享交换架构与流程,即实现统一、规范的信息数据采集、存储和访问机制。

(2) XDS 中的主要角色(actors)及其相关事务(transactions)

1) 文档注册中心(document registry):是集中存放区域医疗文档的元数据(metadata)信息。医疗文档元数据由"文档存储池"注册到"文档注册中心"(事务 ITI-14),"文档注册中心"索引这些信息后提供给"文档用户"查询(事务 ITI-16)。

2) 文档存储池(document repository):存储病人医疗文档,文档由"文档源"提供/注册(事务 ITI-15),并提供给"文档用户"提取(事务 ITI-17)。

3) 文档源(document source):负责生成医疗文档,并提供/注册到"文档存储池"(事务 ITI-15)。医疗文档的信息可以来源于医疗机构的 PACS-RIS、HIS 或 EMR 等医疗信息系统。

4) 文档用户(document consumer):医师通过"文档用户"查询感兴趣病人(受检者)的文档索引(事务 ITI-16),然后可以根据查询结果从对应的"文档存储池"提取病人医疗文档(事务 ITI-17)。

5) 病人标识源(patient identity source):为了在一个"医疗联合体"中统一管理来自各个不同医疗机构的病人标识,IHE 颁布了病人身份标识交叉引用(patient identity cross-referencing, PIX)技术框架,PIX 用于从不同医疗机构的不同信息系统所产生的多个受检者标识符中,实现受检者标识的交叉引用,最终实现区域内统一的受检者主索引机制。病人标识源是 PIX 中的一个组成部分,负责注册病人信息到 PIX 服务器(病人身份管理中心),并获取该病人在此"医疗联合体"中的唯一全局标识号(unique global ID)。图 3-6 中,"病人标识源"负责同步 PIX 和"文档注册中心"的病人标识(事务 ITI-8)。

(3) XDS-I 中新增的角色(actors)及其相关事务(transactions)

1) 影像文档源:负责生成和注册影像信息文档;

2) 影像文档用户:能够根据提取到的文档信息从"影像文档源"提取到 DICOM 实体,包括影像、影像显示说明(presentation states)、报告、关键图像注释(keyimage note)和证据文档(evidence documents)。

(4) PACS-RIS 与 XDS-I 的集成:PACS-RIS 是医疗机构内部产生的影像数据的主要存放点和服务提供者,实现 PACS-RIS 与 XDS-I 的集成是实现区域影像共享交换的关键。医疗机构内部的 PACS-RIS 与 XDS-I 集成实现区域医学影像信息数据共享与交换需要做到以下两点:首先,医疗机构内部的 PACS-RIS 服务器要成为区域影像数据源。其次"医疗联合体"中参与区域影像信息数据共享与交换的 PACS-RIS 需要互相注册 DICOM 服务,包括 C-Move、WADO 等。

1) 区域影像数据源:医疗机构内部的 PACS-RIS 影像服务器要成为区域影像数据源,必须具备以下功能:①病人身份标识注册功能:PACS-RIS 服务器需要通过"病人标识源"把本院病人身份信息注册到 PIX 服务器中,并获取病人在"医疗联合体"中的全局 ID。②影像信息文档生成功能:根据 XDS-I 定义,影像信息文档的格式是 DICOM 清单文档,包含了所描述 DICOM 影像的元数据,包括影像检查(study)信息和影像所在 PACS-RIS 的 AEtitle。根据这些信息,"影像文档用户"就可以从其他医疗机构的 PACS-RIS 中提取到感兴趣的影像。③影像信息文档集的提供/注册功能:PACS-RIS 服务器根据接收到的 DICOM 影像元数据生成影像信息文档后,把影像信息文档作为附件,通过 ebXML 服务提供/注册到"文档存储池"。

2）区域影像客户端:区域 PACS-RIS 影像共享与交换的客户端(例如影像显示浏览工作站)不仅需要具备传统的 DICOM C-Move 和 WADO 影像提取功能之外,还必须具备以下功能:①病人全局 ID 查询功能:跨区域提取病人影像信息数据需要事先知道该病人的全局 ID,获取病人全局 ID 的方法就是查询 PIX 服务器。②影像信息文档查询功能:根据用户需求,通过 ebXML 服务查询"文档注册中心"。③影像信息文档提取功能:从"文档注册中心"查询得到文档信息之后,根据查询结果,从对应的"文档存储池"提取文档。④DICOM 清单文档解析功能:解析 DICOM 清单文档可以获得病人检查(study)信息和所在 PACS-RIS 的 AE title,结合已经注册的该区域其他医疗机构提供的 DICOM 服务,就可以提取到病人影像。

当医疗机构内部的 PACS-RIS 影像服务器,以及 PACS-RIS 的客户端完成上述功能的配置之后,医疗机构内部的 PACS-RIS 就可以无缝集成到基于 XDS/XDS-I 的区域影像共享与交换平台中。

(5) PACS-RIS 与 XDS-I 集成系统的工作流程:包括影像文档发布注册的流程,以及影像文档的查询提取流程。

1）影像文档发布注册的流程为:医院 PACS-RIS 服务器首先通过"病人身份标识源"注册并获得病人在"医疗联合体"中的全局 ID;然后,结合 DICOM 影像的元数据生成共享文档(DICOM 清单文档),并使用 ebXML 标准服务提供并注册到"文档存储池";最后由"文档存储池"注册文档元数据到"文档注册中心"发布。

2）影像文档的查询提取流程为:医院 PACS-RIS 客户端首先要获取病人的全局 ID,全局 ID 可以从 PIX 服务器查询得到;然后,使用病人的全局 ID 作为查询条件通过 ebXML 标准服务查询"文档注册中心";接着,根据查询结果从对应的"文档存储池"提取影像信息文档,并解析文档得到影像信息清单;最后,根据清单信息去对应的 PACS-RIS 服务器提取 DICOM 影像和报告,提取方式可以是 DICOM C-Move 或者 WADO。

(6) PACS-RIS 与 XDS-I 集成系统的优点:基于 XDS/XDS-I 的区域 PACS-RIS 影像集成共享交换技术以医疗文档共享为核心,使用全球电子商务标准 ebXML 实现医疗信息文档的注册、发布和使用,解决了医学影像在区域中的共享交换问题,以及与非影像类医疗信息系统的集成问题,可以为建设区域 PACS-RIS 集成共享影像网络与协同合作平台,以及地区性电子病历/电子健康记录共享交换系统提供有益的借鉴和指导。

2. **区域 PACS-RIS 数据中心方案**　区域 PACS-RIS 数据中心方案采用集中存储和发布各医疗机构医学影像信息数据的方式达到区域医学影像集成共享与交换的目的。各个医疗机构的影像成像设备或者医学影像信息系统直接把影像信息数据发送到区域 PACS-RIS 数据中心;各医疗机构的影像显示浏览工作站通过数据中心查询/提取感兴趣的影像。

区域 PACS-RIS 数据中心提供整个区域影像的注册、发布、查询和提取服务,这要求数据中心能够存储大容量影像数据、拥有高性能磁盘 I/O 和网络数据高吞吐量。为了满足这些要求,数据中心需要配置大型存储系统、高带宽网络和高性能服务器,这将导致系统的建设和维护成本巨大。而且作为传统的影像归档和传输解决方案,区域 PACS-RIS 数据中心架构封闭、扩展困难,又通常使用 DICOM 或者厂商私有通讯协议,与非影像类医疗信息系统(例如检验、医护、医疗保险等系统)的集成比较困难。

3. **数据网格 PACS-RIS 方案**　数据网格 PACS-RIS(grid PACS-RIS)方案采用分布式存储和集中式索引架构,较好地解决了区域 PACS-RIS 数据中心方案集中存储和发布影像造成的系统性能问题。在数据网格 PACS-RIS 架构中,医疗机构各自存储本地影像,只需要注册影像元数据到"中心注册/存储池"中,并通过"中心注册/存储池"发布。医师在影像显示浏览工作站上查询/提取其他医疗机构病人影像就像操作本地本院的 PACS-RIS 一样简单。

首先,医师使用影像显示浏览工作站去"中心注册/存储池"查询感兴趣病人的影像信息;然后发送影像提取命令给"中心注册/存储池";"中心注册/存储池"会计算影像提取的最佳"路径";并把用户影像提取请求定向到最佳提取"路径"的服务提供者(可能是本院 PACS-RIS,也可能是其他医疗机构的 PACS-RIS),完成影像提取流程。这种直接提取影像的方式对网络带宽要求小,不容易造成系统应用瓶颈。而且,数据网格 PACS-RIS 可以通过网格节点间数据互相备份,杜绝单点失败,并提供容灾功能。数据网格 PACS-RIS 解决了区域影像的存储、共享、交换和管理问题,架构灵活、易扩展,但是该方案主要针对医学影像应用范畴,通讯协议和信息模型均未标准化,较难与其他非影像类医疗信息系统集成。

4. 三种集成解决方案的比较 由于采用分布式存储和集中式文档索引的架构,基于 XDS/XDS-I 的区域医疗影像共享交换方案能够优化网络带宽使用、节省存储空间、缓解系统应用瓶颈。但与数据网格 PACS 方案不同,XDS/XDS-I 技术框架没有提供区域数据备份策略,因此无法参考 XDS/XDS-I 实现系统容灾、影像最优提取"路径"计算等存储和管理功能。这是因为 XDS/XDS-I 技术框架的核心是医疗文档共享,要解决的问题是不同影像信息系统之间,以及影像信息系统与非影像信息系统之间的医疗信息共享交换问题,而不是影像的存储和管理问题。因此,在整个医疗信息共享交换架构中,基于 XDS/XDS-I 的区域医疗影像共享交换方案的层次高于区域 PACS-RIS 数据中心方案和数据网格 PACS-RIS 方案,即区域 PACS-RIS 数据中心方案和数据网格 PACS-RIS 都可以作为"影像文档源"集成进基于 XDS/XDS-I 的区域医疗影像共享交换平台。

四、远程医学系统的集成

远程医学(telemedicine)从广义上将是使用远程通信技术和计算机多媒体技术提供医学信息和服务。它包括远程放射学、远程诊断及会诊、远程护理等医疗活动。系统网络架构图详见图3-7。

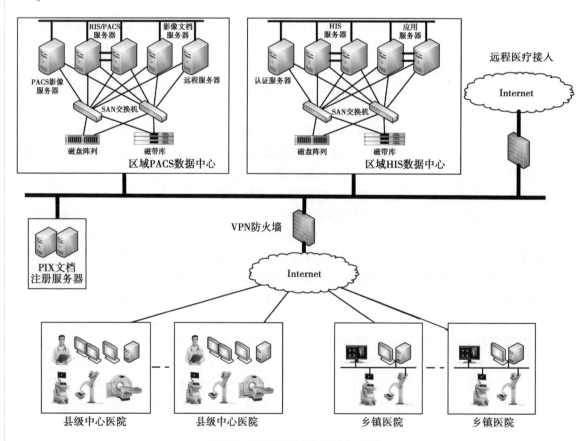

图3-7 远程医学系统网络架构图

1.　**背景**　随着计算机科学与信息技术的迅速发展,远程医学正以惊人的速度和影响力带动着现代医疗保健技术向超越"空间"、超越"时间"的更广泛、更深入的领域发展,开拓了医疗服务的新模式和新境界,远程医学可以满足跨医疗机构、跨地域乃至跨国家的医疗求助或医疗协作需求,打破了传统医疗在"环境"、"地点"、"场所"、"资源"等方面的限制,在最大范围内实现全国乃至全世界的医疗卫生资源的共享。远程医学使医疗保健服务更加贴近人民大众,为提高人民生活质量发挥越来越大的作用。此外,由于医学影像为疾病信息的客观体现,避免了各种主观因素的影响,在远程医学系统中发挥着重要的作用。因此,如何实现 PACS-RIS 与远程医学系统的集成,构建远程放射学会诊系统,并搭建远程影像管理平台,成为当前研究的热点之一。

2.　**集成目标**　远程医疗技术所要实现的目标主要包括:以检查诊断为目的的远程医疗诊断系统、以咨询会诊为目的的远程医疗会诊系统、以教学培训为目的的远程医疗教育系统和以家庭病床为目的的远程病床监护系统。远程医疗的应用范围很广泛,通常可应用于影像科室、病理科、皮肤科、心内科、内镜中心以及神经科等多科室的病例。远程医疗示意图见图 3-8。

远程医疗会诊是远程医疗服务的典型应用,是多位异地的医师对某受检者的病例数据进行会诊讨论,医师之间可以针对受检者的病例数据发表个人看法,但是,最终需要得到明确的集体会诊诊断报告。远程会诊在医学诊疗专家和受检者之间建立起全新联系,受检者在本地的医疗机构可接受异地专家的指导、诊断及其护理。医学影像跨地域查阅流程图详见图 3-9。

3.　**集成方法**　为了实现远程医学系统与医疗机构现有医学影像信息系统或影像成像设备的对接,采用基于"前置网关服务器"的解决方案。根据不同医疗机构的信息化建设水平的差异,又可分为以下两种模式:

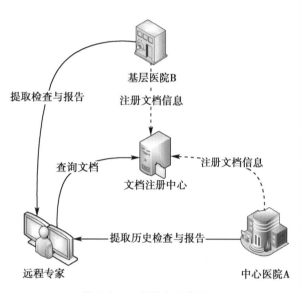

图 3-8　远程医疗示意图

（1）对于已经具备 PACS-RIS 的医疗机构通过部署"前置网关服务器",实现与医疗机构PACS-RIS 的无缝对接,对受检者影像数据信息进行采集、传输、存储、共享。通过 DICOM3.0 协议中的 DICOM query/retrieve 协议,实现 PACS-RIS 与前置网关服务器的对接,以及医学影像的双向传输。通过 web service 实现与医院信息系统,例如 HIS、电子病历等的对接,实现受检者个人基本信息、检查相关信息等的获取。

（2）对于不具备 PACS-RIS 的基层医疗机构通过"前置网关服务器",可以与符合 DICOM 标准的影像成像设备直接连接。这里,"前置网关服务器"起到了部分 PACS-RIS 的功能。在实现远程会诊的同时,提高了基层医疗机构的医学影像数字化管理水平。

五、互联网的集成

互联网(internet)又称网际网络,或音译因特网,是将计算机网络互相联接在一起的"网络互联"的基础上发展出覆盖全世界的全球性互联网络。互联网是由网络互连所形成,实现资源共享,不仅为人们提供各种简单快捷的通信与信息检索手段,更重要的是为人们提供了巨大的信息数据资源和传播载体。通过互联网技术,PACS-RIS 可实现更广阔区域范围内的影像资料共享与交换,实现远程放射学和远程医疗的目标,提高有限的医学影像资源的复用价值和复用率。

目前,移动医疗+互联网正在从根本上改变传统的医疗服务模式。具体来讲,互联网将优化

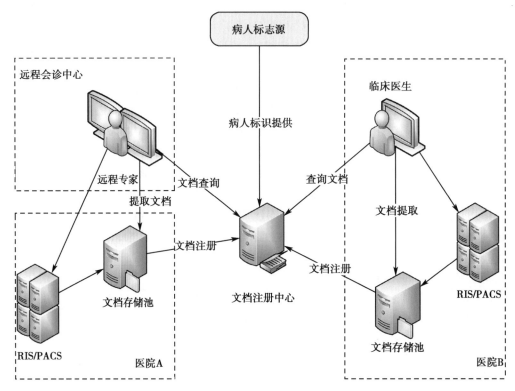

图 3-9　影像跨域查阅流程图

传统的诊疗模式,为患者提供一站式的健康管理服务。在传统的医患模式中,患者普遍存在事前缺乏医学预防,事中诊疗体验差,事后无随访服务的现象。而通过医学影像信息系统、医院信息系统与互联网的集成,实现互联网医疗服务,患者有望从移动医疗数据端监测自身健康数据,做好事前疾病防范;在诊疗服务中,依靠移动医疗实现网上挂号、询诊、支付诊疗费用、预约检查时间、查询检查状态、领取检查结果、咨询检查意见等患者关注的基本医疗服务,以智能优化诊疗服务流程,节约患者的时间和经济成本,提升事中医疗服务体验质量和效率;并依靠互联网在事后与影像医师和临床医师沟通。

　　互联网医疗利用自身优势,通过不同途径改变着传统医疗行业模式。基于云计算和大数据技术的"健康云"、"医学影像云"等互联网+医疗应用,形成"检查监测、报告分析、诊疗建议"的三层应用与服务架构,对用户实行数据的存储、分析和计算,为用户提供专业的医疗保健服务。除此之外,互联网还利用其超强的智能搜索技术优势提供一站式医疗信息服务平台,实现医学影像信息数据的挖掘与分析、医学影像网络信息资源的检索应用,实现智慧医疗。

第四节　医学影像成像设备与数据采集

一、医学影像成像设备

1. 传统 X 线摄影设备

(1) 成像原理:当 X 线球管产生的锥形 X 线束穿过人体某个部位时,一部分 X 射线(或能量)被人体吸收,另一部分透过人体的射线直接照射到增感屏和胶片上;增感屏上的荧光颗粒受到射线照射后产生可见的荧光;荧光与直接照射到胶片的射线一起使胶片的卤化银感光形成潜影;感光胶片经过暗室处理,潜影显影析出金属银颗粒形成可见的影像;未被感光的卤化银则被定影液溶解掉,从而获得一张带有人体内部信息的 X 线胶片影像。

(2) 设备组成:主要由 X 线球管、高压发生器、立柱式或者悬吊式 X 线球管支架、摄影平床、立式摄影架、活动或者固定滤线栅以及控制电路等部件组成。

(3) 成像特点

1) 传统 X 线摄影是利用锥形 X 线束穿透人体进行成像,其影像是相互重叠的人体组织的影像,密度分辨率低,空间分辨率相对较高。

2) 传统 X 线摄影成像过程烦琐,需要频繁更换暗盒及进行暗室处理,检查速度慢。

3) 通过使用增感率高的稀土增感屏,在保证成像质量的同时,可减少 X 线的曝光量,降低受检者接受的辐射剂量。

4) 需要特定的胶片库房来长期保存,管理维护的成本高。

5) X 线胶片影像为模拟的二维影像,影像固定,不能进行后处理。

6) 对影像胶片数字化扫描转换成数字影像后才能进行网络传输、存储、后处理及远程会诊。

(4) 临床应用:传统 X 线摄影主要应用于人体具有自然对比度大的组织器官或部位的检查,比如骨与关节系统、呼吸系统,泌尿系统的阳性结石等;对缺乏自然对比的组织器官或部位也可通过造影等人工对比的方法进行检查。目前传统 X 线摄影已被 CR 和 DR 摄影所取代。

2. 计算机 X 线摄影设备

(1) 成像原理:计算机 X 线摄影(computed radiography,CR)设备是在传统 X 线摄影设备基础上,使用影像板(image plate,IP 板)作为探测器,替代传统 X 线摄影的增感屏/胶片组合,可以间接得到数字化 X 线影像的摄影设备。当透过人体的 X 射线直接照射到 IP 板的光激励荧光物质上,被激发的荧光物质晶体吸收 X 线发生电离而释放电子;这些电子在荧光物质内呈半稳定状态分布,形成潜影。CR 影像阅读器(reader)的激光对曝光后的 IP 板进行扫描,将处于半稳定状态的电子转换成荧光,通过光学收集器捕获每个点发出的荧光,由光电转换器将其转换成电流信号,再经过 A/D 转换器转换为数字信号,供计算机处理形成数字化 X 线摄影影像在显示器上显示出来。

(2) 设备组成:主要由 IP 板、影像阅读器、主控制及后处理工作站、医用影像显示系统等部件组成,在使用传统 X 线摄影设备的基础上完成 X 线摄影及数字影像的读取工作。

(3) 成像特点

1) IP 板里形成的影像潜影数据读取完成后,可通过施加强光照射 IP 板来消除原有的数据,这样 IP 板便可重复使用。

2) CR 成像过程烦琐,需要频繁更换 IP 板并读取和处理影像数据,检查速度较慢。

3) CR 影像为间接数字化的二维影像,通过光盘、硬盘等存储介质可作长期保存,便于随访观察及网络传输、存储、后处理及远程会诊。

4) 影像后处理功能可增加影像细节的显示,医师可根据诊断需要任意调节灰度值来进行影像观察及测量。

(4) 临床应用:CR 临床应用与传统 X 线摄影相同。还可用于病房或手术室术中的移动数字床旁 X 线摄影。目前间接数字化的 CR 摄影正逐步被直接数字化的数字 X 线摄影(DR)所取代。

3. 数字 X 线摄影设备

(1) 成像原理:数字 X 线摄影(digital radiography,DR)设备是在传统 X 线摄影设备基础上,使用数字化探测器替代传统 X 线摄影的增感屏/胶片组合,可以直接得到数字化 X 线影像的摄影设备。根据数字化探测器结构的不同,DR 又分为非晶硅平板型、非晶硒平板型、多丝正比室扫描型、CCD 摄像机型。它们的成像原理也不完全相同,但仍有相同的部分。当透过人体的 X 射线直接照射到数字化探测器上,探测器将其最终转换成电信号,电信号又经过 A/D 转换器转换为数字信号,供计算机处理后形成数字化 X 线摄影影像。

(2) 设备组成:主要由 X 线摄影设备、数字化探测器、影像处理器、主控制及后处理工作站、医用影像显示系统等部件组成。

(3) 成像特点

1) DR 影像的图像噪声比 CR 小,清晰度优于 CR。

2) 摄影间隔时间短,检查速度快于 CR。

3) 平板探测器的量子检测效率达 60% 以上,在保证成像质量的同时,可减少曝光量,受检者接受的辐射剂量更低。

4) DR 影像为直接数字化的二维影像,通过光盘、硬盘等存储介质可作长期保存,便于随访观察及网络传输、存储、后处理及远程会诊。

5) 影像后处理功能可增加影像细节的显示,医师可根据诊断需要任意调节灰度值来进行影像观察及测量。

(4) 临床应用:DR 临床应用与传统 X 线摄影相同。DR 还可用于病床或手术中摄影,这就是移动数字床旁 X 线摄影,目前 DR 正逐步取代其他 X 线摄影方法而被广泛使用。

4. X 线计算机断层摄影设备

(1) 成像原理:X 线计算机断层摄影(computed tomography,CT)设备是将 X 线球管产生的 X 线束经过高度准直后环绕人体某一部位进行扫描,透过人体该层面的 X 线一部分被人体吸收发生衰减;未被吸收的 X 线被 CT 探测器接收转换为可见光;光电转换器将可见光转换为电信号;经过前置放大器处理后再将电信号经 A/D 转换器转为数字信号;影像重建计算机对数字信号进行计算和处理,重建出该层面的断层影像。

(2) 设备组成:主要由 CT 旋转机架、滑环系统、高压发生器、X 线球管、探测器、数据采集系统(DAS)、机架冷却系统、检查床、影像重建计算机、主控制计算机,以及影像后处理专用工作站等部件组成。

(3) 成像特点

1) CT 是利用具有较高穿透力(70kV ~ 150kV)的窄束 X 线环绕人体进行成像,其影像是人体组织某一层面的断层影像,密度分辨率明显较 CR、DR 高。

2) CT 的扫描 X 线曝光量较大,受检者接受的辐射剂量要高于 CR、DR 检查。

3) CT 影像为数字化的二维横断面影像,可作长期保存,便于随访观察及网络传输;强大的影像后处理功能可获得三维(3D),以及二维(冠状面、矢状面、斜面及曲面)影像;医师可根据诊断需要任意调节窗宽、窗位来进行影像观察;也可进行各种数据的测量。

4) CT 对密度差异较小的组织器官还可通过静脉注射对比剂增强后进行检查;也可通过对组织器官的灌注扫描进行功能成像;还可通过双能量、能谱成像对器官组织或病灶的化学成分进行分析。

(4) 临床应用:CT 已广泛应用于全身各部位的检查,特别适合于骨与关节系统、呼吸系统、心血管系统、神经系统等疾病的诊断和治疗后复查,也常用于全身非血管性介入及肿瘤放疗定位等。

5. 磁共振成像(MRI)设备

(1) 成像原理:磁共振成像(magnetic resonance imaging,MRI)设备是通过对静磁场中的人体施加某种特定频率的射频(radio frequency,RF)脉冲,使人体组织中的氢质子受到激励而发生核磁共振现象;并利用氢质子在弛豫过程中发射出的射频信号(MR 信号);MR 信号由射频接收线圈接收处理,并经过模/数转换器转变为数字信号;影像重建计算机将数字信号经过一系列的运算处理重建出某个断面的 MR 影像。

(2) 设备组成:主要由磁体系统、射频系统、梯度系统、谱仪系统、冷却保障系统、检查床、影像重建计算机、主控制计算机,以及影像后处理专用工作站等部件组成。

(3) 成像特点

1) MRI 无电离辐射,对人体没有电离辐射危害。

2) MRI 的密度分辨力高,解剖结构显示清楚,能清楚地分辨脑灰、白质及肌肉、肌腱、脂肪等软组织及软骨结构。

3) 多方位的断层成像,在不改变受检者体位的情况下就能获得被检查部位轴位、冠状位、矢状位及任意斜位的 MR 断层影像,有利于体内解剖结构及病变的空间位置关系的显示。

4) 多组织参数、多序列、高对比度、数字化的二维断层成像,可提供组织器官丰富的影像信息,便于疾病的检出和定性,也可长期保存,便于随访及网络传输。

5) MRI 除了能进行形态学方面的成像外,还能进行功能、组织化学和生物化学方面的研究。

6) MRI 扫描速度比 CT 慢,相对禁忌多,体内携带有铁磁性金属材料物质、危重及不合作的受检者不适宜作 MR 检查。

(4) 临床应用:MRI 对全身各部位的检查都可使用,特别适合于神经系统、骨与关节及肌肉系统、腹盆腔内脏器等疾病的影像学诊断和治疗后复查。

6. 数字减影血管造影设备

(1) 成像原理:数字减影血管造影(digital subtraction angiography,DSA)设备是将人体某个部位某个方位的 X 线血管造影数字影像经计算机处理减去该部位同一方位未作血管造影的 X 线数字影像(蒙片),从而获得该部位该方位只有造影血管的数字减影影像。

(2) 设备组成:主要由悬吊或者落地的 C 型臂机架和检查床、机械运动系统、X 线球管、数字平板探测器、高压发生器、数字减影重建计算机、主控计算机,以及影像后处理专用工作站等部件组成。

(3) 成像特点

1) DSA 是利用广束 X 线穿透人体进行成像,其影像仍然是相互重叠的血管影像。

2) DSA 需要透视和摄影交替进行,检查时间长。医护人员需要同室操作,因此受检者及医护人员接受的辐射剂量较高。

3) DSA 影像为数字化二维影像,通过影像后处理可重建出 3D 血管影像,可用光盘、硬盘等存储便于长期保存、随访观察及网络传输;医师可根据诊断需要任意调节窗宽、窗位来进行影像观察及测量。

(4) 临床应用:DSA 主要用于全身心血管性病变、肿瘤病变的血管介入和非血管介入的诊断和治疗。

7. 数字胃肠机

(1) 成像原理:数字胃肠机实质是多功能数字化 X 线摄影系统,不仅能够点片摄影,也能够动态透视摄影。数字胃肠机采用影像增强器,将透过人体的 X 射线转换成可见光,又通过电荷耦合器件(charge coupled device,CCD)数字摄像系统将影像增强器产生的可见光模拟影像转换成数字视频影像;或者采用动态数字平板探测器将 X 射线最终转换成电信号,电信号又经过 A/D 转换器转换为数字信号,供计算机处理后形成数字动态影像。医师根据诊断需要既可以实时进行数字化连续动态透视,也可选择性数字化点片摄影,甚至可以进行血管造影数字减影成像、数字断层成像、全脊柱拼接成像、数字 X 线摄影成像,并将摄影影像存储在计算机上。

(2) 设备组成:主要由电动诊断床、影像增强器数字摄像系统或者数字平板系统、高频高压发生器、X 线球管、移动电视车、近台控制台、远程控制台、医用影像显示系统等部件组成。

(3) 成像特点

1) 利用广束 X 线穿透人体进行成像,是组织器官相互重叠的影像。

2) 连续动态透视和点片摄影交替进行,数字化透视使得受检者和近台操作人员的辐射剂量降低。

3）动态采像可以根据检查部位的不同,调整采像速度,并且可以动态观察脏器的生理运动是否发生改变。

4）是数字化二维影像,通过光盘、硬盘等存储便于长期保存、随访观察及网络传输;医师可根据诊断需要任意调节灰度值来进行影像观察及测量。

（4）临床应用:可进行人体各个部位的透视和摄影,主要完成胃肠造影、食管造影、脊髓造影、关节腔造影、胆道造影、支气管造影、静脉造影、外周血管造影、泌尿系统造影、子宫输卵管造影、儿科影像检查、部分介入放射诊疗应用。也可以用于在透视下进行骨折整复、取异物等。

8. 全数字乳腺 X 线摄影设备

（1）成像原理:基本成像原理与 DR 大致相同,不同之处在于全数字乳腺 X 线摄影设备使用高速电子轰击 X 线球管的阳极靶材料(钼靶、钨靶或者钼铑双靶)产生的较软 X 射线穿过乳腺而成像。

（2）设备组成:主要由检查支架、X 线球管、高压发生器、全数字平板探测器、乳房压迫板、定位穿刺装置、主控计算机、医用高分辨 500 万像素 DICOM 校准影像显示器等部件组成。

（3）成像特点

1）是穿过乳腺组织的重叠影像。

2）曝光宽容度大,可应用自动参数选择技术,设备根据乳腺厚度/密度自动转换钼靶或铑靶。

3）是数字化二维影像,通过光盘、硬盘等存储便于长期保存、随访观察及网络传输;医师可根据诊断需要任意调节灰度值来进行影像观察及测量。

（4）临床应用:能够清晰显示乳腺结构,分辨出微小钙化、小结节或乳腺结构紊乱等早期乳癌的常见征象,使其对早期乳腺癌的诊断具有优势。也可在全数字乳腺 X 线摄影设备引导下,完成术前定位,或者完成穿刺活检。

9. 单光子发射型计算机断层摄影设备

（1）成像原理:单光子发射计算机断层摄影(single-photon emission computed tomography, SPECT)设备是 γ 照相机与计算机技术相结合的核医学影像成像装置,它是利用受检者体内发射的 γ 射线而成像。

受检者先接受某种放射性药物或放射性标记化合物,这些药物直接聚集在人体某个脏器中或者参与人体内某种代谢过程,SPECT 机在探头前加铅准直器来限制所接收的 γ 射线的方向和范围,探头围绕靶区旋转并采集不同角度的 γ 射线,然后利用计算机重建出该部位的断层影像。它是对脏器组织中的放射性核素的浓度分布和代谢进行成像,可获得人体脏器的解剖影像,还可以得到其生理、生化、病理过程及功能影像。

（2）设备组成:主要由探头旋转支架、准直器、闪烁晶体、光电倍增管、数据采集系统、影像重建与处理计算机、主控计算机、医用影像显示器等部件组成。

为了弥补 SPECT 影像解剖信息不足的缺陷以及能够对断层影像进行精确的衰减校正,在 SPECT 上加装 X 线 CT 成像系统,组成 SPECT/CT 融合设备。一种实现方式是在 SPECT 探头机架上简单安装一个 X 线球管,对侧安装探测器;另一种实现方式是在 SPECT 机架后再并排安装螺旋 CT,它具有 SPECT 和 CT 机双重功能,一次显像可得到 SPECT 和 CT 影像以及两者的融合影像,并实现 SPECT 的衰减校正。

（3）成像特点

1）SPECT/CT 既利用受检者体内放射性核素发射的内源 γ 光子成像,又利用了 X 线球管产生的外源 X 线成像。

2）包括 SPECT 的平面断层影像、CT 断层影像及两者的融合影像,将 SPECT 反映的体内组织器官生理、生化和功能的变化与 CT 提供的解剖结构信息相结合,真正实现了代谢、生化、功能影像与解剖结构影像的实时融合,为临床提供更加全面、客观、准确的诊断依据。

3)显像方式多样化,可分为静态与动态显像、局部与全身显像、平面与断层显像、早期与延迟显像、阴性与阳性显像。

4)将放射性药物引入受检者体内,药物在人体内存在代谢过程,需要一定的时间才能排出,具有一定的辐射危害。

5)采集的影像都是数字化的二维影像,可作长期保存,便于随访观察及网络传输;具备强大的后处理功能,可重建为三维及任意断面影像,医师可根据诊断需要任意调节窗宽窗位、阈值、角度来进行影像观察,也可进行各种数据的测量。

(4)临床应用:主要用于心脏、呼吸、骨骼、内分泌、血液、淋巴等系统的功能和代谢评估以及肿瘤性病变的早期筛查、肿瘤治疗的疗效评估、全身较小转移性肿瘤及炎症病变的搜寻和定位等。例如:新型心肌显像剂 99Tcm(锝 99m)-MIBI、99Tcm-Tlboroxime,可以用于心肌灌注断层显像,从而为心肌缺血、心肌梗死的早期诊断提供了新手段;新型脑显像剂 99Tcm-ECD、99Tcm-HM(d,1)-PAO 的研制成功,^{131}I-IMP 和 ^{131}I 标记的 D1 多巴胺脑受体显像剂的临床应用,使 SPECT 技术在研究脑局部血流灌注和受体功能等方面取得了令人鼓舞的进展。

10. 正电子发射体层摄影(PET)-计算机断层摄影(CT)设备

(1)成像原理:正电子发射体层(positron emission tomography,PET)显像是将发射正电子的核素或其标记化合物引入人体内,正电子在人体中很短的路程内(小于几毫米)即可和周围的负电子发生正负电子湮灭而产生一对能量相同(511keV)、方向相反的两个 γ 光子辐射至体外,环形探测器上的两个位置相对的探测单元分别探测到这两个 γ 光子事件,并进行符合测量,经过计算机重建而成断层影像,即可对正电子核素在人体内脏器的分布情况成像。PET-CT 则是由 PET 和 CT 两部分设备组合在同一个扫描机架内,CT 位于 PET 的前方,完成 CT 及 PET 扫描后,PET-CT 融合工作站可分别重建 CT 和 PET 的断层影像以及两者的融合影像。

(2)设备组成:主要由旋转机架、闪烁晶体,光电倍增管、数据采集系统、影像重建与处理计算机、主控计算机、医用影像显示器等部件组成。PET 设备至少需要 2 个(双探头)或更多的相对排列的(多探头、多环探头)γ 光子探测器。湮没辐射所产生的双光子与单光子有不同的特点,因而 PET 设备和 SPECT 设备的探头结构也不尽相同。PET 设备对 γ 光子辐射射线的限束采用的是电子准直,即利用湮没辐射和 2 个相对探头来确定闪烁点的位置。

(3)成像特点:PET-CT 是 PET 功能代谢影像与 CT 解剖影像的融合影像。PET 与其他影像成像技术相比,PET 示踪剂能最大限度地与自然存在于机体内活性分子保持一致,一定意义上,PET 是目前连接分子生物学与临床医学的最佳影像学手段。

(4)临床应用:主要应用于心肌代谢、脑代谢以及全身肿瘤或炎症病变的诊断、疗效评估以及放疗生物靶区的确定等。发射正电子的放射性核素,例如:^{11}C、^{13}N、^{15}O 等都是人体组织的基本元素,易于标记各种生命所必需的化合物及其代谢产物或类似物而不改变它们的生物活性,且可以参与人体的生理、生化代谢过程;加之这些核素的半衰期比较短,检查时可以给予较大剂量,从而提高了影像的对比度和空间分辨率,因此 PET 所获得的影像比 SPECT 更清晰、更真实地反映人体生理、生化、病理和功能等方面的改变。

11. 超声成像设备

(1)成像原理:超过 20kHz、人的感觉器官感觉不到的声波叫做超声波。超声(ultrasound,US)探头即是换能器,超声波的发生与接收均由换能器完成,当进行超声检查时,主机供给一定频率的交流电信号作用于换能器,利用逆压电效应使晶体发生振动产生超声波,超声波在人体内传播过程中遇到组织中的不同声学界面,就会产生反射,返回的超声波冲击换能器,通过压电效应将声能转变为电能,这种微弱的电信号通过主机接收,经过放大、检波、滤波及时间增益补偿

（time gain compensation，TGC）等环节处理后形成数字化的二维影像。

（2）设备组成：超声成像设备分为 A 型、M 型、B 型超声成像仪，以及超声多普勒成像仪。一般由超声探头换能器，超声波发生、发射、扫描和接收系统，影像重建系统，控制系统，显示系统等部件组成。

（3）成像特点

1）超声成像是利用超声波成像，无射线辐射危害。

2）它获得的是二维的影像，医师可根据需要任意角度、调节灰度进行观察以及数据测量；也可从不同角度扫描检查同一感兴趣区，获得大量二维信息的基础上，再由高速计算机快速处理和重建，获得实时三维超声影像。

3）对活动脏器能作动态的实时显示、观察。

4）影像接近于真实解剖结构，对病灶显示能力好，并能准确定位及测量。

5）反复操作性强，便于随访观察。

6）容易受气体干扰。

（4）临床应用：广泛应用于腹盆腔脏器、甲状腺、乳腺、胎儿，以及心血管系统疾病的诊断和疗效评价；也常用于体腔积液的检测，超声影像引导置管引流、病变的穿刺活检等。

二、医学影像数据的来源与采集方式

医学影像信息系统的数据主要来源于医学影像成像设备，还有一部分来源于医用胶片数字化仪，以及数字化病理切片扫描系统。医学影像数据的采集方式是指医学影像信息系统获取医学影像数据的方式，目前，对于医学影像成像设备来说，都能按照 DICOM3.0 标准与医学影像信息系统进行双向医学影像数据信息的通信传输。然而，对于医学影像胶片和病理切片，则必须选用医用胶片数字化仪和数字化病理切片扫描系统来完成医学影像数据采集的工作，然后才能将数字化的医学影像数据信息按照 DICOM3.0 标准通信传输到医学影像信息系统中存储、传输、检索查询、调阅、处理。下面简要介绍上述医学影像数据的采集方式。

1. **医学影像成像设备**　利用 DICOM3.0 接口及其配套软件就可以在医学影像成像设备的主控计算机或者后处理工作站上将 DICOM 格式的影像数据传送到医学影像信息系统中；也可将医学影像信息系统中存储的 DICOM 影像数据调取到的医学影像成像设备的主控计算机或者后处理工作站上。使用软件也可以将 DICOM 影像数据转换存储为其他常见的影像格式，如 TIFF、JPEG 等。利用 DICOM3.0 接口可直接并无损失地获得数字化影像数据，这样直接获得的数字化影像质量最好，而且影像所包含的信息最丰富。

2. **医用胶片数字化仪**　医用胶片数字化仪（medical film digitizers）是将普通 X 线摄影、CR、DR、CT、MRI 等成像设备产生的医学影像胶片经过高分辨率扫描后转化为数字化影像数据的设备，是进行胶片数字化时必备的装备。其所产生的数字化影像数据存储为国际标准 DICOM3.0 格式的影像，便于影像的传输、存储、浏览、处理及会诊。医学胶片类影像对扫描仪分辨率的要求比较高，扫描后的数字影像必须能够重现原始胶片影像中的细节，以获得高质量的扫描结果。应用医用胶片数字化扫描仪能够获得受检者携带的 X 线摄影片、CT 片、MR 片的 DICOM 影像数据，并传送到医学影像信息系统中存储，供影像检查、报告书写与审核时进行影像对比，并可用于远程放射学和远程医学的会诊工作。

（1）工作原理：冷阴极荧光灯管（cold cathode fluorescent lamp，CCFL）、或者发光二极管（light emitting diode，LED）、或者激光（light amplification by stimulated emission of radiation，受激辐射光扩大，LASER，中文简称激光）发生器发出高亮度均匀光线透射过影像胶片，经过光电转换器件接收处理，再由数字信号处理电路进行加权运算，最后生成为标准 DICOM 影像数据，通过控制通信接口（SCSI 或者 USB）将数据传送给主控计算机。

（2）主要技术指标

1）适用胶片尺寸：最小5英寸×7英寸，最大14英寸×17英寸，支持各种规格的X光胶片、CT胶片和MRI胶片。

2）最大量化灰阶位数：把白色与黑色之间按对数关系分为若干等级，称为灰度；影像像素点的强度（intensity）称为灰阶（graylevel）；量化则是影像像素点强度的连续信号经过采样保持电路采样成为离散信号；离散信号经过模数转换器量化即成为数字信号；模数转换器的分辨率（即精度）是以输出二进制的位数，即量化灰阶位数来表示，医用胶片数字化扫描的最大量化灰阶可以达到16bit。

3）光密度（optical density，OD）：入射光强度与透射光强度之比值的常用对数值。光密度的计量符号是D（lamda），表示的是数字化扫描仪所能探测到的最淡灰度和最深灰度间的差值，医用胶片的数字化扫描一般要求光密度在3.2D以上。

4）最大空间分辨率：也就是数字化扫描的扫描精度，以每平方英寸面积内的像素点数（dots per inch，DPI）表示，例如扫描精度是300DPI时，对于14英寸×17英寸的胶片，则胶片数字化后影像数据文件总的像素数是（14英寸×300DPI）×（17英寸×300DPI）=4200像素×5100像素=21420000像素；CCD型医用胶片数字化仪一般要求达到300DPI，激光型的要求可以适当降低。

5）控制通信接口：既可使用SCSI接口，也可使用USB接口；

6）胶片扫描速度：与胶片尺寸和选择的扫描分辨率有关。

（3）分类：胶片数字化仪按照扫描方式可分为平台式和滚筒式两类。

1）平台式胶片数字化仪：医用胶片扫描需要"透射式"扫描仪，因此，基于"反射式"采集原理的通用平台式扫描仪一般不能用于X线胶片扫描，但是也有在通用平台式扫描仪的上方加装一个透射适配器，扫描时，透射适配器中的光源与成像部件同步运转，扫过胶片全部幅面获得透射光的影像。

由于通用平台式扫描仪的最大扫描尺寸是297mm×420mm（A3幅面），不能适配14英寸×17英寸（355.6毫米×431.8毫米）的医用胶片；光密度数值低，仅能达到2.5D；一般为点状光源，在扫描进程中对扫描胶片照耀的光照亮度不均匀，导致"牛顿环"征象，将扫描的结果进行放大时，直线在扫描后畸变成了略带弧度的"直线"。因此，通用平台式扫描仪加装透射适配器的方案并不能完全满足医用胶片数字化的需要。

2）滚筒式胶片数字化仪：滚筒式胶片数字化仪根据其光源的不同分为激光胶片数字化仪和电荷耦合器件（CCD）胶片数字化仪。①基本结构：滚筒式医用胶片数字化仪主要由胶片上板、胶片下板、胶片传动机构、光源（CCFL、LED、激光等）、光电转换器件、数字信号处理电路、控制通信接口、主控计算机等部件组成（图3-10）。②激光胶片数字化仪：在主控计算机的控制下，利用聚焦的激光束对移动的医用影像胶片进行逐点扫描；通过激光探测器探测透过各点的激光并转换成电信号；由A/D转换器将电信号转换成相应大小并按一定矩阵排列、符合DICOM3.0格式的数字影像。③CCD胶片数字化仪：在主控计算机的控制下，利用冷阴极荧光灯管（CCFL）或者发光二极管（LED）发出的荧光；荧光通过光反射板照射到移动的医用影像胶片上；CCD对穿透医用影像胶片的光束进行逐点扫描，光学信号转换为

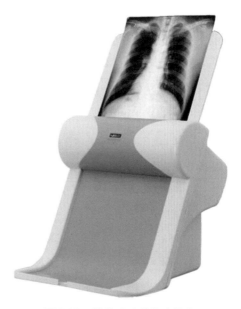

图3-10　滚筒式胶片数字化仪

相应的电流信号;由 A/D 转换器将电流信号转换成相应大小并按一定矩阵排列的 DICOM3.0 格式数字影像。

3. 数字化病理切片扫描系统 数字化病理切片扫描系统主要由数字病理切片(digital slide of pathology)扫描装置和数据处理软件构成。

(1)数字病理切片:是利用数字显微镜或光学放大系统组成的显微扫描平台在低倍物镜下对传统的玻璃病理切片进行逐幅高分辨数字扫描采集成像,再应用计算机对得到的影像自动进行高精度多视野无缝隙拼接和处理,从而获得优质的数字化病理切片影像数据,以应用于病理学的各个领域。数字化病理切片影像数据的格式遵从 DICOM 145 数字病理影像标准(epathology image standard)。

(2)工作原理:显微扫描平台自动按照切片 XY 轴方向扫描移动,并在 Z 轴方向自动聚焦;然后,由扫描控制软件在光学放大装置有效放大的基础上利用软件程序控制扫描方式采集高分辨数字影像;数据处理软件将影像自动进行无缝拼接处理和无损压缩;制作生成整张全视野的数字化切片(whole slide image,WSI);再将这些数字化切片影像数据存储在存储系统中,从而建立起数字病理切片库;随后,应用者就可以利用相应的数字病理切片浏览系统,可随时随地对数字化切片影像数据的任何区域进行任意比例放大或缩小(无极变倍连续缩放浏览),以及任意方向移动的浏览,就好像在操作一台真实的光学显微镜;还能够实现数字化切片影像数据的定量分析和标注等后期处理;还能够实现荧光切片的扫描,只需要外加相应的荧光光源和更换滤光镜就能扫描荧光切片,克服了玻璃荧光切片易褪色不易长久保存的缺点。

三、医学影像信息数据量

随着医用影像探测器材料与成像技术的不断发展进步,医学影像的空间分辨率、密度分辨率、能量分辨率越来越高,信息数据量越来越大。不同的医学影像设备,依据诊疗的需求和设备自身的性能,所产生的医学影像信息数据量差别也很大。例如单幅超声影像仅为 200KB 左右,单幅 CT 影像为 524KB 左右,而单幅全数字乳腺 X 线摄影的影像能达到 20MB 左右。医学影像的信息数据量是由影像矩阵横向与纵向的像素点数(空间分辨率)和像素灰阶的量化实际占用的位数(密度分辨率)决定的。医学影像的信息数据量计算公式为:

$$医学影像数据量 = \frac{横向像素点数 \times 纵向像素点数 \times 像素灰阶的量化实际占用位数}{8}(字节) \qquad 式(3-1)$$

例如一幅 CT 影像的像素数为 512×512,像素灰阶的量化位数为 12bits,但是像素灰阶的量化实际占用位数为 16bits(即两个完整的字节),则单幅 CT 影像的数据量为 $\frac{512 \times 512 \times 16}{8} = 524\ 288$ 字节。下表 3-1 为各种类型单幅医学影像的像素点数及灰阶量化位数、实际占用位数以及数据量。

表 3-1　单幅医学影像的像素点数及灰阶量化位数、实际占用位数以及数据量

医学影像成像设备	像素点数及灰阶量化位数	灰阶量化实际占用位数	数据量
超声	512×512×8	8	256KB
CT	512×512×12	16	524KB
DSA	2480×1920×14	16	9523KB
MRI	512×512×12	16	524KB
DR	2048×2048×12	16	8388KB
乳腺 DR	4096×4096×12	16	33554KB

当然,上述医学影像的数据量均为理论值,而在实际应用中医学影像还要进行无损或有损的压缩,影像的数据量将会不同程度地减少。但是对于大型综合性医疗机构来说,由于目前单次医学影像检查产生的影像数据量较多,医疗机构装备的影像成像设备类型品种及数量多,同时,每天就诊的受检者也很多,因此,医疗机构每天所产生的医学影像数据量是巨大的。

四、医学影像信息数据在网络传输中的时间分布

近年来,随着医学影像信息系统在临床的推广应用,医学影像的传输、查询检索、调用和浏览突破时间和位置的限制,变得越来越便利,为此,医疗机构的局域网络必须要满足不同专业科室对医学影像影像信息数据的网络传输和调用请求,而医学影像信息数据的产生与其在网络中传输、调用的时间分布,对医疗机构内部局域网络的规划设计有重要的参考价值和指导意义。下面以我国三级甲等综合性医疗机构为例进行分析。

1. **医学影像信息数据产生与网络上传量的时间分布**　由于我国三级甲等综合性医疗机构装备的医学影像成像设备检查工作量普遍处于饱和状态,医疗机构为了满足临床工作需求,常采用换班不停机的工作制度,挖掘人力资源和设备资源的潜力;同时,医学影像信息系统会提前合理分配、调配影像检查资源,合理规划受检者的预约检查时段,挖掘设备成像潜力。

医学影像成像设备的主控计算机、后处理工作站上产生的医学影像 DICOM 信息数据需要通过医疗机构内部的局域网络实时同步"上传"到医学影像信息系统中归档、存储,因此,医学影像信息数据的产生量反映的就是影像信息数据的网络"上传"量。图 3-11 是医学影像信息数据产生与网络上传量的时间分布情况,从图中可以看到,医学影像信息数据的产生与"上传"的信息数据量在影像科室门诊当班和加班时间段(早上 8:00 到晚上 20:00)最多,且一直处于高峰状态,这将同步直接影响到医疗机构内部局域网络的"数据交通"状况;门诊当班和加班时间段之外的影像信息数据产生与"上传"量主要来自于急诊受检者,信息数据"上传"流量相对平稳。

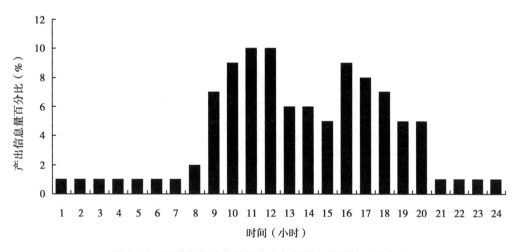

图 3-11　医学影像信息数据产生与网络上传量的时间分布

2. **医学影像信息**　数据调用的时间分布除了上述医学影像信息数据产生后上传到医学影像信息系统的数据传输之外,影像医师进行影像阅片会诊、书写报告、审核签发报告以及临床门急诊和住院医师调阅影像、受检者自助打印影像胶片和诊断报告等影像业务流程环节都需要从医学影像信息系统中"下载"调用影像信息数据。下图(图 3-12)为医学影像信息系统中信息数据网络下载调用量的时间分布情况。从图中可以看到,医学影像信息数据"下载"调用量的高峰时段与"上传"产生量的高峰时段基本吻合,只是到午夜 24:00 时信息数据"下载"调用量回落维持在急诊"下载"流量的平均水平。

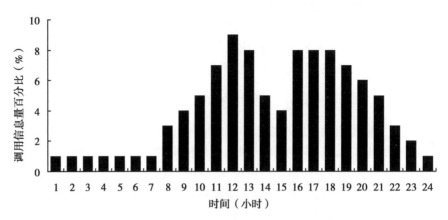

图3-12 医学影像信息数据网络下载调用量的时间分布

医学影像信息系统的设计规划需要同时满足影像信息数据"上传"与"下载"的网络传输要求,避免系统在"上传"与"下载"的网络"数据交通"流量高峰叠加时段导致网络拥堵和瘫痪等情况的发生。

第五节　医学影像信息压缩

在医学影像信息的获取、传输、存储、显示、处理、发布等环节中,为减少数字化信息在传输、存储和发布时所占用的空间和时间,在保证影像一定质量、不丢失有用信息并满足任务要求的前提下,减少原始影像数据量或按照一定的算法对数据进行重新组织的处理过程称为影像信息压缩。影像信息压缩包括有损压缩和无损压缩。影像信息压缩技术是医学影像信息处理中的关键技术之一。

从信息论的角度来看,压缩就是去掉信息中的冗余,即保留不确定的信息,去除确定的、可推知的信息,也就是用一种更接近信息本质的描述来代替原有冗余的描述。所以,将香农的信息论观点运用到影像信息的压缩,所要解决的问题就是如何将影像信息压缩到最小,但仍携有足够信息以保证能复制出与原始影像近似的影像。

医学影像信息的可压缩性表现在两个方面,一是影像信息中存在着大量冗余的数据,且这种冗余度在解码后还可无失真地恢复,即无损压缩;二是可利用人的视觉特性,在不被主观视觉察觉的限度内,通过减少影像信息的精度,以一定的客观失真换取数据的压缩,即有损压缩。

一、影像信息压缩方法分类

1. **影像信息压缩过程**　信息可以是符号(如文字、语言等),也可以是信号(如影像、视频、声音等),信号一般是指数据的电磁编码或电子编码。影像信息数据压缩过程或系统无论采用何种具体结构和技术,都有三个基本环节:映射(变换)、量化和编码。

(1) 映射(变换):对表示信号的形式进行某种映射,即变换描写信号的方式。通过这种映射解除或削弱存在于影像信号内部的相关性,降低其结构上的冗余度。

(2) 量化:在满足影像质量要求的前提下,尽量减少表示信号的精度。该步骤通过采用符合主观视觉特性的量化来实现。

(3) 编码:利用统计编码(如霍夫曼编码、算术编码等)消除最终被编码的符号或者影像的像素(如预测编码的预测误差、变换编码的变换系数、视频编码的运动矢量等)所含的统计冗余度。

信号映射(变换)和统计编码这两个环节是可逆的过程,而量化是不可逆过程。当不加入量化步骤时,通过解码端的反映射(变换)和统计解码可无失真地恢复原始信号;而加入量化步骤后,整个编解码过程造成的失真完全由量化造成。

在此,映射(变换)是广义的,变换的作用是将原始影像在一个新的域中用另一种形式表示,改变影像数据的特性,使在变换域中影像能用较少的像点或比特表示,或较少的比特数量化和编码。

对变换器的要求是:能有效地压缩数据,同时信息保真度要高,具体应是高度去相关的;还要求是广义可逆的,可重建原影像,重建均方误差要小;以及方法简单,经济实用。

对量化器的要求是:在允许一定的客观误差或主观察觉影像损伤条件下,总的量化等级数要尽量的少,同时也应便于实现。编码器的编码方式应和信号或符号的分布特性相适应,以求得较大的压缩比,且抗干扰性要强。

影像数据压缩的目的是为了存储、传输(如影像通信)和发布,为能利用和还原原始影像,通常还要对已压缩的影像数据进行解压缩处理,在原理上,解压缩是影像数据压缩的逆过程。

设一幅影像在压缩前和压缩后所占的比特数分别为 B 和 B_d,则压缩比 C 定义为

$$C = \frac{B}{B_d}$$ 式(3-2)

如是活动影像,则其每个像素所占的比特数称为比特率,单位是 bit/s,比特率也是刻画压缩技术或系统的重要性能指标。另外,压缩比越大影像的分辨率越低。

2. 信源编码与信道编码 信息传播过程可简单地描述为信源→信道→信宿,其中,信源是信号的产生(物);信宿是信号的接受(物);信道是信号传输的通道,是由信道编码器、信号传输的媒介、信道解码器组成。

信源编码是针对信源输出信号序列的统计特性,按照一定的规则把信源输出信号序列变换为最短的码字序列(code word sequence),从而使得该码字序列的各码元(symbol)所载荷的平均信息量最大,同时又能保证能够无失真地恢复原来的信号序列。信源编码的主要作用就是实现数据压缩。解码则是对信号进行与编码过程相反的变换过程。

数字信号在信道中传输时,干扰会引起传输误码,特别是当信号表示越有效,即通过信源编码使冗余度压缩越多时,误码影响越严重。因此,一旦某个像素信息在传输过程中出现差错,则不仅该像素本身不能正确重建,且这个差错会在其后到达的像素中扩散。所以,一般在经过信源编码之后,都需要在编码后的码流中有目的地按一定规则加入差错校正码,进行误码防护,这就是信道编码,以增强数字信号在信道中传输时抵御各种干扰、在接收端信道解码时进行检错和纠错的能力,提高系统的可靠性。信源编码是从信号中移去自然存在的冗余度,以达到更有效表示信号的目的,而信道编码则是重新加入人工控制的冗余度,以获得更好的抗误码传输性能。显然,对于整个通信系统而言,信道编码增加的冗余度应比信源编码移去的冗余度少得多,从而在通信的有效性和可靠性间实现合理的平衡。实际上,设计一个医学数字影像或视频通信系统,要进行总体的优化设计和经济核算,要平衡影像质量、传输码率、抗误码性能和电路复杂性等各种要求和性能。若需实时处理,还要考虑编/解码算法的简捷、快速。

图 3-13 是一个包括信源编/解码器、信道编/解码器和调制解调器在内的数字影像通信系统框图。

3. 影像压缩方法分类 影像压缩方法一般可以分为无损压缩和有损压缩两类,如图 3-14 所示。无损压缩是利用数据的统

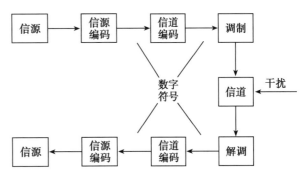

图 3-13 数字影像通信系统框图

计特性来进行数据压缩,典型的有霍夫曼压缩编码、行程压缩编码、算术压缩编码和 Lempel-Zew 压缩编码,无损压缩的压缩率一般为 $2:1\sim 5:1$。有损压缩的压缩比随着压缩编码方法的不同差别较大。

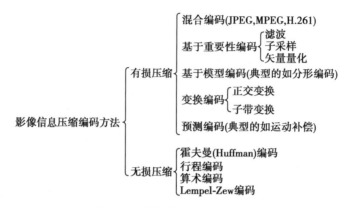

图 3-14　影像信息压缩编码方法

需要指出的是,图 3-14 中有的方法实际上是几种技术的综合,这里是根据它的关键技术思想进行归类。

二、影像变换编码和预测编码

影像变换编码与预测编码既是两类经典的影像压缩方法,同时也是 DICOM 和 JPEG 中应用频繁的压缩编码方法。

1. 影像变换编码 变换编码不是直接对空域影像信号进行编码,而是首先将空域影像信号进行变换,即将在空间域内以像素值形式表示的影像信息变换映射到另一个正交矢量空间的变换域中,以一批变换系数的形式加以表示。显然,如果变换选择得当的话,所得的变换系数之间的相关性要明显小于原像素值之间的相关性,从而达到去除影像冗余度的目的。变换后再根据影像在变换域中变换系数的特点和人眼的视觉特性进行编码,即人眼对高频信息不如低频信息敏感的特点,对不同的变换系数进行不同步长的量化,便可以进一步实现有效的数据压缩。

（1）正交变换的物理意义:考虑一个由 n^2 个像素组成的像块,该像块中每个像素的像素值相当于一个坐标值。为直观起见,以由 1×2 个像素组成的像块（即由相邻的两个像素组成的像块,这是尺寸最小的像块）为例。在图 3-15 所示的二维坐标系,设每个像素取 8 个灰度级中的任一个。图 3-15（a）中的 x_1 轴表示第一个像素可能取的 8 个灰度级,x_2 轴表示第二个像素可能取的 8 个灰度级。由 x_1,x_2 组成的二维坐标系中的每一个坐标点对应于一个 1×2 个像素组成的像块,该点的位置由两个像素的灰度级确定。因此,共有 $8\times8=64$ 种可能的灰度级组合,以图 3-15（a）中的 64 个坐标点来表示。

对一般影像而言,因相邻像素间存在很强的相关性,绝大多数像块中的相邻两像素的灰度级相等或很接近。也即,像块出现在图 3-15（a）中 $x_1=x_2$ 直线（45°线）附近的那些坐标点上的概率很大;或者认为,绝大多数像块位于图 3-15（a）中的一个比较狭长的区域内。

现在作一个正交变换,即将 (x_1,x_2) 坐标系逆时针旋转 45°,如图 3-15（b）所示,换成 (y_1,y_2) 坐标系。在新的 (y_1,y_2) 坐标系中,(x_1,x_2) 坐标系中的 45°线变成了坐标轴 y_1。像块出现概率大的区域,位于坐标轴 y_1 附近,说明,变量 y_1 和 y_2 间的联系远不及 x_1 和 x_2 间的联系密切,y_1 和 y_2 彼此在统计上更为独立（x_1 和 x_2 间数值上经常很接近,而 y_1 在数值上独立于 y_2 的概率较大）。

坐标轴旋转后,因为信号的能量并未改变,所以方差的总和不变,即有 $\sigma_{y_1}^2+\sigma_{y_2}^2=\sigma_{x_1}^2+\sigma_{x_2}^2$。但在原坐标系中,由于像块中的两个像素具有较大的相关性,两个像素值接近,出现在两个坐标轴

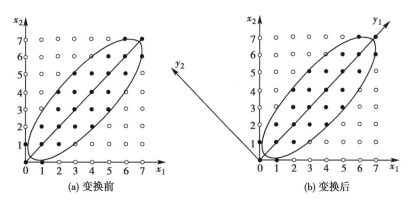

图 3-15　正交变换的物理意义

上的像素灰度取值的概率密度分布也相同,故在 x_1 和 x_2 两个方向上具有大致相同的方差 $\sigma_{x_1}^2 \approx \sigma_{x_2}^2$。而在旋转后的坐标系中,由图 3-15(b)可见,像块在坐标轴 y_1 上的投影范围较在坐标轴 y_2 上的投影范围大很多,因此,第一个变换系数(y_1 坐标)的方差将明显大于第二个变换系数(y_2 坐标)的方差,即 $\sigma_{y_1}^2 \gg \sigma_{y_2}^2$。这说明,影像信号的能量将主要集中在变换系数 y_1 上。

变换后,各坐标轴上方差的不均匀分布正是正交变换编码实现影像信息数据压缩的理论基础。既可以根据能量在各变换系数上的这种不均匀分布的统计特点进行统计编码,还可以按照人的视觉特性只保留方差较大的那些变换系数,如图 3-15(b)中的 y_1,而舍弃方差较小的变换系数,如图 3-15(b)中的 y_2,从而获得更高的压缩比。解码时,对保留下来的变换系数进行反变换(如进行相反的坐标旋转)得到重建的像块。

正交变换编码处理过程的基本原理可以推广来处理一般的 $n \times n$ 个像素组成的像块,这就需要一个 n^2 维坐标系来表示。通过正交变换将影像从 n^2 维欧几里德空间变换到 n^2 维变换域空间。在变换域中变换系数间的相关性将大幅下降,故而用变换后的系数进行编码要比在空间域对像素值直接编码能获得更高的压缩比。

总之,影像经过正交变换实现数据压缩的本质在于:经过多维坐标系中适当的坐标旋转和变换,散布在各个坐标轴上的原始影像信息数据在选择适当的新坐标系中集中到了少数坐标轴上,因而有可能用较少的编码比特数来表示一个像块,实现影像信息数据压缩。

自 1968 年首次使用离散傅里叶变换(DFT)进行二维影像编码的方法出现后,又提出了不少其他类型的离散正交变换用于影像编码,如沃尔什-哈达玛(Walsh-Hadamard,WHT)变换、哈尔(Haar)变换(HRT)、斜变换(SLT)、离散余弦变换(DCT)、DWT(离散小波变换)、K-L 变换(KLT)等。这些变换中,除了 K-L 变换外,都有快速算法。

(2)离散余弦变换(discrete cosine transform,DCT):1974 年由 Ahmed 和 Rao 提出 DCT 变换用于影像编码。在实时动态序列影像编码中主要是使用 DCT、DFT、WHT 等所谓"准最佳变换"。而在这些正交变换中,与 K-L 变换性能最接近的是 DCT。除了 JPEG2000 中采用 DWT 之外,DCT 变换成为大多数影像编码标准的首选变换算法。DCT 本身是无损的变换,通过它能够去除动态序列影像帧内或帧间的冗余信息。图 3-16 所示为一个 8×8 像块的二维离散余弦变换(DCT)。其中,图 3-16(a)是像块在空间域的像素值。对其进行二维 DCT 变换后得到的 8×8 个变换系数如图 3-16(b)所示。从图 3-16(a)中可以看出,相邻像素间的相关性很强,像素值比较接近。从图 3-16(b)可以看出,经过变换后,大部分变换系数为 0,只有较少系数不为 0。数值较大的系数主要集中在变换系数矩阵的左上方,数值较小的系数位于矩阵的偏右下方处,处在矩阵左上角的是直流系数。显然,变换后需要传送的变换域数据量比空间域要传送的数据量减少了很多。

(3)DCT 变换系数及其分布:对于给定的随机样本 $X = (X_1, X_2, \cdots, X_n)$,将样本分布函数

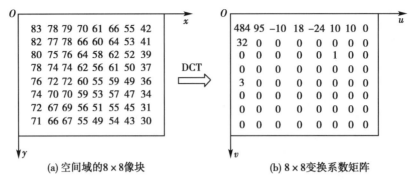

图 3-16　一个 8×8 像块的二维 DCT 变换

$F_x(\cdot)$ 与给定的分布函数 $F(\cdot)$ 作比较,并依据两函数间的距离来决定给定的随机样本 X 服从哪一种分布。这种检验叫 Kolmogorov-smirnov(KS)检验。

设有序数 $X_{(1)}<X_{(2)}<\cdots<X_{(n)}$ 是样本分布函数,定义统计区间为

$$F_x(Z)=\begin{cases} 0, & Z<X_{(1)} \\ \dfrac{j}{n}, & X_{(j)}\leqslant Z<X_{(j+1)},j=1,2,\cdots,n-1 \\ 1, & Z\geqslant X_{(n)} \end{cases} \qquad 式(3-3)$$

KS 检验统计量 D_n 定义为

$$D_n=\max|F_x(Z)-F(Z)| \qquad 式(3-4)$$

KS 检验统计量是样本分布函数与给定分布函数的一种距离,该距离定义为分布函数 $F_x(\cdot)$ 和 $F(\cdot)$ 样本点 x_j 上的最大差值的绝对值。在给定不同的分布时,检验后能使 KS 统计量最小的分布为这些分布中最适于该数据的分布。

考虑 8×8 尺寸块的余弦变换系数的分布规律。将影像预先分割成尺寸为 8×8 的子影像,再对各子影像分别进行余弦交换。如一幅 512×512 的影像可分成 64×64＝4096 个子影像。对这些子影像分别进行 8×8 的二维余弦变换,可得到 4096 个 8×8 的实数变换系数矩阵 $[C_{ij}(k)]$。以 KS 检验方法来检验矩阵中 i,j 值小的 4×4 个高能量系数 $C_{ij}(k)$,$i,j=0,1,2,3$,其中 $M=4096$ 是小块子图的总数,k 是对应于子图在原影像中的位置。数据序列的样本均值为

$$\overline{C}_{ij}=\frac{1}{M}\sum_{k=1}^{M}C_{ij}(k) \qquad 式(3-5)$$

样本方差为

$$S_{ij}^2=\frac{1}{M}\sum_{k=1}^{M}\left[C_{ij}(k)-\overline{C}_{ij}\right] \qquad 式(3-6)$$

将样本序列作线性变换,得

$$C_{ij}^0(k)=\left[C_{ij}(k)-\overline{C}_{ij}\right] \qquad 式(3-7)$$

以使得数据变量 $C_{ij}^0(k)$ 的样本均值为零,样本方差为 1。

如此,则就可将样本序列分别用标准形式的零均值,单位方差的高斯、拉普拉斯及柯西分布来进行检验。

（4）变换域自适应数据压缩:块余弦变换编码对象的基本单元是影像块,其尺寸(大小)是

编码时的重要参数,所选的尺寸若大于影像的相关距离,则可能得不到好的效果。典型的尺寸是8×8或16×16像素,选这个尺寸是因为影像的相关距离不超过8个像素或16个像素。变换后,影像块的变换系数矩阵内部已消除了大部分相关性,但相邻矩阵间还是有一定的相关性。从实用的观点(用硬件实现),子影像尺寸一般不超过16×16像素或32×32像素。影像块尺寸不选得太大的另一个理由是不便于采用自适应技术,因为后者取决于影像的局部结构。因而,为达到更多地相关,子影像尺寸应适当选得大些;但为了与影像的局部结构相匹配而采用自适用技术,子影像尺寸又应适当地选得小些。

为压缩影像数据,可充分利用它在变换域里能量集中在低频区域的特点,即只对变换系数矩阵左上角区域的低频部分变换系数作编码,而右下角既不编码,也不传输(或存储)。这相当于将变换系数矩阵通过一个二维低通滤波器,只让低频分量通过,令高频分量全部为零。再采用区域编码量化,即把变换系数矩阵分成若干区域,每个区域里的编码比特数(与一定的量化分层总数对应)与该区域里单个变换系数的能量成正比,或通过加上视觉效应加权来确定。

1)阈值编码法:上述压缩方案有一定的缺点,即对于影像细节较多的块,则由于高频成分被省略,将造成较多的影像失真。一般区域选择对所有的像块采用一个固定的选择掩模,而阈值选择则有较强的自适应能力,每个像块选择保留的变换系数可以不同。阈值选择的基本思想是,认为对于每个像块,其变换系数中,幅值越大者在解码重建该像块时贡献越大。因此,对幅值超过阈值的变换系数予以保留,低于阈值的舍弃。

有三种方法确定像块的变换系数阈值,分别是:①对所有的像块采用统一的阈值;②每个像块采用自己的阈值;③阈值随变换系数在像块中的位置变化。这样,多数低频成分不变,而少数高频成分将有选择地被编码,并编以相应的地址,以便在复原时能被识别。为保持编码后数据率基本不变,还可根据影像总比特数的大小自动调节阈值。

第一种方法中,编码码率随影像而变化,取决于超过所定的全图统一阈值的变换系数的个数。第二种方法中,每一个像块选取保留同样多的变换系数,所以码率是常数,可以事先确定。第三种方法得到的也是变码率,这种方法可以方便地将变换系数的阈值选择和量化结合起来一起完成,具体做法是设计一个变换函数

$$\hat{Y}(u,v) = \text{round}\left[\frac{Y(u,v)}{Z(u,v)}\right] \qquad \text{式}(3\text{-}8)$$

式3-8中的 $Y(u,v)$ 是阈值处理前的变换系数, $Z(u,v)$ 是变换归一化矩阵 Z 中的元素

$$Z = \begin{bmatrix} Z(0,0) & Z(0,1) & \cdots & Z(0,N\text{-}1) \\ Z(0,1) & Z(1,1) & \cdots & Z(1,N\text{-}1) \\ \vdots & \vdots & \vdots & \vdots \\ Z(N\text{-}1,0) & Z(N\text{-}1,1) & \cdots & Z(N\text{-}1,N\text{-}1) \end{bmatrix} \qquad \text{式}(3\text{-}9)$$

对 $\hat{Y}(u,v)$ 反归一化(反量化)可得到含量化误差的 $Y(u,v)$ 的近似值

$$\tilde{Y}(u,v) = \hat{Y}(u,v)Z(u,v) \qquad \text{式}(3\text{-}10)$$

再对 $Z(u,v)$ 进行反变换,就可得到解压缩重建的像块。

在图3-17中, $Z(u,v)$ 以一个大于1的参数 c 的形式出现, c 随不同的变换系数而变。当

$$kc - \frac{c}{2} \leqslant Y(u,v) < kc + \frac{c}{2} \qquad \text{式}(3\text{-}11)$$

时, $Y(u,v)$ 被量化为整数 k 。

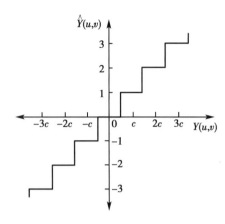

图 3-17　阈值选择变换系数的量化特性

若 $Y(u,v)<\dfrac{c}{2}$，则 $\hat{Y}(u,v)=0$，即该变换系数被完全舍弃。通过调整 c 大小，来调整对变换系数的量化精度，从而调整总的编码码率和压缩比。

式（3-12）是一个被应用到 JPEG 标准中典型的归一化矩阵 Z。其中的系数是通过主观试验确定的，从视觉心理学角度根据不同变换系数的重要性，分别给予不同的归一化加权系数。这一过程实际上相当于对不同的变换系数采用粗、细不同的量化。相应于人的主观视觉对于高频失真不如对于低频失真敏感的特性，从式（3-11）可看出，矩阵系数随着空间频率的增加而增大。

$$Z=\begin{bmatrix} 16 & 11 & 10 & 16 & 24 & 40 & 51 & 61 \\ 12 & 12 & 14 & 19 & 26 & 58 & 60 & 55 \\ 14 & 13 & 16 & 24 & 40 & 57 & 69 & 56 \\ 14 & 17 & 22 & 29 & 51 & 87 & 80 & 62 \\ 18 & 22 & 37 & 56 & 68 & 109 & 103 & 77 \\ 24 & 35 & 55 & 64 & 81 & 104 & 113 & 92 \\ 49 & 64 & 78 & 87 & 103 & 121 & 120 & 101 \\ 72 & 92 & 95 & 98 & 112 & 100 & 103 & 99 \end{bmatrix} \qquad 式（3-12）$$

如需要进一步提高压缩比，可以对归一化矩阵 Z 再乘以一个倍数。

2）活动性指数参数法：也可将影像块根据称为活动性指数参数划分成几种类型。如划分成：①有大量细节的（活动性指数大）；②有少量细节，且细节的平均亮度值较小；③有少量细节，且细节的平均亮度值较大等。然后，对每种类型指定一个比特分配表，以活动性指数指定为某些高频成分的变换系数的幅度和。

现常把变换系数区分为直流成分和交流成分，用交直流能量比或交流能量大小来划分子影像的类型。对 DCT 而言，影像块 $f(x,y)$ 的交流和直流能量定义为

$$\begin{cases} S_a = \displaystyle\sum_{u\neq 0}\sum_{v\neq 0} C^2(u,v) \\[2ex] S_d = C^2(u,v) \end{cases} \qquad 式（3-13）$$

式 3-13 中，S_a，S_d 分别表示交流和直流能量。

2. 影像预测压缩编码序列（Sequence）　影像中最常见的是数字化的动态影像，它是按时间顺序（如每秒 30 帧）采集的多个单幅数字化静态冻结影像所组成的动态序列影像。典型的医学动态序列影像是间隔采集的心脏 X 射线数字减影血管造影（DSA）序列影像，该序列影像中每幅影像的采集、处理、存储均采用 1024×1024 影像矩阵，每个像素的灰度值都使用 12bit/像素的二进制编码表示，该序列影像的帧率从 15 帧/秒到 30 帧/秒。序列影像在显示器上显示时，可演示活动的目标物体或背景，与单幅影像相比可提供客观事物更多的信息。由于序列影像的数据量大，因此对它进行压缩编码更有实际意义。

根据影像的统计特性，对于动态活动影像，由于相邻帧的时间间隔很短（1/15～1/30 秒），因

而在目标物体的运动不是很剧烈的场合,相邻帧的相似的部分较多,即它们之间的相关性很强。如果编码时能充分利用序列影像在时间轴方向的相关性进行预测,即利用前面一个或者多个影像帧的信号预测下一个影像帧的信号,然后对前面影像帧实际值和下一个影像帧预测值的差(预测误差)进行编码,在同等影像精度要求的条件下,就可以用比较少的比特进行编码,达到压缩动态序列影像数据的目的,这就是帧间预测编码。同理,利用相邻场之间的相关性进行编码就是场间预测编码。如果预测比较准确,误差就会很小。

综上所述,对于动态序列影像,除了可利用影像帧内的相关性,进行帧内压缩编码以外,还可利用动态序列影像在时间轴方向的相邻帧间以及相邻场间的相关性分别进行帧间压缩编码和场间压缩编码。

(1) 预测误差分布:在预测编码系统中,需要编码传输的是预测误差信号 e,它是当前待传像素值 S 与它的一个预测值 $\hat{S}$ 间的差分信号。预测值是通过在该像素之前已经传出的它的几个近邻像素值预测出来的。由于影像信号相邻像素间的强相关性,这种预测在大部分情况下是很准的,即预测误差很小。因此,预测误差高度集中分布在 0 附近,形成如图 3-18 所示的概率分布 $p(e)$,$p(e)$ 近似可用均值为 0 的拉普拉斯分布表示。这种极不均匀的概率分布对采用变字长编码压缩码率极为有利,因在编码时可对出现概率高的预测误差(0 及小误差)用短码,对出现概率低的大的预测误差用长码,则总的平均码长要比固定码长编码短很多。

(2) 预测编码(predictive coding):帧间预测编码方案也称为条件帧间修补法(Conditional Frame Replenishment,CFR)。其中将第 k 帧中当前像素 $S=x_0(k)$ 的预测值 $\hat{S}=\hat{x}_0(k)$ 定义为第 $k-1$ 帧中对应几何位置的像素之复原值 $x'_0(k-1)$,见图 3-19。

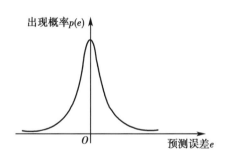

图 3-18　预测误差的概率分布

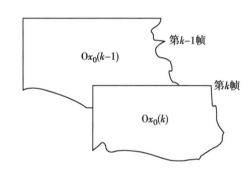

图 3-19　相邻帧的帧间差值

定义当前像素 $x_0(k)$ 的帧间差值(Frame Difference)FD(k) 为

$$\mathrm{FD}(k) = x_0(k) - \hat{x}_0(k) = x_0(k) - x'_0(k-1) \qquad 式(3\text{-}14)$$

现在来规定一个阈值 TH,若

$$|\mathrm{FD}(k)| \leqslant \mathrm{TH} \qquad 式(3\text{-}15)$$

则认为当前像素 $x_0(k)$ 位于影像的静止部分(背景区)或相对静止部分,对这类像素不进行传输,或仅为了"更新"接收端帧存储器内容,每几帧才传输一次。反之,若

$$|\mathrm{FD}(k)| > \mathrm{TH} \qquad 式(3\text{-}16)$$

则认为当前像素 $x_0(k)$ 位于影像的运动物体区。此时,需要用 8bit/像素的编码值传输 $x_0(k)$ 及相应的地址码,以便在接收端能对应地在帧存储器里更新对应像素之值。

为在发送端平滑数码流,以固定数码率的信道中传输,须设置一个缓冲存储器,并根据其占有率来自适应地调整 TH 值。

(3) 改进的预测编码:Candy 等于 1971 年对上述预测编码方案作了两个重要改进。

1）改进一：当满足式(3-16)时，传输的是式(3-14)的帧间差值 FD(k)，而不是当前像素 x_0(k)本身，在接收端通过

$$x'_0(k) = x'_0(k-1) + \text{FD}(k) \qquad\qquad 式(3-17)$$

获得 x_0(k)的复原值，以用于更新帧存储器内的当前像素值。

2）改进二：将需要传输的同一扫描行内的各帧间差值用变字长编码，共同组成一个群（cluster）；在每个群的头部附加行起始地址码，而在其尾部附加行终止码，这就不需要对每个帧间差值都逐个做地址码的编码。这两项改进措施可获得更多的数据压缩。

运动补偿帧间预测编码如图 3-20 所示。所有输入到预测器的数据都要用影像恢复数据，即原输入数据为 $S=x_0(i,j)(k)$，预测值为 $x'_0(i,j)(k)$，二者的差值经过量化后为 $e=\text{FD}(i,j)(k)$，影像恢复数据 $x'_0(i,j)(k)$ 与影像原数据 $x_0(i,j)(k)$ 相比含有量化误差 $e_q(i,j)(k)$。把复原数据 $x'_0(i,j)(k)$ 经行帧存储器存储后，即为前一帧的数据。把前一帧数据和当前数据经送运动参数估值器后就得到运动位移的估值。有了运动位移参数和前帧复原数据，就可作出当前像素的预测值 $e'=\text{FD}'(i,j)(k)$。

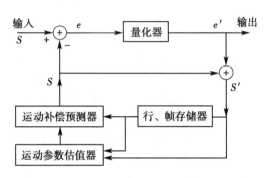

图 3-20 运动补偿预测编码

帧间预测和场间预测由于能显著地减少时域冗余性，从而在动态序列影像压缩编码中起着重要的作用。

三、影像信息压缩的现代方法简介

影像压缩编码的两个建议原理框架 H.261 和 JPEG 于 1988 年确定，以其为分水岭，人们将 1948 年～1988 年的影像编码方法称为经典方法，而将有重要发展前景的影像编码方法称为现代方法。经典的方法主要有统计编码、变换编码和预测编码等。现代的方法主要有小波变换编码、分形编码、模型基编码、神经网络编码等。

1. 小波变换编码 始于 1989 年的小波变换（wavelet transform，WT）最早用于多分辨率影像描述。小波的影像分解思想是属于子带分解的一个特例。小波分解是完备的、正交的，且多分辨率的分解。在空域中，小波将信号分解为不同层次分解运算的同时，形成了频率域中的多层次分解。在频域中的每个层次上，高频分量与低频分量的分布与原数据中频率分布的方向有关。小波变换对影像进行压缩的原理与子带编码方法一样，是将原影像信号分解成不同的频率区域，根据人的视觉、影像的统计、细节和结构等特性，对不同的频率区域采取不同的压缩编码手段，从而使数据量减少。

小波变换的本质是多分辨率（multiresolution）或多尺度（multiscale）地分析信号，以适合人眼视觉对影像的多分辨率，多尺度效应，即人眼视觉分辨率的不均匀性。因此，小波变换非常适合于影像信号的处理。

离散正交小波由滤波函数构成。其将数字影像递归分解为一个高通信号和一个低通信号，然后再适当地进行量化和编码。处理步骤是先影像分解（变换）、量化，然后再熵编码。小波变换的优点是分辨率高，无方块效应。

2. 模型基编码 模型基影像编码是 1983 年首先由瑞典的 Forehheimer 等提出。模型基影像编码是一种基于景物三维模型的方法，其中通信双方有一个相同的景物三维模型。基于这个模型，在编码器中用影像分析提取景物的参数，例如形状参数、运动参数等。景物的这些参数被编

码后通过信道传输到接收端,由后者的解码器根据接收到的参数用影像合成技术再重建影像。由此可见,模型基编码中有三个关键环节:①建模,即构造三维被视景物的模型;②基于三维景物模型的影像分析;③影像合成。这类影像编码技术与传统技术不同,它充分利用了影像中景物的内容和知识,因而可以实现非常高的压缩比。模型基影像编码分为语义基编码和物体基编码两类方法。

(1) 语义基(semantic-based)编码:是基于限定景物的模型基图像编码,其中景物里物体的三维模型是严格已知的。语义基方法可以有效地利用景物中已知物体的知识,所以可以实现非常高的压缩比。但它仅能处理已知物体,并需要模式识别而必须采用较复杂的影像分析技术。

在远程放射学和远程医学会诊现场,可视通信、可视电话中影像的主要景物是人的头、肩像。对于这类特定的景物,完全能够预先建立它们的三维模型。有了三维模型,便可实现语义基影像编码。在开始通信时,先把通信双方的基本特征(如三维模型、脸部的表面纹理等)传输到对方。接着头部开始运动并伴随着各种不同的表情。这时,在发送端需要抽取头部的运动参数和脸部的表情参数。将这些参数编码后再传输到对方。在接收端用已知的三维模型和接收到的各种参数,用影像合成技术获得重建影像。

(2) 物体基(object-based)编码:是针对未知物体的模型基图像编码,其中需要实时构造物体的模型。物体基方法可以处理已知的或未知的更一般的物体,由于不需模式识别,其图像分析要简单得多。但这类方法没有充分利用景物的知识,或者只能在低层次上运用物体知识,所以其编码效率无法同语义基方法相比拟。因此,在实际应用中应根据需解决的问题和完成的任务来选用。

3. **分形编码(fractal coding)** 分形编码法的目的是发掘自然物体(如云、森林远景等)在结构上的自相似性。而这种自相似性是影像整体与局部相关性的表现。分形编码正是利用了分形几何中的自相似的原理来实现的。其编码过程是:首先对影像进行分块,然后再去寻找各块间的相似性。在此,相似性的描述主要是依靠仿射变换来确定的,一旦找到了每块的仿射变换,就保存下这个仿射变换的系数,由于每块的数据量远大于仿射变换的系数,因而影像得以大幅度的压缩。

分形的最显著的特点是自相似性(self-similarity),与经典方法相比,它不但去除了数据间局部的相关性,且去除了整体与局部间的相关性,故有望达到经典编码方法所达不到的压缩比。

4. **人工神经网络(artificial neural network, ANN)** 人工神经网络是指用大量的简单计算单元(即神经元)构成的非线性系统,它在一定程度上可以模仿人脑神经系统的信息处理、存储及检索功能,具有学习、记忆和计算等智能处理功能。

人工神经网络具有一些显著的特点:具有非线性映射能力;不需要精确的数学模型;擅长从输入输出数据中学习有用知识。由于神经网络是一种模仿生物神经系统构成的新的信息处理模型,并具有独特的结构,所以人们期望它能解决一些用传统方法难以解决的问题。

第六节　医学影像信息系统的支撑技术

医学影像信息系统以集成医学影像成像设备,传输、存储、调阅、处理、打印发布医学影像信息数据为主要工作任务,是集高性能服务器、海量数据存储、高速计算机网络、负载均衡、关系数据库等信息技术(IT)为基础、架构和技术复杂的医疗信息系统,它的高效、稳定运行需要上述多种 IT 技术的支撑。

一、服 务 器

（一）概述

服务器是医学影像信息系统的核心部件之一，该部分的软硬件架构选择决定了整个系统的性能、功能和稳定性。

1. 医学影像信息系统 服务器硬件已经从以小型机为主进行搭建转变为以 PC 服务器为主的发展阶段。这是因为，PC 服务器的性能已经可以满足医学影像信息系统的需求，并且 PC 服务器拥有性能价格比高、可持续扩容与升级、维护简便、易于虚拟化等特点，从长远角度来看，服务器虚拟化技术将被医学影像信息系统广泛采用。

2. 虚拟化（virtualization） 在计算机中，虚拟化是一种资源管理技术，是将计算机的各种实体资源，如服务器、网络、内存及存储等，予以抽象化、转换后呈现出来，打破实体结构间的不可切割的障碍，使用户可以比原本的组态更好的方式来应用这些资源。这些资源的新虚拟部分是不受现有资源的架设方式、地域，以及物理组态所限制。一般所指的虚拟化资源包括计算能力和资料存储。

3. 服务器虚拟化技术 采用虚拟化技术的服务器宿主机和管理控制台通过透明化底层物理硬件，从而最大化的利用物理硬件，可以替代十几台，甚至几百台的物理服务器；可以同时运行多个操作系统，而且每一个操作系统中都有多个程序运行；每一个操作系统都运行在一个虚拟的 CPU 或者是虚拟服务器主机上。在实际的医学影像信息系统生产环境中，虚拟化技术用来解决高性能的物理硬件产能过剩和老的旧的硬件产能过低的重组重用，减少物理服务器的配置数量需求。

4. 医学影像信息系统服务器操作系统 UNIX 服务器操作系统已经逐渐被当前主流的 Windows 和 Linux 服务器版操作系统所替代。

（二）PC 服务器硬件

1. 架构 根据医学影像信息系统的规模大小，通常选用单台服务器或者两台服务器组成的双机 cluster 集群作为系统中承担各种工作任务的服务器硬件的基本单元。一般采用机架式服务器统一部署在医疗机构或者影像科室机房的机柜中。机架式服务器的外形看起来不像计算机，而像网络交换机，有 1U（1U＝1.75 英寸）、2U、4U 等规格。机架式服务器安装在标准的 19 英寸机柜里面。

2. 硬件

（1）中央处理器（central processing unit，CPU）：是 PC 服务器中重要的核心部件之一。目前 PC 服务器普遍采用 Intel 至强（xeon）系列 CPU。决定 CPU 性能的技术指标有

1）主频（CPU clock speed）：是 CPU 的时钟频率，简单地说也就是 CPU 运算时的工作频率。主频越高，一个时钟周期里面完成的指令数也越多，CPU 的运行速度也就越快了。典型值 1.80～4.40GHz。

2）外频/前端总线工作频率/倍频：外频是 CPU 乃至整个计算机系统的基准频率，单位是 MHz（兆赫兹）。前端总线工作频率指的是 CPU 和北桥芯片间总线的工作频率，表示了 CPU 和外界数据传输的速度。而倍频则是指外频与 CPU 主频相差的倍数。CPU 主频＝外频×倍频。外频典型值 1066MHz、1333MHz。目前 CPU 主频和前端总线的工作频率均高于外频。

3）高速缓存及其安全技术：①高速缓存：在 CPU 里面内置高速缓冲存储器（简称：高速缓存）可以提高 CPU 的运行效率，高速缓存由静态 RAM 组成，结构较复杂，在 CPU 管芯面积不能太大的情况下，高速缓存的容量不可能做得太大，目前 PC 服务器中的每个 CPU 拥有独立的三级（L3）缓存，其典型值 3～45MB。②安全技术：高速缓存采用内存镜像和备用等先进的冗余与错误检测技术，可帮助前瞻性地保护数据和提高安全性。高速缓存安全技术可使中央处理器在发

生高速缓存错误时仍能继续保持稳定运行。

4）数据总线宽度：数据总线决定整个系统数据传输流量的大小，而数据总线宽度则决定了CPU与三级高速缓存、内存以及输入/输出设备之间一次数据传输的信息量。数据总线位数越高、总线工作频率越快，则总线的一次数据传输的信息量越大。例如：64 位数据总线的工作频率如果是 1333MHz，则该总线理论上每秒可传输数据量 = $64×1333M/8 = 10.664GBytes$。

5）协处理器：主要功能是负责浮点运算，并可加快特定类型的数值计算速度。某些需要进行复杂计算的应用软件服务器，例如影像后处理服务器就需要协处理器的支持。

6）超线程（hyper-threading, HT）：①超线程技术：就是利用特殊的硬件指令，把两个逻辑内核模拟成两个物理芯片，让单个处理器都能使用线程级并行计算，进而兼容多线程操作系统和软件，减少了 CPU 的闲置时间，提高 CPU 的计算和运行效率。含有超线程技术的 CPU 需要得到主板芯片组，以及操作系统、应用软件的支持，才能发挥更大效率。②应用价值：尽管提高 CPU 的主频和增加三级缓存容量可以改善 CPU 性能，但是这样的 CPU 性能提高存在较大的技术瓶颈与难度。PC 服务器在实际应用中，基于很多原因，CPU 的执行单元都没有被充分使用。例如：当CPU 从内存中读取数据时，其执行单元是处于空闲状态，CPU 的整体利用率明显下降，CPU 的性能没有得到全部的发挥。为此，可以让 CPU 同时执行多重线程，即在一枚 CPU 内部同时执行多个程序、多个任务，共同分享一枚 CPU 内的资源，即所谓"超线程"技术。

7）多核处理器：如果仅仅提高单核芯片的性能与速度，会产生过多热量，且无法带来相应的CPU 性能改善。为此在一枚处理器中集成两个或多个完整的计算引擎（内核），从而构成多核处理器。实际应用中，超线程技术通过划分任务，线程应用能够充分利用多个执行内核，从而在特定的时间内执行更多任务、更多线程。一般每个执行内核可以处理 2 个线程，每枚双核心处理器可以并行处理 4 个线程。典型的多核/超线程 CPU 有：2 核/4 线程，4 核/8 线程、6 核/12 线程、8核/16 线程，18 核/36 线程等。

8）制造工艺：目前 PC 服务器中的 CPU 均采用纳米工艺制造，其典型值 32nm、22nm 工艺。该工艺表示 CPU 内部部署晶体管密度的能力，纳米工艺既提升了单位晶体管的性能，又降低了单位晶体管的能耗。因此，可以在相同的 CPU 管芯面积下，加入更多内核，把缓存做得更大，CPU的性能就能更高；在维持同样的功耗下，CPU 主频可以得到提升，CPU 的性能就能更高。

（2）内存（memory）：也被称为内存储器，是 PC 服务器重要的核心部件之一。

1）工作原理：内存用于暂时存放 CPU 中的运算数据，以及与硬盘等外部存储器交换的数据。只要 PC 服务器在运行中，CPU 就会把需要运算的数据调到内存中进行运算，当运算完成后CPU 再将结果传送出来，内存的运行也决定了 PC 服务器的稳定运行。内存是与 CPU 进行沟通的桥梁。PC 服务器中所有程序的运行和数据的处理都是在内存中进行的，因此内存的性能对服务器的影响非常大。目前服务器内存一般采用的是双倍速率同步动态随机存取存储器（double data rate synchronous dynamic random access memory, DDR）。

2）DDR 工作原理：DDR 在一个内存时钟周期中，在方波上升沿时进行一次操作（读或写），在方波的下降沿时也做一次操作，这使得 DDR 的数据传输速度为传统同步动态随机存取存储器（简称 SDRAM）的两倍，是双数据传输模式。由于 DDR 仅多采用了时钟信号下降缘的信号，因此并不会造成能耗增加。DDR 内存采用 184 线结构。

3）服务器内存主要技术：PC 服务器中的内存引入了一些特有的技术，如 ECC、Register 等，以保障服务器内存具有极高的稳定性和纠错性能。①ECC：是"error checking and correcting"的简写，中文名称是"错误检查和纠正"。也称为"error correcting code"，是一种指令纠错技术，它不仅能发现错误，而且能纠正这些错误，这些错误纠正之后服务器才能继续正确执行下面的任务，确保服务器的正常运行。②register：即寄存器或目录寄存器，在内存上的作用我们可以把它理解成书的目录，有了它，当内存接到读写指令时，会先检索此目录，然后再进行读写操作，这将大大提高服务器内存的工作效率。带有 Register 的内存一定带 Buffer（缓冲），并且目前能见到的 Register 内存也都具有 ECC 功能。

（3）服务器主板：又称为主机板（mainboard）、系统板（systemboard）和母板（motherboard），是 PC 服务器重要部件之一。其主要特性有：

1）支持多处理器：服务器主板一般都能安装至少两个中央处理器（CPU）。其性能指标用最大处理器数量来表示，是指服务器的主板最多能支持多少个中央处理器（CPU）。现在的中高端服务器的主板一般都可以安插 CPU 扩展板，这样的服务器最大支持 CPU 数量就取决于扩展板和主板的双方面因素。

2）支持 ECC 内存：服务器主板部件都支持 ECC。

3）支持冗余：服务器的硬盘、电源，甚至 CPU、内存都能支持冗余。

4）支持高性能网络接口：由于服务器的网络负载比较大，因此服务器的网络接口一般都是支持 TCP/IP 卸载引擎的网络接口，效率高，速度快，CPU 占用小。

5）支持置高性能硬盘：目前服务器普遍支持 SAS/SCSI 硬盘，并支持独立冗余磁盘阵列（RAID）技术，提高服务器硬盘的读写速度和安全性、可靠性。

（4）PC 服务器的硬件还包括：①热插拔 SAS（serial attached SCSI）或者 SATA（serial ATA）硬盘，并且通过 RAID（独立磁盘冗余阵列）进行容错处理和性能优化；②服务器主板内置千兆/万兆网络端口，或者插接网络卡，可配光纤模块；③冗余电源；④DVD 光驱；⑤键盘、鼠标、显示器等。

（三）PC 服务器操作系统

服务器版的操作系统具有更高的可靠性和稳定性，可以支持更大容量的服务器硬件，提供更为完备的管理功能。通常有 Windows Server 系列，以及 Linux 系列可供选用。

1. Windows server 系列　如 Windows server 2012 r2，Windows server 2008 r2 等。

（1）版本：以 Windows server 2008 为例，有多个版本，Windows server 2008 standard edition（标准版），Windows server 2008 enterprise edition（企业版），Windows server 2008 datacenter edition（数据中心版），以及 Windows web server 2008（web 应用程序服务器）。

1）标准版：①适用于中小业务部门；②32 位版本最多支持 4GB 内存，在 SMP 配置下最多支持 4 个 CPU；③64 位版本最多支持 32GB 内存，在 SMP 配置下最多支持 4 个 CPU；④支持网络负载平衡集群，但不支持故障转移集群。

2）企业版：①适用于大型业务部门；②在运行数据库管理系统，例如：SQL server 2008 enterprise edition 的服务器上，应采用企业版；③支持网络负载平衡集群，支持故障转移集群；④支持 AD 联合身份验证；⑤32 位版本最多支持 64GB 内存，在 SMP 配置下最多支持 8 个 CPU；⑥64 位版本最多支持 2TB 内存，在 SMP 配置下最多支持 8 个 CPU。

3）数据中心版：①适用于超大规模的业务部门，用以建立企业级虚拟化和扩充解决方案；②支持网络负载平衡集群，支持故障转移集群；③支持活动目录联合服务（active directory federation services，ADFS）；④支持无限制的虚拟映像使用权；⑤32 位版本最多支持 64GB 内存，在 SMP 配置下最多支持 32 个 CPU；⑥64 位版本最多支持 2TB 内存，在 SMP 配置下最多支持 64 个 CPU。

4）web 应用程序服务器版：①专门为 web 应用程序服务器设计的操作系统；②支持网络负载平衡集群；③32 位版本最多支持 4GB 内存，在 SMP 配置下最多支持 4 个 CPU；④64 位版本最多支持 4GB 内存，在 SMP 配置下最多支持 4 个 CPU。

（2）特性：以 Windows server 2008 为例，其特性有：

1）Windows 部署服务（WDS）：加速对 IT 系统的部署和维护。

2）内置的服务器虚拟化技术：帮助合并服务器，提高硬件利用率，优化基础设施，并提高服务器可用性。

3）增强的联网与集群技术：为工作负载和应用要求提供功能最为丰富且可靠的 Windows 平台。

4）安全保护措施：为网络、数据和业务提供网络接入保护、联合权限管理以及只读的域控制器等安全保护措施。

5）通过增强的管理、诊断、开发与应用工具，能够高效地提供网络解决方案。

2. Linux 服务器操作系统系列　可供选择的发行版本较多，主流的版本包括 Redhat Linux、SuSE Linux、Debian Linux 等。

（1）版本：以 Redhat enterprise Linux（红帽企业级 Linux）为例，有多个版本，Redhat enterprise Linux entry server（入门服务器版）、Redhat Enterprise Linux advanced server（高级服务器版），以及与它们配套使用的桌面/客户端版本 Redhat enterprise Linux workstation server（工作站服务器版）。

1）入门服务器版（ES 版）：①适用于从小型业务部门到中型业务部门的应用环境；②ES 版本为 WEB 服务器、邮件服务器、VPN 服务器、FTP 服务器和 DNS 服务器等网络应用提供服务。

2）高级服务器版（AS 版）：①支持大型服务器，专为大型部门关键业务提供服务的 Linux 解决方案，适用于大型业务部门及数据中心；②内置高可用性（high available，HA）/集群（cluster）功能，适合运行数据库、中间件、企业资源计划（enterprise resource planning，ERP）、客户关系管理（customer relationship management，CRM）、集群以及负载均衡系统等关键业务；③支持各种平台的服务器。

3）工作站服务器版（WS 版）：①WS 版是 AS 版和 ES 版的桌面/客户端的伴侣。适合所有桌面部署，也包括办公室软件，软件制作环境及一些独立软件开发商（independent software vendors，ISV）的客户程序；②WS 版也适合当作为一个没有显示器或键盘的操作系统，在高速计算机运算环境下被建成一个计算点。

（2）特性：以 Redhat enterprise Linux 为例，其特性有：

1）多用户：系统资源可以被不同用户使用，每个用户对自己的资源（例如：文件、设备）有特定的权限，互不影响。Linux 和 Unix 都具有多用户的特性。

2）多任务：是指计算机同时执行多个程序，而且各个程序的运行互相独立。Linux 系统调度每一个进程平等地访问 CPU。由于 CPU 的处理速度非常快，其结果是，启动的应用程序看起来好像在并行运行。事实上，从 CPU 执行一个应用程序中的一组指令到 Linux 调度 CPU 微处理器再次运行这个程序之间只有很短的时间延迟，用户是感觉不出来的。

3）设备独立性：是指操作系统把所有外部设备统一当作成文件来看待，只要安装它们的驱动程序，任何用户都可以像使用文件一样，操纵、使用这些设备，而不必知道它们的具体存在形式。Linux 是具有设备独立性的操作系统，它的内核具有高度适应能力，随着更多的程序员加入 Linux 编程，会有更多硬件设备加入到各种 Linux 内核和发行版本中。

4）内置网络：完善的内置网络是 Linux 一大特点。其他操作系统没有如此紧密地和内核结合在一起的连接网络的能力，也没有内置这些联网特性的灵活性，Linux 在通信和网络功能方面优于其他操作系统。

5）系统安全：Linux 采取了许多安全技术措施，包括对读/写控制、带保护的子系统、审计跟踪、核心授权等，这为网络多用户环境中的用户提供了必要的安全保障。

6）可移植性：是指将操作系统从一个平台转移到另一个平台使它仍然能按其自身的方式运行的能力。Linux 是一种可移植的操作系统，能够在从个人计算机、服务器到大型计算机的任何环境中和任何平台上运行。可移植性为运行 Linux 的不同计算机平台与其他任何机器进行准确而有效的通信提供了手段，不需要另外增加特殊的和昂贵的通信接口。

7）公开源代码：用户可以免费得到 Linux 的内核源代码，因此，用户可以修改内核源代码，以便适应新增加的外部设备以及新的应用环境。

8）用户界面：Linux 向用户提供了两种界面：用户界面和系统调用。其中用户界面又包括命令行界面和图形用户界面。①命令行界面：Linux 的传统用户界面是基于文本的命令行界面，即 shell，它既可以联机使用，又可存在文件上脱机使用。Shell 有很强的程序设计能力，用户可方便地用它编制程序，从而为用户扩充系统功能提供了更高级的手段。可编程 Shell 是指将多条命令组合在一起，形成一个 Shell 程序，这个程序可以单独运行，也可以与其他程序同时运行。②图形用户界面：Linux 还为用户提供了图形用户界面。它利用鼠标、菜单、窗口、滚动条等设施，为用户呈现直观、易操作、交互性强、友好的图形化界面。③系统调用：给用户提供编程时使用的界面。用户可以在编程时直接使用系统提供的系统调用命令。系统通过这个界面为用户程序提供低级、高效率的服务。

（四）PC 服务器维护保障软件

为了服务器可以更加稳定的提供服务，除了服务器操作系统之外还需要一些维护保障软件。

1. **杀毒软件**　也称反病毒软件或防毒软件，是用于侦测、消除电脑病毒、特洛伊木马和恶意软件等计算机威胁的一类软件。如果服务器选用 Windows server 系列，建议安装杀毒软件防止系统被病毒感染而无法正常工作。

2. **监控和管理软件**　为了随时了解服务器的运行状态，侦测乃至预防服务器的软、硬件问题，通常在服务器上需要安装监控和管理软件，比如负载监控、远程控制等软件。

二、计算机网络

医学影像信息系统以集成医学影像成像设备，传输医学影像信息数据为主要工作任务之一，需要连接医学影像成像设备、服务器、存储设备、客户端等，传输的数据对象为海量医学影像信息数据，对计算机网络的带宽、传输效率、传输安全要求很高，因此，医学影像信息系统依赖高效、稳定、安全的计算机网络为医疗、教学、科研、管理工作服务。

（一）计算机网络

1. **网络**　是指用物理链路将各个孤立的工作站或主机节点相连在一起，组成数据链路，从而完成通信和资源共享的系统。

2. **计算机网络**　是将地理位置不同、具有独立功能的多台计算机及其外部设备，通过网络传输介质和网络设备组成的网络通信线路连接起来，在网络操作系统，网络管理软件及网络通信协议的管理和协调下，实现信息传输和资源共享的计算机系统。医学影像信息系统本身就是一个计算机网络。

3. **网络通信**　是指通过网络将各个孤立的设备进行连接，通过信息交换实现人与人，人与计算机，计算机与计算机之间的通信。网络通信中最重要的就是网络协议。

4. **网络协议**　是为计算机网络中所有设备（服务器、计算机及交换机、路由器、防火墙等）之间进行数据交换而建立的通信规则、标准或约定的集合。它规定了通信时信息必须采用的格式和这些格式的意义，计算机在网络中进行通信时必须遵守网络协议，不同的计算机之间必须使用相同的网络协议才能进行通信。网络协议主要是对信息传输的速率、传输代码、代码结构、传输控制步骤、出错控制等作出规定并制定出标准。目前，网络中最常用的网络协议是 TCP/IP 协议。

5. **传输带宽**　是指单位时间内传输线路中电子信号的震荡次数，计量单位 MHz。计算机网络应以低于带宽的信号来传输数据，网络才能稳定可靠地工作。

6. **传输速率**　是指单位时间内传输线路传输的二进制位的数量，计量单位 Mbps。

（二）网络传输介质

网络传输介质是指数据传输网络系统中发送装置和接收装置之间的物理媒体或物理通路，是在网络中传输信息数据的载体，按其物理形态可以划分为有线传输介质和无线传输介质两大类。

1. 有线传输介质 是指在两个通信设备之间实现的物理连接部分,它能将信息数据从一方传输到另一方。有线传输介质主要有双绞线、同轴电缆和光纤光缆。双绞线和同轴电缆传输电信号,光纤传输光信号。

（1）双绞线(twisted pair,TP):是网络综合布线工程中最常用的传输介质,是由两根具有绝缘保护层的铜导线按一定密度互相扭绕绞织在一起构成一个绕对的双绞导线,其中每一根导线在信息传输中辐射出来的电磁波会被另一根线上发出的电磁波抵消,从而有效降低信号干扰。将上述四个绕对、不同颜色(橙白、绿白、蓝白、棕白)标识的双绞导线封装在一个绝缘外套中组成的电缆称为双绞线(TP)。双绞线按照其电缆结构可分为非屏蔽双绞线(unshielded twisted pair,UTP)和屏蔽双绞线(shielded twisted pair,STP)。按照国际标准化组织(ISO)的布线标准又可分为目前常用的五类、超五类、六类、超六类、七类双绞线。双绞线一般用于星形拓扑结构的布线连接,两端安装有 RJ-45 插头(俗称水晶头),用于连接网卡与集线器、交换机、路由器等网络设备的端口。双绞线适合于 100 米以内的短距离网络通信。

1）非屏蔽双绞线:采用四个绕对的双绞导线和 1 条撕裂绳(rip cord),以及绝缘外套组成。价格便宜,传输速度偏低,抗干扰能力较差。

2）屏蔽双绞线:在电缆的绝缘外套与双绞线之间增加一层金属铝箔和(或)金属网包裹的屏蔽层,并在 RJ-45 连接头的网络端口处电气接地,屏蔽层既可阻止外部电磁干扰的进入,又可减少内部双绞导线的电磁波向外辐射,防止网络传输信息被窃听,并在高速传输网络信号时,减少相邻双绞线电缆间传输信号的相互耦合串扰,从而减小电磁波辐射对信息网络传输的影响。屏蔽双绞线的抗干扰能力较好,并能具有更高的传输速度,但价格相对较贵。

3）五类(cat 5)双绞线:绕线密度高,绝缘材料的绝缘性能好,其最高传输带宽为 100MHz,主要用于最高传输速率为百兆位(100Mbps)或者十兆位(10Mbps)网络的数据传输。有效工作长度 100 米。

4）超五类(cat 5e)双绞线:具有信号衰减小、串扰少,以及更小的传输时延误差,其最高传输带宽为 155MHz。超五类双绞线的全部 4 对双绞导线都能实现全双工通信,主要用于传输距离为 100 米以内的百兆位(100Mbps)网络,以及较短传输距离的千兆位(1000Mbps)网络的数据传输。

5）六类(cat 6)双绞线:六类线中加入了一字或十字的硬骨架,进一步改善了在串扰以及回波损耗方面的性能,对于全双工的千兆位高速网络应用而言,优良的回波损耗性能是极重要的。六类双绞线的最高传输带宽 250MHz,适合用于千兆位(1000Mbps)网络的数据传输。六类双绞线要求的布线距离为:永久链路的长度不能超过 90 米,信道长度不能超过 100 米。

6）超六类(cat 6A)双绞线:采用双屏蔽技术,即在电缆的绝缘外套与双绞线之间有一层金属编织网包裹的外屏蔽层,同时电缆的每对双绞导线还有独立的一层金属铝箔包裹。同时采用多股对绞纯铜接地线技术。其最高传输带宽为 500MHz,可支持千兆位(1000Mbps)网络以及万兆位(10Gbps)网络的数据传输。

7）七类(cat 7)双绞线:采用双屏蔽技术以及多股对绞纯铜接地线技术,最高传输带宽为 600MHz,可支持千兆位(1000Mbps)网络以及万兆位(10Gbps)网络的数据传输。

8）应用:①六类的非屏蔽双绞线与超六类的屏蔽双绞线是医学影像信息系统接入层终端桌面网络布线的主流选择,用于各类工作站与网络设备的连接;②七类的屏蔽双绞线可用于医学影像信息系统核心层服务器、数据存储设备与网络设备之间的连接。

（2）同轴电缆(coaxial cable):内外由相互绝缘的同轴心导体构成的电缆。内导体为铜线,外导体为铜管或网。电磁场封闭在内外导体之间,故辐射损耗小,受外界干扰影响小。最长传输距离 500 米。目前已被双绞线和光纤所取代。

（3）光纤光缆：光纤是光导纤维的简写，是一种由玻璃或塑料制成的纤维，可作为光传导工具，其传输原理是光的全反射。

1）结构：光纤裸纤一般分为三层：①中心：高折射率玻璃芯构成的纤芯。②中间：低折射率硅玻璃构成的包层，起到保护纤芯的作用。其直径一般为125μm。③外层：微细的纤芯与包层封装在树脂涂层与塑料护套构成的防护外层中，包覆后的光纤线缆被称为光缆，能够弯曲而不至于断裂。

2）工作原理：①光的全反射：光线在纤芯传送，当光线射到纤芯和外层界面的角度大于产生全反射的临界角时，光线透不过界面，会全部反射，继续在纤芯内向前传送，称为光的全反射。光线在全反射传送时无透射损失。②发射/接收装置：光纤一端的发射装置使用发光二极管（light emitting diode，LED）或一束激光将光脉冲传送至光纤；光纤的另一端的接收装置使用光敏元件检测光脉冲。

3）分类：按照传输模式可分为：单模光纤与多模光纤。①单模光纤（Single Mode Fiber）：中心玻璃芯很细，纤芯直径只有8～10μm，光线只能以直线形式沿纤芯中心轴线方向传播，因为这种光纤只能支持直线传输单一模式，所以称为单模光纤，其信号畸变很小。单模光纤在千兆网络中，可支持超过5000米的传输距离。单模光纤适用于长距离、大容量的光纤通信系统，以及光纤局域网中。②多模光纤：由于多模光纤中心玻璃芯的芯径较大，纤芯直径为50μm至100μm，光线在纤芯中以全反射方式传送，故可容许不同传输模式（可多达数百个）的光于一根光纤上传输。多模光纤在千兆网络中，可支持550米的传输距离，在万兆网络中可支持300～500米的传输距离，多模光纤适用于中短距离和小容量的光纤通信系统。

4）优点：由于光在光导纤维的传导损耗比电在双绞线和同轴电缆中传导的损耗低，抗干扰能力强，传输速率高，误码率低，安全性和可靠性高，因此，光纤可适用于中长短不同距离的信息传递，以及高速、高可靠性的信息传递。

5）应用：①光纤是全院级和区域级等大型医学影像信息系统核心层服务器、数据存储设备与网络设备之间传输介质的首选；②也可在接入层的终端桌面网络布线时选择高性能的光纤，以满足应用系统对网络安全、网络传输性能的高要求。

2. 无线传输介质

（1）无线传输：将信息加载在电磁波上，在自由空间利用电磁波在两个通信设备之间发送和接收信号和信息数据，这种实现信息数据传播的通信方式称为无线传输。

（2）无线传输介质：在自由空间传输的电磁波是在无线网络中传输信息数据的载体和物理通道，属于无线传输介质。电磁波根据其波段频谱可分为无线电波、微波、红外线、激光等。现在已经利用上述电磁波波段，在空间实现多种无线网络通信。

（3）应用：在计算机网络中，无线传输可以突破有线传输网络的限制，利用空间电磁波实现工作站站点之间，PDA、智能手机、床旁数字X线摄影机等移动设备与医学影像信息系统之间的无线通信。

（三）计算机网络类型

计算机网络的分类方式有很多种，可以按地理范围、拓扑结构、传输速率、传输介质，以及传输协议等分类。

1. 按网络地理范围分类

（1）局域网（local area network，LAN）：是在一个局部的地理范围内（例如一个医科大学、医院、科室或者建筑物内），采用有线和（或）无线的方式，将各种计算机、外部设备和数据库等互相连接起来组成的计算机通信网。它可以通过数据通信网或专用数据电路，与远方的局域网、数据库或数据中心相连接，构成一个更大范围的信息处理系统。

（2）城域网（metropolitan area network，MAN）：规模局限在一座城市或地区的范围内，是一种中等形式的网络。

（3）广域网（wide area network，WAN）：是一种跨越省界、国界、洲界，甚至全球范围的数据通讯网络，使用电信运营商提供的设备作为信息传输平台。

局域网是组成城域网和广域网的基础，城域网一般都加入了广域网。广域网的典型代表是internet网。医学影像信息系统网络的主要应用范围是局域网，但是随着远程放射学、远程医疗、区域医疗、云医疗、互联网+等应用的发展，广域网技术在医学影像信息系统应用中的比例在逐步提高。

2. **按网络拓扑结构分类** 网络拓扑（network topology）结构是指用网络传输介质互连各种设备的物理布局。是网络中通信线路和节点（计算机或设备）的几何排列形式。网络拓扑结构主要有星型结构、环型结构、总线结构、分布式结构、树型结构、网状结构、蜂窝状结构等。在医学影像信息系统局域网的组网中常用的是星型结构，在数据存储系统中应用环型结构，目前广泛应用的 internet 网络采用的是树型结构。

（1）星型结构：是指各工作站、服务器等设备以星型方式连接成网。星型网络中，以集线器、交换机、路由器等网络设备组成中央节点，由工作站、服务器等组成的其他节点都与中央节点直接相连，这种结构以中央节点为中心，因此称为星型结构。

1）工作原理：在星型结构的网络中任何两个节点要进行通信都必须经过中央节点设备的控制。中央节点设备网络通信的工作原理：①当要求通信的站点发出通信请求后，控制器要检查中央节点设备是否有空闲的通路，被叫设备是否空闲，从而决定是否能建立双方的物理连接；②在两台设备通信过程中要维持这一通路；③当通信完成或者不成功，要求拆线时，中央节点设备应能拆除上述通路。

2）特点：由于端用户之间的通信必须经过中央节点，星型拓扑结构具有便于集中控制，很容易在网络中增加新的站点，数据的安全性和优先级容易控制，易于实现网络监控和维护等优点。即使端用户设备因为故障而停机时也不会影响其他端用户间的通信。同时星型拓扑结构的网络延迟时间较小，系统的可靠性较高。但中心节点的故障会引起整个网络瘫痪。

（2）环型结构：是指各网络节点设备通过网络传输介质（同轴电缆或者光纤）连成一个封闭的环形，各网络节点设备直接连到环上，信息沿着环按一定方向（单向或者双向）从一个节点传送到另一个节点。环型结构网络的典型代表是采用同轴电缆或者光纤作为传输介质、适用于IEEE 802.5 的令牌环网（token ring network）。

1）工作原理：在环型拓扑结构中，利用一个控制发送数据权力的"令牌"（代表发信号数据的许可）来避免网络中的冲突，它按一定的方向环绕传送，每经过一个网络节点都要被接收，判断一次，是发给该节点的则接收，否则的话就将数据送回到"令牌环网"中继续往下传。令牌环传递是环形网络上传送数据的方法，其具体工作原理：①令牌传递过程中，一个 3 字节的称为令牌的数据包绕"令牌环网"从一个节点发送到另一个节点；②如果"令牌环网"上的一台工作站需要发送信息，它将截取令牌数据包，加入控制和数据信息以及目标节点的地址，将令牌转变成一个数据帧；③该工作站将数据帧继续传递到下一个节点设备；④数据帧绕着"令牌环网"循环直到它到达预期的目标节点；⑤目标节点接收该令牌并向发起节点返回一个验证消息；⑥在发送节点接收到应答后，它将释放出一个新的空闲令牌并沿着环发送它。这种方法确保在任一给定时间仅仅只有一个工作站在发送数据。

2）特点：①网络路径选择和网络组建简单：在"令牌环网"中，信息在环型网络中流动是一个特定的方向，每两台工作站之间只有一个通路，简化了路径的选择，路径选择效率高，网络的组建简单。②性价比高：在环型网络中各节点工作站连接在同一条网络传输介质电缆上，电缆长度短，只需要将各节点逐次相连，电缆利用率高，节省投资成本。③可使用光纤：光纤的传输速率高，十分适合于环形拓扑结构网络的数据传输。④所有网络节点设备都能公平访问网络的其他部分,网络性能稳定;⑤令牌环网与使用冲突检测算法 CSMA/CD 的以太网相比,大幅提高了网络的数据传送率,并能设定传送的优先度,一个 16Mbps 的令牌环网络的数据传送率接近一个 100Mbps 的以太网。

(3) 树型结构:树型拓扑结构就像一棵"根"朝上的树,是由多个层次的星型结构纵向连接而成,树的每个节点都是计算机或转接设备。越靠近树的根部节点,节点设备的性能就越好。树型结构网络是分级的集中控制式网络,与星型结构网络相比,树型结构网络的通信线路总长度短,成本较低,网络节点易于扩充,易于隔离故障,寻找路径方便。树型拓扑结构网络的缺点是各个节点对根部节点的依赖性大。

3. 按网络传输速率和网络带宽分类

(1) 按网络传输速率分类:网络的传输速率有快有慢,传输速率的单位是 b/s(每秒比特数,英文缩写为 bps)。一般将传输速率为 kb/s 级别的网络称为低速网,将 Mb/s 级别的网络称为中速网,将 Gb/s 级别的网络称为高速网。

(2) 按网络带宽分类:网络带宽的单位是 Hz(赫兹)。按照网络传输信道的带宽可分为窄带网和宽带网。一般将 kHz 带宽的网络称为窄带网;将 MHz 带宽的网络称为中带网;将 GHz 带宽的网络称为宽带网。通常情况下,高速网就是宽带网,低速网就是窄带网。

4. 按网络传输介质分类

(1) 有线网络:采用同轴电缆和双绞线来连接的计算机网络。双绞线网是目前最常见的联网方式,它价格便宜,安装方便,但易受干扰和监听。

(2) 光纤网络:光纤网也是有线网络的一种,但由于其特殊性而单独列出,光纤网络采用光导纤维作传输介质。光纤传输距离长,传输率高,可达数千兆 bps,抗干扰性强,不会受到电子监听设备的监听,是高安全性网络的理想选择。不过价格较高,且需要高水平的安装技术。

(3) 无线网络(wireless network):是指采用无线通信技术实现的无线局域网(WLAN),它用空间电磁波取代网线作为载体来传输数据,无线网络的联网方式灵活方便,可以和有线网络互为补充和备份。

1) 构建医疗机构的无线网络:需要确保无线网传输的质量与可靠性,对全院各诊间、各病区、各检查室的楼层均需安装接入点设备,例如:无线局域网收发器(access-point,AP)或无线路由器,覆盖无线信号。无线网建设的重点是进行接入点设备的选型和布置,通常平均半径 15 ~ 25m 覆盖无线为最佳。接入点设备利用 10/100Mbps 以太网端口,通过双绞线连接局域网交换机。从理论上来讲,虽然一个无线 AP 或无线路由器能够同时支持 256 个 Wi-Fi 连接,但是,从实践经验看,一旦有超过一定数量的客户端在同时使用一个无线接入点,其网络的无线传输性能将会减弱。因此,需要依据每个无线 AP 或无线路由器的性能,对无线用户同时接入数量设置限值,以保障无线网的传输质量与可靠性。

2) 无线路由器与纯 AP 的不同:除无线接入功能外,一般具备 WAN、LAN 两种接口,多支持 DHCP 服务器、DNS 和 MAC 地址克隆,以及 VPN 接入、防火墙等安全功能。

3) 微蜂窝覆盖:即将多个 AP 形成的无线信号覆盖区域进行交叉覆盖,而覆盖区域之间采用无缝连接。所有 AP 通过双绞线和骨干网络连接,将医疗机构网络建设成以有线网络为基础,无线覆盖为扩充的全面覆盖医疗服务区域。

5. 按 IEEE 网络传输标准分类 电气和电子工程师协会(institute of electrical and electronics engineers,IEEE)于 1980 年 2 月成立 IEEE 802 委员会,制定了局域网的国际系列标准。

(1) 以太网(ethernet):是指符合 IEEE802. 3 系列标准的局域网。是由 Xerox 公司创建,并由 Xerox、Intel 和 DEC 公司联合开发的基带局域网规范,是当今局域网采用的最通用的通信协议标准。以太网络使用带冲突检测的载波监听多路访问(carrier sense multiple access with collision detection,CSMA/CD)技术,并能够分别以 10Mbps、100Mbps、1000Mbps、10 000Mbps 的速率运行在多种类型的网络传输介质上。

（2）千兆以太网:是指符合 IEEE802.3ab 标准定义的传输距离为 100 米的 5 类及以上非屏蔽双绞线网络传输介质千兆以太网标准规范,以千兆比特每秒速率进行数据帧传输的以太网。千兆以太网适用于任何大中小型医疗机构,在建设医学影像信息系统时,都会把千兆以太网技术作为首选的高速网络技术。

（3）令牌环网(token-passing ring network):是指符合 IEEE 802.5 标准的局域网。定义了基带速率为 1Mbps,4Mbps,16Mbps 令牌环网介质访问控制协议及其物理层技术规范。

（4）无线网络:这里讨论的无线网络是指符合 IEEE 802.11 系列无线传输标准定义的无线局域网。用于实现移动用户的灵活接入,在无线局域网信号覆盖的区域内,无论用户位于何处,都可以实现类似手机的无线漫游,只要 PDA、平板电脑等移动终端设备在手,就可以随时随地上网,从而摆脱了网络传输介质线缆的束缚和羁绊。常用的无线局域网传输标准有:

1）IEEE802.11a:使用 5GHz 载波频段,传输速度 54Mbps。

2）IEEE 802.11b:使用 2.4GHz 载波频段,传输速度 11Mbps。

3）IEEE802.11g:使用 2.4GHz 载波频段,传输速度主要有 54Mbps、108Mbps,可向下兼容 802.11b。

4）IEEE802.11n:是在 802.11g 和 802.11a 之上发展起来的一项技术,可工作在 2.4GHz 和 5GHz 两个载波频段,最大的特点是速率提升,理论传输速率最高可达 600Mbps,或是最少 300Mbps 的单一连接传输带宽。

5）IEEE 802.11ac:是在 802.11n 标准之上发展起来的一项技术,使用 5GHz 载波频段,理论传输速率最高可达 1000Mbps,或是最少 500Mbps 的单一连接传输带宽。可进行多站式无线局域网通信,目的是达到有线网络传输介质电缆的传输速率。

（四）网络协议的层次结构

1. **层次结构**　由于网络节点之间通信联系的复杂性,在制定网络协议时,通常把复杂的网络分解成一些简单的层次,然后再将它们复合起来,从而构成网络协议的层次结构。网络协议的层次结构的特点如下

（1）结构中的每一层都规定有明确的服务及接口标准。

（2）把用户的应用程序作为最高层。

（3）除了最高层外,中间的每一层都向上一层提供服务,同时又是下一层的用户。

（4）把物理通信线路作为最低层,它使用从最高层传送来的参数,是提供服务的基础。

（5）一台设备上的第 n 层与另一台设备上的第 n 层进行通信的规则就是第 n 层协议。

（6）在网络的各层次中存在着许多协议,接收方和发送方同层的协议必须一致,否则一方将无法识别另一方发出的信息。

2. **开放系统互联参考模型**

（1）开放系统互联参考模型:为了使不同计算机厂家生产的计算机能够相互通信,以便在更大的范围内建立计算机网络,国际标准化组织(ISO)和国际电报电话咨询委员会(CCITT)联合制定"开放系统互联参考模型",即著名的 OSI/RM 模型(open system interconnect/reference model)。

（2）层次结构:开放系统互联参考模型将计算机网络体系结构的通信协议划分为七层结构,自下而上依次为:物理层(physics layer)、数据链路层(data link layer)、网络层(network layer)、传输层(transport layer)、会话层(session layer)、表示层(presentation layer)、应用层(application layer)。其中第四层传输层完成数据传送服务,上面三层的会话层、表示层、应用层面向用户。下面三层的物理层、数据链路层、网络层面向网络设备、传输介质。

（3）目的:是为异种计算机互连提供一个共同的基础和标准框架,并为保持相关标准的一

致性和兼容性提供共同的参考。

（4）开放系统：实质上指的是遵循开放系统互联参考模型和相关协议能够实现互连的、具有各种应用目的的计算机系统。

（5）层次结构的标准制定：对于每一层，至少制定两项标准：服务定义和协议规范。前者给出了该层所提供的服务的准确定义，后者详细描述了该协议的动作和各种有关规程，以保证服务的提供。

（6）开放系统互联参考模型各层功能

1）物理层：提供为建立、维护和拆除物理链路所需要的机械、电气、功能以及规程的特性，以及物理链路上传输非结构的位流以及故障检测指示。物理层要为终端设备间的数据通信提供传输介质及其连接。物理层设备中最常见的是中继器、调制解调器以及网络插头、插座、传输介质等。物理层的主要功能是：①为数据端设备提供传送数据的通路：数据通路可以是一个物理媒体，也可以是多个物理媒体连接而成。一次完整的数据传输，包括激活物理连接、传送数据和终止物理连接。所谓激活，就是不管有多少物理媒体参与，都要在通信的两个数据终端设备间连接起来，形成一条通路。②传输数据：物理层要形成适合数据传输需要的实体，为数据传送服务。一是要保证数据能在其上正确通过，二是要提供足够的传输带宽和速率，以减少信道上的拥塞。传输数据的方式能满足点到点、一点到多点、串行或并行、半双工或全双工、同步或异步传输的需要。③完成物理层的管理工作。

2）数据链路层：在网络层实体间提供数据发送和接收的功能和过程，以及提供数据链路的流控。数据链路可以理解为数据通道。数据链路层设备中最常见的是网卡，网桥。数据链路层的主要功能是：①链路连接的建立、拆除和分离：每次通信都要经过建立通信联络和拆除通信联络两个过程；②帧定界和帧同步：链路层的数据传输单元是帧，协议不同，帧的长短和界面也有差别，但无论如何必须对帧进行定界；③顺序控制：指对帧的收发顺序的控制；④差错检测和恢复，链路标识和流量控制：差错检测多用方阵码校验和循环码校验来检测信道上数据的误码，而帧丢失等用序号检测。各种错误的恢复则常靠反馈重发技术来完成；⑤数据链路层将本质上不可靠的数据传输媒体变成可靠的数据传输通路提供给网络层。在一定程度上弥补物理层的不足。

3）网络层：控制分组传送系统的操作、路由选择、用户控制、网络互联等功能，它的作用是将具体的物理传送对高层透明。网络层的主要功能是：①路由选择和中继：通过路由寻径和中继功能，可把任意两台数据终端设备链接起来；②激活，终止网络连接；③采取分时复用技术：当一条物理信道建立之后，在一条数据链路上复用多条网络连接，让多对用户共用一条链路，提高使用效率；④检测与恢复；⑤排序，流量控制；⑥服务选择；⑦网络管理。

4）传输层：提供建立、维护和拆除传送连接的功能；选择网络层提供最合适的服务；在系统之间提供可靠的透明的数据传送，提供端到端的错误恢复和流量控制。传输层的主要功能是：①分割与重组数据；②按端口号寻址；③连接管理：对会话层要求的每个传输连接，传输层都要在网络层上建立相应的连接服务；④差错控制和流量控制，以及纠错的功能：用于弥补各种通信网络链路的质量差异，对经过下三层之后仍然存在的传输差错进行恢复，进一步提高可靠性；⑤传输层要向会话层提供通信服务的可靠性，保障报文的无差错、无丢失、无延迟时间紊乱、无重复，以及无乱序。

5）会话层：是建立在传输层之上，利用传输层提供的服务，使应用建立和维持会话，并能使会话获得同步。会话层使用校验点可使通信会话在通信失效时从校验点继续恢复通信，这种能力对于传送大的医学影像数据文件极为重要。会话层的主要功能是：①为会话实体间建立连接：为给两个对等会话服务用户建立一个会话连接，应该做如下几项工作：将会话地址映射为运输地址；选择需要的运输服务质量参数（quality of service，QOS），确保当网络发生拥塞的时候，对重要且实时性强的数据报文优先处理；对会话参数进行协商；识别各个会话连接；传送有限的透明用户数据。②数据传输:是在两个会话用户之间实现有组织的、同步的数据传输。③连接释放:连接释放是通过"有序释放"、"废弃"、"有限量透明用户数据传送"等功能单元来释放会话连接。

6）表示层:代表应用进程协商数据表示;完成数据转换、格式化和文本压缩;为异种机通信提供一种公共语言,以便能进行互操作。表示层的主要功能是:①网络的安全和保密管理;②文本的压缩与打包;③虚拟终端协议(VTP);④语法转换:将抽象语法转换成传送语法,并在对方实现相反的转换(即将传送语法转换成抽象语法)。涉及的内容有代码转换、字符转换、数据格式的修改,以及对数据结构操作的适应、数据压缩、加密等;⑤语法协商:根据应用层的要求协商选用合适的上下文,即确定传送语法并传送;⑥连接管理:提供两进程之间建立、维护和结束会话连接的功能,包括利用会话层服务建立表示连接,管理在这个连接之上的数据传输和同步控制。

7）应用层:是开放系统互联参考模型的最高层,也称为应用实体(AE),直接为应用进程提供服务,其作用是在实现多个系统应用进程相互通信的同时,完成一系列业务处理所需的服务,例如事务处理程序、文件传送协议和网络管理,实现应用进程(如用户程序、终端操作员等)之间的信息交换。

（五）TCP/IP协议

1. **传输控制协议/互联网络协议**（transmission control protocol/internet protocol，TCP/IP）是一种网络通信协议,它规范了网络上的所有通信设备,尤其是一个主机与另一个主机之间的数据往来格式以及传送方式。TCP/IP是INTERNET的基础协议,也是一种计算机数据打包和寻址的标准方法。

2. **层次结构**　TCP/IP协议划分为四层结构,具体为

（1）链路层:也称作数据链路层或网络接口层,通常包括操作系统中的设备驱动程序和计算机中对应的网络接口卡。它们一起处理与网络传输介质的物理接口细节,负责从网络上接收物理帧,抽出IP数据,交给网络层以及接收IP数据通过网络发送。常见的链路层协议有Ethernet 802.3等。以太网设备驱动程序属于链路层。

（2）网络层:也称作互联网层,是TCP/IP网络协议的核心。网络层负责相邻计算机之间的通信,处理传输层的分组发送请求,将分组装入IP数据包,填充报头,选择去往信宿机的路径,将数据包发往合适的网络接口,处理输入数据,检查其合法性,如其已到达信宿机,则去掉报头,将其交给相应的传输协议,如果其没有到达信宿机,则为其寻径转发,网络层还负责处理网络拥塞,流量控制,路径选择。网络层协议有互联网协议(internet protocol,IP),互联网控制报文协议(internet control message protocol,ICMP),互联网组管理协议(internet group management protocol,IGMP),地址解析协议(address resolution protocol,ARP),反向地址转换协议(reverse address resolution protocol,RARP)等。

（3）传输层,主要为两台主机上的应用程序提供可靠的端到端的通信。为实现可靠传输,传输层协议接收端必须发回确认,如无发回确认,则表示分组丢失,重新发送直至成功为止。在TCP/IP协议族中,传输层协议包括传输控制协议(transmission control protocol,TCP)和用户数据报协议(user datagram protocol,UDP)。

1）TCP:是面向连接的通信协议,通过三次握手建立连接,通讯完成时要拆除连接,TCP只能用于点对点的通讯。TCP通过带重传的肯定确认技术保证传输的可靠性,利用滑动窗口控制数据流量,限制发送方数据发送速度,保证数据传输可靠性。

2）UDP:是面向无连接的通讯协议,UDP数据包括目的端口号和源端口号信息,其可以用于广播发送,其属于不可靠传输,在传输过程中会出现掉包等问题,需要程序员在编程时验证,保证数据的可靠性。

（4）应用层:应用层是面向用户提供的服务和常用程序,比如电子邮件接收(POP3),远程登录(TELNET),文件传输访问(FTP),域名解析服务(DNS),控制信件的发送和中转(SMTP)等。

（六）网络设备

网络设备是连接到网络中，完成网络通信传输工作的物理实体。基本的网络设备有：中继器、集线器、交换机、网桥、路由器、网关、防火墙、网络接口卡（NIC）、无线接入设备、调制解调器以及光纤收发器等。构建大中型局域网络的常用设备和系统包括交换机、路由器，以及安全系统，它们各司其职、相互结合、彼此补充、缺一不可，它们是医学影像信息系统网络建设的三大支柱。

1. 交换机

（1）交换（switching）：是按照通信两端传输信息的需要，用人工或设备自动完成的方法，把要传输的信息送到符合要求的相应路由上的技术的统称。交换发生在开放系统互联参考模型的第二层，即数据链路层。

（2）交换机（switch）：是一种在通信系统中应用电（光）信号转发，为接入交换机的任意两个网络节点提供独享的电信号通路，从而完成信息交换功能的网络设备。

交换机负责连接各种网络设备（如交换机、路由器、无线 AP 和网络防火墙等）和网络终端（如工作站、服务器、医学影像成像设备主控计算机和网络打印机等），用于构建各种类型和规模的局域网络。交换机是网络构建的基础，没有交换机就没有局域网。同时，交换机的性能还从根本上决定着整个局域网的连接带宽和传输效率。

交换机有多个端口，每个端口都具有桥接功能，可以连接一个局域网或一台网络终端。常见的交换机有以太网交换机、光纤交换机等。

（3）主要功能：包括物理编址、网络拓扑结构、错误校验、流量控制等基本功能，还能支持虚拟局域网（virtual local area network，VLAN）、链路汇聚，防火墙等高级功能。

（4）交换机工作原理所涉及的基本概念

1）数据链路层设备：交换机工作于 OSI 参考模型的第二层，即数据链路层。

2）背板：交换机拥有一条带宽很高的背板总线和内部交换矩阵。交换机的所有的端口都挂接在这条背板总线上，进行数据交换和传输。

3）介质访问控制（media access control，MAC）地址：MAC 地址是识别 LAN（局域网）节点的标识。网卡的物理地址通常是由网卡生产厂家烧入网卡的 EPROM 闪存芯片中，它存储的是传输数据时真正赖以标识发出数据的计算机和接收数据的主机的地址。

4）MAC 地址表：交换机内部的 CPU 会在每个端口成功连接时，将发出数据的计算机和接收数据的主机的 MAC 地址和交换机的端口形成对应关系，从而建立一张 MAC 地址表，并存储在交换机的内存中。

5）数据包和数据帧：①数据包（data packet）：包（packet）是 TCP/IP 协议通信传输中的数据单位，一般也称数据包。以太网通信中，最小数据包长是 64 字节。②数据帧（data frame）：是数据链路层的协议数据单元。③数据包与数据帧的关系：TCP/IP 协议工作在 OSI 模型第三层网络层以及第四层传输层上，数据帧工作在第二层数据链路层。上一层的内容由下一层的内容来传输，所以网络通信时"数据包"是包含在"数据帧"里的。④数据帧的组成：包括三部分：帧头，数据部分，帧尾。其中帧头由 8 个字节的前导符组成，前导符的作用在于告诉监听设备网络传输的数据将要到来；数据部分就是由网络层传下来的数据包，比如 IP 数据包，在以太网中，最小数据包长是 64 字节；帧尾是每个数据帧之间的帧间隙，网络通信中，每发完一个数据帧之后要等待一段时间再发另外一个数据帧，帧尾包含一些必要的控制信息，比如同步信息、地址信息、差错控制信息等，在以太网标准中规定帧尾最小是 12 个字节，在实际应用中帧尾有可能会比 12 个字节要大。⑤端口效率：在以太网通信中，每个数据帧（帧头+数据包+帧尾）总共至少由 84 字节的信息组成，其中至少 20 个字节（帧头+帧尾）属于网络通信中的固定开销，真正传输的信息数据（即数据包）只有 64 字节，对于交换机来说，理论上端口的有效数据交换量，即端口效率仅达到 64 字节/84 字节 =76. 19% 。以千兆交换机为例,其端口链路的有效数据吞吐量理论上只有1000Mbps ×76. 19% =761. 9Mbps,另外一部分数据被用来处理额外的网络通信开销,这两者加起来才是标准的千兆。

6)网络通信:①交换机的控制电路收到数据包以后,处理端口会查找内存中的 MAC 地址对照表,以确定目的 MAC 地址对应的网卡(network interface card, NIC)挂接在交换机的哪个端口上;②通过交换机背板内部的交换矩阵迅速将数据包传送到目的端口;③目的 MAC 地址若不存在,广播到所有的端口,接收端口回应后交换机会"学习"新的 MAC 地址,并把它添加入内部 MAC 地址表中;④使用交换机也可以把网络"分段",通过对照 IP 地址表,交换机只允许必要的网络流量和通信数据通过交换机。

(5) 性能指标:交换机的主要性能指标包括

1) 背板带宽:是指交换机接口处理器或接口卡和数据总线间所能吞吐的最大数据量。背板带宽标志了交换机总的数据交换能力,单位为 Gbps,也叫交换带宽,一般的交换机的背板带宽从几 Gbps 到几 Tbps 级别不等。一台交换机的背板带宽越高,所能处理数据的能力就越强。背板带宽是模块化交换机上的概念,固定端口交换机不存在这个概念,固定端口交换机的背板容量和交换容量大小是相等的。

2) 交换容量:是指交换机内核 CPU 与总线的传输容量,一般比背板带宽小。①低端交换机:采用存储转发模式,交换容量(Mbps) = 缓存位宽(bit) ×缓存总线频率(MHz),例如:交换机的缓存位宽 96bit,缓存总线频率 133MHz,其交换容量 =96bit×133MHz = 12 800Mbps。②高端交换机:交换容量 =2×(n×100Mbps+m×1000Mbps),其中 n:表示交换机有 n 个 100Mbps 端口,m:表示交换机有 m 个 1000Mbps 端口。

3) 包转发率:其衡量标准是以单位时间(秒)内发送处理最小数据包长(64Byte)的数据包(packet)的个数作为计算基准,其计量单位为 pps(packet per second)。以全双工千兆以太网为例,最小数据包长为 64Byte,加上帧头和帧尾的开销 20Byte,因此在数据链路层,由帧头、数据包、帧尾组成的数据帧实际最小长度为 84Byte,一个端口包转发率计算方法如下:1 000 000 000bps/8bit/(64+8+12)Byte = 1 488 095pps = 1.488Mpps。同理,可求得百兆快速以太网一个端口的包转发率为 148.8kpps(0.1488Mpps),万兆网一个端口的包转发率为 14.88Mpps。

4) 线速转发:线速转发最基本且最重要的功能是数据包转发,是对包转发能力的考验。线速转发能力是指以最小包长(以太网 64 字节)和最小包间隔(符合协议规定)在交换机端口上进行双向数据传输时不会引起丢包的能力。线速转发,即线性无阻塞传输,需要同时满足以下两个条件:①交换机背板带宽≥交换容量,可实现全双工、无阻塞交换,即交换机具有发挥最大数据交换性能的条件;②交换机最大吞吐量≥端口数量×端口包转发率。例如:一台 64 个千兆端口的交换机,其最大吞吐量至少应达到 64×1.488Mpps = 95.2Mpps。

同时满足以上两个条件的交换机才是采用无阻塞结构设计的交换机,才能保证该交换机的所有端口在线速转发工作时,能提供无阻塞的包交换。

5) 缓冲区大小:有时又叫做包缓冲区大小,是一种队列结构,被交换机用来协调不同网络设备之间的速度匹配问题。突发数据可以存储在缓冲区内,直到被慢速设备处理为止。缓冲区大小要适度,过大的缓冲空间会影响正常通信状态下数据包的转发速度,这是因为过大的缓冲空间需要相对多一点的寻址时间。而过小的缓冲空间在发生拥塞时又容易丢包出错。所以,适当的缓冲空间加上先进的缓冲调度算法是解决缓冲问题的合理方式。

6) 最大 MAC 地址表大小:连接到局域网上的每个端口或设备都需要一个 MAC 地址,其他设备要用到此地址来定位特定的端口及更新路由表和数据结构。MAC 地址有 6 字节长,由 IEEE 来分配,又叫物理地址。一个设备的 MAC 地址表大小反映了连接到该设备能支持的最大节点数。

7）最大 VLAN 数量：虚拟局域网（VLAN）将局域网上的一组设备配置成好像在同一线路上进行通信，而实际上它们处于不同的网段。一个 VLAN 是一个独立的广播域，可有效地防止广播风暴。由于 VLAN 基于逻辑连接而不是物理连接，因此配置十分灵活。现在已经把一台交换机是否支持 VLAN 作为衡量其性能高低的重要参数之一。此参数反映了一台设备所能支持的最大 VLAN 数目，就目前交换机所能支持的最大 VLAN 数目（1024 以上）来看，足以满足一般企业和医疗机构的需要。

8）端口链路聚集：是指把一台设备的若干端口与另一台设备的同等端口（要求介质完全相同）连接起来，以提供若干倍的带宽。链路聚集由链路聚集协议来管理。当一条链路失效时，由链路聚集协议协调其他链路继续工作。该参数反映了设备间的冗余性和扩展性。

9）冗余：冗余强调了设备的可靠性，即不允许设备有单点故障。冗余组件包括管理卡，交换结构，接口模块，电源，冷却系统等设备，它们应有部件级的冗余备份。当一个部件失效时，其他部件能接着工作，而不影响设备的继续运转。例如核心交换机设备一般都提供冗余电源供应，在一个电源失效后，其他电源仍可继续供电，不影响设备的正常运转。在接通多个电源时，要注意用多路市电供应，这样，在一路市政供电线路失效时，其他线路仍可供电。

10）支持协议和标准：遵循由国际标准化组织所制订的联网规范和设备标准。

（6）医学影像信息系统应用：在医学影像信息系统中，主要通过交换机将服务器、客户端和影像成像设备等连接在一起。根据网络的层次结构，交换机在以下三种医学影像信息系统应用环境中使用：

1）接入层：通常将网络中直接面向用户连接或访问网络的部分称为接入层。接入层的目的是允许终端用户从工作桌面连接到网络，因此接入层交换机具有高端口密度的特性。以三级甲等大型综合性医疗机构为例，接入层交换机可采用交换容量 $\geqslant$ 350Gbps、包转发性能 $\geqslant$ 132Mpps、支持纵向虚拟化的交换机。

2）汇聚层：位于接入层和核心层之间的部分称为汇聚层。位于汇聚层的交换机是多台接入层交换机的汇聚点，它必须能够接纳和处理来自接入层设备的所有通信量，并提供到核心层的上行数据链路，因此汇聚层交换机与接入层交换机比较，需要更好的可靠性、更高的性能指标。以三级甲等大型综合性医疗机构为例，汇聚层交换机可采用交换容量 $\geqslant$ 5T、包转发性能 $\geqslant$ 1440Mpps、支持横向/纵向虚拟化的交换机。

3）核心层：网络主干部称为核心层。核心层的主要目的在于通过高速转发通信，提供优化、可靠的骨干网传输结构，因此位于核心层的交换机需要具备更高的可靠性、更高的性能指标。以三级甲等大型综合性医疗机构为例，核心层交换机可采用交换容量 $\geqslant$ 10T、包转发性能 $\geqslant$ 18 000Mpps、端口 $\geqslant$ 48 个、支持万兆电/光端口、支持横向虚拟化的交换机。

接入层、汇聚层、核心层的交换机等硬件设备，需要根据医疗机构的规模、信息系统数据量、接入点数量等因素进行统筹规划和科学配置。

2. 路由器　查找目标主机路径的过程称为路由。在大型网络中，一个数据包在到达目标主机之前，由于要经过许多中间路径，所以路由是需要依靠路由协议来完成的复杂过程。

（1）路由（routing）：是指数据传输从源头到目的地时，路由器从一个接口上收到数据包，根据数据路由包的目的地址进行定向，决定端到端路径的网络范围，并以最佳路径，按前后顺序转发数据到另一个接口的过程。路由的路径选择发生在开放系统互连参考模型的第三层，即网络层。路由在路由器中的实现靠静态路由协议或动态路由协议来完成。

（2）路由表（routing table）：在计算机网络中，路由表或称路由择域信息库（routing information base，RIB），是一个存储在路由器或者联网计算机中的电子表格文件或类数据库，存储着由路由算法计算选择的、指向特定网络地址的数据包传输优先路径。路由器通过网络上其他路由器交换路由和链路信息来动态维护路由表，路由表可反映当前网络的拓扑结构信息。路由表建立的主要目标是为了实现路由协议和静态路由选择。

（3）路由器（router）：是连接多个逻辑上分开的因特网中各局域网与广域网的设备,路由器只接受源头设备或其他路由器的信息,并依据路由表提供的最佳 IP 路径,将数据包从网络间的初始源头位置转发到最终目的地,路由器属于网络层的一种互联设备。

路由工作包含两个基本的动作：

1）确定最佳路径：当数据从一个子网传输到另一个子网时,路由器会根据收到数据包中的网络层地址以及路由器内部维护的路由表决定输出端口以及下一步的数据转发地址,为经过路由器的每个数据包寻找一条最佳的数据传输路径。

2）通过网络传输信息：路由器运行 TCP/IP 协议,通过重写链路层数据包头实现数据包的转发,将该数据传送到目的站点,实现网络互连。

路由器是不同网络之间的桥梁,是互联网络的通信枢纽和"交通警察",能在多网络互联环境中,建立灵活的网络连接,用于实现局域网之间以及局域网与 Internet 之间的互联。若没有路由器,则局域网就会与外部网络完全隔离,成为一座信息孤岛。

（4）路由器工作原理：路由器在 OSI 参考模型的第三层（网络层）做出转发决定,但它也参与第一层（物理层）和第二层（数据链路层）的过程。路由器检查完数据包的 IP 地址,并通过查询路由表做出转发决定后,它可以将该数据包从相应端口朝着其目的地转发出去。路由器会将第三层 IP 数据包封装到对应数据输出端口的第二层数据链路帧的数据部分。帧的类型可以是对应特定端口上所使用的以太网封装类型。第二层的数据链路帧会编码成第一层物理层的物理信号,这些信号用于表示物理链路上传输的二进制数据位。路由器工作原理如图 3-21 所示。

1）源头设备：工作站（PC1）工作在 OSI 参考模型的所有七个层次,它负责封装数据,并把帧作为编码后的比特流发送到默认路由器 R1。

2）路由器 R1：①在第一层物理层相应接口接收编码后的比特流；②比特流经过解码后上传到第二层数据链路层,在此由 R1 将数据链路帧解封；③路由器会检查数据链路帧的目的 IP 地址,确定其是否与接收接口（包括广播地址或组播地址）匹配。如果与帧的数据部分匹配,则 IP

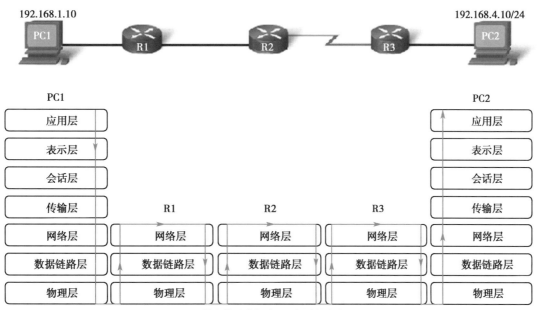

图 3-21　路由器工作原理

数据包将上传到第三层网络层。④在网络层,R1 查询路由表,在路由表中搜索与目的 IP 地址最匹配的网络地址,做出转发数据包的最佳路径的决定(数据包路由转发到路由器 R2);⑤R1 将数据包重新封装到新的第二层数据链路帧中,其中包含有路由器 R2 的地址;⑥R1 将数据链路帧作为编码后的比特流,从物理层的数据输出端口转发出去。

3)路由器 R2:收到比特流,然后重复路由器 R1 的过程。R2 帧解封,再将帧的数据部分(IP 数据包)传递给第三层,在此 R2 做出路由决定。然后 R2 将数据包重新封装到新的第二层数据链路帧中,并将它作为编码后的比特流从数据输出端口转发出去。

4)路由器 R3:再次重复这一过程,它将封装到数据链路帧中且编码成比特流的 IP 数据包转发到目的地设备 PC2 工作站。

从源头设备到目的地设备的这一数据传输路径中,每个路由器都执行相同的过程,包括解封、搜索路由表、再次封装。此过程对于理解路由器如何参与网络通信非常重要。

(5)路由器功能及其与交换机的区别

1)网段划分:与工作在网络物理层,从物理上划分网段的交换机不同,路由器使用专门的软件协议从逻辑上对整个网络进行网段划分。

2)流量管理:一台支持 IP 协议的路由器可以把网络划分成多个子网段,只有指向特殊 IP 地址的网络流量才可以通过路由器,实现子网隔离以及网络广播的自动过滤,抑制广播风暴。同时还可实现网络拥塞控制、负载分流、负载均衡。

3)冗余容错和路由:对于每一个接收到的 IP 数据包,路由器都会重新计算其校验值,并写入新的物理地址,实现网间最佳寻径和 IP 数据报传送,以及 IP 数据报的差错处理及简单的拥塞控制,从而连接多个独立的网络或子网。

4)使用路由器转发和过滤数据的速度要比只查看数据包物理地址的交换机慢。但是,对于结构复杂的网络,使用路由器可以提高网络的整体效率。

5)维护路由表,并与其他路由器交换路由信息,从而自动构建网络的拓扑结构信息。

6)对于不同规模的网络,路由器作用的侧重点有所不同:①在广域主干网上,路由器的主要作用是路由选择;②在地区/区域网中,路由器的主要作用是网络连接和路由选择;③在医院局域网内部,路由器的主要作用是分隔子网。

3. 网络安全系统

(1)网络安全:是指网络系统的硬件、软件及其系统中的数据受到保护,不因偶然或者恶意的原因而遭受到破坏、更改、泄露,保障网络服务不中断,信息系统连续、可靠、正常地运行。一旦网络的安全隐患成为事实,所造成的损失是难以估量的,因此,网络安全是医学影像信息系统建设过程中重要的一环。

(2)网络安全的特征:网络安全应具有以下五个方面的特征:

1)保密性:信息不泄露给非授权用户、实体或过程,或供其利用的特性。

2)完整性:数据未经授权不能进行改变的特性。即信息在存储或传输过程中保持不被修改、不被破坏和丢失的特性。

3)可用性:可被授权实体访问并按需求使用的特性。即当需要时能否存取所需的信息。例如网络环境下拒绝服务、破坏网络及相关系统的正常运行等都属于对可用性的攻击。

4)可控性:对信息的传播及内容具有控制能力。

5)可审查性:出现安全问题时,能够提供依据与审计手段。

(3)网络安全系统:通过对网络安全风险分析及需求分析,配备相应的网络安全系统,包括:防火墙、入侵检测系统、安全扫描系统、防病毒系统,以及备份与灾难恢复系统,同时还需建立一套完整可行的网络安全与网络管理策略,并加强人员培训,提高网络安全意识。

1)防火墙(firewall):指的是一个由软件和硬件设备组合而成、在内部网和外部网之间、专用网与公共网之间的界面上构造的网络安全防护系统,通过依照特定的规则,允许、拒绝或重新定向经过防火墙的数据流,实现对进、出内部网络的服务和访问的审计与控制。防火墙主要由服务访问规则、验证工具、包过滤和应用网关组成。防火墙是网络之间互连的安全网关(security gateway),是最基本、最经济、最有效的网络安全措施之一。

2)入侵检测系统:全面监视进出网络的所有访问行为,及时发现和拒绝不安全的操作和黑客攻击行为,并对攻击行为做出相应反应(记录日志、报警、阻断)。

3)安全扫描系统:检测网络中存在的安全漏洞,对扫描结果进行分析审计,及时采取相应的措施填补系统漏洞,减少可能被黑客利用的不安全因素。

4)防病毒系统:针对病毒危害性极大并且传播极为迅速,必须配备全网从服务器到单机的防病毒系统软件,防止病毒入侵主机并扩散到全网,保证网络和主机不被病毒的侵害,实现全网的病毒安全防护。由于新病毒的出现比较快,所以要求防病毒系统的病毒代码库的更新周期必须比较短。

5)网络备份与灾难恢复系统:最安全的、最保险的方法是通过网络备份与灾难恢复系统定时自动备份系统级与应用级的数据信息到本地或远程的磁带或者存储系统中。当宕机和灾难发生,系统和(或)数据受损时,可以利用灾难恢复系统进行快速恢复。

网络安全系统通过一定的规则和限制来保证网络安全,是实现局域网内部安全的重要保障。没有网络安全系统保护的局域网,将时刻面临来自虚拟网络世界攻击的威胁,个人隐私将荡然无存。

三、数 据 存 储

医学影像信息系统存储的数据大部分是医学影像信息数据,其增长速度每年达到10%以上,需要占用大量的存储空间,以较高的速度进行存取和调阅、并要求数据存储的可靠安全。与此同时,医学影像信息系统存储的数据在整个医疗机构的信息系统中所占的比重已经高达80%以上,以数据为中心的信息系统架构已经在医疗机构中逐渐得到确立。I/O系统一直是医学影像信息系统中的制约因素,I/O系统的性能提高与处理系统(CPU)性能提高的差距越来越大,建立高效、共享、可靠的存储系统是提高整个医学影像信息系统信息处理能力的关键。

通过考量医学影像数据的读取年限、结合性价比和数据安全性等因素,医学影像信息系统一般会选择多个不同级别的存储,以应对医学影像数据的分级调取需求。

目前磁盘存储市场上,根据服务器类型,存储分类可划分为:封闭系统的存储和开放系统的存储。封闭系统主要指大型机等服务器;开放系统指基于包括 Windows、UNIX、Linux 等操作系统的服务器和计算机。开放系统的存储分为:内置存储和外挂存储。开放系统的外挂存储根据服务器与存储的连接方式分为:直连式存储(direct-attached storage,DAS)、存储区域网络(storage area network,SAN)和网络接入存储(network-attached storage,NAS)。目前医学影像信息系统的主流数据存储解决方案选择的就是上述三种外挂存储方式(图 3-22)。

(一) 直连式存储(direct-attached storage,DAS)

1. **直连式存储(DAS)**   通常是指安装在服务器内部或者安装在与服务器直接相连的扩展盘柜中的存储介质,例如在一个底板上安装的带有多个磁盘驱动器的存储设备磁盘簇(just a bunch of disks,JBOD),和 RAID 阵列不同,磁盘簇没有前端逻辑来管理磁盘上的数据分布和容错,磁盘簇中的每个磁盘进行单独寻址,一般是基于服务器软件直接控制和管理下的存储资源。DAS 与服务器之间有固定的绑定连接关系,一般情况下,DAS 通过 SCSI 接口或光纤通道直接连接到一台服务器上,因此它们之间不存在网络结构,而是直接进行数据的读写(图 3-22)。DAS 部署成本低、配置简单,通常应用于中小型业务部门信息系统的应用。

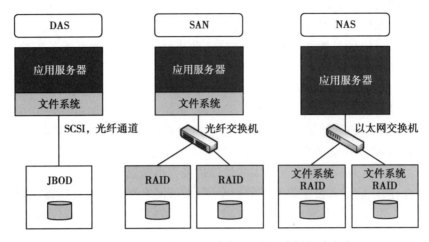

图 3-22 医学影像信息系统的主流数据存储解决方案

2. DAS 存在的问题

（1）低效率的结构：服务器本身容易成为系统瓶颈。

（2）不方便进行数据保护：服务器一旦发生故障，数据就将不可访问。

（3）不能共享：经常出现的情况是某台服务器的存储空间不足，而其他一些服务器却有大量的存储空间处于闲置状态却无法利用。如果存储不能共享，也就谈不上容量分配与使用需求之间的平衡。

（4）不能动态分配存储空间：同时多台服务器使用 DAS 时，存储空间不能在服务器之间动态分配，会造成资源浪费。

（5）数据备份操作复杂：如果做网络备份，那么每台服务器都必须单独进行备份，而且所有的数据流都要通过网络传输。如果不做网络备份，那么就要为每台服务器都配一套备份软件和磁带设备，备份流程的复杂度会大大增加。

由于 DAS 存在上述问题，因此无法胜任大型业务部门信息系统的应用要求，但是 DAS 结构在数据中心环境依然流行的一个重要原因是任何系统都需要本地的启动盘，大多数物理服务器仍然从本地直连式存储（DAS）启动系统。

与直连式存储架构相比，共享式的存储架构，比如：存储区域网络（SAN）或者网络接入存储（NAS）都可以较好的解决以上遇到的问题。

（二）存储区域网络

1. 存储区域网络（storage area network，SAN）

（1）从网络的角度：SAN 是一个独立于服务器网络系统之外、集中式管理、采用高速光纤通道（fibre channel，FC）作为传输体的高速存储网络，可被用来绕过传统网络的瓶颈，支持服务器与存储设备之间的直接高速数据传输，将存储系统网络化，实现真正的高速共享存储。

（2）从数据存储的角度：SAN 是通过专用高速网将一个或多个网络存储设备与服务器连接起来的专用存储系统。SAN 由光纤通道交换机、存储设备（磁盘阵列）、光纤通道 HBA 卡、存储管理软件以及应用程序服务器所组成（3-23）。

2. SAN 的本质

（1）网络：SAN 是互连存储设备和服务器的专用光纤通道网络，提供在服务器与存储系统之间的高速数据传输。SAN 是一种高速网络或子网络，是与传统网络不同的一种网络，也被称为服务器后面的网络。

（2）通讯互连：SAN 介于存储设备和服务器之间，通过光纤通道（fibre channel，FC）技术或其他的通讯技术实现存储设备和系统与服务器组件的连通性，提供端到端的通讯。

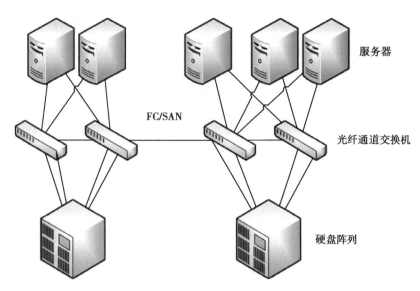

图 3-23　SAN 的组成

（3）存储：SAN 实现了外向化存储，在 SAN 中可采用一系列的存储设备和系统，如 RAID，磁盘簇（just a bunch of disks，JBOD），网络接入存储（network-attached storage，NAS）等。SAN 还支持存储设备的集中化和服务器集群，SAN 允许多台服务器独立地访问同一个存储设备，这与局域网（LAN）非常类似，SAN 提高了服务器存储资源的可扩展性、可靠性，并可以充分挖掘存储设备资源的共享潜力。

（4）资源：SAN 是一个医疗机构整个计算机网络资源的一部分。通常 SAN 与其他计算资源紧密集群来实现档案存储过程和远程备份。同时，SAN 可创建全局存储资源池，以便将存储容量动态的分配给前端的服务器，实际用多少资源就可以分配多少。

（5）软件：SAN 软件为用户提供 SAN 存储管理，管理 SAN 中各部件的运行。SAN 软件可以是单一的集成软件，也可以是 SAN 中不同设备的不同管理软件的集合。一般来说，SAN 软件功能模块包括数据共享、网络结构、数据备份、数据交换、数据保护和灾难恢复等。

3. SAN 的光纤通道（fibre channel，FC）技术　存储区域网络（SAN）是伴随着光纤通道技术的出现而产生的新型存储系统。FC 技术是 SAN 的核心关键技术。

（1）光纤通道：是 1988 年美国国家标准学会（American national standards institute，ANSI）为网络和通道 I/O 接口实现灵活的信息传输而定义的一系列标准和协议。最早是用来提高硬盘协议的传输带宽，侧重于数据的快速、高效、可靠传输。到 1990 年代末，基于光纤通道的 SAN 开始得到应用。目前，光纤通道作为一种高速串行 I/O 的业界标准互联协议，它的特性是将网络和设备的通讯协议与传输物理介质隔离开。这样多种通讯协议可在同一个物理连接上同时传送，可连接计算机和各种外设，包括服务器和存储设备。

（2）光纤通道的拓扑结构：主要有点到点（point to point，PTP）、交换式光纤通道（FC switched，FC-SW）、光纤通道仲裁环路（fiber channel arbitrated loop，FC-AL）等三种拓扑结构。

1）点到点光纤通道：是指一台服务器主机与一台存储设备使用光纤通道连接，通过一条上行一条下行两条通道进行数据存储与读取，一般用于直连式存储（DAS）应用（图 3-22）。

2）交换式光纤通道：是指服务器主机和存储设备之间使用具备交换功能和智能化连接功能的光纤通道交换机连接，并由存储区域网络的管理软件统一管理，这种方式就是 SAN（图 3-22）。交换式结构允许许多对节点可同时相互通信。这样，随着节点数的增加，数据吞吐能力总量可以不断增加。

3）光纤通道仲裁环路:FC-AL 结构允许多个设备在一个环上共享其带宽,通信时使用令牌(token)的方式进行仲裁,在某一特定时刻,该环上只有一对节点可互相通信。该结构在逻辑上是环,而在物理上通常通过光纤通道存储集线器(fibre channel storage hub)以星形方式来呈现。采用 FC-AL 架构,当一个设备加入 FC-AL 的时候,或出现任何错误或需要重新设置的时候,环路就必须重新初始化。在这个过程中,所有的通信都必须暂时中止。仲裁环路结构因为共享带宽会带来性能的降低,当环路中的设备很少发生并发访问时,可以考虑使用光纤通道仲裁环路拓扑结构。

（3）光纤通道的本质

1）在原理上:FC 是使用可以同时发送和接收数据的全双工串行通信原理传输数据。

2）在逻辑上:可以将 FC 看作是一种用于构造高性能信息传输的、双向的、点对点的串行数据通道。

3）在物理上:FC 是一到多对应的点对点的互连链路,每条链路终结于一个端口或转发器。

4）在协议上:需要强调的是,FC 并不是 SCSI 的替代;一般而言 SCSI 是光纤通道的上层协议。

5）在传输上:FC 普遍采用光纤作为传输线缆。

（4）光纤通道的链路传输介质:FC 的链路传输介质可以是光纤、双绞线或同轴电缆。其传输距离随采用的传输介质不同可从 25 米到 40 公里不等,这使得在 SAN 模式下实现物理上分离的、不在同一个机房的存储变得非常容易,可实现重要数据的异地容灾和备份存储。

（5）光纤通道协议基本架构:光纤通道协议架构可分为 5 层,从物理介质到光纤通道中的高层协议。每一层次都定义了不同的、并且独立的标准来描述光纤通道设备之间如何进行通信。每一层次的光纤通道协议都和不同类型的应用紧密结合。光纤通道协议架构从物理介质的底层到高层依次为:

FC-0:物理层,定义连接物理介质的界面、不同传输介质、传输距离,定义编码和解码的标准,定义光纤和铜线接口以及电缆指标。

FC-1:协议传输层或数据链接层,定义了串行编码和解码规则、数据流传输规则,编码或解码信号。

FC-2:网络层,光纤通道的核心,定义了帧、流控制和服务质量等。FC-2 层包括 FC-2P、FC-2M、FC-2V 三个子层。①FC-2P:关注通过 FC-1 层次传输报文数据帧的具体机制和方法,包括数据帧收发、数据流控制以及时钟同步等问题。②FC-2M:关注链路控制机制,包括与服务器/存储等节点设备的路由和寻址等。③FC-2V:对于 FC-4 层向服务器/存储等节点设备提供的服务进行了定义,包括服务级别、数据报文解析封装、名字识别等。

FC-3:FC 通用服务架构定义层,定义了整个 FC 协议体系向外部提供的基础链路服务和扩展链路服务,其范围包括从基础的设备链路交互应用一直到为上层应用服务提供的总体框架。

FC-4:FC 协议与上层协议的映射支撑层,作为 FC 协议集的最顶层,定义了应用程序接口和高层协议映射到底层 FC 协议层的方式,提供了光纤通道和上层协议之间的接口和方法,上层应用比如:串行 SCSI 协议,HBA 卡的驱动提供了 FC-4 的接口函数,FC-4 支持多协议,如:FCP-SCSI、FC-IP、FC-VI 等。其中,光纤通道(FC)SCSI 技术是 SAN 技术的物理基础。FC 采用高频(例如:1GHz)串行位(bit)传送,全双工数据传输速度可达 200MBytes/s(相当于 gigabits/s)。

（6）光纤通道工作原理

1）光纤通道帧:光纤通道的数据单元叫做帧,一个光纤通道帧最大是 2148 字节,光纤通道帧起始于帧开始(SOF)标志,随后是帧头部,数据或光纤通道内容紧随其后,然后是帧结束(EOF)。这样封装的目的是让光纤通道可以在需要时被其他类似于 TCP 的协议所承载。光纤通道只使用一个帧格式来在多个协议架构层面上完成各种任务。在数据流的包/帧结构上,光纤通道帧的传输效率比 TCP/IP 高。

2）光纤信道网络：光纤通道中的基本实体是光纤信道网络，与一般分层网络不同的是，一个光纤信道网络很大程度上由功能单元以及各单元间接口所指定，其组成如下：①服务器/存储等节点设备上的端口：是光纤信道数据流量的终点；与光纤通道交换机端口相连的服务器/存储等节点设备上的端口称为 N_port；与光纤通道仲裁环路集线器端口相连的服务器/存储等节点设备上的端口称为 NL_port。②光纤信道设备：服务器/存储设备端口访问的光纤信道设备，例如光纤通道交换机，光纤通道仲裁环路集线器。③光纤网络端口：与服务器/存储等节点设备的端口相连的光纤通道交换机端口称为 F_port；光纤通道交换机之间相连的端口称为 E_port；光纤通道仲裁环路集线器的端口称为 FL_port；既能做 E_port，又能做 F_port 的光纤通道交换机端口称为 G_port。④在服务器/存储等节点设备的端口间传输光纤通道（数据）帧的网络结构。

3）光纤通道寻址：①world wide name（WWN）寻址：在数据中心网络中，光纤通道是通过 WWN 来标识一个唯一的设备。WWN 是一个 64 位的地址。WWN 对于光纤通道设备就像以太网（ethernet）的 MAC 地址一样都是全球唯一的，它们是由国际电器和电子工程协会（IEEE）标准委员会指定给各个制造商，设备制造时 WWN 标识被直接内置到设备中去。通常用 node WWN 来标示每台不同的 FC 交换机，它是唯一的；对于 FC 交换机的端口，则使用 port WWPN 来标示 FC 交换机的端口。所以一个交换机只有一个 node WWN 和多个 port WWPN。②FCID 寻址：因为 WWN 的地址太长所以用这个地址来寻址的话会影响到路由的性能。这样光纤通道网络采用了另外一种寻址方案，这种方案是用基于交换光纤网络中每个端口唯一的 24 位地址（称为 FCID）来寻址，这种 FCID 就类似 TCP/IP 协议中的 IP 地址。用这种 24 位地址方案，得到一个较小的光纤通道帧头部，这能加速路由的处理。但是这个 24 位的 FCID 地址必须通过某种方式能够对位连接到相对应的 64 位 WWN 地址。③FCID 地址结构：一个 24 位的 FCID 地址由 domain id、area id、port id 三个部分组成。Domain ID 从 23 到 16 位；Area ID 从 15 到 08 位；Port ID 或仲裁环物理地址从 07 到 00 位。domain ID：端口地址中最重要的字节是 domain。这是标识交换机本身的地址。最多只能达到 256 个地址。除了一些被保留使用的地址外，实际上只有 239 个地址可用。这意味着在一个 SAN 网络中最多只可能配置 239 台光纤通道交换机。同时 domain 可以用来标识一个 SAN 网络中一台 FC 交换机的唯一性。area ID：它提供 256 个地址。用于识别光纤通道仲裁环路中的端口，或者用于识别一组光纤通道端口，例如，可作为多端口光纤通道卡的识别符（地址），可以帮助识别区分不同的端口组，即使对于只有一个端口的组也会有一个唯一的 Area 地址。port ID：它也提供 256 个地址，用于识别相连的服务器/存储设备的接口。综上所述，可以计算出一个 SAN 网络最大的地址数目：domain id×area id×port id = 239×256×256 = 15 663 104 个地址。④动态地址分配与维护：在光纤通道（SAN）环境中，FC 交换机负责分配和维持端口地址。当有一个 WWN 登录到交换机的某一个端口时，交换机将会为其分配一个 FCID 地址，同时交换机将创建 FCID 和登录的 WWN 地址之间的关联关系表并维护它们的关系。交换机的这一个功能是使用名字服务器（NAME SERVER）来实现的。⑤名字服务器：在光纤交换机内部运行，负责完成设备发现和网络地址解析服务。它本质上是一个对象数据库，光纤设备在连接进来时，向该数据库动态注册它们的地址值。这种动态的寻址方式同时也消除了手工维护地址出错的可能，而且在移动和改变 SAN 方面也提供了更多的灵活性。

4）光纤通道数据流：①FC-4 层负责保证将高层协议的数据或命令正确分解和打包进光纤通道协议的帧中，然后将帧向下送到 FC-2 层；②节点设备（服务器/存储）查询 FC-3 层服务器，以便获取该光纤通道帧的目的地址；③FC-2 层将目的地址信息加入帧头并发送给 FC-1 层去解析；④FC-1 层将接收到的光纤通道帧分解为比特位并发送给 FC-0 层；⑤光纤通道帧在 FC-0 层的物理线缆（光纤）中发送。

5）光纤通道数据传输：①服务器到存储设备：这是服务器与存储设备之间的传统的相互作

用模式,SAN 的优点在于多个服务器可以串行或并行地访问同一个存储设备。②服务器到服务器:SAN 可用于服务器之间的高速大容量数据通信。③存储设备到存储设备:通过这种外部数据传输能力,可以在不需要服务器参与的情况下传输数据,从而使服务器周期能更多地用于其他活动如应用程序处理等。这样的例子还包括磁盘设备不需要服务器参与就可以将数据备份到磁带设备上,以及跨 SAN 的远程设备镜像操作等。

4. SAN 的光纤通道交换机(FC SWITCH) 光纤通道交换机在逻辑上是 SAN 的核心,它连接着服务器主机与存储设备。SAN 存储如果需要被多台服务器主机访问,需要配置使用光纤通道交换机进行数据交换和管理控制。

(1)接口及其类型:光纤通道交换机的接口就是 FC 端口,该端口负责与服务器/存储等节点设备的端口以光纤通道相连接。其可以支持的端口类型主要有:

1)FC(fibre channel,光纤通道):传输速率可达 8Gbps/16Gbps/32Gbps;

2)ethernet(以太网):传输速率可达 1Gbps/10Gbps;

3)FCoE(fibre channel over ethernet,以太网光纤通道):传输速率可达 10Gbps。FCoE 技术标准可以将光纤通道映射到 10Gbps 以太网,可以将光纤通道信息插入以太网信息包内,从而让服务器与 SAN 存储设备之间的光纤通道请求和数据可以通过以太网连接来传输,而无需专门的光纤通道结构,从而可以在以太网上传输 SAN 数据。FCoE 允许在一根通信线缆上同时传输 LAN 和 FC-SAN 通信,这样的融合网络可以同时支持 LAN 和 SAN 数据类型,LAN 和 FC-SAN 收敛成一个统一的网络后,可以大幅减少服务器上的网络接口数量,同时减少了电缆、节省了交换机端口和管理员需要管理和支持的控制节点数量,从而降低降低管理负担,同时降低功耗和制冷负载。FCoE 能够在保护用户现有 FC-SAN 上的投资(如 FC-SAN 的各种工具、员工的培训、已建设的 FC-SAN 设施及相应的管理架构)的基础上,提供一种以 FC 存储协议为核心的 I/O 整合方案。

(2)网络传输协议

1)SAN 交换机可以支持的网络传输协议:主要有 FC、FCoE、iSCSI、NFS、HTTP、FTP 等。

2)iSCSI 网络传输协议:2003 年 2 月,iSCSI 正式成为 IETF 的技术标准,是 SAN 网络传输协议标准之一,其传输介质是以太网(主要是千兆以太网和万兆以太网),基于光纤通道的 FC-SAN 仍然是目前主流的 SAN 技术,基于以太网的 E-SAN 是 SAN 技术的拓展和补充。

3)E-SAN:由于 SAN 并不排斥采用网络作为传输底层的介质,因此可以通过在以太网上传输 SCSI 数据包的方式建立低成本的存储系统 E-SAN。

4)iSCSI 技术:是一个供硬件设备使用的,可以在 IP 协议的上层运行的 SCSI 指令集,这种指令集合可以实现在 IP 网络上运行 SCSI 协议,使其能够在诸如高速千兆以太网上进行路由选择,使应用服务器可与使用 IP 网络的存储设备互相交换数据资料。此技术不但价格较业界技术标准 FC 技术低廉,而且系统管理人员也可以用相同的设备来管理所有的网络,并不需要额外增加设备来进行网络的管理。

(3)操作系统支持:可以支持的操作系统主要有:HP-UX、Solaris、Linux、Windows、AIX 等。

5. SAN 的存储设备 SAN 的存储设备以硬盘构成的磁盘阵列为主。

(1)硬盘:主要的硬盘类型有:串行高级技术附件(serial advanced technology attachment,SATA)硬盘、串行连接 SCSI(serial attached SCSI,SAS)硬盘、近线串行连接 SCSI(near line serial attached SCSI,NL-SAS)硬盘、固态硬盘(solid state disk,SSD),以及 FC 硬盘。尺寸分为 2.5 英寸及 3.5 英寸两种。

1)SATA 硬盘:是指使用 SATA 接口的硬盘,又称为串口硬盘,SATA 硬盘具有较强的纠错能力,错误一经发现能自动纠正,这样就大大的提高了数据传输的安全性。SATA 使用了差动信号放大系统"differentialsignalamplifiedsystem"。这种系统能有效地将噪声从正常讯号中滤除,良好的噪声滤除能力使得 SATA 只要使用低电压操作即可,SATA 只要 0.5V(500mv)的峰对峰值差模电压即可高速传输数据。目前常见的 SATA 硬盘有 SATA2.0 和 SATA3.0 两种标准,对应的传输速度分别是 2Gb/s 和 6Gb/s,数据线采用四针结构。

2) SAS 硬盘:是采用新一代串行连接 SCSI 技术的硬盘,和 Serial ATA(SATA)硬盘相同,都是采用串行技术以获得更高的传输速度,并通过缩短连结线改善内部空间等。SAS 接口的设计是为了改善存储系统的效能、可用性和扩充性,并且 SAS 的接口技术可以向下兼容 SATA。

在系统中,SAS 采取直接的点到点串行传输方式。SAS1.0/SAS 2.0/SAS 3.0 接口的传输速率可分别达到 3Gbps/6Gbps/12Gbps。SAS 依靠 SAS 扩展器来连接更多的设备,扩展器可有 12 ~ 36 个端口来连接 SAS 设备、主机设备或者其他的 SAS 扩展器。在磁盘端,每一个 SAS 端口最多可以连接 16256 个外部设备,可以接入更多的 SAS 硬盘,提供超大容量存储空间。

3) NL-SAS 硬盘:由于 SAS 硬盘价格较贵,容量大小有限,为此采用通过二类最高级别检测的 SATA 盘片进行改装,使用 SAS 的传输协议的方式,将 SATA 的盘体与 SAS 的传输协议融合,形成一种高容量较低价格的 NL-SAS 硬盘。单盘容量可达 3TB。

4) SSD 硬盘:即固态电子存储阵列硬盘。由控制单元和固态存储单元(Flash 存储芯片)组成。固态硬盘的接口规范和定义、功能及使用方法上与普通硬盘完全相同,在产品外形和尺寸上也完全与普通硬盘一致。其固态存储单元是一种单层式储存(single level cell,SLC)Flash 存储芯片,可以经受 10 万次的读写,其单盘存储容量可达到 2TB,接口的连续读取传输速率可达到 2100Mbps。

5) FC 硬盘:是指通过光学物理通道进行工作的硬盘,称为光纤通道(FC)硬盘。光纤通道仲裁环路(FC-AL)使光纤通道能够直接作为硬盘连接接口,为高吞吐量、性能密集型应用系统提供提高 I/O 性能水平的技术途径。

FC 硬盘大幅提高了多硬盘系统的通信速度,同时拥有热插拔、高速带宽、远程连接、连接设备数量大等优越的性能和稳定的传输,成为高端存储的解决方案,能满足高端工作站、服务器、海量存储子网络,以及外设间通过光纤通道集线器/交换机和点对点连接进行双向、串行数据通讯等系统对高数据传输率的要求。

2002 年美国国家标准协会(ANSI)的光纤信道实体接口(fibre channel-physical interfaces,FC-PI)规范通过了 4Gb 光纤信道传输协议。目前串行接口 FC-AL 峰值可以达到 2Gbits/s 以及 4Gbits/s。通过光学连接设备最大传输距离可以达到 10KM 以上。在磁盘端,FC-AL 协议能够提供 FC 环路并连接 126 个设备,因此,可以连接更多的 FC 硬盘,提供大容量存储空间。

(2) SAN 的磁盘阵列

1) 磁盘阵列:一般由硬盘、阵列控制器、内外接口以及磁盘柜构成。

2) 阵列控制器:一般都能支持 RAID 1、RAID 0+1、RAID 3、RAID 5 等级别。

RAID 级别的选择有三个主要影响因素:可用性(数据冗余)、性能以及成本。其选择原则如下:①如果不要求可用性,选择 RAID 0 可获得最佳性能和低成本;②如果可用性和性能是重要的,而成本不是主要因素,则根据硬盘数量选择 RAID 1 或者 RAID 0+1;③如果可用性、性能和成本都同样重要,则根据数据传输的特点和硬盘的数量可以选择 RAID 3、或者 RAID 5;④对于医学影像信息系统,需要传输的医学影像 DICOM 数据文件较多、其总容量较大,并且需要批量、连续传输,因此适合选择存储读写性能、数据安全和存储成本三者兼顾比较好的 RAID 5 级别的存储方案。

3) 内外接口:对于 SAN 架构中磁盘阵列的内外接口分别是:对外部的接口,即对服务器主机的接口;以及对内部的接口,即用于连接其内部各个磁盘的接口。对于上述内、外接口,在技术上既可以选择使用光纤通道(FC)技术,也可以选择 SCSI、SAS、SATA、以太网络等接口技术。

4) 选型原则:①在医学影像信息系统的应用中,为保证系统对医学影像大数据的安全高速的存储、备份、传输、数据迁移以及数据共享,同时还要满足对实时并发影像检索、查询和调用请求的快速响应,一般均选择磁盘阵列对外部的接口使用光纤通道(FC)技术,并选用至少两台光纤通道交换机,以双机冗余的方式来连接 SAN 中的服务器主机集群和存储设备,以便获得更高的安全性和存储性能;②对于中小型医学影像信息系统的应用,或者医学影像数据近线存储和备份存储的应用,一般可选磁盘阵列对内部的接口使用存储介质和接口成本均较低的 SCSI、SATA、SAS 等接口技术;③对于大中型医学影像信息系统的应用,或者医学影像数据高速在线存储的应用,一般选择磁盘阵列对内部的接口使用成本较高、稳定性和性能优异的光纤通道(FC)技术来连接其内部的各个光纤通道(FC)磁盘,此种内、外部都是光纤通道接口并采用 FC 磁盘的磁盘阵列也称为光纤磁盘阵列。

5) 光纤磁盘阵列:①中、低端光纤磁盘阵列:内部至少采用冗余的双光纤通道仲裁环路(FC-AL)结构,内部硬盘实际上同时接在两条光纤通道仲裁环路上。②中、高端光纤磁盘阵列:支持的光纤通道仲裁环路数更多,可以达到 4、8、16 条之多。这种多冗余光纤通道仲裁环路结构最主要的目的就是为了提高可用性,它可以防止单个线路、接口的故障导致整个阵列的失效。而且每个环路采用旁路技术来防止无硬盘接入和硬盘故障对环路通信的影响。

6. **SAN 的光纤通道 HBA 卡** 光纤通道(FC)主机总线适配器(host bus adapter,HBA)卡,FC-HBA 卡。是指能插入并安装在计算机、服务器或大型主机上的板卡,一般通过光纤信道和光纤线缆与光纤通道交换机或者存储设备连接,用于服务器主机访问光纤通道存储区域网络(FC-SAN)。接口类型为光口,光口通过光纤线缆来进行数据传输,传输协议为光纤通道协议。

HBA 是一个在服务器和存储设备间提供输入/输出(I/O)处理和物理连接的电路板和(或)集成电路适配器。因为 HBA 减轻了主处理器在数据存储和检索任务的负担,它能够帮助提高服务器的性能。一个 HBA 和与之相连的存储系统有时一起被称作一个磁盘通道。

7. **SAN 的存储管理软件** SAN 所需的软件主要包括:

(1) 驱动程序:用于主机识别 SAN 存储。

(2) 存储管理软件:应具有网络中不同服务器间的数据共享、档案数据的存档和检索、多路径管理、智能缓存分区、存储设备间的数据迁移、智能数据销毁、智能异构虚拟化、智能精简配置、远程云维护管理、集中运维管理、容灾管理、备份与恢复、纠错等功能。

(3) 数据保护软件:应具有快照、拷贝、远程复制、克隆、磁盘镜像、改写锁定等功能。

8. **SAN 的优劣**

(1) SAN 的优势:SAN 独特的结构特别适合于进行连续的大流量的数据备份,促进了新型的 LAN-Free 和 Serverless 的备份方式。

1) 基于千兆位的存储带宽,数据存储性能高。

2) 数据的传输操作等在存储区域专网内进行,不需占用局域网的网络资源,运行大数据的备份操作时,无需考虑它们对网络总体性能的影响。

3) 提供容灾,备份和远程复制机制,数据安全性高。

4) 具备多控制器单元、热备磁盘、多路径等机制,从而杜绝单点故障,提高稳定性。

5) SAN 独特的结构特别适合于进行连续、大流量的数据备份。

6) 能够对分散数据进行高速集中存储与备份,以及对各分支业务部门数据的集中处理。

7) 支持存储设备和数据的统一集中管理,即可实现全部存储设备集中在数据中心机房的集中统一存储,也可实现只受光纤线路长度限制、存储设备分布在不同机房的异地统一存储。

8) 支持服务器群集和虚拟化。

9) 系统级方面具有很强的数据容量动态可扩展性和灵活性。SAN 几乎可以无限扩展,用户可以灵活地在 SAN 结构上添加各种存储设备,整个系统扩展起来很灵活。

（2）SAN 的劣势：

1）需要建设专用的网络,建设成本较高。

2）建设专用网络以及管理工作较为复杂。

（三）网络接入存储（network-attached storage,NAS）

1. **网络接入存储（NAS）** 是一种连接在网络上,具备数据存储功能,基于标准网络协议实现跨平台共享文件以及数据传输的专用数据存储服务器(图 3-22)。

2. **NAS 的特点** 它以数据为中心,将存储设备与服务器彻底分离,NAS 在局域网上占有自己的节点,无需应用服务器的干预,就可允许用户在网络上存取数据,在这种配置中,NAS 集中管理和处理网络上的所有数据,将负载从应用服务器上卸载下来,有效集中管理数据,从而释放带宽、提高性能,因此也被称为"网络存储器"。NAS 为网络中的 Windows、Linux、UNIX 等各种不同操作系统的服务器和计算机提供跨平台文件共享和数据存储与备份。

3. **NAS 的构成** 包括 NAS 主机,存储设备(例如:磁盘阵列、DVD 光盘驱动器、磁带驱动器或可移动的存储介质)和内嵌系统软件。

（1）NAS 主机:带有专用简洁服务的存储设备,其作用类似于一个专用的文件服务器。

（2）存储设备:以硬盘构成的磁盘阵列为主,由磁盘阵列控制器和磁盘组成,负责数据的存储。

（3）内嵌系统软件:NAS 存储所需的软件主要有管理软件,包括配置、容灾、备份、镜像等。

4. **协议支持** NAS 支持多种协议,例如:NFS、CIFS（common internet file system,通用互联网文件系统）、FTP、HTTP 等,而且能够支持各种操作系统。在网络中,通过任何一台工作站,采用 IE 浏览器就可以对 NAS 设备进行直观便捷的访问与管理。

5. **NAS 存储的优劣**

（1）NAS 存储的优势

1）即插即用:NAS 设备一般支持多计算机平台和多操作系统,用户通过网络支持协议即可访问相同的文档,因而 NAS 设备无需改造即可用于混合 Unix/Windows/Linux 的局域网内。

2）物理位置灵活:NAS 可安装在接入层的工作组内,也可安装在汇聚层的部门服务器边上,或者也可安装在核心层的数据中心里,通过物理链路与网络连接起来。

3）无需应用服务器的干预:NAS 设备允许用户在网络上直接存取数据,这样既可减小应用服务器 CPU 的开销,也能显著改善网络的性能。

4）数据安全性高:提供容灾,备份和远程复制机制。

5）系统稳定性高:多机头、热备盘、多路径等机制杜绝了单点故障。

6）接入简便,可以方便地进行存储扩容。

7）NAS 也可以加入 SAN,在 SAN 模式的存储专用网络中进一步提升性能。

（2）NAS 存储的劣势:

1）备份过程中的带宽消耗:局域网除了处理正常的最终用户传输流外,还必须处理包括数据备份操作的存储磁盘请求,这些数据操作需要占用网络带宽,性能受到影响。

2）只能以文件方式访问数据:不能像 SAN 一样直接访问物理数据帧和数据块,因此会影响系统效率,比如数据库服务器里的大型数据库就不能使用 NAS。

3）存储数据易受网络上其他流量的影响:当网络上有其他大数据流量时会影响系统性能。

4）数据泄漏:由于存储数据通过公开的数据网络传输,因此容易产生数据泄漏等安全问题。

（四）数据存储设备的发展趋势

随着存储技术的发展,存储设备的发展趋势有:

1. 网络正在成为主要的信息存储模式,基于 IP 之上的云存储是存储系统发展的方向。

2. 在没有出现全新的既提供数据共享又提供快速访问的存储系统之前,应当首先实现多种存储系统(DAS、SAN、NAS)的并存、互补与融合,并选择统一的管理平台。

3. 医学影像信息数据量的爆炸式增长,信息数据作为医疗机构取得行业竞争优势的战略性资产,其重要性在稳步增加,从而带动大数据存储与应用以及数据中心建设的发展。

(五)医学影像信息系统的分级存储解决方案

由于医学影像信息系统中的影像数据具有数据量大、需保存时间长的特点,同时出于卫生经济学、兼顾数据安全性的考量,通常情况会对影像数据进行分级、分类存储。比较典型的做法是,设立在线存储、近线存储、离线备份存储三级存储模式。

1. 在线存储解决方案　对于成像时间在 1~3 年以内的影像信息数据,技师和医师频繁调阅的机会极高,必须使用在线存储,将存储设备和所存储的数据时刻保持"在线"状态,可供用户随意读取,满足影像科室和临床对数据访问的速度要求。一般在线存储设备选择先进的磁盘阵列,价格相对昂贵,但性能很好。目前应用于存储设备中的 SAS 磁盘和 FC 磁盘都属于高性能磁盘,主要用于对性能要求苛刻的关键核心应用。

对于医疗影像信息系统,一般在线存储主要用于存储数据库以及需要频繁访问的影像数据(如近期进行检查的患者的医学影像以及用于对比目的的历史检查影像)。由于在线存储价格相对昂贵,所以通常配置的容量有限,系统需要定期地将在线数据归档到近线存储和离线备份存储,并且可以提供机制将近线和离线数据(如历史检查)取回到在线存储。在线存储要求性能很高,大多选择配置光纤通道交换机的 SAN 存储,使用 SAS 或者 FC 磁盘构成磁盘阵列。在医学影像信息系统中,通常情况下,将近 1~3 年以内,以及正在住院中的患者影像保存在在线存储系统中,以确保这些患者的医学影像可以快速读取和浏览。

2. 近线存储解决方案　近线存储主要定位于在线存储和离线存储之间的应用数据需求,一般对于数据生成时间在 4~10 年以内的数据,它们被调用的频率降低,属于中等频率访问信息。系统将这些并不经常用到,或者说数据的访问量并不大的数据存放在性能较低的存储设备上,但同时对这些设备要求寻址迅速、传输率较高,因此,近线存储对性能要求相对来说并不是最高,但又要求相对较好的访问性能。同时多数情况下,由于不常用的数据要占总数据量的比较大的比重,这也就要求近线存储设备在需要容量相对较大,存储扩容相对容易。

对于医疗影像信息系统,一般近线存储主要用于存储无需频繁访问的影像数据(如历史或者复诊的医学影像资料)。目前应用于存储设备中的 SATA 磁盘属于高性价比的磁盘,其单个磁盘容量较大、转速较高。SATA 磁盘主要应用于对容量需求大或者性能要求相对不是最高的场合,例如文件服务、数据近线存储与备份等应用,或者小型的应用系统与数据库等。近线存储数据量大,通常选择性价比高的 NAS 存储,使用 SATA 磁盘、或者 SSD 作为磁盘阵列的磁盘。在医学影像信息系统中,一般会尽量将所有(至少十年以内)患者的医学影像数据保存在近线存储系统中,以确保这些患者的医学影像可以较快速的读取。

3. 离线存储解决方案　离线存储是对在线存储数据的备份,以防范可能发生的数据灾难。离线存储的数据不常被调用,一般也远离系统应用,所以人们用"离线"来生动地描述这种存储方式。对于医疗影像信息系统,一般离线存储主要用于数据库文件,以及数据生成时间在 10 年以上的影像数据文件的备份,当然,如果条件允许,也可以将这些数据存储在近线存储设备中作为近线数据使用。离线存储通常选择低端 NAS、磁带库或者光盘塔。在医学影像信息系统中,会将所有的患者医学影像数据保存在离线存储系统中,以确保这些患者的医学影像可以得到安全的物理保存和备份存储。

四、负 载 均 衡

在当今信息化时代,随着全院级医学影像信息系统应用的快速增长,使得系统中关键节点的网络服务器面对的影像访问数量快速增加,这就要求服务器需要具备提供大量并发访问服务的能力,服务器的处理速度和 I/O 能力成为影响网络服务质量的瓶颈。但由于单台服务器的性能总是有限的,特别是,当面对临床门急诊诊间、住院部病房发出的大量查询、检索、调阅患者影像数据的服务请求时,以及医学影像成像设备向医学影像信息系统发出的大量上传 DICOM 影像数据的服务请求时,易导致服务器的堵塞,甚至会导致系统资源的匮乏,从而使用户无法得到服务的响应。因此,有必要采用多服务器和负载均衡技术来满足大量并发访问的需要,以杜绝网络服务器拒绝服务情况的发生。

(一)负载均衡(load balancing)技术

1. 负载均衡技术

(1)负载均衡技术:是建立在现有网络结构之上的一种资源调度策略,依照一定的规则和算法,在负载均衡池(例如多台服务器组成的服务器集群)、网络连接、CPU、存储设备和存储系统等资源中分配负载,从而扩展资源的带宽、增加吞吐量、加强网络数据处理能力,以达到最佳化资源使用、最大化吞吐率、最小化响应时间、同时避免过载的目的。

(2)原理:采用负载均衡技术的网络服务系统由多台服务器以对称的方式组成一个服务器集群,每台服务器都具有等价的地位,都可以单独对外提供服务而无须其他服务器的辅助。通过某种负载分担调度策略,将外面发送来的服务请求均匀分配到对称结构中的某一台服务器上,而接收到请求的服务器独立地回应客户的请求并完成服务。这种将系统负载分配到不同的服务器上处理,藉此提供解决大量用户并发访问服务,实现并行处理的方法,就是负载均衡。

(3)负载均衡的方式

1)可将大量的并发访问或数据流量分担到多台节点设备(例如:服务器集群)上分别处理,以减少用户等待响应的时间;

2)可将单个重负载的运算分担到多台节点设备上做并行处理,每个节点设备处理结束后,将结果汇总,返回给最终用户,使得系统处理能力得到提高。

采用负载均衡技术,可以用最少的投资获得接近于大型主机的性能,可以满足信息系统不断增长的应用需求。

2. 负载均衡的专业术语

(1)负载均衡池(load balancing pool):是根据负载均衡策略接收数据通信流量的一组设备。负载均衡池与特定虚拟服务器相关联,流向虚拟服务器的数据通信流量通常会转给相关联的负载均衡池中的成员节点。

(2)虚拟服务器(virtual server):是一个可 PING 的虚拟 IP 地址和服务端口的组合(比如192.168.200.30:http),虚拟服务器与负载均衡池相对应,负载均衡池由一或多个节点(node)组成。

(3)节点(node):节点是处理负载均衡器所发送数据通信流量的设备,通常是指信息系统中的各个服务器。当一台服务器加入负载均衡池成为池成员时,该服务器就称为节点。

(4)节点状态监控:用于检验负载均衡池中成员节点的连接和服务信息,包括节点健康监控和性能监控,当池中成员节点性能下降时,负载均衡器将会把流量重定向到其他节点。

(5)连接(connection):在客户端或服务器上,把具有相同源地址和端口,以及相同目的地址和端口的数据包定义为一个连接。对于同一个连接中的数据包,负载均衡会将其进行 NAT 转换后,转发至后端固定的服务器进行处理,这是负载均衡的基本功能。

(6)会话(session):一般是指从用户登录应用系统,进行事务处理,直至退出应用系统的整个过程。因此,对于相同的会话,客户端可能会建立多个连接进行处理。

(7)cookie:有时也用其复数形式 cookies。cookie 由服务器端设置生成,并发送给客户端(一般是浏览器),客户端(浏览器)会将 cookie 的 key/value 保存到本地工作站的某个目录下的文本文件内,下次客户端(浏览器)需要再次发送请求到同一服务器(网站)时,就发送该 cookie 给服务器(前提是浏览器设置为启用 cookie),可以确保该客户端(浏览器)的请求会被转发到相同的服务器(网站)进行处理。

(8) 散列(hash):一般翻译做"散列",也有直接音译为"哈希"的,就是把任意长度的输入(又叫做预映射,pre-image),通过散列算法,变换成固定长度的输出,该输出就是散列值。这种转换是一种压缩映射。

(9) 散列函数:就是一种将任意长度的消息压缩到某一固定长度的消息摘要的函数。

3. 负载均衡的分类

(1) 根据负载均衡所采用的设备对象分为软/硬件负载均衡。

(2) 根据 OSI 的网络分层体系模型,可分为基于域名系统的负载均衡,基于客户端的负载均衡,基于应用层的负载均衡,基于 IP 层的负载均衡,基于 TCP 层的负载均衡。

(3) 根据负载均衡算法来划分,可分为静态负载均衡和动态负载均衡。

(4) 从应用的地理结构来分,可分为本地负载均衡和全局负载均衡。本地负载均衡是指对本地的服务器集群做负载均衡。全局负载均衡是指对分别放置在不同的地理位置、在不同的网络及服务器群集之间作负载均衡。

4. 软件/硬件负载均衡

(1) 软件负载均衡:是指在一台或多台服务器相应的操作系统上安装一个或多个附加软件来实现负载均衡。它的优点是配置简单、灵活、成本低廉。缺点是每台服务器上安装额外的软件运行会消耗系统不定量的资源,可扩展性不太好,受到操作系统的限制。

(2) 硬件负载均衡:由真实服务器和负载均衡器两类组成。真实服务器为用户提供真正的服务,它的一些性能数据是负载均衡的主要依据之一。负载均衡器由专门的设备完成专门的任务,独立于操作系统,其功能是根据用户和真实服务器的负载状况或性能状况,通过一定的算法进行调动和分配工作,从而提高由真实服务器整体构成的网络的稳定性和响应能力。它主要是集中所有的用户请求,然后分配到多台服务器上处理和执行,来提高信息系统的运行效率。硬件负载均衡在功能、性能上优于软件方式。

5. 基于 OSI 网络分层体系模型的负载均衡技术

(1) 基于域名系统的负载均衡:该方法是最早开始应用的负载均衡技术,在域名系统(domain name system,DNS)中为多个地址配置同一个域名,使得查询这个名字的客户机将得到其中一个地址,从而不同的客户可以访问不同的服务器,达到负载均衡的目的,这就是基于域名系统的负载均衡。此种方式实现起来简单,无需复杂的配置和管理,简单,易行,并且服务器可以位于网络中的任意位置。

(2) 基于客户端的负载均衡:该方法指的是在网络客户端运行特定的负载信息采集程序,该程序通过定期或不定期地收集服务器集群的运行参数,例如:CPU 占用情况、磁盘 I/O、内存等动态信息,再根据一定的选择策略,找到可以提供服务的最佳服务器,将本地的应用请求发向它。如果负载信息采集程序发现服务器失效,则找到其他可替代的服务器作为服务选择。整个过程对于应用程序来说是完全透明的,所有的工作都在运行时处理,是一种动态的负载均衡技术。

(3) 基于应用层负载调度的负载均衡:该方法将多台服务器通过高速的互联网络连接成一个集群系统,在前端有一个基于应用层的负载调度器,当用户访问请求到达调度器时,请求会提交给作负载均衡调度的应用程序,分析请求,并根据各个服务器的负载情况,选出一台服务器,重写请求并向选出的服务器发出访问请求,取得结果后,再返回给用户。该方法系统处理开销较大,系统的伸缩性有限;基于应用层的负载均衡调度器对于不同的应用,需要重写不同的调度器。

(4) 基于 IP 层的负载均衡:基于 IP 层的负载均衡方法是现在常用的方法。用户通过一个单一的 IP 地址(称为虚拟 IP 地址)访问服务器。访问请求的报文先到达负载均衡器,由它进行负载均衡调度,从后台服务器池中选出一个,将报文的目标地址改写成选定服务器的地址。报文的目标端口改写成选定服务器的相应端口,最后将报文发送给选定的服务器。真实服务器的响应报文经过负载均衡器时,将报文的源地址和源端口改为虚拟 IP 地址和相应的端口,再把报文发给用户。具体实现的方法有两种:

1) 网络地址转换(network address translation,NAT):是一种将私有(保留)地址转化为合法(公开)IP 地址的转换技术。负载均衡池里的多个节点服务器共享对应同一个对外公开的 IP 地址,在实现对外部网络的访问时,需要将数据包里包含的负载均衡器对外公开合法的 IP 地址与负载均衡池内部的私有(保留)IP 地址之间完成相互间的转换。

具体来说就是:①把从客户端发来的 IP 数据包的 IP 头目的地址在负载均衡器上换成负载均衡池中服务器集群里一台服务器的 IP 地址,并发送到该服务器;②当该服务器处理完成后,把数据经过负载均衡器主机发回给客户端,负载均衡器在这个时候再把数据包的原 IP 地址改为负载均衡器接口上的 IP 地址即可。

其优点是真实服务器可运行在任何支持 TCP/IP 的操作系统上,能使用私有 IP 地址,仅需要一个合法的 IP 地址分配给前端的负载均衡器。缺点是可扩展性不足,当真实服务器的结点数增加到一定数量时,前端的负载均衡器会成为整个系统的瓶颈,因为请求包和应答包都须经过前端的负载均衡器进行分配与重写。

2) IP 隧道(IP tunnel):隧道技术是一种数据包封装技术,它是将原始 IP 包(其报头包含原始发送者和最终目的地)封装在另一个数据包(称为封装的 IP 包)的数据中进行传输。简而言之,IP 隧道是一种用 IP 数据包封装 IP 数据的技术,它能使发往某一个 IP 地址的数据包经过封装后转发到另一个 IP 地址。

具体来说就是:①位于前端的负载均衡器收到客户端的用户请求包后,根据 IP 隧道协议封装该包;②然后将封装的 IP 包发送给负载均衡池中某个选定的真实服务器;③真实服务器解包出请求信息;④当真实服务器处理完成后,直接将应答数据包传送给客户端的用户。

其优点是在 IP 隧道实现技术中,前端的负载均衡器只将请求送往不同的真实服务器,由真实服务器负责应答用户请求。因此,前端的负载均衡器可以从容处理大量请求,可管理多达 100个真实服务器且不会成为系统瓶颈,流量可达 1Gbps。缺点是要求所有真实服务器支持 IP 隧道协议。随着 IP 隧道协议成为操作系统的标准,该技术将可以应用于所有的操作系统。

(5) 基于 TCP 层的负载均衡:该方法又被称为基于分发器或第四层的负载均衡调度,通常对外都有一个公用的虚拟 IP 地址(virtual IP address),用户通过这虚拟地址访问服务时,访问请求的报文会到达虚拟服务器主机,由它进行负载均衡调度,从一组真实服务器中选出一个,将报文的目标 IP 地址(virtual IP address)改写成选定服务器的 IP 地址,报文的目标端口改写成选定服务器的相应端口,最后将报文发送给选定的服务器。真实服务器的回应报文经过虚拟服务器主机时,将报文的源地址和源端口改为目标 IP 地址和相应的端口,再把报文发给用户。该方法用分发器监听 TCP80 端口并转发,但是容易形成分发器瓶颈。

(二) 负载均衡器

1. 负载均衡器 在基于网络的分布式信息系统中,针对单台服务器有限的性能存在瓶颈的情况,负载均衡器可依据节点服务器状态监控的情况,通过负载均衡机制将信息系统中的服务请求平均分配到多台节点服务器,从而实现对服务请求的统一调度,使得信息系统整体业务处理能力得到提升。同时,负载均衡器还能监控服务器节点的可用性,其中某一台服务器故障时,能将服务请求转移到其他可以正常工作的服务器上完成。

负载均衡器作为网络中服务请求分配的控制者,要根据负载均衡池中服务器集群各个节点的当前处理能力,采用集中或分布策略对服务请求进行统一调配,并且在每个服务请求的生命周期里监控各个节点的有效状态。

由于负载均衡器的外在表现为一个交换机,但是同时又具有基于数据包过滤的功能和高层交换的功能,因此也称之为负载均衡交换机。选型时需要根据负载均衡池中参与负载均衡的服务器数量(带机量),以及信息系统整体负载数据量(吞吐量)来选择适合的负载均衡器。

2. **负载均衡器的关键技术** 主要包括四项关键技术:截获和检查流量、服务器监控与健康检查、负载均衡算法,以及会话保持。截获和检查流量负责数据包过滤和分流;服务器监控和健康检查随时了解服务器集群的可用性状态;负载均衡算法通过各种策略将服务请求导向到合适的服务器;会话保持实现应用系统与负载均衡器的按需对接与无缝结合。

(1) 截获和检查流量:负载均衡器从网络中接收数据包,首先根据设定的过滤规则对数据进行快速过滤(具体过滤规则由控制主机设定),然后再根据相应的负载均衡算法将数据流输出分流给不同的应用主机(例如服务器),应用主机上的应用程序完成服务,并能将完成的结果返回发出服务请求的客户端。

(2) 服务器监控与健康检查:是指节点服务器的状态验证与监控,以便随时了解负载均衡池中服务器集群的负载情况与可用性状态。主要有以下两种验证与监控方法:

1) 可扩展的内容验证(extended content verification,ECV):用于节点状态监控。ECV 监控通过发送和接收协议指令来获取节点服务内容信息,从而实现对节点的监控。ECV 监控服务包括 HTTP、HTTPS 和 TCP,比如,ECV 通过"GET/"操作来获取 HTTP 服务的主页面信息来验证节点服务的状态。

2) 可扩展的应用验证(extended application verification,EAV):EAV 用于节点状态监控。EAV 监控通过运行服务检查程序来验证应用的状态。EAV 监控服务包括 FTP、POP3、SMTP、SQL、NNTP、IMAP、LDAP 和 RADIUS,比如,EAV 通过指定用户名、口令和获取文件路径实现 FTP 监控。

(3) 负载均衡算法:负载均衡器可以提供多种负载均衡方法,也称为调度方法或算法。负载均衡算法是影响负载均衡器性能的重要因素,目前,常用的负载均衡算法可以分为静态、动态两种类型。静态负载均衡算法适用于同构并可预知负载量的集群系统,算法简单,易于实现。动态负载均衡算法适用的范围则广泛而灵活,需要动态收集服务器的使用情况以及每个任务的执行特征,开销比静态负载均衡大,但可以实时反映集群系统的负载情况。

1) 常用的静态负载均衡算法:主要有以下五种算法:①轮循调度(round robin scheduling)算法:会将收到的请求循环分配到负载均衡池里服务器集群中的每台有效服务器。当其中某台服务器发生 OSI 第 2 到第 7 层的故障,负载均衡器就把其从顺序循环队列中移出,不参加下一次的轮循,直到该台服务器恢复正常。选择应用此算法的前提条件是所有标记进入虚拟服务的服务器应该拥有相近的资源容量配置,以及运行相近服务器负载量的应用程序,即所有的服务器有相同或者相近的运行和应用性能。该算法的优点是简单方便,响应速度快,它无需记录当前所有连接的状态,是一种无状态调度,在一定程度上起到负载均衡的作用。缺点是没有考虑不同服务器提供服务能力的不同、服务器的负载情况,以及客户与服务器之间的距离等因素。可能导致能力较弱的服务器超载。②加权轮循调度(weighted round robinscheduling)算法:用一个加权的权重值表示负载均衡池中各台服务器的处理能力,按权值的高低和轮循方式,把用户的请求分配到每台服务器。当其中某台服务器发生 OSI 第二层到第七层的故障,负载均衡器就把其从服务器队列中移出,不参加下一次的用户请求的分配,直到其恢复正常。加权权重值高的服务器比权重值低的服务器处理更多的连接,一段时间后,各服务器处理的请求数趋向于各自权重值的比。该算法的优点是简单高效,解决了简单轮循调度算法的缺点,充分考虑了不同服务器之间处理性能的差异。③目标地址散列调度(destination hashing scheduling)算法:通过一个散列(Hash)函数将一个目标 IP 地址映射到一台服务器,它先根据请求的目标 IP 地址作为散列键,从静态分配的散列表中找出对应的服务器,如果该服务器是可用的且未超载,则将请求发到该服务器,否则返回空。

④源地址散列调度(source hashing scheduling)算法。与目标地址散列调度算法相反,它根据请求的源 IP 地址,作为散列键,从静态分配的散列表中找出对应的服务器,若该服务器是可用的且未超载,则将请求发送到该服务器,否则返回空。在实际应用中,目标地址散列调度和源地址散列调度可以结合使用在防火墙集群中,它们可以保证系统的唯一出入口。⑤优先权调度(priority scheduling)算法:给负载均衡池中的所有服务器分组,给每个组定义优先权,负载均衡器根据用户的请求,分配给优先级最高的服务器组(在同一组内,采用轮循调度或加权轮循调度算法,分配用户的请求);当最高优先级中的所有服务器出现故障,负载均衡器才将请求送给次优先级的服务器组。这种方式,实际为用户提供一种服务器热备份的方式。

2)常用的动态负载均衡算法:主要有以下四种算法:①最少连接数调度(least connection scheduling)算法:该算法把客户端新的连接请求分配到当前连接数最少的服务器,它通过服务器当前所活跃的连接数来估计服务器的负载情况。当负载均衡池中的某台服务器发生 OSI 第二到第七层的故障时,负载均衡器就把其从服务器队列中移出,不参加下一次的用户请求的分配,直到其恢复正常。该算法的优点是能比较准确的反映服务器的负载状况。缺点是没有考虑各服务器之间提供服务的能力差异等因素。②加权最少连接数调度(weighted least connection scheduling)算法:克服最少连接数调度算法的不足,用相应的加权权重值表示负载均衡池中每台服务器的处理能力,将新的连接请求分配给当前连接数与加权权重值之比最小的服务器。加权最少连接数调度算法也存在不足:相同的连接数并不能表示相同的负载量,以连接数来表示节点服务器的负载量情况并不准确,而且随着负载量的增多,相应服务器节点的处理能力也会发生变化。③基于局部的最少连接数调度(locality-based least connections scheduling,LBLC)算法:针对请求报文的目标 IP 地址,找出该目标 IP 地址最近使用的服务器,若该服务器是可用的且没有超载,则将请求发送到该服务器。若服务器不存在,或者该服务器超载且有服务器处于一半的工作负载,则用最少连接数调度算法选出一个可用的服务器,将请求发送到该服务器。④带复制的基于局部的最少连接数调度(locality-based least connections with replicationscheduling,LBLCR)算法:针对请求报文的目标 IP 地址找出最近使用的服务器组,按最少连接数调度算法从该最近使用的服务器组中选择一台服务器,若服务器没有超载,则将请求发送到该服务器。否则按最少连接数调度算法从整个服务器集群中选出一台服务器,将该服务器加入到服务器组中,将服务请求发送到该服务器。

3)动态负载均衡算法的优缺点:在通常情况下,动态负载均衡较静态负载均衡有 30% ~ 40%的性能提高。对一些机器-任务映射策略是在执行资源调度期间根据实际情况进行确定。因此,动态负载均衡算法要考虑系统在实际运行中的负载变化。

动态负载均衡算法的缺点:①已有的动态负载均衡算法采用连接数,任务数等指标来表示负载,但并不能体现当前服务器节点的负载状况。如果集群系统提供了多种服务,那么每个服务请求带来的负载量就不同,所以,相同的连接数或者任务数并不能表示相同的负载量。②系统在长时间运行下,计算得到的节点负载量无法得到修正,必然会背离节点的实际负载状况,从而导致负载的不均衡。

4)负载均衡算法的设计原则:负载均衡器的核心是负载均衡算法,设计算法时要尽量减小算法的复杂程度,应该考虑以下几点:①为了保证系统在长时间运行状态下,负载不发生较大倾斜,负载均衡系统每次选择的执行任务的服务器,应该是服务器集群中负载较小的;②为了充分利用节点的处理能力,负载均衡系统在进行决策时,应该考虑信息系统全局的负载状态,获取的负载信息也要保证是最新的;③由于信息系统中用户服务请求的动态变化,系统各处理与服务节点上的负载也在不断变化,所以就要求系统能够根据某种动态均衡策略进行服务节点负载的均衡,为用户提供服务;④在得到每个服务器的负载状态信息之后,可以在综合考虑系统结构和负载特征等因素的基础上,对负载均衡算法进行改进或者把几种方法结合在一起使用,以更好地适应信息系统的负载变化。

（4）会话保持（session persistence）：是指在对会话实现负载均衡的同时，负载均衡器确保一系列相关联的访问请求会保持分配到同一台服务器上处理。

在全院级医学影像信息系统应用中，客户端与服务器经常需要通过多次的往返交互（即多个连接）才能完成一次事务处理（即同一个会话）。由于这些交互连接与用户的身份是紧密相关的，因此，与这个客户端同一个会话相关的应用请求（多个连接），往往需要转发至负载均衡池中的同一台服务器接续完成，而不能被负载均衡器转发至不同的服务器上进行处理。

为了实现这一与负载均衡基本功能完全矛盾、截然相反的工作机制，需要在负载均衡器上配置会话保持（session persistence）机制，以确保客户端与应用系统服务器之间的交互与事务处理不会因为部署了负载均衡器而发生问题。

会话保持机制要求将某些来自相同客户端的请求转发至后端相同的服务器进行处理。换句话说，就是将客户端与服务器之间建立的多个连接，都发送到相同的服务器进行处理。因此，在实际的信息系统部署中，要根据具体应用环境的特点，选择适当的会话保持机制。常用的会话保持机制有源地址会话保持，以及 cookie 会话保持。

1）源地址会话保持：是指利用客户端的源地址信息，负载均衡器将所有来源于相同源 IP 的连接认为是相同的客户端，并将这些连接转发至相同的服务器进行处理。

当启用了源地址会话保持机制后，负载均衡器在收到新的连接请求时，会按照如下机制操作：①首先查询系统的源地址会话保持表；②如果查询到该 IP 地址对应的服务器表项，则根据当前表项对应的服务器建立连接；③如果没有查询到该源 IP 对应的服务器，则根据当前配置的负载均衡算法选择服务器；④同时，会将当前连接对应的服务器记入源地址会话保持表；⑤当该源 IP 有新的连接请求时，就会根据该表项选择后端的服务器资源。

源地址会话保持机制是一种简单、高效的会话保持机制。但是，正是这种简单，又造成负载均衡器无法很准确的识别客户端，造成后端服务器负载分配不均匀。尤其是当大量的客户端共享同一个 NAT 地址，访问负载均衡池中的服务器集群资源时，会造成某台服务器的负载分配过高。同时，由于负载均衡器内部保存会话保持表也会占用一定的资源，因此，当客户端数量巨大的时候，可能会造成会话保持表存储资源被耗尽的问题。

2）Cookie 会话保持：是利用 HTTP 协议中的 Cookie 功能来实现会话保持功能。具体会按照如下机制操作：①当客户端的请求中带有为负载均衡设置的 Cookie 信息时，负载均衡器可以根据 Cookie 中的信息精准定位与选择服务器；②当客户端的请求中没有 Cookie 信息，则负载均衡器按照负载均衡算法选择服务器；③同时，在服务器的响应中插入 Cookie 信息；④这样，当该客户端再次访问服务器时，Cookie 中的信息可以确保该客户端的请求会被转发到相同的服务器进行处理。

与源地址会话保持机制相对比，Cookie 会话保持有以下两项优势：①Cookie 会话保持能够更加精准的识别客户端，避免了大量客户端共享同一个 NAT 地址访问服务器资源时，源地址会话保持造成的单台服务器负载过高的问题；②在 Cookie 会话保持机制中，负载均衡器是通过分析客户端请求中的 Cookie 信息来决定服务器的选择，因此，负载均衡器无需在系统中维护会话表项，因此，没有会话表项数量的限制。

为保障 Cookie 会话保持机制的正常运行，必须满足以下三个条件：①Cookie 会话保持只能够在浏览器/服务器（browser/server，B/S）架构的应用中使用。也就是说，Cookie 会话保持机制只能够工作在 HTTP 协议下，因为，非 HTTP 协议并不支持 Cookie 插入；②浏览器必须支持 Cookie，否则，Cookie 会话保持机制也不会起到应有的效果；③由于 Cookie 会话保持机制中，需要根据负载均衡器当前的系统时间来计算一个过期时间，并把该时间设置为 Cookie 失效的时间，因此，负载均衡器的系统时间不能有太大误差，否则，Cookie 会话保持机制有可能会失效。

（三）负载均衡器硬件的部署方式

负载均衡器硬件的部署方式有两种：一种是串联直连式部署，一种是旁路式部署。两种部署方式一般均采用双机冗余配置、镜像功能的负载均衡架构。

1. **串联直连式部署**　如图3-24中所示，负载均衡器上面同交换机相连接的客户端使用公开的IP地址，负载均衡器下面是同负载均衡器相连接的服务器集群，使用不公开的IP地址。信息系统对外提供服务时，统一使用的是公开的IP的地址。负载均衡器同客户端的网络数据通信流量通过负载均衡器的上级级联接口完成。负载均衡器同服务器的通信流量则通过负载均衡器的下级级联接口完成。

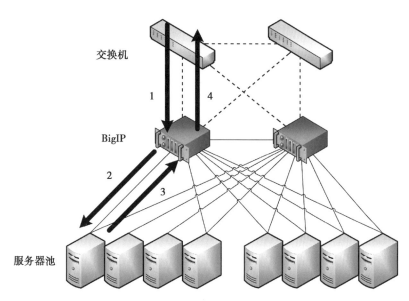

图 3-24　串联直连式负载均衡部署与流量走向

2. **旁路式部署**　如图3-25中所示，负载均衡器和下面同交换机相连接的服务器集群都使用公开的IP地址。负载均衡器无论是同客户端还是同服务器的网络数据通信流量均在负载均衡器的一个接口上完成。

3. 串联直连式部署与旁路式部署的对比

（1）从接口流量压力上看

1）串联直连式部署：负载均衡器同客户端的流量在负载均衡器的上联接口完成，负载均衡器同服务器的流量则在下联接口完成，故负载均衡器的单一接口压力较小。

2）旁路式部署：负载均衡器无论同客户端还是同服务器的通讯流量均在负载均衡器的一个

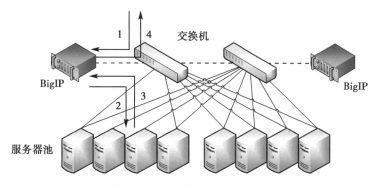

图 3-25　旁路式负载均衡部署与流量走向

接口上完成,故负载均衡器的单一接口压力较大。

为解决此问题,可以在负载均衡器和交换机之间采用链路聚合技术,即端口捆绑,以避免接口成为网络瓶颈。

(2)从网络结构安全性上看

1)串联直连式部署:可以不公布内部服务器使用的真实 IP 地址,只需要公布提供负载均衡的虚拟地址即可。

2)旁路式部署:客户端可以得知服务器的真实 IP 地址,在此模式下,为保证服务器的安全性,服务器的网关指向负载均衡器,可以使用负载均衡器上的包过滤(防火墙)功能来保护服务器。

(3)从管理方便性上看

1)串联直连式部署:因服务器的真实地址可以隐含,故管理起来需要在负载均衡器上启用地址翻译(NAT)功能,相对会复杂一些。

2)旁路式部署:不需要地址翻译的配置。

五、数 据 库

医学影像信息系统中,数据库负责存储结构化的医学影像信息(例如由数字、字符、符号等组成的与患者、检查、影像、病案相关的信息),以及存储非结构化的医学影像信息(例如:DICOM 影像、图片、动画、视频、声音等信息)的存放位置,并承担医学影像信息的主索引与数据管理功能,因此,数据库运行的硬件以及数据库管理系统软件的性能直接决定着医学影像信息系统整体运行的稳定性与工作效率。

(一)数据库硬件

数据库运行的硬件主要包括数据库服务器以及数据存储设备。选择数据库运行的硬件需要对下列几个方面进行考虑:

1. **硬件性能** 医疗影像信息系统的数据库运行性能直接决定了系统的整体性能,所以负责数据库运行的服务器和数据存储设备需要选择高性能、高配置的硬件,一般来说,数据库服务器性能要求有:

(1)中央处理器(CPU)性能高:配置高主频、多核、超线程的 Intel 至强(Xeon)系列 CPU,可以快速处理大量的运算任务。

(2)内存和缓存容量大:被频繁访问的数据可以通过大容量内存和缓存访问,大大提高访问效率。

(3)数据存储设备性能高:通常选择 SAN 存储系统,磁盘选择 SAS 或者 FC 磁盘,也可选择 SSD 硬盘,磁盘读取/写入的速度都得以提高。

2. **可靠性** 数据库服务器如果发生故障,通常将造成医学影像信息系统的全面瘫痪,所以数据库服务器以及相关的数据存储、网络传输等硬件要保证高可靠性。为避免单点故障造成系统瘫痪和宕机,应采用双机热备份,或者采用基于负载均衡的集群并行访问调度等高可用性技术。

3. **可扩展性** 医学影像技术和成像检查服务的快速发展通常会超出医学影像信息系统规划的预期,为此,数据库服务器的硬件设计要保证可扩展性,包括 CPU、内存、数据存储,以及负载均衡集群的扩容等。

(二)数据库管理系统软件

在运行数据库管理系统的硬件性能参数相似的情况下,数据库管理系统软件的选择对数据库乃至医学影像信息系统的整体运行性能将起到关键性作用,因此,在选择医学影像信息系统的数据库管理系统时,需要从以下几个方面予以考虑:

1. 符合国际标准

（1）数据库管理语句符合国际标准：符合国际标准将便于系统的维护、开发、移植。

（2）开放的开发工具：支持多语种、多硬件平台、多通讯协议、多程序语言和开发工具，并且支持使用结构化方法来标记和交换数据的 XML 和 JSON（javascript object notation）等数据交换语言。

（3）支持多种文字的处理能力：包括数据库描述语言的多种文字处理能力（表名、域名、数据）和数据库开发工具对多种文字的支持能力。

2. 数据库容量

数据库的容量特性决定了数据库管理系统的应用范围，这点对于需要长期存储海量数据的医学影像信息系统来说非常重要。

3. 程序开发的难易程度

（1）计算机辅助软件工程工具：可以帮助开发者根据软件工程的方法提供各开发阶段的维护、编码环境，用户不需编写复杂的过程性代码，减少应用程序的开发和维护工作，易学、易懂、易维护。

（2）面向对象的设计平台和设计思想：便于开发和维护。

（3）支持多媒体数据类型：对于存储和管理多媒体数据类型的医学影像信息系统来说非常重要。

4. 可管理性

具备多平台的数据库管理工具，可以方便灵活的对数据库进行管理；可完成诸如数据库启动、停止、备份、恢复、导出、查询、用户管理、分区管理、集群管理等功能。具备故障分析功能。

5. 数据库管理系统的性能分析

包括性能评估（响应时间、数据的单位时间吞吐量），性能监控（内存/外存使用情况、系统输入/输出速率、SQL 语句的执行，数据库元组控制），性能管理（参数设定与调整）。数据库管理系统的性能对于提升全院级医学影像信息系统的访问速度和运行效率非常重要。

6. 对分布式应用的支持

包括数据透明与网络透明程度。

（1）数据透明：是指用户在应用中不需指出数据在网络中的什么节点上，数据库管理系统可以自动搜索网络，提取所需数据。

（2）网络透明：是指用户在应用中无需指出网络所采用的协议，数据库管理系统自动将数据包转换成相应的协议数据。

这对于跨院区、跨平台、跨越多专科影像应用系统的全院级医学影像信息系统，以及跨医院、跨地域的区域医学影像信息系统和远程放射学系统非常重要。

7. 可靠性

数据库管理系统软件本身要求运行稳定，支持双机热备、负载均衡等集群技术；支持数据的在线备份和恢复，支持多级增量备份；支持异地容灾。

8. 可移植性和可扩展性

是指垂直扩展和水平扩展的能力。

（1）垂直扩展：要求新平台能够支持低版本的平台，数据库客户机/服务器机制支持集中式管理模式，这样保证兼容用户以前的应用系统。

（2）水平扩展：要求满足硬件上的扩展，支持从单 CPU 模式转换成多 CPU 并行处理机模式，即支持对称多处理系统（symmetric multi processing，SMP）、基于负载均衡的服务器集群（cluster），以及大规模并行处理系统（massively parallel processing，MPP），这样保证系统并行处理能力的提升。

9. 数据完整性

是指数据的正确性和一致性保护，包括实体完整性、参照完整性、复杂的事务规则等。

10. 并发控制功能

对于分布式数据库管理系统，并发控制功能是必不可少的。因为它面临的是多任务分布环境，可能会有多个用户点在同一时刻对同一数据进行读或写操作，为了保证数据的一致性,需要由数据库管理系统的并发控制功能来协调完成,从而具备支持高并发性、大数据量下的医学影像信息系统业务的能力。

11. 容错能力　异常情况下对数据的容错处理。例如:硬件的容错,或者磁盘镜像处理功能软件的容错。

12. 安全性控制　具备账户管理、用户标识和鉴别、用户权限、存取控制、审计机制、网络安全控制,并且可以对存储和传输的数据进行加密处理。

13. 数据恢复的能力　当突然停电、出现硬件故障、软件失效、病毒或严重错误操作时,系统应提供恢复数据库的功能,如定期转存、恢复备份、回滚等操作,使信息系统有能力将数据库恢复到故障损坏以前的状态。

(三) 常用的数据库管理系统

在医学影像信息系统中常用的关系型数据库管理系统有 MicrosoftSQL Server、Oracle、Sybase 等三种数据库管理系统。

1. SQL Server 数据库管理系统　是 Microsoft 公司推出的基于 Windows 网络操作系统的关系型数据库管理系统,为关系型数据和结构化数据提供安全、可靠的存储功能,并可以与其他系统进行完好的集成与交互操作,可为用户提供从客户端数据库,到基本服务器数据库,再到企业级数据库的三级可伸缩性的数据管理解决方案。正是由于 Microsoft SQL server 具有可靠性、可伸缩性、可用性、可管理性、开放性等特点,从而被医学影像信息系统广泛采用,为构建和管理用于医学影像业务流程和事务管理(例如 RIS),以及中小型医学影像数据中心(例如 PACS)的数据应用程序提供完整的数据库管理解决方案。

2. Oracle 数据库管理系统　又名 Oracle RDBMS,或简称 Oracle。是 ORACLE(甲骨文)公司提供的跨多种计算机和服务器硬件与网络操作系统平台兼容运行,以分布式数据库为核心的关系数据库管理系统软件产品,是目前最常用的客户/服务器(client/server,C/S)或浏览器/服务器(browser/server,B/S)体系结构的数据库之一。Oracle 数据库管理系统具有完整的数据管理功能,适应高吞吐量的数据应用,支持各种分布式功能、Internet 应用,以及大数据,并且具有数据可用性、安全性、可移植性、可伸缩性高的特点,使得 Oracle 数据库管理系统成为大型医学影像信息系统(例如 RIS 和 PACS)部署和管理大型医学影像数据中心(例如 PACS)的理想平台。

3. Sybase 数据库管理系统　是 Sybase 公司提供的采用客户/服务器结构、可容纳兼容多个主机环境的关系型数据库管理系统。Sybase 提供了一套应用程序编程接口和数据库,可以与非 Sybase 数据源及服务器通过接口编程实现集成,允许在多个数据库之间复制数据,适合于创建跨平台、跨系统的多层应用。Sybase 数据库管理系统具有完备的触发器、存储过程、规则以及完整性定义,支持优化查询,数据安全性和可移植性高。Sybase 主要运行于 UNIX、Novell Netware,以及 Windows 等三种网络操作系统环境。Sybase 数据库管理系统同样也是大型医学影像信息系统(例如 RIS 和 PACS)部署和管理大型医学影像数据中心(例如 PACS)的理想平台。

网络操作系统和数据库管理系统属于第三方软件,是运行医学影像信息系统应用软件的基础,但是,它们不是医学影像信息系统开发商开发的软件,因此,选用何种操作系统及数据库管理系统,是由信息系统开发商根据系统设计思想和需求,并基于对信息系统整体的稳定性、可靠性、可扩展性、安全性等原则来选择确定。

第七节　医学影像显示技术

医学影像显示技术是多学科交叉综合技术,医学影像显示器的临床应用是医学影像信息时代重要标志之一。伴随数字影像技术在临床医疗、科研、教学中的普遍应用,医学影像的显示呈现从胶片时代跨越到数字时代,在影像链的末端,医学影像显示器正在替代传统的观片灯,成为显示、浏览、阅读医学影像的重要装备。医学影像的亮度和色彩显示呈现的品质、准确性、稳定性、与人眼视觉系统的适配性,以及每个显示器显示特性的一致性,直接影响影像医师和临床医师在医学影像信息系统网络工作环境中进行临床诊断的准确性。

一、人类视觉感知的基础知识

(一)人类视觉感知的生理与光学基础

1. 生理基础

(1)感知器官:是负责接收特定的刺激,并将刺激转换成可被大脑理解的电化学信息的物理系统。身体上的每一个感知器官的感受器(包括视觉、听觉、嗅觉、味觉、触觉等)都是外在世界信号的"接收器",只要是感受器接收范围内的信号,当受到适当的刺激时,感受器就能将其接收,并转换成为感觉信号;再经由自身的神经网路传输到大脑中进行处理,产生感觉;大脑对感觉进行推理、解释及汇总就形成对世界的知觉。感知是感觉与知觉的统称,是客观事物通过感知器官的感受器在人脑中的直接反映。

(2)光的感知:人类对光的感知是依靠视网膜(retina)来完成的。

1)视网膜:居于眼球壁的内层,是一层透明的薄膜。组织学上视网膜分为10层,由外向内分别为:色素上皮层,视锥和视杆细胞层,外界膜,外颗粒层,外丛状层,内颗粒层,内丛状层,神经节细胞层,神经纤维层,内界膜。从光学观点出发,视网膜是眼光学系统的成像屏幕,它是一凹形的球面,就像一架照相机里的感光底片,专门负责感光成像。当观察物体时,物体的影像通过屈光系统,落在视网膜上。视信息在视网膜形成视觉神经冲动,沿视路将视信息传递到视中枢形成视觉,这样在大脑中建立起被观察物体的影像。

2)人眼的视觉机制:色素上皮层由色素上皮细胞组成,具有支持和营养视锥和视杆细胞等光感受器细胞、遮光、散热以及再生和修复等作用。中央视网膜主要以视锥细胞为主,周边视网膜主要以视杆细胞为主。视网膜上共约有1.1亿~1.3亿个视杆细胞,有600万~700万个视锥细胞。视锥细胞主要集中在视网膜的中心凹处,负责感知光度(较强光)和色彩,视锥细胞主司昼光觉,对光的感受分辨力高,具有分辨物体颜色和细节的能力。视杆细胞仅能感知光度,不能感知颜色,其对光的敏感度是视锥细胞的一万倍。视杆细胞主要在离中心凹较远的视网膜上,视杆细胞对弱光敏感。由于视杆细胞不能分辨颜色,在微弱光的暗环境中人类不能分辨颜色,只能分辨物体轮廓和黑白影像。

3)可见光:光也是一种电磁波辐射,电磁波可以按其频率或波长排列成波谱,通常所说的光是指复色光,是由很多种波长不同的单色光组成的,它包含了从短波射线到长波无线电波的一个广大的范围,但是人眼可以感受到的光(通常称可见光)只占其中很窄的一个谱带,由于人眼对380~780nm之间电磁波的刺激有光亮和色彩的感觉,故波长在这个范围内的电磁波称为可见光。波长大于780纳米的电磁波称为红外线;波长小于380纳米的电磁波称为紫外线。人类对影像的感知是依赖于光感受器细胞来实现的,光感受器细胞通过吸收可见光产生视觉,超过780nm或低于380nm的电磁波不能被光感受器细胞吸收而不产生视觉。

4)人眼的彩色视觉:①红、绿、蓝视锥细胞:视网膜中有三种视锥细胞,它们分别对红、绿、蓝光最敏感;它们有重叠的光谱吸收曲线,但吸收峰值有所不同;它们共同决定了大脑对色彩的感觉和认知。当一束光射入人眼时,三种视锥细胞就会产生不同的反应,不同颜色的光对三种视锥细胞的刺激量是不同的,产生的颜色视觉各异,使人眼能够分辨出各种颜色。②三原色光:国际照明委员会(commission internationale de L'E'clairage,CIE)基于红绿蓝为色光的三原色色彩学原理,规定了三原色光的波长:红色光700.0nm,绿色光546.1nm,蓝色光435.8nm。在色彩学研究中,为了便于定性分析,常将白光看成是由红、绿、蓝三种相互独立的基色等量相加而合成的;各种色彩是由这三种基色按照一定比例混合而成的。

5）人眼的灰度视觉：灰度是指影像的黑白层次亮度。由于人的视觉系统对亮度强弱的感受不光与亮度本身的强弱相关，还与发光时间和点亮面积有关，因而利用人眼"视觉残留"效应，变换发光体的点亮时间和面积来区分亮度，就会形成一种不同灰度画面的视觉效果，实现灰度级。一般灰度级越高，所显示影像的层次越分明，影像越柔和。人眼在通常的室内环境中观察影像显示器屏幕时，人眼对纯黑白灰度级的分辨力与对红、绿、蓝三原色合成的灰度级的分辨力没有显著差异。

6）人眼的视敏特性：视敏特性是指人眼对不同波长的光具有不同灵敏度的特性，即对辐射功率相同的各色光具有不同的亮度感觉。在相同辐射功率的条件下，人眼感到最亮的光是黄绿光，感觉最暗的光是红光和紫光。

（3）光源：由于人眼对物体颜色的感知是来自物体表面反射来自光源的光线，因此物体本身和光源对人类的感知同样重要，光源如果缺乏某些波长成分，所看到的物体颜色亦会缺少对应的颜色。

2. 人眼视觉系统的光学特性　人眼是影像的接收终端，人眼视觉系统的光学特性是影像显示、处理、理解等技术的理论基础。

（1）关于亮度的基本概念：亮度指光源或反射面的光作用于人眼时所引起的明亮程度的感觉。光在物理学上是一种电磁波，光的辐射功率和波长是影响人眼对亮度感觉的因素。

1）发光强度（luminous intensity）：①基本单位：光度学中发光强度的基本单位是坎德拉（cd），来源于英文中的"candle"；②球面度立体角：将发光强度与国际单位制中的"瓦特"（表示单色光辐射功率，单位 W）、"球面度"（表示球面度立体角，单位 sr）联系起来，其中的立体角是指一个任意形状的封闭锥面所包含的空间，即以锥顶为球心，以 r 为半径作一圆球，若封闭锥面在原球上所截出的面积等于 r^2，则该立体角为一个"球面度"（sr）；③坎德拉的测定：1979 年第 16 届国际计量大会确定：当一个光源发出频率为 $540×10^{12}$ Hz（相当于真空或空气中光的波长为 555 纳米，这是人眼白昼视觉最敏感的光波波长）的单色光辐射，测定 1 球面度立体角内的光辐射功率为 1 瓦特时（即 1 瓦特/球面度，缩写 1W/Sr），相当于 683 坎德拉（cd）。因此规定，在特定方向上的光辐射强度为 1/683（W/Sr）时，则称该光源在此特定方向上的发光强度为 1 坎德拉（cd），即 1cd＝1/683（W/Sr）。

2）亮度（luminance）：是发光体在特定方向单位立体角单位面积内的光通量，是单位面积的发光强度，物理学上用 L 表示，其基本单位为 cd/m^2（坎德拉/平方米）。亮度是衡量显示器发光强度的重要指标。对于医学影像显示器来说，显示器的高亮度已经成为衡量液晶面板品质的重要参数之一。显示器的高亮度也意味着显示器能够产生的动态显示范围越大，同时抗环境光线干扰的能力更高。为了确保显示器的亮度值在规定范围之内，需定期对显示器进行亮度测量与校准。

3）光通量（luminous flux）：是光源发出的所有辐射功率中能被人眼感知的那部分功率。流明（lumen，符号 lm）是光通量的国际单位。1lm 表示在某一方向上的发光强度为 1cd 的发光体在单位球面度立体角 Sr 内的通光量。也就是 1lm＝1cd×Sr。

4）照度（intensity of illumination）：表示物体表面受到光照射时，单位面积上入射的光通量。单位是勒克斯（lx）。1 勒克斯等于每平方米上有 1 流明的光通量。1lx＝$1lm/m^2$。光通量一定时，受到光照射的物体表面积越小，照度越大。

（2）彩色光的基本参量：也称为彩色三要素，除了亮度，还包括色调以及饱和度。

1）色调：表示颜色的种类。色调取决于进入人眼的光的波长。改变光的波谱成分，光的色调会发生变化。

2）饱和度：表示颜色的深浅程度。即彩色的纯度，掺入白色的程度。饱和度取决于纯色光中混入白光的程度。

3）色度：色调和饱和度又合称为色度。色度既说明彩色的类别，又说明彩色的深浅程度。

4）色温：色温是表示光源光谱质量通用的指标。一般用 Tc 表示。色温是按绝对黑体来定义的，绝对黑体的辐射和光源在可见光区域的辐射完全相同时，此时黑体的温度就称为此光源的色温。即把某个黑体加热到一个温度，其发射的光的颜色与某个光源所发射的光的颜色相同时，这个黑体加热的温度称之为该光源的颜色温度，色温。其单位用"K"（开尔文温度单位）表示。

（3）亮度视觉的光谱响应范围：由于人眼存在的两种光感受器细胞（视锥和视杆细胞）的不同特性，它们对各种不同波长光的感光灵敏度是不一样的，在周围环境明暗变化时，人眼的视觉状态也随之变化。另外，由于受生理和心理作用，不同人对各种波长光的感光灵敏度也有差异。人眼的视觉根据亮度的变化可分为明视觉、暗视觉和中间视觉。

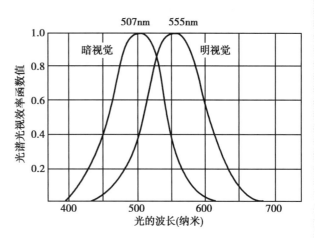

图 3-26　光谱光视效率曲线

1）光谱光视效率：是指人眼的灵敏度与光的波长的依赖关系。国际照明委员会（CIE）根据对 200 多位光度观测者测量得到"标准光度观察者"明视觉与暗视觉的光谱光视效率曲线，也被称为相对视敏度曲线或者光谱响应曲线。如图 3-26 所示，把人眼对不同波长可见光的光谱响应变化用该曲线表示出来。

2）光谱光效率函数：在明视觉条件下，人眼对 380 纳米到 780 纳米可见光谱范围的不同波长的辐射，即各种色光具有不同的感受性。对于等能量的各色光，人眼觉得黄绿色最亮，其次是蓝、紫、最暗是红色。人眼对不同色光感觉的不一样，可用光谱光效率函数来表征，并用光谱光视效率曲线来表示。所谓光谱光效率函数就是达到同样亮度时，不同波长（λ）的光所需能量的倒数，即光谱光效率函数值

$$V(\lambda) = 1/E(\lambda) \qquad \text{式(3-18)}$$

式中 $E(\lambda)$ 是指波长为 λ 的单色光辐射功率（能量）。在相同亮度感觉的情况下，测出各种波长光的辐射功率 $E(\lambda)$。辐射功率 $E(\lambda)$ 越大，说明人眼对该波长的光越不敏感，辐射功率 $E(\lambda)$ 越小，人眼对该波长的光越敏感。由于视网膜含两种不同的感光细胞，在不同的亮度（光辐射功率）水平下，$V(\lambda)$ 函数会发生变化，弱光条件下，光谱光视效率曲线会向左移，称为谱尔金效应。

3）明视觉：在亮度大于 $3cd/m^2$ 时，视锥细胞起主要的视觉作用，能分辨物体的细节，也有色彩的感觉，这时是明视觉，其最大的视觉响应（光谱光视效率的峰值）在 555 纳米处。即人眼睛对波长为 555 纳米的光最灵敏，同时意味着，波长为 555 纳米处的光辐射有最大的光效率，称为最大光谱光视效率。

4）暗视觉：当亮度小于 $0.001cd/m^2$ 时是暗视觉的情况，此时，只有视杆细胞起主要的视觉作用，虽然能看到物体的大致形状，但不能分辩细节，也不能辨别颜色，其光谱光视效率的峰值约在 507 纳米。

5）中间视觉：当亮度处于 $0.001 \sim 3cd/m^2$ 之间时，视锥细胞和视杆细胞两种感光细胞同时响应、同时起作用，并且随着亮度的变化，两种细胞的活跃程度也发生了变化，称之为中间视觉。在上述中间视觉的亮度范围内，光谱光视效率曲线的光的波长峰值在 507 纳米到 555 纳米之间很窄小的范围内（48 纳米）变化。当平均亮度适中时，人眼视觉能够感觉到的亮度范围为

$1000:1$；平均亮度较高或较低时亮度范围只有 $10:1$；通常情况下为 $100:1$。由此可见，人眼视觉在同一时间能够感受到的亮度变化范围（意即灰阶级数）是有限的。

（4）主观亮度感觉：在一定环境背景亮度下人的主观亮度感觉称为视亮度。人眼对物体亮度的主观亮度感觉不仅取决于物体实际亮度值，而且还与其周围环境的平均亮度有关。人眼的明暗感觉是相对的，在不同环境亮度下，对同一亮度的主观感觉会不同。

（5）对比度和亮度层次

1）对比度：指光源或发光面的最大亮度 B_{max} 与最小亮度 B_{min} 之比值。

$$C = \frac{B_{max}}{B_{min}} \qquad 式(3-19)$$

2）实际对比度：实际观看影像时，其对比度会受到环境光 B_ϕ 的影响而下降。在环境光 B_ϕ 的影响下，影像的实际对比度 C_r 为

$$C_r = \frac{B_{max}+B_\phi}{B_{min}+B_\phi} < \frac{B_{max}}{B_{min}} \qquad 式(3-20)$$

3）韦伯-费赫涅尔定律（Web-FechnerLaw）：韦伯一费赫涅尔定律描述的是可见度阈值 $\Delta Lmin$ 与背景亮度 L 有关的现象。①韦伯定律（Weber's law）：人眼观察亮度变化的能力是有限的，并且对不同背景亮度 L 中能察觉的最小相对亮度变化 $\Delta Lmin$ 也不同，L 大，$\Delta Lmin$ 也大；L 小，$\Delta Lmin$ 也小，但是 $\Delta Lmin/L$ 的比值是大致相同的。在一定范围的均匀亮度背景下，相对灵敏度阈

$$\delta = \Delta Lmin/L \qquad 式(3-21)$$

这个公式称为韦伯定律，在这里，δ 称为相对灵敏度阈（也称为韦伯-费赫涅尔系数），是一个常数。$\Delta Lmin$ 称为可见度阈值，是指人眼恰好能够观察到两者灰度差异的灰度级，即能够引起差别感觉的刺激增量。像素亮度差小于 $\Delta Lmin$，人眼不能察觉和识别。对于不同的亮度感觉来说 δ 的数值是不相同的，即韦伯分数不同。根据韦伯分数的大小可以判断视觉感觉的敏锐程度。韦伯分数越小感觉越敏锐。由韦伯定律可见，人眼的主观亮度感觉并非取决于绝对亮度变化，而是取决于相对亮度变化。②韦伯-费赫涅尔定律：人眼的亮度感觉与环境背景亮度的关系为

$$S = KlgL + K_0 \qquad 式(3-22)$$

式中 K、K_0 在一定环境背景亮度 L 下均为常数，而在不同的环境背景亮度中则有所不同。上式表明人眼的亮度感觉 S 不仅与物体自身亮度有关，而且还与物体所在的周围环境的亮度 L 的对数成线性关系，这一规律称为韦伯-费赫涅尔定律。一般地，周围环境背景亮度 L 越高，人眼越不易分辨被观察物体的细节。为此，在设计数字化读片室时，对读片环境背景亮度的调节和控制显得尤为重要。

4）亮度层次：亮度层次指画面最大亮度和最小亮度之间可分辨的亮度级差数，也称为灰度层次，用 n 标记，

$$n = \frac{\ln C}{\delta} + 1 \approx \frac{2.3}{\delta} \lg C \qquad 式(3-23)$$

δ 是相对灵敏度阈。亮度层次是影像质量的重要参数。亮度层次多，影像显得明暗层次丰富，柔和细腻；反之，亮度层次少，影像会显得单调生硬。n 是影像质量的一个重要参数。环境光会使对比度 C 和亮度层次 n 下降。

5）影像显示器与环境的定标：选择合适的影像观看环境，产生一幅灰度级可以调整的灰度级信号。调整显示器的亮度、对比度、色温、显示分辨率等参数，使得可以观察到的灰度级信号的

灰度等级最多。记录此时的环境亮度及其相关条件,以及显示器的上述参数数值,同时记录该影像显示器在上述条件下人眼可分辨的灰度等级数目,完成影像显示器与环境的定标。

6）相对灵敏度阈与人眼可识别的亮度层次的定标:①在完成影像显示器与环境的定标基础上,首先产生一个大面积背景,其灰度级为 L_1,并且其影像灰度级可以从 0 调节到 255;②在该大面积背景中心处产生一个小面积的灰度矩形图案,其灰度级为 L_2;③从影像灰度级 0 到 255,逐级增加大面积背景中心处小面积矩形的灰度级 L_2,记录人眼恰好能够观察到的 L_1 与 L_2 两者灰度差异的灰度级,即 $\Delta Lmin$;④将灰度级 L_1 调整为 $L_1+\Delta Lmin$;⑤重复步骤③④,直到得到各个灰度等级上的 $\Delta Lmin$ 值;⑥设灰度级 L_1 对应人眼可分辨的亮度层次为 n,则 $L_1+\Delta Lmin$。灰度级上对应的亮度层次为 n+1,依此类推可得到不同灰度级上人眼可分辨的亮度层次数。如表 3-2 所示,即是相对灵敏度阈与人眼可识别的亮度层次的可供参考的定标结果。该结果与观看环境、显示器的性能参数、观察者本人视觉系统的光学、生理特性以及观察者的心理相关。

表 3-2　相对灵敏度阈与人眼可识别的亮度层次的参考定标结果

影像灰度级（L_1、L_2）	0 ~ 100	101 ~ 203	204 ~ 255
最小变化灰度（$\Delta Lmin$）	3	2	3
人眼可识别的亮度层次（级）	34	51	17

在以 0 ~ 255 灰度级显示的数字影像中,人眼对高亮度区域（204 ~ 255）以及低亮度区域（0 ~ 100）可识别的亮度层次相对较少;人眼对适中亮度区域（101 ~ 203）可识别的亮度层次相对最多,这也是数字影像窗口显示技术的视觉生理基础。选择感兴趣组织器官的数字影像信号值作为窗口显示灰度级的中心,在此亮度适中的中心区域,人眼可识别的亮度层次最多,对感兴趣组织器官的数字影像观察效果最好。

（6）视觉残留和临界闪烁频率

1）视觉残留:光刺激在眼睛内所留下的兴奋并不随着刺激的终止而消失,而是要维持若干时间,会短暂的保留在视觉中,当刺激停止后所留下来的视觉感觉称作为视觉后象或称视觉残留。视觉残留的时间长短与光线的颜色,强弱,观看时间长短有关,一般在 0.05 至 0.2 秒左右。

2）临界闪烁频率:①临界闪烁频率（critical flicker frequency,CFF）:由于视觉惰性的残留时间有一定限度,对于一个亮的和一个暗的时相组成的一个周期性重复的断续脉冲光源作用到视网膜上时,当周期性重复的频率低时,光源在有光和无光间变化,人眼在亮度感觉上能辨识出它们的差异,人眼会对其产生一明一暗交替变化的闪光感觉;当重复频率增加时,从粗闪变为细闪;直到重复频率增加到某一数值时,人眼看到的不再是闪光,而是一种固定或连续的光。这个不再引起闪烁感觉的光源的最低重复频率称为临界闪烁频率（CFF）,是人眼对光刺激时间分辨能力的指标。②费里-波特定律:许多研究表明,人眼的 CFF 受很多因素的影响,包括闪烁光刺激的强度（亮度）和面积,视网膜的不同部位,不同背景光及不同的刺激色光,还与人的年龄、疲劳、缺氧、心理等因素有关。其中闪烁光的亮度是最重要的因素,在中等亮度范围内,CFF 随亮度的提高可以从 5 赫兹增加到 55 赫兹。CFF 和亮度的对数成线性关系,这就是费里-波特定律。③塔尔博特-普拉托定律（Talbot-plateau's law）:用快速的闪烁光或黑白交替光作用于人眼,当闪烁光或者交替光的频率高于 CFF 时,人眼产生光觉融合的感觉,这种感觉与整个周期都是均匀一致的稳定光所产生的感觉一样。若光照时间为 a,间歇时间为 b,白光强度为 I,则融合光的亮度等于亮度为 aI/（a+b）的持续光,即如果间歇刺激光的总量（aI）在全部刺激时间（a+b）均匀分布的平均亮度和稳定光的亮度相同,人眼就不能区分它们,产生的是同样的视觉感觉,这就是塔尔博特-普拉托定律。④显示器场扫描频率的决定因素:一个人能看到的闪烁频率越高,他的视觉分辨能力就越强。临界闪烁频率可以反映一个人的生理和心理功能状态。人眼不感到闪烁的临界闪烁频率也是显示器所显示的影像不闪烁的最低重复频率,为此,影像显示器应当满足每秒画面切换的次数应当大于(或等于)临界闪烁频率。临界闪烁频率是决定显示器场扫描频率的主要因素之一。

(7)视觉场双眼视角:是指观看物体时,人眼对该物体所张的角度。人眼能清晰的观察视觉场区域所对应的双眼视角是35°(横向,水平视角)×20°(纵向,垂直视角)。

(8)人眼分辨力

1)人眼分辨力:人眼分辨物体细节的能力称为分辨力。由于人眼的分辨能力是由视网膜上光感受器的间距决定的,存在一个观察角度,因此,人眼分辨力的大小可以用分辨角(也称视敏角或视角)表示。即人眼的分辨力是使用人眼对被观察物体上相邻两黑点或两白点之间能分辨的最小距离 d 所对应的视角 θ 的倒数来表示的,即

$$人眼分辨力 = 1 / 视角 \qquad\qquad 式(3\text{-}24)$$

2)影响因素:人眼的分辨力因人而异,同时,人眼分辨力在很大程度上取决于被观察物体细节的亮度和对比度,当亮度很低时,人眼视力很差,这是因为亮度低时视锥细胞不起作用。但是亮度过大时,人眼的视力不再增加,甚至由于眩目现象,视力反而有所降低。视力正常的人在中等亮度和中等对比度情况下,观察静止影像时,人眼能分辨的最小视角约为 1'~1.5'。

3)人眼能分辨的最小距离:人眼对被观察物体上相邻两黑点或两白点之间能分辨的最小距离 d 与所对应的视角 θ,以及观察物体的距离 D 之间的关系为

$$d = 2D \times tg(\theta / 2) \qquad\qquad 式(3\text{-}25)$$

其中 D 为最佳观察物体的距离,即人眼离显示器屏幕的水平距离,推荐为 0.688 米;θ 为人眼的分辨角,以人眼能分辨的最小视角为准,取值为 1′。根据人眼分辨力公式计算出人眼在中等亮度、中等对比度、观察物体的距离为 0.688 米时的最大分辨能力 d_{max} 为 0.2 毫米,即对被观察物上相邻两黑点或两白点之间能分辨的最小距离为 0.2 毫米。

4)人眼视觉场:将人眼视觉场近似地模拟为底面为长方形的正锥体,其中锥体的高 H = D = 0.688m,椎体顶点的横向发散角 $\theta_1 = 35°$(水平视角),纵向发散角 $\theta_2 = 20°$(垂直视角)。以人眼的最高分辨力 0.0002 米为一个像素点,通过计算得知人眼视觉场的底面长方形至少应该由 2169 像素(横向)×1213 像素(纵向)组成,总计 263 万像素,即人眼观察物体时,能清晰看清视觉场核心区域所对应的物体影像的分辨率为 2169×1213,如果再计算视觉场上下、左右处于视觉边缘的区域,最后被观察物体区域的影像分辨率可在 2300 像素×1500 像素(相当于 345 万像素)或者更高。这也是 300 万像素及以上分辨率的医学影像显示器能够满足临床影像诊断要求的视觉生理基础。

(9)显示分辨力:包括空间分辨力及密度分辨力。空间分辨力常以描述物体的像素数量来度量。高分辨率显示器的可寻址像素矩阵可达 2048×2560。密度分辨力用离散灰阶级的总数来度量,例如 CT 的密度分辨力用 12bit 表示,其最高密度分辨力为 $\frac{1}{2^{12}}$(4096 级灰阶)。空间分辨力和密度分辨力越高,越能够精确、清晰地显示医学影像。

(二)医学影像视觉认知的影响因素

影像是产生视觉的客观实体,医学影像经过成像、处理、显示等过程后才能被人眼所感知,并经视觉中枢处理在大脑中得到完整的影像,大脑再对被观察影像的各种属性、各个部分及相互之间的联系进行解释及汇总,然后对其进行整体的反映便形成对医学影像的认知。医学影像按其性质的不同可分为基于胶片载体的医学模拟影像和基于医学影像信息系统的医学数字影像,二者之间可以相互转化。影响医学影像视觉认知的因素有:

1. 人的生理因素 人类视觉系统是漫长的生物进化后的结晶,具有其独有的性质,既包括

视觉系统生理的、光学的因素,也有心理的因素,这些特性也将直接影响人们对影像的评价。所以不同的人观察同一个物体、同一幅影像会有不同的方法,他们在自身知识、经验、状态等方面因素的影响下会做出不同的解释,得到不同的答案。

2. **影像质量因素** 影像有其自身的基本物理特性,包括输入输出特性、分辨率特性、噪声特性及量子检测效率等,同时正确的影像投照摄影方法、适宜的摄影参数设定、准确的影像后处理技术运用等因素都会影响到医学影像的成像质量,进而影响到对医学影像的视觉认知。

3. **显示硬件和软件因素** 人类感知医学影像需要有合适的可视化介质来予以呈现,不同的显示硬件对影像的显示效果也存在明显区别。胶片承载的是模拟影像,显示器承载的是数字影像。胶片的材质、成像方法和质量以及显示器的分辨率、灰阶、亮度、对比度、色温等因素将直接影响到影像的显示,进而影响视觉系统和人脑对影像的感知。医学影像显示器的性能参数高于普通显示器,才能满足医学影像信息显示的需要。应用软件在影像数据的采集、重建、影像后处理、显示等过程中对影像的观察起着重要的作用。

二、医学影像显示器

(一)医学影像显示器概述

1. **医学影像显示器** 随着医学影像技术的全面数字化以及医学影像信息系统的推广应用,影像识读正经历由传统的胶片和观片灯为主的硬拷贝阅读模式向以计算机和显示器为主的软拷贝阅读模式的转变,医学影像显示硬件是医学影像可视化过程中的重要部件。专业的医学影像显示器能够通过专用的校正软件对显示器的输入和输出特性进行曲线校正,使之符合 DICOM 曲线与影像一致性,这样的显示器称为医用 DICOM 影像灰阶显示器或者医用 DICOM 影像灰阶/彩色双用显示器。

2. **医学影像显示器的显示特性** 医学影像显示的高标准要求在具备 DICOM 曲线-影像一致性校正的基础上,医学影像显示器还需要具备"三高"的显示特性,即高分辨率,可达三百万像素(MP)及以上的分辨率;高灰阶,可达 10bit~12bit,精确反映影像灰阶级之间的差异;高亮度,达到 $500cd/m^2$ 及以上,可以清晰辨别每一个灰阶的差别。

3. **医学影像显示器的分类** 医学影像显示器的发展,经历了从阴极射线管(cathode ray tube,CRT)到平板液晶(flat panel liquid crystal display,FPLCD),从普通显示器到专业显示器的历程。目前用于医学影像诊断的医学影像显示器(以下简称"显示器")主要为基于平板液晶的灰阶显示器。但是伴随着"立体像素"影像重组和重建技术、功能成像技术的迅猛发展,目前很多高级临床影像研究和应用项目是以彩色影像为基础,这预示着医学影像正在经历一次革新,即医学影像学在经历了一百多年的发展后,目前正在从单一的"灰阶"影像走向斑斓的"彩色"影像。

(1)按照显示原理和技术类型分类:医学影像显示器从技术类型和结构上划分,主要有阴极射线管(cathode ray tube,CRT)式、平板液晶(flat panel liquid crystal display,FPLCD)式和医用影像投影仪三种。目前台式显示器广泛使用平板液晶式显示器(FPLCD),而阴极射线管显示器已经被全面淘汰。平板液晶显示器体积小,轻便,亮度高,占用诊断工作桌面的面积小,无射线辐射危害。医用影像投影仪适于教室和会诊、报告、读片厅,能满足超大显示屏幕医学影像高分辨率、高对比度、高亮度、无几何失真、DICOM 遵从性显示的特殊要求,但是其价格昂贵,目前国内多采用专业级高流明投影仪作为替代应用于读片和教学。

(2)按照显示屏外观分类:医学影像显示器可分为直画面的"竖屏"显示器(portrait monitor),横画面 4:3 的"横屏"显示器(landscape monitor),以及横画面 16:9/16:10 的宽屏显示器三种。"竖屏"显示器是为了适应传统 14 英寸×17 英寸胶片竖直画面阅读影像的习惯和规则而设计的,因而得到广泛认可和应用。如果不是特别注明,医学影像显示器一般是指医用 DICOM 影像灰阶竖屏显示器。

（3）按照显示屏的可显示像素数量分类：按照可显示像素数量，可分为2MP（≥1600像素×1200像素），3MP（≥2048像素×1536像素），5MP（≥2560像素×2048像素）显示器，MP表示百万像素（MegaPixel）。例如5MP即为5百万像素。

（4）按照显卡视频输出接口以及显示器数量分类：可分为单头单屏，双头双屏，四头四屏，八头八屏（用于会诊读片）。"头"表示显卡的视频接口。

（5）按照应用用途分类：可划分为诊断级、浏览级，以及教学级显示器。①诊断级显示器：需凭此类显示器上显示的影像作出原始诊断（primary diagnosis），并提供诊断报告。除影像科医师以外，部分重症监护病房、急诊和抢救室、手术室、骨科、呼吸内科也需要诊断级的医学影像显示器。②浏览级显示器：参照影像医师出具的诊断报告，在此级显示器上阅读浏览影像。主要应用于各个临床科室的门诊和病房。③教学级显示器：仅需要显示病变区影像的基本特征。主要应用于教学目的。

医学影像显示器是由医学成像设备主控计算机或者PACS影像医师诊断工作站的主机箱内置的显示驱动卡（简称"显卡"）驱动的，因而其显示影像的分辨率、亮度、对比度、色温、DICOM显示校正等也是受显卡控制的，因此医学影像显示器一般都是和与其专门配套的专用显卡一起配套使用，才能达到最佳的临床使用效果。一部分医学影像显示器虽然可以连接计算机通用显卡显示影像，但是其显示性能和指标将显著下降，尤其是失去DICOM显示校正的功能，不能满足医学影像显示与影像诊断的要求。

（二）液晶材料

1. 液晶（liquid crystal） 液晶是介于液态与结晶态之间的一种物质状态。它除了兼有液体和晶体的某些性质（如流动性、各向异性等）外，还有其独特的性质。液晶是一种规则性排列的有机化合物，主要是脂肪族、芳香族、硬脂酸等有机物。液晶是一种介于固态和液态间的各项异性的流体，将其加热会变成透明液态，冷却后会变成结晶的混浊固态。

2. 液晶的介电物理性质 液晶本身并不能发光，液晶的介电物理性质是其光电应用的物理基础。主要是通过施加电压，产生电场；在电场作用下使液晶分子的排列发生变化；从而达到调整穿越液晶分子的光线亮度的作用。当向液晶通电时，在电场作用下，液晶分子排列得井然有序，可以使光线容易通过；而不通电时，液晶分子排列混乱，阻止光线通过。通电与不通电就可以让液晶像闸门般地阻隔或让光线穿过。这种可以控制光线的两种状态是液晶显示器形成影像的前提条件，当然，还需要配合液晶面板的特殊结构，通过控制电场的变化来控制光线的明暗亮度变化，最终实现光线向影像的转换，达到显示影像的目的。

3. 液晶的类型 由于生成的环境条件不同，液晶可分为热致液晶和溶致液晶两大类。

（1）**热致液晶**：是指由单一化合物或由少数化合物的均匀混合物形成的液晶。通常在一定温度范围内才显现液晶相的物质。这种只存在于某一温度范围内的液晶相称为热致液晶。液晶的分子有盘状、碗状等形状，但热致液晶的分子多呈细长棒形，按照棒形分子排列方式可把热致液晶晶体分为三种：向列（nematic）相液晶，近晶（smectic）相液晶，胆甾（cholesteric）相液晶。其中向列相和胆甾相液晶应用最多

1）向列相液晶：分子成棒状，局部地区的分子趋向于沿同一方向排列。分子短程相互作用比较弱，其排列和运动比较自由，分子这种排列状态使其黏度小、流动性强。向列相液晶的主要特点是具有单轴晶体的光学性质；其细柱型、长棒状分子长轴大致平行的排列方式适合用于制造平板液晶显示器；同时，其对外界作用（例如电场）非常敏感，因而成为液晶显示器件的主要制造材料，可以用向列型液晶材料制造以外加电场操作的液晶显示器。

2）近晶相液晶：分子也成棒状，分子排列成层，每层分子长轴方向是一致的，但分子长轴与层面都呈一定的角度。层的厚度约等于分子的长度，各层之间的距离可以变动。由于分子层内分子结合力强，层与层间结合力弱，所以这种液晶也具有流动性，但其黏度比向列相液晶大。

3）胆甾相液晶:分子呈扁平层状排列,分子长轴平行层平面,层内各分子长轴互相平行(对应方向)。相邻两层内的分子长轴方向有微小扭转角。各层分子连续均匀旋转,使液晶整体结构形成螺旋结构。这种特殊的螺旋状结构使得该种晶体具有明显的旋光性、圆偏振光二向色性以及选择性光散射等特殊光学性质。因此,常将胆甾相液晶作为控制液晶分子排列的添加剂。

(2)溶致液晶:某些化合物溶解于水或有机溶剂后而呈现的液晶相称为溶致液晶。溶致液晶和生物组织有关。

(三)医用平板液晶显示器

1. **平板显示器**　在国际上还没有针对平板显示器的严格定义,一般是指显示器的厚度小于显示屏幕对角线尺寸四分之一的显示技术与器件。这种显示器厚度较薄,看上去就像一块平板,平板显示器因此而得名。液晶显示器属于平板显示器。平板液晶显示器的核心部件为液晶面板。

2. **液晶面板的基本结构**　与工作机制如图 3-27 所示,液晶面板主要是由玻璃基板、加载电压的开关器件、导光板、上(前)和下(后)偏光片、液晶层、彩色滤光膜以及背光源所组成。

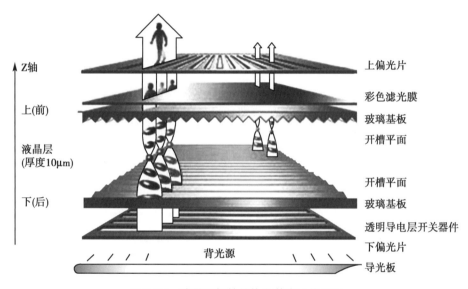

图 3-27　液晶面板的结构和基本工作原理

(1)玻璃基板:玻璃基板两板之间的间隙灌注的是液晶材料。由于液晶材料层厚只有 $10\mu m$ 左右,玻璃基板不平整或者尺寸的热稳定性不佳,将直接影响液晶层厚的不均匀,对液晶显示器的质量有直接影响。液晶面板在制造过程中,需要经历光刻和退火的制造工艺,玻璃基板在高温(600℃以上)加工以及退火冷却的制造过程中不产生应力,玻璃基板尺寸的伸缩膨胀控制在 1.5ppm 左右,以保持玻璃基板两板之间的间隙均匀,玻璃基板表面平整,没有气泡;同时,玻璃基板要有一定的抗腐蚀能力。

(2)加载电压的开关器件:利用液晶的介电物理特性,在透明导电层负责加载电压的开关器件的作用下,能够控制液晶如闸门般地让光线阻隔或穿透,从而实现对背光源发出的光线亮度的调制和影像的显示。

(3)导光板:是将背光源发出的线光源转变为面光源的器件。导光板是采用光谱分析原理与脉冲激光雕刻技术,在恒温、恒湿、无尘的环境条件下制作而成,具有超薄超亮、导光均匀、无暗区等特点。背光光源发出的光线在导光板的作用下,产生均匀的背光光线。

(4)彩色滤光膜:基于红、绿、蓝三基色原理,彩色滤光膜决定让何种颜色的光线通过,从而在液晶屏幕上显示出彩色或灰阶影像。

(5)偏光片:液晶显示器的成像必须依靠偏振光,为此,在液晶显示器中使用上、下两个偏光片。

1）自然光：自然光是向360°方向均匀振动的光波，且向360°方向的性质完全均匀一致，称之为非偏振光。

2）部分偏振光与偏振光：如果自然光中向360°方向光波振动的性质不一致，但仍然在各个方向上存在振动，称这种光为部分偏振光。如果只存在某几个特定方向上的光波振动，则称这种光为偏振光。偏振光振动的特定方向称为透射轴，而朝其他方向振动的光将被偏光片阻挡。

3）偏光片：所有的液晶面板都有前（上）、后（下）两片偏光片紧贴在液晶面板的玻璃基板上。如果少了任何一张偏光片，液晶面板都不能显示影像。液晶面板借助偏光片这类起偏器件将非偏振光的自然光变为偏振光。偏光片的全称是偏振光片，偏光片是将具有二向色性的微小有机染料晶体有规则地吸附排列在透明的聚乙烯醇膜薄片上，使其形成偏振性能，从而制造出偏光性良好的高分子薄膜。这类吸附式的起偏器都是以片（plate or sheet）或膜（film）的形式存在，因此，通常称之为偏光片（polarizing plate or sheet）或偏光膜（polarizing film）。液晶显示器的显示性能与偏光片有直接的关系。

4）偏光片调节发光强度的机制：如果通过液晶面板的下偏振片直接观察背光源发出的自然光，透过下偏振片的光虽然变成了偏振光，但是由于人眼没有辨别偏振光的能力，故无法察觉。如果把下偏振片的透射轴方位固定，而把液晶面板的上偏振片缓慢地转动，就可发现通过上偏光片的透射光的发光强度会随着上偏光片的转动而出现周期性的变化，而且每转过90°就会重复出现发光强度从最大逐渐减弱到最暗；继续转动上偏光片则发光强度又从接近于零逐渐增强到最大。液晶面板就是利用上述机制。不过，在液晶面板里会将上偏振片的透射轴方位也固定下来，并且上、下偏振片的透射轴方位成垂直90°的关系，然后通过对位于上、下偏振片之间的液晶层施加电压，在电场的作用下使得沿着液晶分子排列方向传播的偏振光线伴随液晶分子排列方向的"旋转"而发生旋光，从而达到与旋转上偏光片等效的调制偏振光发光强度的作用。如此才能在液晶屏幕上形成影像。

5）透光率：理想情况下，垂直（90°）于偏光片透射轴方向振动的偏振光会被完全吸收；平行（0°）于偏光片透射轴方向振动的偏振光会完全通过；偏振光振动方向与偏光片透射轴方向的夹角在0°~90°之间的偏振光会部分通过，并且通过偏光片的透射光的发光强度从大逐渐减弱到暗。液晶显示器要求上、下偏光片在整个可见光的光谱范围内的透光率是均匀的，即无论可见光的波长如何变化，透射通过偏光片的可见光的透光率保持一致，才能实现理想的黑白灰阶影像的显示，否则出射的光会带有颜色，影响显示效果。

（6）液晶层：扭曲向列相（twisted nematic）液晶材料被灌注在玻璃基板内上、下两个制作精良的开槽平面之间构成液晶层，并且扭曲向列相液晶要求上、下两个开槽平面表面处液晶分子的排列方向必须互成90度。

1）开槽平面：如果下面（液晶后层）的开槽平面上的沟槽横向排列，上面（液晶前层）的开槽平面上的沟槽则纵向排列，上下沟槽呈十字交错（相交成90度）。

2）液晶分子的被动扭转：液晶分子会顺着沟槽排列，即上面的液晶分子的排列是纵向的，下面的液晶分子排列是横向的。即接近上面的液晶分子就呈纵向排列，接近下面的液晶分子则呈横向排列。位于上下两个平面之间的液晶分子被强迫进入一种90度扭转的状态。由于偏振光线顺着液晶分子的排列方向传播，所以偏振光线经过液晶分子时也被动地扭转90度。

3）液晶分子和偏振光线的受控扭转：给液晶层施加电压，液晶分子就会在电场的作用下重新排列，即位于两个开槽平面间的液晶分子的排列会从向90度扭转的状态逐渐在电场的控制下向垂直的状态扭转，同时通过液晶分子的偏振光线在传播过程中也将伴随液晶分子的扭转而旋转。从而达到与旋转上偏光片等效的旋光作用。在电场的作用下，上、下两个开槽平面处的液晶分子从互成90度的状态，扭转到上、下完全垂直排列时，光线能直射通过液晶层，而不发生任何偏振光线的扭转。

4）透射偏振光发光强度的调节：当上、下偏光片透射轴相互垂直时，如果没有在液晶层上施加电压，偏振光线可透射通过上偏光片，在液晶屏幕上呈现亮态。当施加电压时，偏振光线从上、下偏光片之间呈90度扭转的状态逐渐地向垂直（0度）的状态扭转，通过上偏光片的透射偏振光的发光强度则从亮逐渐减弱到暗，可呈现出不同等级的亮度和灰阶，从而完成影像的显示。当上、下偏光片之间的液晶分子完全呈垂直状态、偏振光线将在液晶层中直线传播，并被上偏光片完全阻挡，在液晶屏幕上呈现暗态。

（7）平板液晶显示器的驱动方式：包括字段驱动（如电子计算器等）和点阵驱动（如医学影像显示器等）两种方式。点阵驱动的清晰度高，主要用于与计算机配套的液晶显示器等。点阵驱动液晶显示器又可分为无源矩阵液晶显示器（passive matrix liquid crystal display，PMLCD）和有源矩阵液晶显示器（active matrix liquid crystal display，AMLCD）。

1）无源矩阵液晶显示器（PMLCD）：其中没有开关器件，每个像素在一个帧像周期中不止一次地被寻址。由于在连续的帧像周期中，加载在液晶上的电压必须平均分配给信号电压脉冲，其响应时间远大于150ms，这样导致对比度的降低，并产生各种交叉干扰，而且还会使显示的影像模糊。

2）有源矩阵液晶显示器（AMLCD）：其中每个像素电极上都集成了开关器件和储能电容器。与PMLCD相比，AMLCD不受扫描线的限制，每个像素电极上都能独立加载电压，属于主动式像素矩阵LCD，因而各自独立显像的像素之间不产生交叉干扰。AMLCD中的集成开关器件品种较多，其中最常用的是薄膜晶体管（thin film transistor，TFT），此类AMLCD称为薄膜晶体管液晶显示器（Thin film transistor liquid crystal display，TFT-LCD）。使用薄膜晶体管技术能够显著改善影像品质。

3）薄膜晶体管液晶显示器（TFT-LCD）：在两片玻璃基板中间夹着一层液晶材料；上层的玻璃基板与彩色滤光膜结合；下层的玻璃基板可将薄膜晶体管（TFT）镶嵌于上；当将电压加载在薄膜晶体管上，电流通过时产生电场变化，造成液晶分子扭转，借以改变背光源发出的、被下偏光片偏振的、穿越液晶层的光线的偏极性；再利用上偏光片决定像素（Pixel）的明暗状态，呈现不同等级的像素亮度；上层玻璃基板与彩色滤光膜贴合，每个像素（Pixel）都会各自包含有红蓝绿三种基本颜色的光线，每个像素的红蓝绿三基色的光线按照一定比例混合后，便构成了液晶屏幕上显示出来的彩色或者灰度影像。

（8）背光源（back light）：是位于液晶显示器背后的发光光源。液晶显示器中的液晶材料本身并不发光，是通过背光源光线的照射以及液晶材料在电压的控制作用下对光线亮度的调制才能显示影像，因此，背光源的发光效果将直接影响到液晶显示模块的视觉效果和性能。目前平板液晶显示器一般采用结构紧凑小巧、高亮度、发光均匀、低能耗等特点的冷阴极荧光灯管（cold cathode fluorescent lamp，CCFL）作为背光光源。冷阴极荧光灯管发出的光线属于线状光源，为了使液晶屏幕不同区域的亮度能够均匀分布，需要导光板等附件，以便产生均匀的背光光线。

1）CCFL基本结构：冷阴极荧光灯管（CCFL）的基本结构如图3-28所示，主要有以下五部分组成：①玻璃外壳：是将灯管与外界隔离密封形成有独特结构的壳体，玻璃外壳必须绝对密封不能有丝毫的漏气，否则将严重影响灯管的寿命。玻璃外壳的组成根据其成分不同，分为硬玻璃（高硼硅酸盐玻璃）、钼组玻璃（含铅、含铬、硼硅酸盐玻璃）和软玻璃（苏打玻璃钠钙玻璃）。不同的玻璃有不同的膨胀系数，需与不同材质的电极密封。不同的玻璃有不同的耐热温度，在灯管工作过程会散出数量不等的杂气和元素，从而影响灯管的性能和寿命。②电极：电极是冷阴极荧光灯管通入电流、发射电子、形成电场的关键部件。电极的组成材料、形状、结构直接会影响灯管的发光效率。电极一般由电极杆和电极头组成。③荧光体层：荧光体层是冷阴极荧光灯管发光的主体，一般是由标准的红、绿、蓝三基色荧光粉根据所需的色温配制而成。冷阴极荧光灯管的发光亮度和发光效率很大程度上都取决于荧光粉层的质量。④隋性气体:在冷阴极荧光灯管中充入了一定气压的一种或多种隋性气体,在灯管中起着产生电子和离子、传递能量、导通电极的作用。是组成冷阴极荧光灯管的必不可少的组分。⑤水银(Hg):在冷阴极荧光灯管中充入一定数量的水银蒸气和水银粒子。水银蒸气在接收隋性气体离子的能量后会发射出 253.7 纳米波长的紫外线。荧光体层在紫外线的照射下就发出荧光,使荧光灯管发亮进入工作状态。灯管中水银含量的多少直接影响到灯管的发光亮度、亮度的均匀性以及灯管的寿命。

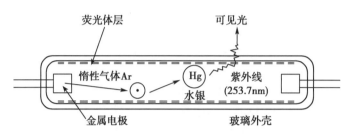

图 3-28　冷阴极荧光灯管(CCFL)结构示意图

以上五种材料构成了冷阴极荧光灯管的基本结构,缺少了任何一种材料和结构,冷阴极荧光灯管都无法工作。

2)CCFL 发光原理:CCFL 的发光原理涉及复杂的光学现象、物理现象和量子力学的原理。其具体发光机制如下:①CCFL 内充满隋性气体和微量水银,并在玻璃外壳的内壁上涂有荧光体;②当加载数百伏的高电压到 CCFL 两端的金属电极上时,在两个电极上产生热量,在两个电极之间形成高频电场并发射出大量电子;③电子撞击隋性气体分子,促使隋性气体分子电离,产生更多的离子和电子,这样快速循环增长使得隋性气体很快完全电离;④电极的发热,以及隋性气体电离的离子和电子在高频电场中加热,促使水银迅速气化为水银蒸气;⑤隋性气体电离的离子和电子与水银蒸气碰撞,发出紫外线;⑥水银蒸气浓度逐渐达到饱和,产生的紫外线强度也逐渐增大并达到饱和;⑦紫外线照射到荧光体层时,使荧光粉发出一定色温的可见光,这样冷阴极荧光灯管就开始工作,发出的高亮度可见光逐步达到亮度的恒定状态;⑧液晶显示器刚开机时亮度还没有达到恒定亮度,在这段时间内,显示器不宜用于医学影像诊断。采用亮度快速提升技术的高性能医学影像显示器,能够使显示器的背光亮度在开机后短时间内快速提升至恒定值,屏幕亮度很快到达稳定状态,医师便可立即开始医学影像阅读和诊断工作。

3)亮度稳定控制:液晶显示器随着使用时间增加,其亮度将逐渐衰减,导致医师在不知情的情况下,显示器已经不能满足其诊断要求。医学影像显示器配置温度补偿功能的亮度传感器,能够自动监测显示器亮度的变化,自动调节补偿背光源发出光线的亮度,以便将显示器的亮度稳定控制在满足诊断要求的范围内,以保证影像显示的一致性。

4)环境亮度监测与补偿:医学影像显示器可以自动感应环境光的照度,并自动调节显示器亮度,从而保证在各种亮度环境下,都能让医师得到性能最佳的阅片体验,减少视觉差错和疲劳。

三、医学影像显示器的校准

医学影像显示器在医学影像信息系统中是医学影像的最终呈现者,并且数字化的医学影像会在医疗机构内部以及不同医疗机构的任何地点进行显示呈现。即使是同一制造商、同一型号的医学影像显示器之间的灰阶亮度与色域映射特性也存在差异。为了保证医师得到正确、一致的医学影像,医学影像显示器的校准工作非常重要。

为此,保证医学影像显示器所显示医学影像的亮度和色彩与原始影像之间保持一致,保证所显示的医学影像符合人眼视觉系统特性,从而保证人眼对所显示的医学影像能够产生准确的、最佳的主观视觉感受,是保障临床诊断准确性的关键。

（一）基本概念

由于显示器的光电显示曲线的非线性特点,不能显示出适合人眼视觉特点的光电曲线,也就是说不能重现所显示物体的真正效果。为此针对显示器的光电特性,需要应用合理的校准方法,将显示器的伽马(gamma)曲线和通过校准,来达到一个适合人眼视觉要求的光电曲线,从而提高显示器在灰阶方面的显示效果和质量,以满足医学影像阅读、浏览、诊断对医学影像显示器的需求。

1. 伽马（gamma）曲线

（1）伽马(gamma)值:数字化影像中的每个像素都有一定的光亮程度,即从黑色到白色,以像素值的形式表示该像素的光亮程度。但是,由于技术的限制,显示器只能以一种非线性的方式显示输出这些像素值,即:显示输出=显示输入/伽马值。Windows 常用的伽马值为 2.2,伽马值的意义是:假如一个像素的光亮度为 0.5,在没有颜色管理应用程序的干预下,它在显示器上显示输出的光亮度只有 0.5/2.2≈0.227。

（2）伽马曲线:校准硬件或者软件可以让显示器输出影像时按一定的伽马曲线输出,伽马曲线是显示器的亮度响应曲线,如图 3-29 所示,表示显示器的影像输出亮度值与输入值的非线性关系的曲线,即显示器所显示出的每阶亮度与该阶输入数字激励的关系曲线。伽马值影响影像中间值的色调或中间层次的灰度。通过调整伽马值可以改变影像中间色调或者灰阶的亮度值,以增加影像的中间层次,同时,不会对暗部和亮部的层次有太大的影响。

（3）伽马值与伽马曲线:伽马曲线是一种特殊的色调曲线,当伽马值等于 1 的时候,曲线为与坐标轴成 45°的直线,这个时候表示显示输入和显示输出像素的光亮度相同;高于 1 的伽马值将会造成输出暗化;低于 1 的伽马值将会造成输出亮化。

2. 灰阶梯度（grayscale ramp） 从黑到白,即从 0 阶到 255 阶的连续灰阶梯度的变化。

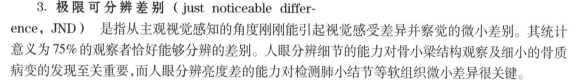

人眼对影像视觉感知的优化

经过DICOM GSDF校准
伽马曲线

无DICOM校准
伽马曲线

显示器亮度 cd/m²

人眼JND灰阶(0~1023)

图 3-29　显示器的无 DICOM 校准伽马曲线与 DICOM GSDF 校准伽马曲线

3. 极限可分辨差别（just noticeable difference，JND） 是指从主观视觉感知的角度刚刚能引起视觉感受差异并察觉的微小差别。其统计意义为 75% 的观察者恰好能够分辨的差别。人眼分辨细节的能力对骨小梁结构观察及细小的骨质病变的发现至关重要,而人眼分辨亮度差的能力对检测肺小结节等软组织微小差异很关键。

4. CIE XYZ 颜色系统 是国际照明委员会(CIE)在 1931 年开发,并于 1964 年修订的 CIE 颜色系统(CIE color system),该系统是其他颜色系统的基础。它使用红、绿和蓝三种颜色作为三种基色,而所有其他颜色都从这三种颜色中导出。通过相加混色或者相减混色,任何色调都可以使用不同量的基色产生。虽然只有颜色科学家或者计算机程序中才会直接使用这个颜色系统,但了解它对开发新的颜色系统、编写或者使用与颜色相关的应用程序都是有用的。CIE XYZ 颜色系统是个二维平面空间图,如图 3-30 所示,是由 X-Y 直角坐标系统构成的平面图。此图是表示颜色视觉与颜色混合、分解的基本规律。在 X,Y 直角坐标系里,X—表示与红色有关的相对量值。Y—表示与绿色有关的相对量值。Z—表示与蓝色有关的相对量值,并且 Z=1-(X+Y)。

5. 感知均匀性（perceptual uniformity） CIE XYZ 颜色系统的色空间坐标图上表示的两种颜色之间的距离与颜色观察者感知的变化不一致,被称为感知均匀性(perceptual uniformity)的不一致,也就是颜色之间数字上的差别与人眼视觉感知不一致。

6. CIELAB 颜色空间 在色彩及光学亮度的基础上,为解决颜色空间的感知一致性问题,对

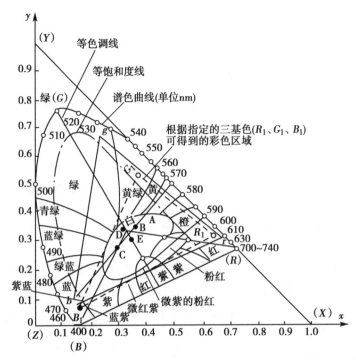

图 3-30　CIE XYZ 颜色系统

CIE XYZ 颜色系统进行非线性变换,国际照明委员会(CIE)在 1976 年规定了两种颜色空间的规范。①非自照明的颜色空间的规范:称为 CIE L＊a＊b＊颜色空间,或者称为 CIELAB;②自照明的颜色空间规范:称为 CIELUV。

每种颜色在 CIELAB 和 CIELUV 这两种颜色空间内都对应一个唯一点;并且颜色空间与人眼对颜色的感知更加均匀一致;根据这个均匀一致的标准颜色空间坐标图,可以通过色彩公式计算确定色彩的三基色刺激值以合成显示各种标准颜色。

(二)医学影像显示标准

医学影像在显示器上的显示,应符合人眼视觉特性,显示的灰阶梯度相邻灰阶的视觉差异必须是一致的,在不同的显示器上显示的同一灰阶的视觉感受也必须是一致的,同时,影像中的任何细节都需要能被人眼分辨出来,确保医学数字影像阅读的一致性和有效性。

1. DICOM 灰阶标准显示函数　数字化医学影像的数据信息可以客观地、精确地传输、存储和复制,但是对于该数据信息的视觉诠释则决定于显示该影像的不同系统的特性。同一幅数字化医学影像常在不同显示装置上产生完全不同的视觉表现与视觉特性。在医学影像中,对任一给定的数字化医学影像不论是显示在不同的显示器上观察,还是打印在不同的胶片上从观片灯箱观察,在人眼视觉感受上应该是保持一致的。因此需要有一个统一的标准,以管理在任何显示装置和介质上表达呈现的医学影像。

美国放射学会(ACR)和美国电气制造商协会(national electrical manufacturers association, NEMA)所制定的医学数字成像和通信标准(digital imaging and communications in medicine, DI-COM)的第 14 部分(PS3.14)提供了一个客观、定量的灰阶标准显示函数(grayscale standard display function, GSDF)解决方案。它将数字化的医学影像灰阶值映射到给定的显示器的亮度范围,对数字化医学影像的显示进行了标准化校准,也就是对显示器的伽马曲线进行了标准化校准,以确保在不同的显示器上显示数字化医学影像时均能产生一致的视觉效果。灰阶标准显示函数如下:

$$\log_{10} L(j) = \frac{a + c \cdot Ln(j) + e \cdot (Ln(j))^2 + g \cdot (Ln(j))^3 + m \cdot (Ln(j))^4}{1 + b \cdot Ln(j) + d \cdot (Ln(j))^2 + f \cdot (Ln(j))^3 + h \cdot (Ln(j))^4 + k \cdot (Ln(j))^5} \qquad 式(3-26)$$

其中：j（从 1 到 1023）为灰阶亮度等级；L 为亮度；Ln 是自然对数。式中的常数 a＝－1.3011877，b ＝－2.5840191E－2，c＝8.0242636E－2，d＝－1.0320229E－1，e＝1.3646699E－1，f＝2.8745620E－2，g＝ －2.5468404E－2，h＝－3.1978977E－3，k＝1.2992634E－4，m＝ 1.3635334E－3。

DICOM 灰阶标准显示函数提供了从 0.0500cd/m² 到 3993.4040cd/m² 共 1024 阶人眼极限可分辨差别（JND）的灰阶亮度，涵盖显示器、胶片观察用灯箱所能产生的亮度范围。每个灰阶亮度级别间的亮度差刚好对应人眼在该亮度水平下能够辨别的最小亮度变化。DICOM 以表格的方式给出了每个 JND 灰阶级别对应的显示器亮度值，这就是 DICOM 定义的灰阶标准显示函数（GS-DF）。JND 灰阶级别与亮度是一个非线性的函数关系，而 JND 灰阶级别与人眼感知是线性关系，因此，DICOM GSDF 校准曲线也是人眼对显示器所显示影像的视觉感知优化曲线。显示器的无 DICOM 校准伽马曲线与 DICOM GSDF 校准伽马曲线如图 3-29 所示。DICOM GSDF 校准曲线呈现灰阶的递增和显示器亮度之间的关系，是一种正确地将影像灰阶数值映射到显示设备的客观和量化的方法。

PS3.14 所定义的 DICOM 灰阶标准显示函数关系式是在一个宽度区内，根据人们的感知测量与模型做出的，而不是根据哪种影像显示装置或哪一成像模式决定，也与读片者的习惯与主观偏爱无关。

经过 DICOM 灰阶标准显示函数校准的显示器可以提供人类视觉系统一个视觉上的线性灰度空间，使医学灰阶影像不论在何种显示装置上显示均可产生一致的视觉效果，都能够达到显示的一致性；使所有的医学影像显示器具有同样的显示标准。制定 DICOM part14 标准的目的是要求医学灰阶影像传输到任何符合 DICOM 显示标准的显示设备上，灰阶影像能够以一致的灰度显示出来。"一致的灰度"是指相同的影像灰度变化对应着相同的、人眼可感知的亮度级别变化。目前 DICOM 标准在业界得到广泛使用，医学影像显示器的校准工作符合 DICOM part14 标准，能够保证连续的影像显示质量控制。因此，只有通过 DICOM GSDF 校准的显示器才可以用于医学影像诊断工作，才能称为医学影像显示器。

2. 显示器的 DICOM GSDF 校准 由于每一台显示器的显示单元都有它的固有特性，而且其伽马曲线特性一般都不符合 DICOM 显示标准，因此需要每一台显示器在出厂前都需要进行 DICOM GSDF 校准，同时，在数字化阅片环境的临床使用中也要进行补偿校准，使其符合 DICOM 的显示标准。

（1）亮度计：显示器的 DICOM GSDF 校准采用配置光学传感器的亮度计完成校准。亮度计是一种测光和测色的计量仪器，主要采用一对有一定距离的光孔接收固定立体角、固定投光面积的光通量。用于医学影像显示器 DICOM GSDF 校准的亮度计分为外置亮度计，需要人工操作校准；以及内置亮度计，可实现自动校准。插在计算机中的显示驱动卡或者内置在显示器电路中的显示控制板接收到亮度计传感器测量到的亮度值，如果该亮度值偏离 DICOM GSDF 校准标定值范围，就开始调节背光源亮度，直至测量得到的亮度值稳定在 DICOM GSDF 校准标定值范围内。

1）外置式亮度计：一般把外置式亮度计置于医学影像显示器前方，显示器显示各种不同的测试图片，亮度计分别测量这些测试图片中代表不同灰阶等级的特定位置的亮度值，然后利用专门的亮度校准软件，对显示器的亮度进行校准。外置式的优点是直观，因为外置式亮度计放置在显示器屏幕前，亮度计所测得的亮度就是人眼所看到的亮度，不需要其他的计算进行转换。外置式的缺点是需要具有一定技术的专业人员定期手工操作实施显示器校准，对人员的技术要求比较高，且需要定期（3～6 个月）校准，工作量较大；还有亮度计测得的是显示器屏幕某一区域的光线，采光区域小，由于屏幕的亮度不是完全均匀，所以测得的亮度不能代表整个显示器屏幕的亮度水平。

2）内置式亮度计：内置式亮度计的光学传感器从透光孔中接收背光源灯管射出的背光，测得背光的亮度；通过调整背光源驱动电路可以控制液晶面板亮度输出的稳定性，使显示器每天的工作亮度恒定在校准的亮度。内置式亮度计的优点是无需人工介入和操作,可以实现自动校准,有效解决传统医学影像显示器需要定期检测和重新校准的问题。内置式亮度计的缺点是其所测得的亮度是背光的亮度,不是背光经过液晶面板后被人眼所感受到的亮度。

(2) 查找表(look-up table,LUT):LUT 在本质上是一个随机存取存储器(random access memory,RAM)。数据被事先写入 LUT 的存储 RAM 后,每当显示器输入一个信号就等于输入一个地址进行查表,找出地址对应的表中的内容,然后输出,故名查找表。LUT 可以应用到一张像素灰度值的映射表,它将在显示器上实际采样到的像素灰度固有亮度值经过一定的变换,例如阈值、反转、二值化、对比度调整、非线性变换等,变成了另外一个与之对应的校准灰度亮度值,从而起到突出影像的有用信息,增强影像的光对比度,以及优化人眼视觉系统感受特性的作用。

医学影像显示器设计制造独立的灰阶亮度转换查找表(LUT),并被置于医学影像显示器配套专用的显示驱动卡内;对于中高端医学影像显示器也会内置于显示器硬件当中,这样在不连接计算机主机的情况下,显示器仍然能够独立地自动完成校准工作,大幅提高校准工作的效率,节省用户的时间;大大提升影像医师和临床医师使用的方便性和后期的自定义自由度,以满足应对多种不同需求。

(3) 显示器出厂前的校准:具体校准过程如下。

1) 由于环境光线的变化会影响人眼对灰阶亮度的感知,校准环境的光线条件应稳定、可重复,光线不应直射到显示屏幕上,以避免环境光线对显示亮度的影响。一般是在照度小于1lux 的环境下,或者使用遮光罩的条件下实施出厂前的校准。

2) 显示器应至少预热 30 分钟,以确保稳定的显示效果。

3) 如图 3-31 所示,使用亮度计测量待校准显示器正中心区域 0 到 255 灰阶的显示器固有亮度。

4) 使用 DICOM 灰阶标准显示函数计算对应该显示器的 0 到 255 灰阶的标准灰阶亮度。

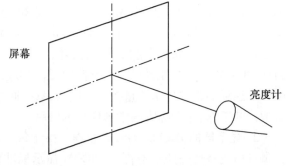

图 3-31　医学影像显示器的校准

5) 对比 DICOM 标准灰阶亮度和该台显示器的固有亮度,计算亮度校准查找表(LUT)。

6) 将查找表写入显示器的控制电路,并使其生效,即将显示器校准在 DICOM 灰阶亮度标准状态。

(4) 读片室环境光线的补偿校准:显示器的出厂前校准都是在标准化的黑暗环境下进行,但是医疗机构中实际的读片环境却是千差万别。从门窗入射读片室内的自然光以及读片室内的照明灯光都会在显示器屏幕上形成环境光线的反射,导致实际的显示器伽马曲线偏离 DICOM 标准。并且,由于读片室内的环境光线会随每天的时间和每年的季节变换而增强或者衰减,这将导致显示器伽马曲线的实际偏离度也是伴随着室内环境光线的变化而变化。在这种情况下,需要考虑数字化读片室环境光线在显示器屏幕上的反射影响,需要对显示器进行补偿校准,具体校准过程如下。

1) 在室内环境光线可以调节的场景下,根据建筑照明设计标准,设定几档照度,测量这几个不同读片场景中环境光线在显示器屏幕上反射的亮度;

2) 将测量得到的显示器屏幕上反射光引起的亮度值与显示器的固有亮度值合并相加;

3) 对比 DICOM 标准灰阶亮度和显示器的合并相加亮度值,重新计算不同读片场景中的亮度校准查找表(lookup table,LUT);

4) 将校准后的查找表写入显示器的控制电路,并使其生效,即将数字化读片室的显示器补偿环境光线亮度后,校准在 DICOM 灰阶亮度标准状态。

(5)读片室环境光线的补偿校准模式:数字化读片室实际读片工作的应用环境与显示器在校准时的环境是有差异的。在实际的读片环境中,可以随时采用手动、半自动、或者自动补偿校准的模式进行 DICOM GSDF 校准。

1)手动模式,根据数字化读片室的照明等级以及门窗照射的光线主观估计或使用照度计测量照度值,选择显示器的接近的补偿等级。

2)半自动模式:先使用照度计测量好读片室环境的照度值,通过显示器配套的质量管理软件设定读片室环境照度与显示器补偿模式的映射关系,使用时一键控制就可以管理所有的显示器。

3)全自动模式:通过显示器配套的质量管理系统自动测量读片室环境的照度值,自动选择显示器的对应补偿等级。全自动 DICOM GSDF 校准模式的系统框图如图 3-32 所示。

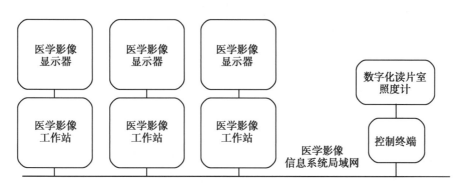

图 3-32 全自动 DICOM GSDF 校准模式系统框图

总之,只有经过 DICOM GSDF 校准的显示器才能用于医学影像的显示,只有通过 DICOM GSDF 校准后显示出来的医学影像才能用于读片和临床诊断工作。

3. 色域映射 正确显示色彩和灰阶级别对于医学影像显示器来说,是至关重要的基本要求,医学影像显示器在应用于医学灰阶影像时需要执行 DICOM GSDF 校准;应用于医学彩色影像时需要执行色域映射变换,相当于显示器色彩的校准。

(1)色域(color gamut):是一种色彩空间的属性,在相关的色彩空间模型中,具体显示设备所能产生与表达的颜色数量的总和所构成的色彩空间的范围区域就是色域。色彩空间越广阔、能显示的色彩种类就越多,色域范围也就越大。在计算机影像处理中,色域是颜色的某个完全的子集。颜色子集最常见的应用是用来精确地代表一种给定的情况。例如一个给定的色彩空间(例如 CIELAB 颜色空间)或是某个输出装置(例如显示器)的呈色范围。TFT-LCD 的色域范围取决于背光源与彩色滤光膜。虽然通过提高液晶面板的色深理论上能够增加显示器发出色彩的数量,它并不能使显示器的颜色看起来更加鲜艳,而只是让每种颜色之间的差异变得更小,让颜色过度更细腻。

(2)色域映射:由于不同显示器能够显示的数字化彩色影像的色彩范围不同,即表现出不同的色域空间;甚至其色彩再现的结构不同、机制不同,会导致同一个色彩信号在不同的显示器上呈现出不同的色彩表现,造成医师在使用影像后处理工作站、内镜、病理工作站等进行影像重建、腔镜检查、腔镜微创手术、或者病理诊断时,人眼感觉观察到的人体内脏、染色病理组织偏色、色彩不真实,进而影响医师的专业判断。为此,需要应用色域映射技术和算法保证不同的显示器都能够呈现出真实、一致的色彩。色域映射的实质是源色域和目标色域都转换到一个标准均匀颜色空间(例如 CIELAB 颜色空间)后进行的色彩值匹配变换,且要求影像整体色彩匹配后再现失真最小。

（3）颜色复制原则:色域映射技术和算法是建立在视觉评价基础上的"尽可能准确或尽可能接近"(asaccuratelyaspossibleorasclosetotheoriginalas possible)复制原则。这种颜色复制原则的"准确"或"接近"是指全体颜色的外貌。

（4）色域覆盖范围:是指某种输出设备所能表达的颜色数量所构成的范围区域,即各种显示器、打印机或印刷设备所能表现的颜色范围。对于具备色域映射技术与功能的显示器,若显示器能够完全覆盖包含 CIELAB 颜色空间中的色域范围,则说明它能够完全胜任彩色影像的显示,色彩显示会更加准确和一致,并且不会出现无法显示的颜色。而如果显示器无法完全覆盖该色域范围,则说明这款显示器无法正确显示部分颜色,色彩还原会出现一定的偏差。也许对于普通用户而言,这些色彩的偏差算不上什么,但是对于要求严格的影像医师、影像技师以及临床医师等医学诊断和治疗的用户而言,色彩的精准还原是非常重要的。

在伽马曲线的优化、色域映射与色域覆盖范围的匹配,以及色彩还原和灰阶呈现的准确性等表现上,具备 DICOM GSDF 校准与色域映射技术等功能的医学影像显示器对医学影像的显示效果要明显优于常规的各种类型显示器。

四、数字化读片室的设计

（一）影响数字化读片质量的因素

影响数字化读片质量的因素,既包括医学影像显示器自身的制造工艺和硬件性能,也包括人机工程学因素。

1. **人机工程学（ergonomics）** 也称为人类工效学,是把人-机-环境系统作为研究的基本对象,运用解剖学、生理学、心理学、临床医学、人体测量学、美学、建筑学、装修装饰和工程技术等有关领域的学科知识,研究人和机器及环境三者间的相互匹配作用与优化协调,指导工作器具装备、工作方式和工作环境的设计和改造,从而为人创造出舒适、安全、健康、高效、并能满足所从事工作质量要求的人机环境,并使工效达到最优的一门综合性交叉学科。

2. **读片环境背景亮度的影响** 数字化读片环境背景亮度对医师读片的质量有直接影响。

（1）根据人眼视觉系统的生理和光学特性,人眼对物体亮度的主观感觉不仅取决于物体实际亮度值,而且还与其周围环境的平均亮度有关。

（2）人眼的明暗感觉是相对的,在不同环境亮度下,对同一亮度的主观感觉会不同。

（3）人眼观察物体亮度变化的能力也是有限的,并且对不同背景亮度中能察觉的最小相对亮度变化也不同,背景亮度大,能察觉的最小相对亮度变化值也大,对亮度变化不敏感,人眼越不易分辨被观察物体的细节;背景亮度小,能察觉的最小相对亮度变化值也小,对亮度变化敏感,人眼越容易分辨被观察物体的细节。

因此,主动控制数字化读片环境光的亮度,并根据环境光的亮度,对医学影像显示器的伽马曲线进行适度的补偿和校准,对数字化读片、阅片的效果和质量有很大程度的帮助。

3. **人眼视觉场的影响** 数字化读片、观察显示器上所显示的医学影像时,人眼的分辨力与人眼与显示器之间的距离以及人眼视觉场的视角等因素相关式(3-25)。

（二）数字化读片室的设计

进入数字阅片时代的医疗机构,虽然重视医学影像显示器的推广应用,并在日常工作中能够根据环境光对显示器的伽马曲线进行适度的补偿和校准。但是,往往忽视了日常工作中需要长时间阅读浏览影像的主体—影像医师的人机工程学需求。数字化读片室的建设依据、目标和标准,就是要建立满足人机工程学各项要素的数字化读片室。除了医学影像显示器,数字化读片室主要包括:符合人机工程学的医用家具、读片室环境的整体布置与装饰,以及读片室一体化智能管理系统。

1. **医用家具** 是指主要用于医疗卫生护理、医学检查、临床诊疗、实验研究、疾病预防、患者关爱等医疗工作领域、满足特定卫生和医疗操作要求的家具。医用家具在易洁性、易操作性、卫生和设计上均存在一些特殊的医疗要求，以满足特定人群的特殊医疗保健需求。

2. 数字化读片室的医用家具 包括座椅、工作台以及显示器支架。要求座椅、工作台及显示器支架的高度均可以调节，如图 3-33 所示，符合人体工程学的数字化读片室医疗家具应满足：①双脚能够平放在地面或脚踏板上；②大腿处于水平状态，与臀部角度为 90°~110°；③肘部弯曲 90°，小臂保持水平，肩部放松不受力；④靠背与人的背部自然吻合；⑤视线略微向下，颈部不弯曲；⑥头部直立，位于两肩中间，头枕后仰时与人的颈部和头部自然吻合；⑦手腕处于自然高度；⑧桌面高度与肘部持平。桌面高度可以较大范围的调节，人既可以坐姿进行阅片，也可以站立的姿态进行阅片。

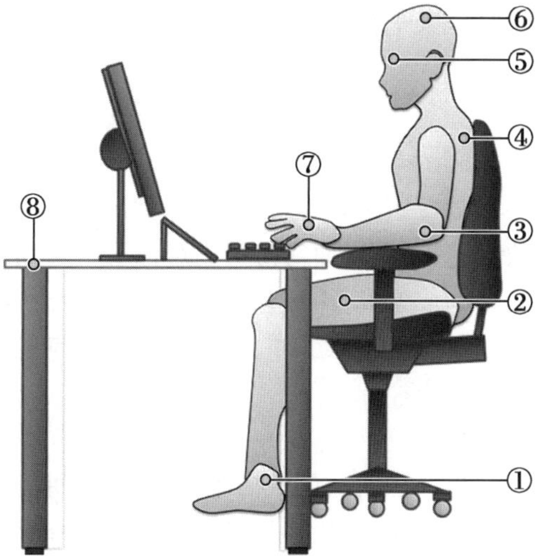

图 3-33 符合人体工程学的数字化
读片室医疗家具

3. 读片室环境的整体布置与装饰 医学影像诊断读片室与常规医疗机构医疗用房的装修、装饰有所不同，主要应满足以下要求。

（1）**典型的环境照明水平**（typical ambient lighting levels）：参考美国医学物理师协会 18 工作组-影像信息学委员会（American association of physicists in medicine task group 18 imaging informatics subcommittee）的医学成像系统显示性能评估（assessment of display performance for medical imaging systems）中的推荐，在医学影像诊断用途的数字读片室环境中，环境光线最小照度应可调节到 2 勒克斯，此时对显示器屏幕几乎不会造成反射光；环境光线最大照度的上限可调节到 60 勒克斯，如表 3-3 所示。

表 3-3 医疗机构不同工作区域典型的环境照明参考水平

工 作 区 域	照度（勒克斯）
手术室	300~400
急诊	150~300
医疗机构临床医学影像浏览级工作站	200~250
员工办公区	50~180
医学影像诊断级读片工作站（CT/MR/核医学）	15~60
医学影像诊断级读片工作站（X线）	2~10

（2）对有自然光线入射的窗户采用遮光窗帘，门采用不透光的封闭式门，以便在读片时遮挡自然光线的入射，避免干扰显示器的影像显示。

（3）医学影像诊断读片工作站区域设置背景灯光，既不照射到显示器屏幕形成发射光，又不直射人眼形成光刺激。

（4）墙面、地面、天花板等的装修与装饰材料采用哑光材料，防止光线反射到显示器屏幕上。

（5）窗帘的开闭、环境照明灯光可通过计算机控制与调节。

4. 读片室一体化智能管理系统 将读片室环境光线管理、显示器的校准和环境光补偿管理集成为数字化读片室一体化智能管理控制终端，并与连接医学影像显示器的计算机组成网络，实现医学影像显示器和读片室的网络化管理与显示质量的保证与控制。具体功能包括：统一管理和设置显示器模式,检测显示器状态;自动适时或者定期校准和验证显示器;通过网络联动调节灯光、窗帘等,实现自动检测、调节、管理读片室内的工作站区域背景光、读片室照明光、自然光等场景光;设置各种读片工作模式,显示器与场景光可联动调节;定期对场景光进行标定,确保场景光符合医学影像诊断读片的要求。

第八节　医学影像后处理服务器

随着医学影像技术快速发展,医学影像成像设备在一次检查中所产生的二维断层医学影像数量越来越多,面对海量的影像检查数据以及不断增加的医学影像后处理的临床需求,如果单纯依赖与成像设备一起配套提供的医学影像后处理独立工作站,已经无法及时完成繁重的医学影像后处理的临床工作,这个瓶颈问题制约着受检者检查流通量和影像诊断效率的提升。

一、医学影像后处理独立工作站

目前国内医疗机构通常采用原厂提供的传统医学影像后处理独立工作站(以下简称影像后处理工作站)和大型医学影像成像设备(例如 CT、MR、DSA 等)搭配使用。这些影像后处理工作站承担着医学影像诊断的影像调整,二维重组、三维重建与重组,容积再现以及数据分析等全面的医学影像后处理与辅助诊断作用。由于传统的影像后处理工作站大多是随设备专配专用,因此存在着一些不足,主要表现为单机工作站、功能单一、影像存储容量小、单机处理速度慢、不能远程访问、操作使用地点固定,不灵活。因此在一定程度上限定了工作站的工作位置和工作流程,造成工作效率和使用效率的降低。

二、医学影像后处理服务器系统的特点

面对临床日益增多的医学影像后处理需求,以及医疗机构内部多科室会诊与医疗机构之间的远程会诊过程中对医学影像后处理的需求,传统的单机影像后处理工作站已无法应对和满足上述需求,而将医学影像后处理技术移植到网络环境中,构建医学影像后处理服务器系统,多终端连入网络后随时随处可以使用系统中的医学影像后处理技术与资源,实现高速、并行的影像后处理,并可以为医学影像信息系统中的诊断工作站提供丰富、网络化的高级影像后处理应用支持,从而突破影像后处理工作站点的限制,实现影像高效网络化后处理,满足日益增长的临床应用需求。

医学影像后处理服务器系统改变传统影像后处理工作站的工作流程,重新定义影像后处理工作。它具有如下特点:

1. **多台终端同时进行高级后处理操作**　采用高带宽网络构架,服务器强大的运算能力、并行重建技术和预处理技术,实现多台终端同时并行操作,实现了影像后处理的网络化,允许多名医师同时进行高级后处理操作。突破影像后处理面临的数量瓶颈和速度瓶颈。

2. **丰富的高级临床应用、全方位影像后处理诊断分析**　对于网络后处理来说,能全面地将基于三维成像、庞大运算量的高级临床应用软件移植至网络环境中,拥有丰富的高级临床应用功能,例如全自动心脏智能冠状动脉重建与分析、气道及肺气肿自动分析、肺小结节自动分析、CT血管造影自动去骨及血管分析等。当完成影像检查扫描,DICOM 影像数据传输到医学影像后处理服务器后,即可完成自动去骨、血管提取、血管标记、血管分析等后处理工作。实现全方位影像后处理诊断分析。

3. **突破诊断限制,影像与临床互动**　随时随地可以使用高级后处理功能,工作流程因此改变。无论是在影像检查室、医学影像信息系统报告工作站、会诊室、病房、还是手术室,影像后处理工作站不再受地点的限制,让您可以随时、随地、随意地进行影像后处理诊断分析,共享各种高

级后处理功能,加强影像与临床的互动。

三、医学影像后处理服务器系统的架构与组成

1. 架构与组成　影像后处理独立工作站作为医学影像后处理设备,已经有了多年的发展历史,在稳定性和临床应用软件功能上有完善的设置,但是作为独立运行的工作站架构,与通过网络中心部署的医学影像后处理服务器系统架构(图3-34)还是有很大不同。

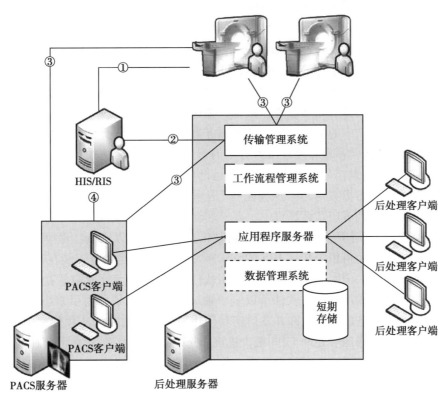

图 3-34　医学影像后处理服务器系统的架构与组成
①DICOM 设备作业表,设备执行程序步骤;②DICOM 设备作业表,病人信息协调,
结构化结果;③医学影像;④DICOM/HL7

(1) 传统影像后处理工作站架构:一般情况下,一台大型影像成像设备通常配备 1 ~ 2 台影像后处理独立工作站,只能安装在比较固定的位置,如后处理工作间、扫描控制间,并且很少会再做位置的变更。基本使用情况是安排专人完成当日的所有影像后处理工作任务,而随着医疗机构影像检查受检者数量的急剧增加,加班进行影像后处理几乎成为科室的常规。这种后处理方式越来越不能满足医疗机构和科室发展的需求,不仅后处理效率低下,而且书写报告的影像医师需要依靠后处理的影像进行诊断,当发现问题时需要前往影像后处理工作站所在工作站点重新进行影像后处理,既浪费了影像医师宝贵的时间,又产生了重复、无效的劳动。

(2) 医学影像后处理服务器系统架构与组成

1) 架构:以客户端/服务器(C/S)架构来提供对医学影像的后处理与管理,其医学影像后处理服务器端对来自医学影像成像设备的 DICOM 医学影像数据展开处理和可视化,客户端则提供用户操作界面。医学影像后处理服务器安装在信息系统中心机房,根据临床应用的需要将客户端统一部署在影像科后处理工作室,影像检查机房,以及影像医师书写与审核签发报告的工作站上,也可以部署在不同临床科室的医师工作站上。

2) 组成:如图 3-34 所示,医学影像后处理服务器系统由以下基本组件组成。①传输管理系统(transportation management system,TMS):提供医学影像后处理服务器的 DICOM 接口和直接影

像传输接口。②工作流程管理系统(workflow management system,WMS):由涵盖医学影像后处理服务器的系统管理功能以及工作流的服务集构成。它与外部的 RIS(DICOM 设备工作表、设备执行程序步骤),或者 HIS(HL7 受检者更新和合并、报告输出)进行交互。WMS 提供的主要功能是管理计划的和正在运行的工作流,包括触发外部系统的进度消息。它还可触发创建工作流并监控其进度。③应用程序服务器(application program server,APS):允许使用医学影像后处理服务器系统客户端软件的计算机访问医学影像后处理服务器中的临床应用程序。④短期存储(short term storage,STS):存储医学影像成像设备生成的海量 DICOM 影像数据。达到 TB 级别的存储容量,支持影像数据的高效率检索查询与高速度存储读取。⑤数据管理系统(data management system,DMS):包括医学影像后处理服务器系统中负责数据管理功能的任务与服务集。DMS 负责维护管理存储于短期存储中信息的索引数据,并能够根据存储容量限制阈值,自动执行短期存储数据信息的清理删除等维护操作。⑥医学影像后处理服务器集群:由多个制造商提供的医学影像服务器系统构成医学影像后处理服务器集群。在服务器集群环境中,每个获得访问权限的客户端均能够直接访问集群中的医学影像后处理服务器,均能够检索查询和调用受检者的影像数据,并能够无缝调用各医学影像后处理服务器中的影像后处理临床应用软件。⑦医学影像后处理服务器客户端软件:可以作为独立的应用程序运行在客户端计算机中,用于调阅医学影像后处理服务器系统中存储的影像数据,并"遥控指挥"医学影像后处理服务器完成影像后处理工作,后处理的结果则能推送到客户端计算机中。客户端软件既可以安装在医学影像成像设备配套的影像后处理工作站、台式计算机、或者设备的辅助控制台上;也可以安装在医学影像信息系统的PACS 或 RIS 工作站上;也可以安装在 HIS 的临床医师工作站上;也可以安装在笔记本电脑、平板电脑等移动终端上。⑧医学影像后处理临床应用软件:医学影像后处理服务器上可运行各种医学影像后处理临床应用软件。这些软件可以是单独应用,也可以是称为引擎(engine)的组合应用。医学影像后处理服务器系统允许并发访问和使用服务器中的临床应用软件,允许多名影像医师同时进行各种高级影像后处理工作,极大提高影像后处理的效率;影像医师在办公室或读片室,甚至在移动中,随时可以进行影像后处理工作,不再需要前往影像后处理工作站所在地点和其他影像医师竞争工作站的使用权;临床医师在随时查看浏览受检者影像资料的同时,也可以对感兴趣的影像进行后处理,获得临床诊疗需要的影像信息;影像医师在书写、审核、签发报告时如果发现问题,可以立刻在读片报告室内进行影像后处理工作,而不需要到后处理工作站点,提高影像医师的诊断工作效率;影像医师之间可以互动,对特殊疑难病例进行多专业组的联合影像后处理与读片会诊。

2. 软硬件性能

(1) 软硬件性能对比:影像后处理独立工作站和医学影像后处理服务器之间的软硬件性能对比如表3-4 所示。

表3-4 影像后处理独立工作站和医学影像后处理服务器软硬件性能对比表

	独立工作站	后处理服务器
处理影像数量	12 000 张	30 000 张
数据存储容量	600GB	6TB
使用用户限定	1 人	无限定
同时后处理用户限定	1 人	12 人~无限定
影像压缩	无压缩	智能压缩

由表中可见,影像后处理服务器的影像处理能力更强,影像存储空间更大,允许多个用户的并发访问和使用,从而提高工作效率。

（2）网络带宽需求：医学影像后处理服务器具有在保证影像质量不损失的前提下，可以自动对影像进行合理的智能压缩，优化海量影像数据在终端与服务器间网络传输的效率，降低网络负荷，提高网络传输速度，从而实现无线网络或低带宽互联网/广域网条件下的远程海量影像传输与影像后处理，同时，保证读片时医学影像的全保真度显示。表3-5是不同像素矩阵影像的智能压缩比与网络带宽需求对照表。

表3-5 不同像素矩阵影像的智能压缩比与网络带宽需求对照表

影像像素矩阵及所需网络带宽	智能压缩比			
	1:1	15:1	22:1	33:1
1024×1024	24MBps	1.6MBps	1MBps	0.8MBps
512×512	6MBps	0.4MBps	0.3MBps	0.2MBps

目前医疗机构内部的网络带宽，完全可以满足1:1压缩比，即无压缩影像的实时传输与影像后处理的需求。然而，对于终端以无线网络或者低带宽互联网/广域网形式连接医学影像后处理服务器的应用，智能压缩将能获得系统数据传输与影像后处理综合性能的平衡与保障。

（3）终端计算机的硬件性能：在医学影像后处理服务器的应用环境中，对终端计算机的硬件要求大大降低，只需配置主频不低于2.2GHz的Intel双核CPU，内存不少于1024MB，硬盘剩余存储容量不少于250MB，不低于100MBps网络带宽的网卡，显示器分辨率不低于1024×768（32bit全彩色），键盘和三键鼠标，以及采用IPSec（internet protocol security）协议来实现互联网（internet）/广域网（WAN）远程接入的VPN技术。IPSec是由互联网工程任务组（internet engineering task force，IETF）定义的安全标准框架，用以提供公用和专用网络的端对端加密和验证服务。IPSEC协议通过包封装技术，能够利用Internet路由的地址，封装医疗机构内部网络的IP地址，实现异地网络的互联互通。

3. **影像后处理速度** 以CT影像后处理为例，在医疗机构内部高速网络带宽环境中，3名高年资影像医师先后应用相同的终端与医学影像后处理服务器，以及影像后处理独立工作站的CT影像后处理软件对不同病例逐例进行CT影像后处理速度实测，结果见表3-6，医学影像后处理服务器和影像后处理独立工作站在各种CT影像后处理病例中后处理速度上的差异仅为1秒~8秒，可以认为没有明显差异，这是因为医学影像后处理服务器和影像后处理独立工作站一样具有三维前处理功能，可以在后台自动对传输到医学影像后处理服务器的DICOM影像数据完成诸如去骨和冠脉分析等任务。

表3-6 医学影像后处理服务器和影像后处理工作站进行CT影像后处理的速度比较

CT影像后处理	影像数量（幅）	影像后处理服务器处理时间（秒）	影像后处理工作站处理时间（秒）
冠脉自动分析	224	22±2	24±2
心功能分析(10%~90%期相)	1800	55±2	56±1
头颈CTA自动去骨	537	29±1	28±1
腹部CTA自动去骨及血管分析	721	26±1	24±1
下肢CTA自动去骨及血管分析	1897	43±3	46±2
肺结节自动分析	185	28±1	26±1
肺气肿自动分析	161	21±1	23±1
气道及肺气肿自动分析	161	43±2	40±2

4. 安全性

（1）账户与权限安全：影像后处理工作站的登录账号一般设置为单一用户账户，数据的导入/导出无法进行有效的访问权限限制，因此受检者影像数据的安全难以得到保障。而医学影像后处理服务器虽然对用户数量没有限定，但每一个用户都拥有独立的账户名、登录密码以及权限等级。系统管理员账户负责医学影像后处理服务器的运行管理，包括增加或删除用户、赋予用户权限、数据库的管理、服务器的日常维护等。通过对用户的权限限定，可以限制访问检查数据或加强重要检查数据的访问，这样可以有效的保护数据的安全和完整。

（2）数据安全：影像后处理工作站没有数据备份能力，一旦发生硬盘损坏时，数据就很难恢复，这样就会造成受检者数据的损失。而医学影像后处理服务器通常采用 RAID 1+0 磁盘阵列结构对数据进行镜像冗余存储和自动备份，RAID 1+0 是存储性能和数据安全兼顾的数据存储与备份方案，通过数据的 100% 备份功能提供数据安全保障，同时又能达到高效、高速的数据存取目的。因此医学影像后处理服务器比影像后处理工作站更适合处理、存储医学影像数据。

（3）网络安全：医学影像后处理服务器在维护网络安全方面有如下优势：①状态防火墙可以追踪网络链接，提高恶意访问的检测能力；②内置"不执行"CPU 安全技术，可以阻止恶意软件和代码的攻击；③远端服务器可选择滚动密码。

四、影像后处理服务器对信息化建设的要求

影像科室对医疗机构网络的需求是最高的。每天都会有大量的影像数据从影像成像设备发送到影像后处理工作站以及医学影像信息系统的存储设备中。网络带宽成为保障影像科信息化流程效率的重要参数。在医学影像后处理服务器部署后，影响网络带宽的因素有每个客户端屏幕分辨率及刷新率、同时在线使用的客户端数、影像后处理涉及的影像数量，以及客户端的操作频率。

随着影像后处理临床应用的普及，对网络带宽的需求就会越来越大，然而医学影像后处理服务器具有智能压缩功能，能够根据网络情况自动调节网络传输的压缩比，保证在网络性能不好的情况下，终端也能够很好的传输、操作、使用影像后处理功能。基于未来技术发展和临床应用体验，推荐在医疗机构的信息化建设中，影像医师、影像技师、临床医师工作桌面的网络带宽应保证在 1Gbps。

总之，医学影像后处理服务器利用先进的网络服务器运算硬件和操作系统，将服务器完成的医学影像后处理结果数据远程实时传输到医疗机构内指定的临床终端；授权临床终端转化为全能的医学影像后处理工作站；并行处理授权的各种影像后处理功能。作为组成架构更合理的影像工作流程优化平台，医学影像后处理服务器的影像后处理功能更强大，安全性更高，影像工作流程更高效，为医疗机构展开"临床指南指导下的影像检查-后处理-报告-审核-签发"，组合多种成像类病症来获得更完整病情，促进影像医学与临床医学之间更为紧密的融合，建立了最新技术平台，是未来医学影像后处理技术发展的方向。

第九节 医学数字影像的发布

医学影像信息系统的广泛应用使得医学数字影像的发布变得便捷、高效和多样化，可以满足多学科、多部门的需求，并突破时间和空间限制。既可以采用传统的医用激光胶片打印机将医学数字影像转换成胶片的硬拷贝形式发布给受检者，用于携带和浏览；也可以在计算机桌面、光盘、智能手机、平板电脑、互联网上以软拷贝形式进行发布和浏览。

一、医学数字影像的发布策略

1. **影像科室与影像会诊中心** 影像科室与影像会诊中心需要高效、快捷地进行影像查询检索、传输、显示发布；要求能够获取受检者所有影像检查项目的所有层厚及扫描序列的无损失影像；针对薄层影像还需要有实时重组、重建、影像数据分析处理的功能要求；全部选用诊断级的医

用 DICOM 校准灰阶显示器阅读影像;影像医师报告工作站选用高性能、高配置计算机(表 3-7),以支持影像诊断、会诊等影像科室医师的核心业务。

表 3-7 不同影像类型对影像诊断级客户端硬件的要求

影像类型	计算机建议配置	医用影像显示器建议配置
X 线影像(CR、DR、数字胃肠、DSA)	Intel 酷睿 i5 或其以上双核处理器,彩色液晶显示器内存≥4GB,硬盘≥500GB	3M 或 5M 医用 DICOM 校准灰阶显示器(单屏/双屏)
全数字乳腺 X 线摄影影像	Intel 酷睿 i5 或其以上双核处理器,彩色液晶显示器内存≥4GB,硬盘≥500GB	5M 医用 DICOM 校准灰阶显示器(双屏)
CT、MR、ECT 影像	Intel 酷睿 i5 或其以上双核处理器,彩色液晶显示器内存≥4GB,硬盘≥500GB	2M 或 3M 医用 DICOM 校准灰阶/彩色显示器(单屏/双屏)

2. 临床科室医学影像信息系统 在院内临床科室的应用涉及内科、外科、妇产科、儿科、五官科、急诊创伤科、手术室、体检中心、重症监护室等众多专业科室。不同专业对影像的获取范围、应用深度、发布方式等要求不尽相同,部分科室需要配置影像后处理分析的功能模块,例如外科、手术室需要薄层影像并配置手术计划与测量以及三维重建软件;如条件允许,可以在个别科室和部门,例如呼吸内科、骨科、手术室、急诊创伤科、重症监护室等,配置诊断级的医用 DICOM 校准灰阶显示器显示无损压缩、常规重建层厚的影像用于阅读影像、实时会诊,以及手术计划;其他科室应用浏览级医用 DICOM 校准灰阶显示器显示无损压缩、常规重建层厚的影像也可满足临床浏览影像的需求(表 3-8)。

表 3-8 不同影像类型对影像浏览级客户端硬件的要求

影像类型	计算机建议配置	影像显示器建议配置
X 线影像(CR、DR、数字胃肠、DSA)	Intel 酷睿 i3 或其以上双核处理器内存≥2GB,硬盘≥500GB	专业级彩色显示器,或 1M/2M/3M 医用 DICOM 校准灰阶显示器(单屏)
全数字乳腺 X 线摄影影像	Intel 酷睿 i3 或其以上双核处理器,彩色液晶显示器内存≥2GB,硬盘≥500GB	5M 医用 DICOM 校准灰阶显示器(单屏)
CT、MR、ECT 影像	Intel 酷睿 i3 或其以上双核处理器内存≥2GB,硬盘≥500GB	专业级彩色显示器,或 1M/2M 医用 DICOM 校准灰阶显示器(单屏)

3. 远程医疗 包括院际的多专科协同远程医疗会诊,以及院际的远程放射学会诊,一般要求针对某位受检者的影像进行授权发布,可以采用有损压缩的形式远程传输影像数据,以提高影像的传输效率和速率,减少对远程网络带宽的占用。远程会诊需要配置诊断级(3M/5M)的医用 DICOM 校准灰阶显示器用于实时阅读影像和会诊。

医学数字影像的发布,必须综合考虑临床专科需求、网络传输能力、存储能力、计算机终端处理能力、显示器显示能力等因素的影响。针对不同的医疗需求场景,制定相应的发布策略。

4. 影像归档发布策略 医学影像信息系统是医疗机构中数据量大、数据保存周期要求长的信息系统。医学影像信息系统中的影像数据一般根据其产生的时间长短设计为在线、近线和离线三种存储和发布策略。影像归档服务器负责将影像数据从在线存储迁移到近线存储,并负责将近线存储的影像数据进一步迁移到离线归档存储中。

（1）在线存储和发布：在线数据是指影像产生的时限较短（例如 3 年以内），影像科室和临床访问频繁的影像数据，一般存储在高速在线存储系统中，实时发布，速度快、效率高。

（2）近线存储和发布：近线数据是指影像产生的时限已经较长（例如 3 年～10 年），这些数据相对于在线数据而言，影像科室和临床访问量并不大，但也会因为历史影像对比等原因被用户访问，一般存储在中速近线存储系统中，发布速度比较慢、效率比较低。

（3）离线存储和发布：离线数据是指影像产生的时限已经很长（例如 10 年以上），这些数据影像科室和临床访问量少且不确定，但是必须长期归档保存，可将其迁移到慢速离线归档存储系统中存储。离线归档存储的介质和设备有光盘塔、磁带库、大容量磁盘阵列等。如果放置于离线归档存储上的影像有发布调阅需求，影像归档服务器能够将离线存储的影像数据重新调入发布到近线或者在线存储中，供用户调取、浏览阅读。由此可见，离线影像数据的发布延迟时间长，速度慢、效率比近线方式低。

通过科学、合理、分级的影像归档，将海量影像数据妥善存储保管在上述三级存储系统中，虽然导致近线和离线影像软拷贝数据调用发布的效率和性能下降，但是获得了更好的性能价格效率比，以及更高的安全性。

二、特定工作流程的影像发布需求

1. 急诊科、创伤科　目前很多医疗机构在急诊科设有专门服务急诊受检者的 DR、CT 和超声设备，能够实现急诊受检者就近检查，检查完成后，影像和报告信息可通过医学影像信息系统快速传输发布。即使急诊科没有专用的影像成像设备，通过医学影像信息系统也可有效的提高影像和报告的传递、发布速度。急诊、创伤受检者的 CT、X 光检查的影像数据在检查结束后立即就可通过网络传递发布给急诊医师，使受检者进入急诊室就诊到开始急诊治疗或者手术的时间间隔明显缩短，对于急诊、创伤受检者而言大大缩短了救治的等待时间，提高了救治的成功率。

2. 手术室、麻醉科　目前，数字化手术室和一体化手术室的概念日渐得到推广和应用。其主要特征有：

（1）实时共享手术视频和医学影像资料，全高清手术直播，远程手术示教、教学和远程会诊。

（2）全面整合接入与手术相关的诊疗信息，例如 DSA、腔镜、超声、术中影像等，并能够任意路由切换。

（3）手术室设备的集中控制，例如环境保障设备、视频音频设备、医疗设备等的触控一体化操作。

（4）手术进程信息互通，提高工作效率，改善医患关系，提升就医体验。

（5）物联网应用，实现人员、设备、器械、耗材等物品的定位追踪，在手术进程中实时监控去向。

（6）整体临床诊疗信息解决方案，全面整合 HIS、LIS、PACS-RIS，实现信息数据与流程的互联互通。

（7）建立麻醉信息管理与专家咨询及预警系统，提高麻醉质量，减少麻醉意外，全面提升数字化、一体化手术室管理水平。

（8）数字化与净化工程整体设计，一体化施工，真正实现手术室的高效智能、灵活扩展、即插即用。

在数字化、一体化手术室中，医学影像资料作为围术期整合临床资料的一个重要组成部分，需要通过计算机、网络等通讯技术，代替传统的观片灯和胶片，在手术过程中直接发布显示数字化的医学影像展现在术者面前。同时，以术中 CT、DSA、MRI 为核心的复合（hybird）手术室也得到了广泛的应用，手术过程中不但需要发布调阅受检者的医学影像资料，还会在术中实时产生医学影像资料。

3. 口腔专科诊所 在医疗服务市场多元化的背景下,专科诊所也是重要的医疗服务场所之一。以口腔专科诊所为例,一般配置的影像成像设备有牙片机、全景牙片机、口腔 CT 和口腔内镜。这些设备产生的医学数字影像需要通过医学影像信息系统传输发布到牙科治疗椅旁边的医师工作站上,以方便医师查看医学影像和与受检者沟通,并将受检者的影像导入到电子病历系统之中。

同时部分缺少高端口腔影像成像设备的中小型口腔专科诊所,需要与拥有设备的医疗机构联合,实现影像的远程传输、发布和应用。如在医疗机构影像科采用螺旋 CT 通过专用软件进行口腔 CT 成像,然后将影像发布到胶片介质或数字介质上供口腔专科医师使用。

4. 远程放射学 远程医学,特别是其中的远程放射学,将 CT、MR、US、DR 与核医学等医学数字影像,利用通讯系统可以传送至全球任何地点,使得医学数字影像可以跨越时间和地域发布,可以集合全球最具专业水平的影像学专家共同诊断,以获得更准确、更快捷与方便的影像学诊断服务。远程放射学除能提高医学影像诊断水平外,更重要的是为受检者带来便利和益处。

随着通信技术的进一步发展,在如今的远程放射学影像的传输和发布中,人们可以选择更多、更广泛的技术手段。除去成本高昂的卫星、微波、专用网络通信技术,还可以选择互联网、移动通信(4G)技术,可以在移动终端上进行医学数字影像的远程发布和应用。

目前,远程放射学的应用已经较为普及,比较典型的应用有:

(1)医学影像远程专科诊断服务:针对不具备影像诊断能力的基层医疗机构,可以联合具备影像诊断能力的高等级医疗机构实现医学影像的远程专科诊断服务,以解决基层医疗机构影像诊断医师缺乏的问题。

(2)疑难影像的远程会诊服务:针对疑难影像病例,可实现多方、多专科的远程医学影像会诊服务,出具诊断建议。

(3)医学影像远程教育:可通过远程医学影像网络进行远程影像读片、示教与教学培训。

5. 3D 可视化医学影像 发布二维平面重叠或者计算机断层医学数字影像解决了人体组织器官状态信息的记录问题,但是如何解读,如何书写诊断报告,依赖的是医师的专业经验。

3D 可视化医学影像发布就是要将传统的平面的、断层的二维医学数字影像,通过三维重建技术,转换为立体的 3D 影像,提供更为直观的影像浏览方式。

依据 CT 等二维断层影像创建发布的 3D 容积再现(volume rendering,VR)影像不仅能准确地还原组织器官的真实状态,而且还可以提供动、静脉血管分布等分离重建画面,真正做到手术的指征研判、方案规划、步骤模拟、术中导航等的全程手术计划与辅助,同时让患者获得知情权的医患沟通更加直观。

6. 医学影像光盘的输入/输出 随着医学影像设备与成像技术的不断进步,高端影像设备一次扫描就会产生上千幅、甚至上万幅医学数字影像,传统胶片幅面的限制和携带的不便,已经越来越不能满足作为海量影像数据发布载体的要求。数字多功能光盘(简称 DVD)的出现,很好地解决了医学数字影像高密度存储、发布和便捷携带的问题。

DVD 是一种光盘存储器,通常用来存储和播放高清晰度的电视电影,高质量的音乐与大容量存储数据用途。目前已有如下格式的 DVD 在大容量数据存储中得到应用:

(1)DVD-5:是指单面单层的 DVD,也是最常见的 DVD。它的容量大约是 4.7GB,接近于5GB,所以就叫做 DVD-5。

(2)DVD-9:是指单面双层 DVD,是指在一面 DVD 中包含两个信息层,两层的容量合计约 8.5GB。

(3)DVD-10:是一种双面 DVD,一般称其为双面单层,就是将两片 DVD-5 背对背的粘在一起,实现了最大 9.4GB 的容量。

(4)DVD-18:是双面双层碟片的简称,就是将两片 DVD-9 背对背的粘在一起所制成,最高容量 17GB 左右,是目前单盘最大容量的 DVD 光盘。

即使是选择最普通的单面单层 DVD-5 光盘发布医学数字影像,4.7GB 的容量大约可以存储

8000 幅 CT 或 MR 影像,足以满足受检者单次影像学检查的影像存储需求。而且与胶片相比较,使用 DVD 成本低,还可内置 DICOM 医学数字影像浏览器,实现影像的发布和自动浏览。

第十节 医学数字影像诊断报告

在传统的医学影像诊断环境中,影像诊断报告主要以纸张为载体,由影像科医师手工书写完成。这种影像诊断报告的生成方式存在很多弊端:如效率低下,医师需要花费大量的时间手工书写,受检者需要花费更长的时间等待诊断报告等。由于临床医师不能及时获得诊断结果,从而延误受检者诊治或手术时间。由于采用笔纸输入的方式,笔误难免发生,且有时字迹难以辨认,不但严重影响了临床医师对于受检者疾病的判断,同时,由于受检者信息和检查信息需要手工传递核对,难免会有不一致的情况发生,可能导致不良后果。由于报告多由医师手工输入,而每位医师书写习惯不同,导致对相同病情的描述有可能不同,因而不同医师对于同一位受检者的影像可能会产生不同的理解,从而可能会对受检者的疾病治疗产生影响。在以纸张作为诊断报告主要载体的情况下,对于报告的检索、查询等工作完全需要依靠人工进行,需要花费大量的精力,且难以保证准确性。至于大量诊断报告如何开展数据挖掘和资料整理的工作,其难度更是难以估量。受检者的诊断报告除了对于疾病诊断具有不可替代的作用以外,还具有非常重要的科研、教学价值,同时,由于影像诊断报告在医疗举证方面的特殊作用,需要对影像诊断报告进行长期的归档保存。而纸张很容易受到外部条件的影响,发生残缺、破存、字迹模糊等情况,造成资料缺失等无法挽回的损失。

随着医学影像信息系统,尤其是 PACS-RIS 的推广应用,医学数字影像诊断报告得到应用和推广,以上所述的问题在很大程度上得到了解决。PACS-RIS 中,有专门供影像医师诊断、书写、审核报告使用的影像诊断工作站。传统的手工书写/输入报告的工作模式已经逐渐被自动化的报告生成模式所取代,基于纸张的报告管理方法也逐渐被电子化和信息化的形式所取代。

一、影像诊断工作站

影像诊断工作站通常指 PACS-RIS 设在影像科室用于影像诊断和会诊工作的终端设备,是影像科医师从事日常医疗工作的主要工具,主要包括影像报告书写工作站、影像报告审核工作站,以及读片会诊工作站。影像医师使用影像诊断工作站调取 PACS-RIS 中的影像,并进行影像的浏览、历史影像的比较、测量与处理、最后做出影像的诊断;并使用影像诊断工作站书写、编辑、审核医学数字影像诊断报告。数字影像诊断报告可以为普通的文字报告,也可以根据临床需要提供内嵌关键影像的图文报告。目前的影像诊断工作站均支持文字报告和图文报告。

影像医师使用影像诊断工作站书写、编辑、审核医学数字影像诊断报告时,PACS-RIS 可以自动调取并显示受检者的基本信息,以及本次和历史影像检查过程中产生的相关信息;避免了查询受检者资料的烦琐工作,以及填写信息过程中所产生错误。在选择受检者进行诊断并撰写、审核报告时,影像诊断工作站会自动打开该受检者的影像资料,保证受检者、影像资料与诊断报告内容三者的相互对应,避免调阅影像资料时产生错误。

对于诊断报告内容的输入,影像医师在影像诊断工作站上可以使用模板化、结构化的影像诊断报告输入方式,即在 PACS-RIS 中建立结构化数字报告模板,并可按照多种方式分类查询、检索与显示,以便影像医师快速选择准确的诊断报告模板。在进行报告内容输入时,只需要鼠标点击相应条目就可输入并编辑复杂的报告内容,大大提高报告输入的工作效率,缩短报告时间,实现标准化、规范化、结构化的影像诊断报告。

影像诊断工作站所依托的 PACS-RIS 具有强大的医学数字影像诊断报告管理功能。由于采用了数据库技术以及存储系统,因此可以保存海量的诊断报告信息,并通过数据库备份,杜绝诊断资料丢失的风险。同时,数据库具有的强大查询检索功能,可以按照多种灵活的组织方式进行报告查询,大大提高报告查询、检索效率。

影像诊断工作站所依托的 PACS-RIS 多采用纸质激光打印机将含有电子签名的医学数字影像诊断报告打印成纸质报告。打印的纸质报告具有样式美观,字迹清晰,可读性强等优点,有效降低了医患双方阅读报告内容的难度,提高准确性。

随着医学影像信息系统的广泛应用,影像诊断工作站已经成为影像医师的必备装备,同时由于医学数字影像诊断报告在提高影像诊断工作效率和工作质量方面发挥巨大作用,它已经成为各医疗机构建设数字化影像科室的一项重要内容。

二、影像诊断报告模板

1. **概述** 影像诊断报告(以下简称报告)模板在报告书写中起着重要的作用,它缩减了书写报告的时间,提高了工作效率。报告模板的优势主要在于:①目前医疗机构做影像检查的受检者数量多,影像科医师每天需要为受检者书写、审核大量的报告;而影像医师的汉字录入速度有限,计算机应用水平也参差不齐,因此若报告中的每一个字符都需要由医师来输入,则必然影响报告书写、审核、签发的速度,应用报告模板则能最大限度地发挥出医学影像信息化的优势。②应用报告模板能促进报告用语以及疾病征象描述的规范化,提供规范完整的报告书写思路,有利于临床教学工作的开展。对于影像科进修医师以及住院医规范化培训医师来说,报告的书写是一项重要的医疗实践与学习训练的工作任务,而报告模板正是学习书写影像诊断报告的一个重要路径。

影像诊断工作站所依托的 PACS-RIS 一般都配有医学数字影像诊断报告模板的生成与维护软件及管理程序,可以根据影像科室及影像医师诊断工作的特点,生成和管理普通文字报告及嵌入关键影像的图文报告。

2. **影像诊断报告的构成** 报告主要由医疗机构名称、影像诊断报告单类型名称(X 线摄影、CT、MR、数字胃肠造影、全数字乳腺 X 线摄影、骨密度)、受检者基本信息(姓名、性别、年龄、病案号、就诊卡号、影像号、病区、病床)、检查信息(开单科室、摄片序号、检查设备、检查日期、报告日期、临床诊断、检查方法)、影像表现、印象、图文报告影像区及报告医师、审核医师签名栏等信息构成。

在书写诊断报告时通常按部位和系统将疾病分类,各系统内疾病的种类结合临床实际情况,以常见病、多发病及具有共性的疾病为主。每一种疾病按影像表现与印象划分成两部分内容,并结合长期临床实践中报告书写的习惯和格式。

3. **影像诊断报告模板的构成** 报告文字模板通常按影像学成像方法(例如 CT、MRI 等)组成独立的模块。每一模块的目录均为树形结构,第一级目录按解剖部位或系统分为颅脑、五官、胸部、腹部、泌尿、生殖、脊柱、心血管、内分泌、骨骼肌肉及胃肠等类别。第二级目录为某一系统或部位中常见疾病的名称,如脊柱标题展开后有颈椎退行性变、腰椎间盘突出及椎管内肿瘤等,单击某疾病名称后,则相应疾病的影像表现与印象模板文字便自动进入相应的编辑框内。

4. **影像诊断报告模板的应用与修改** 报告模板主要用于影像诊断报告的书写、修改与打印。影像医师在书写报告时,首先打开该受检者的影像,通过仔细阅片并结合临床资料对该病例做出初步诊断;接着打开诊断报告模块,根据该受检者的检查部位和初步诊断,展开模块中相对应的二级树形结构目录,点击与之一致或相近的疾病,则该疾病影像征象表现与诊断印象的文字模板便出现在相应的编辑框内;然后针对该受检者病变的具体影像表现在文字模板中作相应的增加、删改,例如对病灶大小、数值进行填空,病变的部位等进行选择、删减;最后选择显示病灶清晰的关键影像,插入诊断报告模板的图文报告影像区中。一份完整的诊断报告便完成了。经审核、电子签名认证后,完成一份规范化的影像诊断报告。报告的文字模板可以随时增加及修改,但必须由专门的报告模板管理员操作进行。在临床应用过程中,发现报告模板中的错误,管理员可随时修改,若需增加新的疾病,则管理员可在相应的二级树形结构中添加。

5. **使用影像诊断报告文字模板的注意事项**

(1) 书写完报告后一定要审读:诊断报告文字模板中有许多地方是需要根据具体病例填写的,如病灶的大小、数值等;有些部分是需要写报告的医师选择和删除的,如病变部位,是否增强等。这就需要报告完成后要从头到尾审读一遍,避免错字、漏字而造成错误。

(2)征象描写与结论要一致:受检者的某些征象有特殊性,因此要求书写报告的医师要更加细心,特别要注意结论与文字描述是否一致。

三、结构化报告

1. **概述** 影像诊断报告不仅是重要的诊断参考依据,同时,诊断报告更具有重要的科研和教学价值。在医疗机构里,诊断报告的存在为疾病的研究提供了宝贵的资料。但是,现有的诊断报告内容大多保存在数据库中,需要特定的工作站设备才能进行浏览和查询,因此受到了系统本身功能的限制。即使将诊断报告内容导出,也大多采用了非结构化的方式存储,难以实现针对诊断报告内容的各种统计、查询工作。为了解决这一问题,一个可行的思路是采用结构化的报告文档,使得诊断报告内容既脱离数据库的束缚,又可以非常容易的实现各个字段内容的查询、统计、分析等工作,为影像诊断报告大数据的全面利用提供保证。

2. **结构化报告** 影像诊断报告需要融合多种来源和类型的数据,例如数值数据,曲线和直方图,影像和图形,声音和视频等。可见,影像诊断报告的格式比较复杂,要处理多种类型的数据格式,为此,需要一个功能强大的结构化的报告标准来管理上述信息。为了加强影像诊断报告的管理,2001 年版 DICOM 3.0 标准在附录中新增加了结构化报告(structure report,SR)的相关内容,并在 2002 年使其成为正式标准。随着医学影像信息系统的应用与普及,结构化报告逐渐成为影像诊断科室不可或缺的工具。应用结构化报告系统处理影像诊断报告,与传统的手写报告和普通计算机打印报告相比较,结构化报告在缩短报告时间与周期、方便报告管理等方面,有比较好的临床应用效果。

3. **结构化报告的特点** 医学影像诊断报告的录入,目前以手工操作的计算机录入为主要形式,与之相比较,结构化报告系统具有更高效率和更高的质量。应用结构化报告系统完成报告的时间短,受检者基本信息可自动载入。对于报告征象表现内容的输入,诊断正常的报告通过正常模板自动载入;含有病变征象表现内容的报告,其结构化报告系统中包含了 ACR(american college of radiology)编码的疾病模板,具有该疾病的解剖位置和特定的形态特征,以及可能的诊断结论。因此,影像医师的报告书写工作是通过操作菜单,在可能的一系列诊断结果中选择那些符合当前诊断结果的选项,大部分数据输入都是由一序列选择菜单产生的,有助于较快生成报告的标准文本。对于报告的查询和检索,结构化报告系统具有明显的优势,统计分析结果表明,结构化报告所需时间最短。因为结构化报告系统基于医学影像信息系统的体系结构,所有完成的报告与影像资料均储存于存档数据库中,而且报告与影像关联,无论系统内的哪一台计算机,均能迅速找到目标报告和关联的影像。

4. **结构化报告的生成、存储与传输** 结构化报告系统基于医学影像信息系统的体系结构,报告的存储与传输符合医学数字影像与通讯 3.0 标准。结构化报告系统数据库包括辅助诊断数据库和归档数据库两大类。结构化报告的生成是在医师影像诊断工作站上,通过对已有影像、波形等各种 DICOM 信息对象定义(DICOM IOD)的内容项目类型和关系类型进行整合,依据不同的 DICOM SR 建立结构化报告的树形文档,其中包括嵌套的参考引用(如对影像文件库中关键影像引用等)、DICOM 传输语法编码等。结构化报告的存储和传送使用 DICOM 标准中的递归嵌套的项目序列数据集,将树型结构表达为串行的数据流,归档到具有层级目录的报告库,并且与数据库关联。辅助诊断数据库包括按结构化编排的影像征象库、征象模板库、诊断建议模板库、疾病编码库及按双轴(解剖轴、疾病轴)进行分类的 ACR 编码数据库等几个关联数据库。结构化报告的归档数据库既有以数据库方式存贮的报告文本库,也有以文件方式存贮的报告影像库。

四、影像诊断报告常用放射学词汇-RadLex

1. **RadLex 简介** 由于医学放射学相关词汇呈井喷式增长,现有的专业词典不完整或已经不适合当前医学影像学各学科的发展需要,为了便于国际放射学的信息交流,急需优化现有的放射学词汇,建立国际标准统一的放射学词汇信息源。

放射学词典(radiology lexicon,RadLex)是放射学词汇信息源的统一检索索引,由北美放射学会 RSNA(radiological society of north america)提供基金资助,创建于 2003 年。RadLex 目的在于提供统一结构的术语,用以放射学信息资源以及医学影像资源的捕获、索引和检索。该计划的实现并不仅仅是建立一个全新的词典,而是着重于吸取成功经验,采用已成熟的术语和标准,如 ACR 索引、统一医学语言系统 UMLS(the unified medical language system)及社会术语表等。统一和完善了其他词典中的术语,并交叉参考其他词典和标准,以提供网上的免费资源。RadLex 作为一个标准放射学词汇网上电子免费资源库,具有"视图浏览"和"搜索"两种检索方式。

RadLex 列表分为解剖学位置、发现、影像的获取与展示、影像质量、调整、关系、教学属性等几类术语。为全世界医学放射学诊断与治疗中术语的标准化提供了范本。

2. RadLex 放射学术语分类　RadLex 放射学术语的特点具有术语概念的唯一性;唯一被识别性(有固定的 ID);有唯一的名称和定义;有相对应的影像例子;有固定的来源;可与相关术语和词典相联系。RadLex 放射学术语共分为 14 类。

(1) 检查类型(examination type):包括 X 射线足部检查(radiograph foot),CT 胸部检查(CT chest),MRI 腹部检查(MRI abdomen),超声骨盆检查(ultrasound pelvis)及上消化道 X 线透视检查(Fluoro upper GI)等。

(2) 受检者身份识别(patient identifiers):包括姓名(name),医疗记录编码(medical record number),年龄(age),性别(gender),民族(ethnicity),社会人口结构(sociodemographics)等。

(3) 临床病史(clinical history):包括检查原因(reason for exam),医疗史(medical history),症状(symptoms),曾用药物(medications),家族史(family history),外科手术史(surgical history),体检结果(physical exam findings)等。

(4) 检查技术(technique):包括仪器(equipment),成像参数(imaging parameters),受检者体位(patient positioning),影像创建时间(images created time),视野(field of view),对比剂使用(contrast agent administered)等。

(5) 观察者语境(observer context):包括谁看了影像(who viewed the images),显示媒介(display medium),信息级别(level information),重建算法(reconstruction algorithm),计算机辅助诊断的有效性(availability of CAD)等。

(6) 困难级别(level of difficulty):包括外行(layperson),医学生(medical student),初级住院医师(junior resident),高年住院医师(senior resident),影像医师(radiologist),亚专科医师(sub-specialist)等。

(7) 影像质量(image quality):包括无法解释的(uninterpretable),无诊断的(non-diagnostic),有限的(limited),诊断的(diagnostic)等。

(8) 影像位置(image location):包括在侧视图的角落(on the corner of the lateral view),增强扫描影像(on the post contrast images)等。

(9) 解剖学位置(anatomic location):包括左上叶(the left upper lobe),气管(the trachea),右肋膈角(the right costophrenic angle)等。

(10) 结果(findings):包括视觉特征(visual features),解剖学异常(anatomical derangements),病理过程(pathologic processes),疾病(diseases),症状(syndromes)等。

(11) 不确定(uncertainty):包括绝对不(definitely not),可能不(probably not),也许不(possibly not),不确定(uncertain),也许(possibly),可能(probably),绝对(definitely)等。

(12) 结论(conclusions):包括正常(normal),无临床重要发现(no clinically significant findings),受检者社会人口结构预期结果(expected findings for patient demographics),可能无临床重要发现(probably no clinically significant findings),临床重要发现(clinically significant findings),紧急临床重要发现(urgent clinically significant findings)等。

（13）推荐（recommendations）：包括与先前检查相比较（comparison to prior exams），与其他受检者信息相关联（correlation with other patient information），接下来的成像检查，包括成像检查类型与成像间隔（follow up imaging，including the type of imaging examination and the time interval），组织采样（tissue sampling），针对性治疗（definitive therapy）等。

（14）关系（relationships）：包括空间关系（spatial），逻辑关系（logical），因果关系（causal）等。

五、ACR 编码在医学影像诊断报告中的应用

1. ACR 编码　ACR 编码是放射学者为解决放射专业实际工作中规范化问题提出的与放射学有关的解剖名称、病理名称、疾病名称的编码集，将 ACR 索引中案例按解剖及病理双轴进行分类，并按一定规则及顺序进行编码，形成对影像医师有着积极指导意义的编码系统。在医学影像信息系统环境中将 ACR 编码与计算机结合，应用于结构化报告中，借助 ACR 编码可以提高结构化报告的智能化程度，为结构化报告智能化书写、查询及数据挖掘提供保障。

2. ACR 编码在医学影像诊断报告中的应用

（1）ACR 编码的调用：医学影像信息系统的影像诊断工作站主界面通常包含基本处理、报告单操作及影像区。ACR 编码插件嵌入工具栏的影像征象模版栏中，通过下拉式菜单选取 ACR 编码后，点击该栏，在报告模板的影像征象模板栏会出现按解剖部位排列的 ACR 编码。

（2）ACR 编码的数据结构：ACR 编码库拥有 2 个数据表，其中一个数据表为总编码表，包含完整的 ACR 编码集，置于后台服务器编码数据库中，页面结构为序号、编码、解剖名称、病理名称等。另一个数据表为与日常工作中与影像诊断意见相关的简化 ACR 疾病编码表，页面结构基本与 ACR 总编码表相同，同时置于后台服务器及客户端工作站内，以利于放射工作人员在日常工作中便于操作。

（3）ACR 编码的应用：ACR 标准在执行放射程序方面为影像医师实际工作提供了指导，包括诊断学及治疗方面。目前，ACR 有 80 个公布的标准。该标准覆盖了放射诊断、介入放射、核医学、放射肿瘤学、超声学以及其他项目，如信息交流和继续医学教育。每一个标准都包括主体介绍，工作人员的资格和责任、设备的描述和检查的详细说明、相关参考等。ACR 标准的目的不是为了要求影像医师个体的具体操作，而是定义合理的实践原则，按照该原则，就会产生高质量的医学影像学管理。ACR 标准在 1995 年得到进一步发展，并进行了适当性规范，帮助和指导影像医师和相关临床医师决定哪种成像技术或治疗方式最适合特定的临床状况，这些标准对低年资医师在作决定时产生巨大的影响。所有的影像医师都应该熟悉及坚持这些标准。

随着 ACR 标准进一步发展和完善，以及医学影像学学者的不懈努力，ACR 编码在影像医学方面将得到实质性的发展。

第十一节　医学影像信息系统的辅助子系统

在实现医学影像信息系统基本功能和模块的基础上，为进一步优化工作流程，甚至再造工作流程，需要继续开发、配置、安装医学影像信息系统的辅助子系统，例如电子申请单自动划价预约登记系统、导医叫号系统、电子签名认证系统、影像检查报告与胶片集中/自助打印系统等，这些辅助子系统既是医学影像信息系统的助推器，也是业务流程的黏合剂、润滑剂，不仅提升医疗业务工作效率和流程衔接效率，还能改善受检者就诊体验，提高服务质量和受检者满意度。

一、电子申请单自动划价预约登记系统

（一）概述

1. 传统工作流程　在传统工作模式下，医疗机构中各项业务工作流程的衔接，诊疗信息的传递主要依赖以纸、笔为记录和传递信息的工具，即使应用了医院信息系统（HIS），但是，影像检

查申请单仍然是基于纸笔,由临床医师手工填写。

在传统工作流程中,当受检者手持影像学检查申请单来到影像科服务窗口,首先需要由影像科窗口登记员完成划价,即确定检查费用明细清单;门急诊受检者持费用清单去收费处窗口缴费,病房住院受检者由记账员登记记账;缴费或记账后,影像科窗口登记员在计算机上录入受检者基本信息(例如姓名,性别,年龄,联系电话,家庭住址,医保号,病案号或就诊号,身份证号码等)和检查信息(例如申请单号码,申请科室,开单医师,检查项目名称,检查部位,病历摘要、临床诊断等);同时,对纸质影像学检查申请单进行扫描;随后预约检查日期和时间,分配检查机房;系统在服务器上自动生成 DICOM worklist 工作列表;放射技师在医学影像成像设备上不用手工录入受检者信息,而是在设备的操作界面上直接调用分配到本机房、等待检查的受检者信息(前提是该设备必须支持并配置 DICOM worklist 服务)并执行影像学检查。

在上述工作流程中受检者首先在影像科服务窗口划价,然后去收费处窗口缴费,随后再次回到影像科服务窗口预约登记,需要在窗口反复排队,并且,窗口信息采集录入的速度缓慢,造成拥堵。为解决划价和预约登记业务由人工操作,在影像科服务窗口交叉交替进行,造成窗口拥挤的状况,医疗机构引入影像检查自动划价预约登记系统。

2. 预约登记的工作模式 医学影像信息系统中的预约登记功能模块一般有两种工作模式,即直接检查登记模式和预约检查登记模式。

(1) 直接检查登记模式:适用于"不用预约检查"的情况,受检者直接到影像科室服务窗口,分配检查机房后,受检者信息立即进入导医叫号系统待检机房的受检者队列,排队等候影像学检查。

(2) 预约检查登记模式:区别于直接登记,预约登记适用于需要提前登记,不能马上做检查的情况。预约登记支持窗口预约登记和院内网上预约登记。

1) 窗口预约登记:多用于门诊受检者的影像学检查预约,受检者需要到影像科室的服务窗口完成预约登记。

2) 院内网上预约登记:多用于住院受检者的网上预约,影像科室服务窗口登记人员可以接收 HIS 开出的住院患者的影像学检查申请单,并将预约检查的安排情况通过 HIS 直接反馈到病房,在病房就可以查阅打印检查预约单。

(二)自动划价预约登记系统组成与工作流程

1. 系统组成 电子申请单自动划价预约登记系统是 PACS-RIS 与 HIS 数据交换与集成应用的一部分,其系统组成如图 3-35 所示。医疗机构以卫生信息交换标准 HL7 为信息数据交换规范,或者通过数据库接口(中间表)的方式实现 HIS 与 PACS-RIS 的医嘱与检查信息数据的交换与集成,从而实现影像学检查电子申请单自动划价预约登记系统。

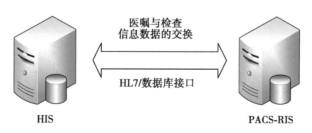

图 3-35 HIS 与 PACS-RIS 数据交换与集成示意图

2. 工作流程 受检者持就诊卡在医疗机构就诊;临床医师在门急诊的诊间或病房,通过 HIS 开出影像学检查电子申请单;HIS 根据医疗服务收费数据字典,自动完成该申请的划价;受检者持就诊卡在门急诊收费窗口的 HIS 收费终端上完成缴费,或者在住院部病房完成记账后,HIS 或者 PACS-RIS 自动预约检查日期时间,并将同一受检者的多项影像学检查根据检查前的准备要求自动确定前后顺序并错开待检日期和时间;自动分配检查机房;自动生成 DICOM worklist 工作列表;受检者依约定按时到检,排队等待影像学检查。

3. **作用自动划价预约登记工作流程** 提高医疗机构工作人员的工作效率,减少人工操作的差错,缩短受检者在服务窗口业务中的等待时间,从而总体提升影像业务工作流的处理速度、精度和效率,实现影像检查划价预约登记管理的科学化和精细化,给医疗机构和受检者均带来诸多的便利。

电子申请单自动划价预约登记系统和导医叫号系统可集成起来使用,支持受检者预约后的到检登记、导医排队待检,以及机房叫号。

二、导医叫号系统

(一) 概述

随着社会文明的进步与公民健康意识的提高,人们对医疗机构的就诊设施与环境提出更高要求,为解决候诊待检区域人员集中、嘈杂等问题,一种依托于网络平台技术的智能导医叫号系统应运而生,目的是公开透明地完成到检登记、管理受检者导医排队待检,以及机房叫号,从而提高受检者就诊待检效率,为受检者创造一个安静、文明、和谐的就诊待检环境。

(二) 导医叫号系统的模块组成与工作流程

导医叫号系统主要分为受检者自助取号模块、实时就诊状态显示模块、放射技师机房叫号模块组成。

1. **受检者自助取号模块** 其工作流程是在受检者按照预约前往影像学检查时,首先在自助到检登记服务终端读取当前受检者的信息,完成到检登记;受检者信息进入导医叫号系统的检查机房待检队列按照到检登记的前后顺序排队待检;系统可打印排队等候顺序号码;受检者持号码排队等待影像学检查。

2. **实时就诊状态显示模块** 其工作流程是将受检者信息依据其到检登记的先后顺序在待检区的显示屏幕上依次排序显示。屏幕显示分为待检区大屏集中显示,以及检查机房门口小屏显示。大屏可以显示所有检查机房的当前在检与待检信息,小屏只显示对应机房的当前在检与待检信息。

3. **放射技师机房叫号模块** 其工作流程是当放射技师完成当前受检者的影像学检查后,放射技师选择机房叫号模块中下一位受检者信息;机房叫号模块发出指令,在待检区域进行广播和显示,呼叫下一位受检者前去指定的检查室进行检查。放射技师机房叫号模块提供受检者待检排队列表,支持顺序叫号、选择叫号、重复叫号,对于未到受检者可以重新排列到待检队列的末尾。

三、电子签名认证系统

(一) 概述

1. **电子签名认证系统** 是提供用户数字签名和相互验证对方数字签名能力的一种数字展示技术。电子签名能够保证信息交互和操作的不可否认性和不可抵赖性,并且在信息系统中实现对表单、文件的电子签名,同时实现出现问题后原始操作的可追溯性。《中华人民共和国电子签名法》的颁布和实施为数字签名的使用提供了法律依据,使得数字签名与传统的手工签字和盖章具有了同等的法律效力。

2. **电子签名解决的问题** 随着医学影像信息系统的全面实施,每天要产生和存档的电子文件(例如影像检查报告)越来越多。利用电子签名可以取代影像检查报告纸张文件手写签名的传统工作方式,解决影像检查报告电子文件的法律效力问题,保护医患双方的合法权益;同时,应用电子签名认证系统,可以解决医学影像信息系统基于用户名、口令方式的弱认证问题,引入数字证书作为个人身份认证凭证,保证在网络上识别用户的真实身份,维护医患双方身份的真实可信;可以解决影像检查报告等关键数据产生、提交、审核等环节的责任认定问题,通过对医疗数据电文的数字签名与时间戳认证,保证网络上传送的业务数据不被篡改,保证各方在网络系统中的用户行为不可否认,保证原始操作可追溯;可以解决医学影像信息系统的可信时间服务问题,确保影像业务流程操作和记录的时间权威性;解决影像检查报告等病案资料数字归档存储的真实性、完整性、不可否认性、可追溯性等问题,保证长期归档存储的法律效力;当出现纠纷时,能够查询出来作为具有法律效力的证据材料。

（二）基本概念

1. 公钥基础设施（public key infrastructure，PKI） 是使用公开密钥密码技术来提供公钥加密和数字签名等安全服务的系统或平台,目的是为了管理密钥和证书。其中证书授权中心（certificate authority，CA）系统是 PKI 体系的核心,主要实现数字证书的发放和密钥管理等功能。

2. 证书授权中心（certificate authority，CA） 是管理和签发安全凭证和加密信息安全密钥的网络机构,是 PKI 体系的核心,主要实现数字证书的发放和密钥管理等功能。

3. 注册中心（registration authority，RA） 负责核实申请者数字认证请求,然后告诉证书授权中心（CA）发放认证;证书授权中心（CA）验证后签发证书,内容包括申请者的个人信息（例如姓名、身份证号码、执业医师证书号码、医疗机构员工号码）,公共密钥和认证有效期（例如一年）,作为申请者在网络中身份证明的依据。

4. 卫生系统电子认证服务 2010 年 1 月原卫生部下发《关于印发《卫生系统电子认证服务管理办法（试行）》的通知》,确定依法设立的第三方电子认证服务机构,按照"政府监督、企业承办"的方式,建设卫生系统电子认证服务体系。2010 年 5 月原卫生部下发《卫生部办公厅关于做好卫生系统电子认证服务体系建设工作的通知》（卫办综发〔2010〕74 号）,通知指出电子认证服务是网络信任体系建设的重要内容,必须加强宏观指导、规划管理。目前,全国已建或在建各类卫生信息系统,均需要采取电子认证技术有效防止假冒身份、篡改信息、越权操作、否定责任等问题;而且推进电子认证服务是卫生信息化发展的需要,统一的身份认证是各类卫生信息系统实现互联互通、业务协同的基础,有助于解决信息"孤岛"和信息"烟囱"等制约卫生信息化发展的难题。通知要求各省（区、市）制定卫生系统电子认证服务保障方案,其中包括服务内容（证书签证、发放、更新、吊销、解锁、培训等）、服务流程、签证措施、信息安全保障、服务模式（现场窗口、远程在线服务）、服务热线及服务人员等详细的运行服务保障方案。通过国家卫生计生委复审、测试的认证服务机构将被正式接入卫生部数字证书服务管理平台,并通过卫生部网站公布认证服务机构名单。

卫生部相关部门发布《卫生系统电子认证服务规范（试行）》、《卫生系统数字证书应用集成规范（试行）》、《卫生系统数字证书格式规范（试行）》、《卫生系统数字证书介质技术规范（试行）》、《卫生系统数字证书服务管理平台接入规范（试行）》等电子认证服务技术规范与标准,定义了参与卫生系统电子认证服务体系建设的管理方、使用方和提供方开展电子认证服务的工作机制,描述了卫生系统电子认证服务的总体要求,规范了电子认证服务机构需要遵循的证书业务服务和证书支持服务的要求,提出了服务的保障要求,供医疗机构参照执行和管理。

图 3-36 是卫生系统电子认证服务体系框架图。省（直辖市）卫计委和国家卫计委作为管理方,组成两级卫生证书服务监管平台;省（市、区）证书授权中心（CA）作为提供方,负责审核各级医疗机构（包括其分院区）电子认证证书管理员填写并提交的影像报告审核医师等数字证书用户的申请资料;审核通过后,由省（市、区）证书授权中心（CA）电子认证证书管理员签发"个人数字证书",制作 key;并由使用方,即各级医疗机构电子认证证书管理员负责发放、更新、吊销 key。一般选择使用 USB-Key 存储介质为影像报告审核医师等数字证书用户发放数字证书,并以此作为身份认证凭证。

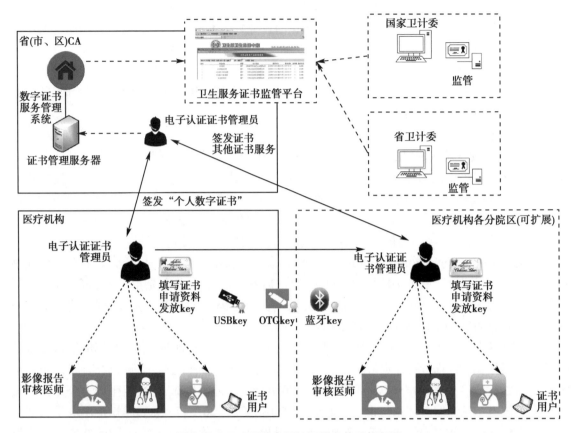

图 3-36　卫生系统电子认证服务体系框架图

（三）电子签名认证系统架构设计与组成

1. 设计目标　CA 作为第三方电子认证服务机构,基于 PKI 技术为医疗机构的医学影像信息系统建立统一的电子认证服务体系,为系统用户颁发具有法律效力的数字证书,提供优质、规范的数字证书等全生命周期管理服务;基于数字证书技术为医疗机构信息系统构建全面的应用安全保障体系,通过数字证书、数字签名、数字信封、可信时间戳、电子签章等产品和技术的应用,实现身份认证、数据完整性、数据机密性和行为的不可否认性,从而为医疗机构建立起一个可信、可管、可控、可查的安全医疗业务环境,满足医疗机构信息系统的安全需求,保障受检者和医疗机构利益。

2. 设计原则　电子签名系统在设计中,采用以下设计原则:①采用先进的信息安全技术体系,提升医疗机构安全保障水平;②采用成熟有效的安全产品体系,保障系统运行可靠稳定;③密切结合相关医学影像业务的实际需求,尽量不改变现有医学影像业务流程;④系统易部署,功能易扩展;⑤用户界面友好易用。

3. 系统架构设计　针对医疗机构医学影像信息系统的安全需求及设计原则,第三方电子认证服务机构为医疗机构信息系统设计电子签名认证应用解决方案,系统架构总体设计为 PKI 基础平台、应用支撑平台,以及业务系统应用平台。

（1）PKI 基础平台:PKI 基础平台完成数字证书的发放、管理和使用,并基于数字证书提供信息安全服务。是硬件、软件、人员、策略和操作规程的总和。

（2）应用支撑平台:遵循国家标准和卫生系统电子认证服务各项技术规范,采用统一数字证书管理服务器、时间戳服务器、电子签章系统等为业务系统应用平台提供用户个人身份认证、数字签名、时间戳、电子病历认证归档等电子签名认证的安全服务。

（3）业务系统应用平台:根据医疗机构医学影像信息系统电子签名认证的实际需要,调用应用支撑平台所提供的各项安全服务,使业务系统应用平台满足政策法规和电子签名认证的要求,为医学影像信息系统操作行为的不可否认和数据安全奠定法律基础。

4. 系统组成 电子签名认证系统基于数字签名技术,为医疗机构提供无纸化安全解决方案。涉及的电子认证产品包括:数字证书、数字签名验证服务器、电子签章系统、时间戳服务器、证书管理服务器、手写签名服务器、电子病历管理系统等。

(1) 数字证书:是一个经证书授权中心(CA)数字签名的、包含公开密钥拥有者信息以及公开密钥的文件。最简单的证书包含一个公开密钥、名称以及证书授权中心的数字签名。数字证书还有一个重要的特征就是只在特定的时间段内有效。数字证书是一种权威性的电子文档,可以由第三方机构,即 CA(例如在国家卫生和计划生育委员会网站上公布的中国各省市的 CA 公司)中心签发的证书。

以数字证书为核心的加密技术(加密传输、数字签名、数字信封等安全技术)可以对网络上传输的信息进行加密和解密、数字签名和签名验证,确保网络上传递信息的机密性、完整性及操作的不可否认性。同时,数字证书是能在网络上进行用户身份验证的一种权威性电子文档,可以在网络环境的交互操作中用数字证书来证明自己的身份和识别对方的身份。

(2) 数字签名验证服务器:CA 使用 USB-key 存储介质作为医护人员发放的数字证书,并以此作为身份认证凭证;通过数字签名验证服务器,有效解决医院各业务系统用户身份的"强"身份认证,并实现关键业务环节的可靠数字签名。

(3) 电子签章系统:通过部署电子签章系统实现电子签名的可视化。

(4) 时间戳服务器:通过时间戳服务器,为医疗机构引入权威可信的时间源,并在此基础上实现对医疗数据电文的时间戳认证。

(5) 证书管理服务器:通过证书管理服务器,实现证书更新请求的提前自动收集与医护人员数字证书的静默更新。

(6) 手写签名服务器:通过手写签名服务器,实现患者对影像学检查电子知情同意书知晓同意的手写电子签名确认,保证电子知情同意书的合法可信转化。

(7) 电子病历归档系统:通过电子病历归档系统集中将医疗机构内各类临床业务系统中的数据转化成 PDF 格式,并将电子签名信息也整合到 PDF 中,实现对 PDF 文件的电子认证,最终基于该系统实现 PDF 格式的电子病历的管理,全面实现医院的无纸化应用。方案总体框架如图 3-37 所示。

(四) 电子签名认证工作流程

电子签名认证系统可以在不打破、不改变现有医学影像信息系统业务流程,完全兼容传统以手工签字方式确认签发影像检查报告的基础上,通过嵌入式集成,在同一套医学影像信息系统中,既能实现以电子签名认证的工作模式确认签发影像检查报告,也能同时兼容打印报告单纸张并手工签字的工作模式确认签发影像检查报告。当然,也可以选择强制推行电子签名认证系统,即没有配置有效数字证书,或者配置有效数字证书,但是没有携带 USB-KEY 的影像报告审核医师将被医学影像信息系统拒绝登录,不能执行影像报告审核工作。下面的电子签名认证工作流程是兼容工作模式的流程。

1. 身份认证 医学影像信息系统完成用户个人身份的"弱"认证,电子签名认证系统完成用户个人身份的"强"认证。

(1) 影像报告审核医师将带有数字证书和医师个人电子签名印章的 USB-Key 插入影像医师报告审核工作站。

(2) 使用医学影像信息系统的个人账户名和密码,完成"弱"认证,登录进入 PACS-RIS。

(3) 选择一份初写报告医师书写的影像检查报告进行审核修改。

(4) 在确认提交审核结果时,影像医师审核报告工作站软件首先要求影像报告审核医师首

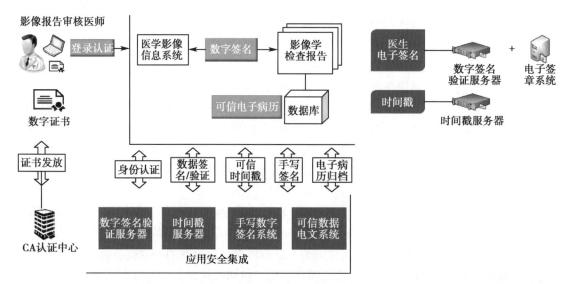

图3-37 影像学检查报告电子签名认证系统总体框架图

先输入电子签名认证系统的个人用户账户密码,数字签名验证服务器根据电子签名的用户名和账户密码信息和服务器中的信息进行比对,验证当前医师信息,确认其是否是电子签章系统的当前有效用户(包括密码是否正确、账号是否已经过期、或者被注销等);输入正确密码后,系统验证当前医师的 USB-Key 信息,如果 USB-Key 信息验证通过,即完成"强"认证,则可进入下一步的数字签名环节;如果不能通过"强"认证,则拒绝以电子签名认证方式确认提交签发报告审核结果。具体的验证流程和内容包括以下几个方面:

1) 验证用户个人电子签名证书和服务器证书是否由同一个 CA 机构颁发:防止非第三方认证机构的电子签名用户使用本系统。

2) 校验用户登录所使用的电子签名是否仍在有效期内:防止数字证书过期的用户非法使用本系统。

3) 查询证书废止列表(certificate revocation list,CRL):CRL 包含第三方认证机构所有被注销证书的证书序列号,服务器通过读取配置的 CRL,从而验证每个登录的电子签名是否被注销。防止因为各种原因而被注销的个人数字证书用户使用本系统。

2. 执行数字签名和时间戳操作 在影像报告审核医师确认提交审核结果,并通过上述电子签名的验证工作后,数字签名程序将影像检查报告的内容信息提交给 CA 服务器执行时间戳操作和数字签名操作。具体工作流程如下:

(1) 数字签名程序将报告的内容信息使用哈希函数产生摘要信息。

(2) 程序使用 key 中的私钥对摘要信息进行加密,将加密后的信息发送至电子签章系统完成报告内容的数字签名操作。

(3) 程序将摘要信息发送到时间戳服务器,由时间戳服务器负责将收到摘要信息的日期和时间加入到摘要信息文件中,并对该文件进行加密,完成报告内容的时间戳操作。

3. 生成 PDF 格式的电子病历文件 将影像检查报告内容和时间戳、数字签名结果转化成 PDF 格式的文件,即将电子签名信息整合到 PDF 文件中;在 PDF 影像检查报告文件的审核医师签名处添加在 key 盘中存储的医师个人的电子签名印章(一般为以特殊字体显示的医师姓名文字的图片)。从而实现对 PDF 文件的电子认证,可将其长期归档存储在 PACS-RIS 中。

4. 发布打印影像检查报告 影像检查结果发布工作站将影像检查报告 PDF 文件内容和报告审核医师数字签名结果一并提交给 CA 服务器再次进行内容校验;数字签名验证服务器利用用户的公钥信息,对报告的加密摘要信息和报告内容进行校验;如通过校验,则进行打印;受检者领取打印结果。

5. **查询验证影像** 检查报告的数字签名和时间戳 CA 验证程序可以通过检查号和流水号查询对应的受检者的基本信息和报告信息,同时验证影像检查报告的时间戳,医师签名信息,并显示医师签名信息和时间戳信息内容。

(五) 医学影像信息系统中加入电子签名的意义

《中华人民共和国电子签名法》已明确了数据电文的法律效力,其核心是要引入可靠的电子签名技术。电子签名认证系统在符合安全要求的前提下,改变影像报告审核医师打印报告并手工签名的传统工作方式;改变影像科室服务窗口登记保管员手工收集、整理、核对、发放报告对工作效率的影响;同时,电子签名认证系统也为区域医疗、远程医疗、远程放射学会诊、自助影像检查报告和胶片打印等服务,以及消除纸张病历与病历无纸化存储奠定技术、应用与法律基础。

四、影像检查报告与胶片集中/自助打印系统

(一) 概述

1. **传统影像检查结果发布的工作流程** 在应用医学影像信息系统的医疗机构中,影像学检查申请单、划价、预约、登记、到检、导医呼叫、机房检查、影像报告书写与审核,以及影像报告电子签名认证签发已经实现了数字化、信息化、无胶片化、无纸化。目前,只有在影像检查结果发布的工作环节,仍然需要由放射技师完成影像胶片打印、核对、整理;由影像科室服务窗口登记保管员完成纸质报告打印;并负责和影像胶片合并、核对、整理、归档存放在片柜里;受检者前来服务窗口领取检查结果时,由登记保管员手工查找、核对、完成发布。

2. **传统工作流程存在的问题** 显而易见,传统影像检查结果发布的工作流程与建设数字化放射科的目标是存在差距的,且容易产生以下问题:

(1) 耗费人力资源:随着受检者影像检查量的增加,每天产生的检查结果的数量也在成倍增加,人工发布正在成为耗费影像科人力资源的越来越大的负担。

(2) 反复查找效率低、易出错:当受检者前来领取检查结果时,影像科服务窗口登记保管员通常需要在片柜里归档存放的片口袋中进行反复查找与核对,效率低,易出错,增加了由此导致医疗差错、医患纠纷的风险。

(3) 取结果时间受到限制:只有在影像科服务窗口登记保管员的工作时间,受检者才可以领取到检查结果,导致受检者集中取片的情况发生,增加了受检者排队等待的时间,降低了受检者对医疗服务的满意度。

(二) 影像检查报告与胶片集中/自助打印系统组成与工作流程

影像检查报告与胶片集中/自助打印系统(以下简称自助打印服务系统)是针对医疗机构量身定制的软、硬件一体化的医疗自助打印服务系统。该系统充分满足医疗机构自助打印影像检查报告和胶片的需求,提高医疗质量和服务效率,有效避免受检者长时间排队等候领取影像检查结果、受检者隐私保护不够以及医患风险应对不足等问题的出现。

1. **系统组成** 自助打印服务系统主要由自助打印服务器、影像检查报告与胶片自助打印一体机、自助打印服务工作站组成。

(1) 自助打印服务器:主要由影像光学字符识别(optical character recognition,OCR)软件、自助打印服务管理软件组成。

(2) 影像检查报告与胶片自助打印一体机:主要由主控计算机、触摸屏显示器、条码扫描阅读器、就诊卡阅读器、医用激光胶片打印机、A4 纸激光打印机等部件,以及自助打印一体机终端软件组成。

(3) 自助打印服务工作站:主要由自助打印服务工作站软件、自助打印服务手工匹配软件组成。

2. **工作流程** 自助打印服务系统工作流程如图3-38所示。

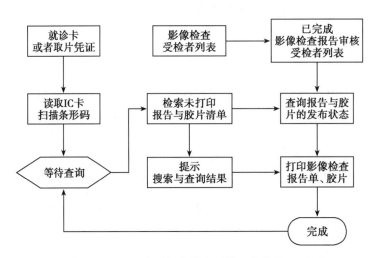

图3-38 自助打印服务系统工作流程

影像检查报告与胶片集中/自助打印发布的具体工作流程如下：

（1）放射技师在影像成像设备主控制台或者影像后处理工作站或者PACS-RIS工作站上执行影像排版操作,并将排好版式的影像胶片打印文件(即电子胶片)遵从DICOM basic print规范输出到自助打印服务系统的服务器上。

（2）服务器接收影像胶片打印文件,通过OCR软件自动识别出影像胶片打印文件中的受检者姓名、检查序号、影像号、性别等关键信息;将识别出的信息与PACS-RIS数据库中的受检者信息自动进行匹配;匹配成功的影像胶片打印文件的发布状态设置为"匹配成功";当该影像胶片打印文件所对应的本次影像检查的报告完成审核,并且本次影像检查项目应打印的影像胶片张数(已经提前设置在基础数据字典里)与接收到并匹配成功的影像胶片打印文件数相符合,则该受检者的本次影像检查的发布状态设置为"可以打印"。

匹配不成功的影像胶片打印文件需要自助打印服务系统管理员在自助打印服务工作站上操作自助打印服务手工匹配软件,人工完成影像胶片打印文件的审核、校对、匹配工作。自助打印服务系统可以将匹配成功的影像胶片打印文件自动路由存储到PACS-RIS存储系统中,供临床访问使用。

（3）集中打印发布:受检者手持就诊卡或者取片凭证来到影像科室的服务窗口,由登记保管员在自助打印服务工作站上检索未打印的报告与胶片清单,查询报告与胶片的发布状态;当发布状态为"可以打印"时,登记保管员选择一台医用激光胶片打印机,完成报告与胶片的集中统一打印,并发布给受检者。从而完成影像检查报告与胶片的集中打印发布工作。

（4）自助打印发布:受检者在影像检查报告与胶片自助打印一体机上通过自助读取就诊卡,或者自助扫描取片凭证上的条形码,检索未打印的报告与胶片清单,查询报告与胶片的发布状态为"可以打印"时,自助打印一体机自动执行打印动作,并提示受检者需要打印的胶片数量以及系统估算的等候时间。从而完成影像检查报告与胶片的自助打印发布工作。

第四章

医学影像信息系统的管理

"信息化"是提高医疗机构管理与服务水平、医疗与服务质量,以及保证医疗安全的重要途径。由计算机、网络、存储、软件组成的医学影像信息系统在医疗机构的诊疗服务与管理中应用得越来越普遍,为保证医学影像信息系统长期可持续运行的安全性、稳定性,为医疗机构各个业务科室的日常诊疗工作提供高效的信息化平台,需要对信息系统的使用者、管理者提出规范化的用户角色要求,需要对信息系统的使用、维护进行规范化的管理。

第一节 医学影像信息系统用户角色

用户是指系统里可以进行登录及其他操作的实体,角色则是用户所拥有部分权限的集合体。医学影像信息系统的各级用户根据其岗位性质、业务范围、所拥有的权利和承担的责任来定义角色分类,并进一步根据工作角色确定工作权限。依据不同的角色定义,可以定义不同的工作流程,是保证医学影像信息系统安全、稳定运行的重要环节。医学影像信息系统用户角色主要包括影像诊断医师、临床医师、影像技师、影像护士、影像工程师、影像登记保管员、放射治疗技师、放射治疗物理师、放射治疗医师、医疗机构信息主管部门技术人员、医学影像信息系统供应商,以及受检者。

一、影像诊断医师

影像诊断医师包括在装备影像成像设备的各个专业科室工作的影像诊断报告初写医师、影像诊断报告审核医师,以及介入诊疗医师。在医学影像信息系统中,影像诊断医师的用户角色与主要职能有:

1. 调阅 HIS 和医学影像信息系统提供的信息,对受检者的信息及检查部位进行核对。

2. 对照影像检查电子申请单中临床医师提供的临床表现和检查要求,判断申请进行的影像学检查能否满足疾病诊疗的要求,可根据检查与诊断的要求,要求临床医师补充受检者的详细病史。

3. 在影像诊断工作站上浏览影像进行质量评估,判断是否存在各种伪影或干扰因素,能否满足诊断的需要。

4. 影像诊断报告初写医师在影像诊断工作站上调阅影像检查电子申请单中临床医师提供的关于受检者的初步诊断意见以及需要鉴别诊断的内容。通过 HIS 调阅受检者门急诊与住院的既往病史,以及相关临床检查、检验、病理的结果。然后影像诊断报告初写医师完成诊断报告的书写;介入诊疗医师完成手术前、中、后的医嘱下达与病历的书写。

5. 影像诊断报告初写医师具有在系统中添加和传阅备注的权限,可根据影像质量的情况,要求影像技师重新检查或补充检查。

6. 在影像诊断工作站上标记关键影像,供图文报告中嵌入关键影像使用。

7. 影像诊断报告审核医师在影像诊断工作站上,完成诊断报告的审核、电子签名认证、报告的签发。

8. 授予权限的高年资影像诊断报告审核医师具有召回已审核签发报告的权限,及时管控潜在的医疗风险和差错。

9. 根据诊断结果标记诊断阴性或阳性,标记受检者是否需要跟踪随访,标记该病历是否有教学与科研价值。

二、临　床　医　师

临床医师包括工作在临床各个专科的医师。在医学影像信息系统中,临床医师的用户角色与主要职能有:

1. 在 HIS 中调阅患者的既往病史及现有的各类临床检查、检验结果,在 HIS 中提交对患者病情的初步诊断意见以及需要鉴别诊断的内容。

2. 基于初步诊断意见,临床医师在 HIS 中开出影像检查电子申请单医嘱,明确检查目的,检查部位,检查类型(X 线摄影/CT/MRI/数字胃肠造影/特殊造影/全数字乳腺 X 线摄影/骨密度/超声/核医学/介入等),检查项目名称,以及是否存在检查禁忌。

3. 临床医师在门急诊的诊间或者病房,在 HIS 中直接调阅浏览本人负责诊疗的患者历次影像学检查的影像及诊断报告,以便会诊分析患者病情,制订诊疗方案。

三、影　像　技　师

影像技师包括在装备影像成像设备的各个专业科室工作的影像技师。在医学影像信息系统中,影像技师的用户角色与主要职能有:

1. 在医学影像信息系统的机房技师工作站上,影像技师从本机房已经到检登记的受检者队列里选择当前的受检者,信息推送到导医呼叫系统,在候检区显示呼叫该受检者。

2. 影像技师调阅 HIS 发送给医学影像信息系统的影像检查电子申请单医嘱;也可直接从 HIS 中调阅受检者门、急诊与住院的既往病史与临床检查、检验、病理的结果;也可从医学影像信息系统中调取浏览受检者的历次影像检查的影像及诊断报告,从而完成对受检者的个人身份信息及检查部位等检查信息的核对与确认工作。

3. 影像技师在影像成像设备上通过 DICOM 工作列表(work list)功能从医学影像信息系统服务器调取当前受检者的信息,完成受检者在成像设备上的注册登记。

4. 基于临床医师的影像检查医嘱,影像技师遵照影像检查的规范要求对受检者执行相应的影像学检查。

5. 影像技师对影像学检查获得的影像进行初步的质量评估,一是判断是否存在各种伪影或干扰因素,二是结合受检者的病情和影像学表现判断是否需要增加扫描序列补充扫描。

6. 影像技师需要负责根据受检者是否存在检查禁忌、受检者对检查的配合情况,以及影像学检查获得的影像质量等情况进行综合判断分析,具有暂停、改期或者建议取消当前影像学检查申请的权限。

7. 完成当前受检者的影像学检查后,影像技师负责将检查获得的影像成功上传到医学影像信息系统服务器。

8. 影像技师负责将受检者的影像进行打印前的影像后处理、测量和排版工作,排版完成的文件选择直接传送到医用激光打印机打印,或者传送到影像检查报告与胶片集中/自助打印系统的服务器。

9. 影像技师负责将直接打印好的影像胶片整理核对后,归档到每位受检者的档案袋中保存,并送影像科室服务窗口等待进一步与影像诊断报告合并归档;或者影像技师负责在自助打印服务工作站上操作影像胶片核对匹配软件,完成影像胶片打印文件的审核、校对、匹配、归档存储工作。

四、影像护士

影像护士包括在装备影像成像设备的各个专业科室工作的护士。在医学影像信息系统和HIS中,影像护士的用户角色与主要职能有:

1. 在医学影像信息系统的机房技师工作站或者HIS系统护理工作站的辅助下,影像护士调阅影像检查电子申请单医嘱,协助影像技师完成对增强检查受检者信息的核对。

2. 影像护士在HIS护理工作站中调阅受检者的既往病史、禁忌证、过敏史、严重肾功能不全病史。

3. 在HIS护理工作站中调阅受检者近期的检验结果,核对受检者的肌酐指标是否在正常范围内。

4. 向受检者及其陪伴亲属介绍影像学增强检查的过程和注意事项,当面询问有无过敏史;询问增强检查前4小时的禁食准备情况。

5. 影像护士负责做好对比剂的过敏试验,观察反应情况并做好记录。

6. 在冠脉CTA检查之前,还要确认受检者是否有支气管哮喘、低血压(收缩压低于100mmHg)、二度以上房室传导阻滞、心衰等美托洛尔药物禁忌证。充分做好增强检查前的基本护理、心理护理,以及药物准备。

7. 影像护士负责静脉留置针(套管针)穿刺,预设对比剂注射通道。

8. 影像护士负责注射用针筒以及生理盐水和对比剂药物的准备;并及时登记医用耗材、器械、药物的使用数量和生产批号等情况。

9. 协助影像技师完成增强检查,检查过程中如出现过敏反应,遵照过敏反应紧急预案,协助医师进行现场抢救工作。

10. 定期检查抢救车药品、器械、物品的有效期及配置数量,并做好记录。

五、影像登记保管员

影像登记保管员包括在装备影像成像设备的各个专业科室服务窗口或者在医疗机构设置的综合服务窗口负责接待受检者,处理影像检查业务流程各项事务的窗口服务人员。在医学影像信息系统和HIS中,影像登记保管员的用户角色与主要职能有:

1. 影像登记保管员在HIS中审核影像检查电子申请单医嘱的收费/记账状态,负责划价和记账。

2. 在医学影像信息系统中预约检查日期和时间,安排检查机房;打印预约凭证和检查注意事项,并交付、告知受检者。

3. 影像登记保管员在HIS中有权调阅受检者的既往病史、禁忌证、过敏史、严重肾功能不全病史、近期的检验结果,核对增强检查的受检者的肌酐指标是否在正常范围内,以便告知受检者由于禁忌证原因,近期不适宜做影像增强检查。

4. 在医学影像信息系统中调阅影像检查电子申请单医嘱,核对影像检查项目和检查内容,完成受检者的到检登记,确认或者重新分配检查机房。

5. 协助影像技师在自助打印服务工作站上操作自助打印服务手工匹配软件,完成影像胶片打印文件的审核、校对、匹配工作。

6. 负责在自助打印服务工作站上检索受检者未打印的报告与胶片清单,完成报告与胶片的集中统一打印,并在服务窗口发布给受检者,将受检者的影像检查状态信息修改为"已发布"。

六、影像工程师

影像工程师包括在装备影像成像设备的各个专业科室或者在医疗机构设置的医学工程室负

责影像成像设备维修、预防性维护、装备管理等工作的工程师。在医学影像信息系统和医院器材设备管理信息系统中,影像工程师的用户角色与主要职能有:

1. 在医学影像信息系统和医院器材设备管理信息系统中设置维护反映设备状况的数据字典。

2. 负责在医学影像信息系统中统计分析设备的使用率、完好率。

3. 负责在医学影像信息系统或医院器材设备管理信息系统中及时记录设备的故障、维修、维护、质控、巡检的基本情况。

4. 有权在医学影像信息系统的工作站上调取浏览影像设备生成的历史影像,辅助判断分析设备故障产生的原因。

5. 有权在医学影像信息系统中设置设备的完好待用状态,确保处于完好待用状态的设备才能投入临床使用。

七、信息技术工程师

信息技术工程师包括在装备影像成像设备的各个专业科室或者在医疗机构设置的信息主管部门里负责医学影像信息系统软硬件设备、设施的维修、预防性维护、系统管理等工作的技术人员。在医学影像信息系统中,信息技术工程师的用户角色与主要职能有:

1. 承担医学影像信息系统数据库管理员的职责,负责设置维护医学影像信息系统的各类数据字典;负责定期清理数据库日志文件。

2. 承担医学影像信息系统软硬件工程师的职责,负责医学影像信息系统软硬件设备、设施的维修、维护、巡检、管理、升级、扩容等工作,保障医学影像信息系统长期可持续、安全、有序、正常运行。

3. 承担医学影像信息系统管理员的职责,负责及时纠正影像技师发现的在影像产生流程中发生的错误;增加、修改、停止、删除用户的账户密码和功能权限,以及影像检查项目的名称和物价字典。

4. 承担医学影像信息系统网络管理员的职责,负责维护、保障网络通信设施与链路的通畅;负责规划、设置、管理医学影像信息系统所有设备设施、医学影像成像设备、影像后处理工作站、医用激光胶片打印机的 IP 地址。

5. 承担医学影像信息系统集成接口管理员的职责,负责维护、设置、保障、管理医学影像信息系统与医疗机构信息系统以及医疗设备之间相关接口(例如 DICOM、HL7 接口)的通讯参数设置与访问权限。

6. 承担医学影像信息系统电子认证证书管理员的职责,负责填写并提交影像报告审核医师等数字证书用户的申请资料;负责发放、更新、吊销电子认证证书。

八、医学影像信息系统供应商

医学影像信息系统供应商的用户角色与主要职能有:

1. 承担医学影像信息系统软件、硬件的安装、升级和培训。

2. 承担软件、硬件的定期检测、维护、升级,以及测试工作。

3. 承担软件、硬件故障的排查、维修。

4. 承担软件漏洞 bug 的修补,更正。

5. 承担医学影像信息系统工作流程调整时的软件同步升级改造的工作。

6. 承担医学影像信息系统与医疗机构其他临床信息系统、远程医疗系统、区域医疗系统的整合集成工作。

7. 承担医学影像信息系统生命周期内服务器、存储、网络等核心部件的扩容、升级的规划、建议、论证、实施、测试工作。

九、受 检 者

医学影像信息系统受检者的用户角色与主要职能有：

1. 在整个影像学检查的申请与执行过程中，受检者应在检查申请时以及检查执行前向医师、技师、护士提供本人真实的病历、现状、禁忌证等信息。

2. 遵照执行临床医师在 HIS 中开出的影像检查医嘱，以及影像科室服务窗口登记保管员的划价、预约、到检登记、安排机房的预约登记信息流程，接受影像学检查。

3. 按医疗机构要求在就诊、划价、缴费、预约、到检登记、机房检查、领取影像胶片和诊断报告结果时提供并出示门急诊就诊卡、住院腕带、影像学检查凭证等个人身份识别标识信息。

4. 在具备条件的医疗机构，受检者可获得本人历次影像检查的数字化影像资料及诊断报告的网络访问权限。

第二节　数字化医学影像科的工作流程

数字化医学影像科具有数字化和信息化的优势，它采用信息技术替代复杂的人工操作，采用信息链替代烦琐的中间环节，其工作流程也由传统胶片-纸张模式转变为数字化模式。因此，从临床医师在 HIS 中发送影像检查医嘱（影像检查电子申请单）到他们同样在 HIS 中收到影像检查结果（影像和诊断报告），形成一个闭环的医学影像信息环，减少中间环节，极大地提高工作效率。

一、数字化医学影像科的工作流程

数字化医学影像科的工作流程可以概括描述为：

1. 受检者到医疗机构就诊，在 HIS 中登记基本信息。

2. 临床医师根据受检者病情做出初步诊断，需要影像检查时，通过 HIS 发送影像检查医嘱（影像检查电子申请单）。

3. 影像科服务窗口登记保管员在 HIS 中审核影像检查电子申请单医嘱的收费/记账状态，负责划价和记账。

4. 缴费或记账后，HIS 将影像检查电子申请单发送给医学影像信息系统中的 RIS。

5. RIS 接收影像检查医嘱后，根据影像科影像检查的预约情况确定影像检查日期和时间，安排检查机房，并把该预约信息回传给 HIS。

6. 受检者按预约日期和时间到达影像科服务窗口到检登记，受检者信息生成 DICOM 设备工作列表（modality worklist，MWL），同时也进入导医叫号系统候检队列。

7. 影像技师在机房技师工作站上调阅影像检查电子申请单信息；在导医叫号系统中选择并呼叫当前的受检者；在影像成像设备上刷新得到最新的 DICOM 设备工作列表信息（MWL），从 MWL 中选择当前受检者自动完成受检者信息在影像成像设备中的注册登记；遵照影像技术规范执行影像学检查。

8. 影像检查完毕，影像成像设备自动把生成的影像传输到医学影像信息系统的 PACS 服务器，并发送设备执行步骤（modality performed procedure step，MPPS）信息到 RIS。

9. 影像诊断医师在影像诊断工作站获得受检者本次检查的影像以及历史检查的影像和诊断报告，同时通过 HIS 查阅受检者的既往病史及其他辅助检查结果，依次完成影像诊断报告的书写、审核、电子签名认证、诊断报告签发。

10. 受检者在检查结果发布点（服务窗口或者自助打印一体机）领取影像检查胶片和诊断

报告。

11. 临床医师通过授权的 HIS 医师工作站直接调阅浏览本人负责诊疗的患者历次影像学检查的影像及诊断报告,以便进一步会诊分析患者病情,制订诊疗方案。

二、IHE 工作流程模型

IHE 是 1998 年北美放射学会(RSNA)和美国医疗信息与管理协会(HIMSS)联合发起的医疗信息系统集成(integrating healthcare enterprise,IHE)项目。IHE 并非一种新的标准,而是提供 DICOM 和 HL7 的集成方案,目的是为了加强已有的 DICOM 和 HL7 通讯标准的协同工作。

IHE 技术框架(IHE profiles)定义了在医疗机构信息化环境中,基于现有医学标准实现工作流和功能集成的执行机制和规范。在 IHE 的模型中,医学影像业务的工作流程被分解为一系列有机组成的要素:医嘱(order)、被请求的处理程序(requested procedure)、处理程序的步骤(procedure step)、工作列表(worklist)和报告完成(reports)。

IHE 技术框架关于影像科的数字化工作流程定义了七个集成模型的模板,不同的医疗机构可以根据实际情况进行调用。

1. **预定工作流程（scheduled workflow，SWF）**　SWF 集成方案规定了从受检者登记、影像检查医嘱申请、预约安排、影像获取及影像存储和影像诊断的所有过程中数据的连贯性和完整性,是 IHE 信息框架的基础,它依托于 DICOM3.0 标准,顺利解决了 HIS、医学影像信息系统中的 RIS 和 PACS,以及数字化影像设备(digital imaging modality)之间的信息传输。

SWF 流集成模型使用了九个执行角色(actor)和超过四十个的事务(transaction)来保证信息系统环境中各组成部分之间的充分协作,此模型包含的执行角色和相应事务概述如下:

(1) 受检者登记(patient registration):在 HIS 预约系统或 RIS 中登录受检者基本信息,完成受检者信息的添加和更新。

(2) 医嘱申请(department system scheduler/order filler):在 RIS 中接受并管理来自本系统或其他 HIS 系统的影像检查医嘱申请信息。

(3) 医嘱执行(order placer):在 HIS 的子系统中,为各临床科室部门产生的影像检查医嘱进行预约安排,并将预约信息发送至 RIS 及 HIS。

(4) 影像成像设备(acquisition modality):不同厂商的影像成像设备,分别获取 MWL,完成受检者影像采集和存储,发送执行过程步骤(MPPS)信息。

(5) 影像管理(image manager)、影像存档(image archive):影像成像设备直接获得的影像及在成像设备创建的影像文档的安全存储,以及影像查询、回传请求的管理,发送执行过程步骤信息。

(6) 执行过程步骤管理(PPS manager):将影像成像设备发送的执行过程步骤信息,或影像创建过程的执行步骤信息传送至 RIS,更新检查的执行状态。

(7) 影像显示(image display):影像诊断工作站或授权浏览器查询及获取影像,用户浏览影像。

(8) 证据生成(evidence creator):创建已完成检查的附加影像,关键影像和相关文档,发送至归档服务器。

SWF 集成方案有以下优点:①减少了由于人工输入导致的信息错误,对受检者信息掌握更全面,为受检者提供更佳的服务;②由于减少了烦琐的数据的手动输入,提高了就诊效率;③减少了系统开发和部署成本,各系统可按照 SWF 集成方案来设计彼此通信的接口。

2. **受检者信息整合（patient information reconciliation，PIR）**　PIR 集成模型是在系统不知道受检者的某些情况,但又必须对受检者立即进行影像检查,以便帮助临床完成诊断的集成模型。在这个模型中,受检者在预约登记之前就先进行了简单登录和影像检查,这种情况通常在急诊外伤时发生。IHE 框架定义了这种情况发生时的几个方案。例如,受检者可以在未经确认必要信息的情况下完成检查的登记,并在此状态下通过 RIS 提交检查,并安排完成检查。在受检者信息得到确认后,受检者登记的执行者重新发送一个修正/合并信息到检查提交系统和检查安排系统,并由检查安排系统通知影像管理系统,完成受检者信息的更新和整合。

PIR 集成模型也支持在信息没有完成传送的情况,例如,适用于通讯故障或影像成像设备工作站信息的误读而缺乏成像设备工作列表,在安排和预定过程采用了错误的或者替代的病人信息等情况。

3. **后处理工作流**(post-processing workflow,PWF) PWF 集成模型是 SWF 的一个自然和逻辑上的扩展,适用于影像后处理的优化流程,为解读影像信息,出具诊断报告提供帮助。PWF 的基本流程如下:

(1) 计划(planning):需要进行影像后处理的影像学检查,由 RIS 和 PACS 对影像数据进行准备。

(2) 提供工作列表(provide worklist):影像诊断医师在影像后处理工作站通过查询获得由 RIS 生成后处理的工作列表。

(3) 影像后处理(post-processing):影像诊断医师在影像后处理工作站的工作列表中按顺序选择任务,根据要求进行相应的影像后处理(包括影像的多平面重建,VR、冠状动脉 CT 血管造影影像重建、三维显示等),处理完成后的结果存储在本地并发送至 PACS。

(4) 状态跟踪(status tracking):影像后处理工作站发送影像后处理工作的状态信息(准备、进行中或完成)至 RIS。

4. **报告工作流**(reporting workflow,RWF) RWF 集成模型是 SWF 和 WF 的一个自然和逻辑上的扩展,它提供了整个诊断报告制作过程中若干任务的优化流程,以及记录处理过程的进度和完成情况的方案。RWF 的基本流程如下:

(1) 计划(planning):需要对影像进行解读并出具诊断报告的影像学检查,由 RIS 和 PACS 对影像数据信息进行准备。

(2) 提供工作列表(provide worklist):影像诊断医师在影像诊断工作站通过查询获得由 RIS 生成的诊断报告工作列表。

(3) 影像解读(interpretation):影像诊断医师在影像诊断工作站的工作列表中按顺序选择任务,根据影像显示的信息对影像检查结果进行描述和记录;结合受检者的既往病史对影像学检查作出诊断报告;初写报告与审核签发报告中的所有描述和记录(包括病灶的标记和测量等)均存储并发送至 RIS 和 PACS。

(4) 状态跟踪(status tracking):报告工作站发送报告工作的状态信息(报告待写(准备)、报告初写(进行中)、报告审核(进行中)、报告签发(完成)至 RIS。

5. **输入整合工作流**(import reconciliation workflow,IRWF) IRWF 集成模型定义了从外部系统(其他医疗机构提供的影像胶片、光盘等)导入受检者 DICOM 数据的信息流。它保证了受检者在被导入的外部系统和本地系统中信息的一致性,同时原始数据的完整性也得到保持。外部数据被导入后可以像在本地系统获得的数据一样得到使用。

6. **乳腺摄影工作流**(mammography acquisition workflow,MAWF) 乳腺摄影与常规 X 线摄影相比较,在影像检查过程中有其特殊性,MAWF 集成模型是基于 SWF 用于处理乳腺摄影专用的工作流。

7. **成像后工作流**(post-acquisition workflow,PAWF) PAWF 集成模型是在影像成像后提供工作列表、状态监测、结果追踪和应用程序的工作流方案。

三、工作流程分析

基于 IHE 的技术框架进行工作流程的优化解决了人工操作所产生的重复和错误的问题,也完善了数字化医学影像科的管理和对临床的支持。通过工作流程的分析,可使优化后的工作流程达到高效、可信、容错和透明。

工作流程的分析主要着眼于以下几点:

1. 完整的工作流程由很多分散的步骤组成,而临床存在各种不同的需求,这些步骤是否已经涵盖了临床用户的某些个性化需求。

2. 现有的工作流中是否存在按顺序进行的重复过程,如果有的话在用户界面是否存在能够简化操作并避免出错顺序的引导功能。

3. 在工作流中是否存在需要前序步骤完成后方可继续执行的后续步骤,如果存在的话,后续步骤在前序步骤未完成前是否已是可执行状态。

4. 是否存在一些非正常情况需要设定例外的工作流来完成(即 PIR 模型所定义的工作流)。

5. 工作流程在不同影像成像设备、不同科室和不同医疗机构、不同医学影像信息系统之间是否具有良好的协同工作能力。

第三节 医学成像的质量保证

随着医学影像成像设备不断更新,以及医学影像学、信息学、电子学等学科不断融合,其得到的数字化医学影像信息越来越丰富,在临床诊断和疾病治疗中具有重要价值,这就对数字化的医学影像质量以及相关数据信息的质量提出更高要求。因此,数字化的医学影像科必须建立科室质量控制与质量保证组织体系,制定并实施质量控制与保证方案。

一、数字成像的质量保证

1. 数字成像的质量保证和质量控制 对影像诊断来说,质量就是影像本身或该项检查固有的、决定是否能满足临床诊断目的、作为评价对象的性质的总和。可以认为,影像质量就是对诊断的价值。

(1) 质量保证(quality assurance,QA):是质量管理中的重要概念,其主要思想是通过各种技术手段使得医疗机构使用的医疗设备的各项性能技术指标达到正常发挥其临床功能的要求。质量保证由世界卫生组织(WHO)定义为:确保一个组织,系统及其组成部分良好运行的所必需的计划和系统措施。良好的运行指整个诊断过程的质量最佳化。在诊断过程中,质量控制涉及监测、评价及使所有性能特征保持在最佳水平,使其可确定、可测量、可控制。例如,就数字影像的质量保证而言,在获得稳定、高质量、符合临床诊断要求的影像的同时,必须最大限度地降低受检者和工作人员的辐射剂量。为此,必须提高数字化医学影像科相关工作人员的专业素质和综合素质,提高操作使用技能,保持影像成像设备始终处于"完好待用"的最佳状态。

(2) 质量控制(quality control,QC):是质量管理中的另一重要概念,是为了保持产品、过程或服务质量满足规定的质量要求所采取的技术措施和活动。数字影像成像设备性能指标的优劣直接影响数字影像质量,数字影像的好坏又直接影响诊断结果,数字影像质量不好,会造成漏诊、误诊,所以必须要有全面的数字影像质量控制思路。为了保证数字影像质量,必须采取一些措施和手段,制订相应质量管理计划,对影像成像设备的各种性能指标进行验收检测、状态检测和稳定性检测等质量控制检测,并监测校正检查过程。

2. **数字成像的质量管理** 管理就是指导和控制各组织的相互协调活动,即制订计划及完成计划所进行的一切活动。

(1) 质量管理(quality management,QM):QA 和 QC 都属于质量管理(quality management,QM)的范畴,质量管理要求制定方针、目标和职责范围,管理者要明确计划步骤,分工明确,全员传达并贯彻执行。

（2）全面质量管理（total quality management，TQM）：就是医疗机构为了最经济地实施、提供令就诊者、住院者、受检者充分满意的、合乎质量标准的医学诊疗服务，将医疗机构内所有部门为质量控制、质量保证、质量改进、质量管理所付出的努力统一、协调起来，从而能达到最佳效果的组织管理活动。

（3）全面数字影像成像质量管理：是指以最高的数字化成像与工作质量、最低的辐射剂量、最快捷有效的操作方式将影像数据完整无缺地传输到医学影像信息系统的服务器中，成为对临床有价值的影像学诊断信息，满足临床和受检者诊疗的需要。从上面这些阐述可以看到，全面数字影像成像质量管理包含三方面的技术要求：①最佳影像；②最小剂量；③满足临床诊断需要。为了达到这样一个目的所采取的各种方法即为全面数字影像成像质量管理。

为达到全面数字影像成像质量管理目的，应统一协调管理影像成像设备质量、放射防护质量、影像技师医师护士等工作人员的培训与工作质量、数字影像成像质量、医学影像信息系统传输存储显示数字影像的质量，以及成本效益管理处于最佳运行状态等方面的活动。全面数字影像成像质量管理就是全员参与，充分发挥组织管理和专业影像技术的作用，建立一整套严密完整的质量保证体系和质量控制体系。其中人员与设备是医疗活动良好运行的两个基本要素，是医学影像科进行所有医疗活动的基础。

二、数字化医学影像科的服务

数字化医学影像科是现代医学发展的必然结果，是在数字化医学影像成像设备、医学影像信息系统，以及医院信息系统三大平台支撑下所构成的平台科室，其服务理念、服务方式、科室特点，以及与其他专科的专业关系发生着深刻的变革。

1. **服务理念**　随着医学影像学的发展，在医学影像医疗活动中如何更好地利用先进医疗资源和先进影像技术，以获得更准确的影像信息是我们目前面临的一个重要课题。数字化医学影像科的服务通过采集受检者在医疗活动中各种医学影像信息并及时反馈给临床，以确保医疗活动顺利完成。为此数字化医学影像科应充分考虑受检者的视觉系统特性、生理特性和心理系统特性等各种特性，掌握受检者对医学影像的各种生理、心理反应特点，充分体现以受检者为中心，以质量为核心，提高服务质量，缩短候检时间，及时发布医学影像诊断报告，创建高效、安全的数字化影像信息平台。

2. **服务方式**　随着医学影像信息系统的广泛应用，数字化医学影像科的服务方式也发生了巨大改变，由原来通过纸笔手写的划价记账、预约登记、影像检查记录、诊断报告、影像档案胶片归档存储的传统影像检查的工作模式，发展成为医学影像信息化平台申请、划价记账、预约登记、DICOM 工作列表、导医候检呼叫、计算机化报告书写与审核、电子签名认证报告签发、数字影像归档存储、自助打印发布影像检查结果、检索查询统计、影像大数据分析等全数字化的影像检查信息架构模式。所有检查获得的影像以数字化的形式，通过网络传输到临床科室的医师工作站终端；影像医师通过影像诊断工作站阅读影像，书写审核诊断报告；受检者预约检查可通过网络、电话、服务窗口等多种方式进行；急诊影像检查有别于普通检查，以醒目的方式展现给影像医师，可以优先得到诊断服务，从而缩短受检者就诊时间，确保了受检者及时有效地治疗；医学影像信息系统支撑的数字化医学影像科使得影像检查更为规范精准，影像服务更为周到全面。

3. **数字化医学影像科特点**　为了确保数字化医学影像科的高效稳定运行，不但要有可靠的技术产品设备，而且还要拥有良好的服务意识和质量。

（1）数字化医学影像科有助于科室规范执业行为，实现资源整合，流程优化，降低运行成本，提高服务质量、工作效率和管理水平。

（2）数字化医学影像科的发展可以加快受检者的影像检查速度，提高工作效率，提高影像检查和影像诊断的精准性，减少受检者等候时间，提高受检者满意度。

（3）数字化医学影像科的建设可减少工作中的废片率,降低运营成本,节省存储空间。

（4）数字化医学影像科利用计算机和数字通讯网络等信息技术,将传统烦琐的操作模式转变为自动化集成化的运行模式,实现语音、影像、文字、数据、图表等信息的数字化采集、存储、阅读、复制、处理、检索和传输,使数字化医学影像科室全面进入信息化数字化时代,真正做到影像信息共享。

（5）数字化医学影像科内部借助医学影像信息系统与 HIS 的集成,可增强与临床医师沟通,做好影像检查电子申请单、诊断报告单、医学数字影像的实时追踪,做好临床诊疗交接班,避免差错的发生,不断提高影像服务质量与工作效率。

4. 数字化医学影像科与其他科室借助数字化影像、无纸化报告、无胶片化交流、无线网络传输等信息技术的支撑,数字化医学影像科与医疗机构内部的其他科室在临床诊疗的多专科会诊协作上联系更为紧密。临床离不开数字化医学影像科室,同样,数字化医学影像科室也离不开临床,二者相辅相成,共同发展。

三、影像成像服务质量的量化评价指标

1. **成像质量评价**　数字影像成像质量直接取决于影像成像设备的探测器性能、可探测的信号强度、仪器噪声等多种因素的影响,通过数字影像成像质量评价可以对影像的获取、传输、存储、处理、显示发布等数字影像成像质量链中的各个环节提供监控手段。

（1）主观评价（subjective evaluation,SE）:是通过人的视觉根据心理学的规律来评价影像质量。主观评价是判断影像质量时经常使用和可靠的方法。主观评价尺度包括品质尺度和妨碍尺度两种。品质尺度一般由未受训练的、对影像质量评价外行的观察者依靠自己的一般感觉进行判断;妨碍尺度则由训练有素的、有经验的内行进行严格的判断。内行观察者更具有外行观察者缺少的关注细小程度影像质量下降的能力（表 4-1）。

表 4-1　数字影像主观评价尺度

影像品质尺度	影像妨碍尺度
1. 低劣	1. 非常影响观察
2. 不好	2. 影响观察
3. 一般、尚好	3. 有点影响
4. 良好	4. 可看出降质、不影响观察
5. 优秀	5. 完全看不出降质

医师、技师、护士在医疗活动中面对各种医学影像信息,在浏览阅读影像的过程中,医学影像学信息是以光学特性被人体的视觉系统识别后,经过一系列的神经传导与生理信息转换后,才能得到相应的影像信息,并对此信息做出具有临床价值的诊断结果。由此可见,医疗工作者对医学影像的各种生理、心理反应特点往往对医学诊断的正确与否具有决定性作用,但是,目前对人眼视觉的心理特性还难以找出定量的描述方法,因此对影像质量的主观评价还有待深入研究。

（2）客观评价（objective evaluation,OE）:客观评价也称为相对尺度评价,是将一组影像与某参考影像以分值偏差多少进行评估来评价该组影像的成像质量。常用方法有调制传递函数（modulation transfer function,MTF）法和威纳频谱（wiener spectrum,WS）法,二者分别在评价影像锐利度和影像颗粒性方面对影像质量进行评价,具有广泛的临床应用价值。例如,以"0"分表示与参考影像相同质量,则"1"分表示较好,"2"分表示很好;对应的"−1"分表示不好,"−2"分表示非常不好。

目前,一般采取主观评价法和客观评价法的有机结合来全面评价数字影像质量,即综合评价

法。以影像诊断要求为依据,以影像成像技术为保证,注重尽量减少受检者的辐射剂量,多方面综合评价影像质量。

2. 成像服务量化评价指标 医学影像成像服务的量化评价包括平均预约登记操作时间、平均候检时间、平均检查时间,以及平均阅片报告时间等指标。通过统计分析医学影像信息系统中影像检查工作流程各个节点的数据,可以得到上述评价指标数据。

(1) 平均划价预约登记操作时间:是统计受检者在影像科服务窗口完成划价、预约、登记所用时间的平均值,是反映影像科服务窗口服务质量和效率的重要绩效考核评价指标。因检查项目的不同以及登记保管人员计算机操作熟练程度和业务熟悉程度的不同,平均划价预约登记操作时间也有较大不同。该指标可对登记保管员进行量化考核评价时提供参考。

(2) 平均候检时间:是统计受检者从进入影像科室预约检查至影像检查开始之间等候时间的平均值,是反映影像科提供影像检查服务能力与效率的重要绩效考核评价指标。通过受检者在服务窗口的预约登记,可以得到受检者的基本信息,包括精确的时间节点数据,这是影像科室医学影像成像服务的开始。实时关注、科学管理、积极调控受检者的平均候诊时间,将能有效避免受检者候检时间过长导致的临床诊疗效率的下降,促进影像科室的服务流程更加合理,提高受检者满意度。

(3) 平均检查时间:是统计受检者进入影像检查机房至影像检查项目结束所用时间的平均值,是反映不同影像成像设备、不同影像检查项目、不同病情的受检者、不同影像技师实施影像检查所需时间的量化评价指标,为影像检查的预约排期和机房分配提供重要的参考依据,同时,该指标还可对影像技师进行量化绩效考核时提供参考。

(4) 平均阅片报告时间:是统计影像诊断医师浏览每一位受检查数字影像与临床资料,进行分析判断并完成报告书写、报告审核、电子签名认证签发报告所用时间的平均值,是反映不同影像检查项目、不同病情的受检者、不同影像诊断医师阅片报告所需时间的量化评价指标,同时,也是反映影像科提供影像检查服务能力与效率的重要绩效考核评价指标,该指标可对影像诊断医师进行量化绩效考核时提供参考。

四、质量保证的角色和责任

医学数字影像成像链所涉及的工作流程环节和人员包括临床医师、受检者、影像科工作人员,以及医疗设备器械与信息系统制造商。其中每一个工作流程环节及其相关人员都承担着各自的质量角色,担负着不同的质量责任。为了获得高质量的影像与诊断结果,影像检查工作流程链中的各相关方需要协同努力,以共同保证影像检查和影像诊断的质量与医疗安全。

1. 临床医师的质量角色和责任 临床医师根据受检者病情开具相关影像检查的电子申请单,是数字影像成像检查工作的发起者、决策者之一。最终需要通过影像技师扫描产生的医学数字影像,以及影像医师的诊断报告,同时结合受检者临床表现等实际情况,对疾病进行诊断,并制订治疗方案。

临床医师作为影像检查的开单医师,在影像检查的电子申请单中需要填写与本次影像检查相关的受检者病史以及其他临床检查、检验的结果;阐明本次影像检查所要达成的目标;说明受检者有无影像检查的相关禁忌证;为影像检查中影像技术的选择优化以及影像的鉴别诊断提供尽可能丰富、全面、详尽的临床资料和线索;通过临床医师与影像技师、影像护士、影像医师的协同努力,以保证影像检查与诊断的质量与安全。

2. 受检者的质量角色和责任 受检者在数字影像成像检查过程中应服从影像检查的指导和动作指令;积极沟通,坦率客观地讲述病情情况和注射对比剂药物后感受到的不适;不冒名、不顶替,提供受检者真实个人身份信息;配合影像科工作人员完成影像检查;通过医患双方的共同努力,保证影像检查的质量与安全。

3. 数字化影像科工作人员的质量角色和责任　受检者到达影像科后,影像科工作人员,如登记保管员、影像技师、影像护士、影像医师等分别依据自身工作角色与岗位职责为受检者服务,以保证影像检查与诊断结果的顺利完成,同时,质量角色与职责其需要承担的质量职责如下:

(1) 登记保管员:在影像科服务窗口工作,其质量角色与职责包括:

1) 在影像检查的划价记账、预约登记、机房分配、预约改期、诊断报告与影像胶片的合并整理、核对与发放;保证受检者与影像检查信息数据的正确性、完整性、唯一性,保证数据信息的质量,保证医疗安全。

2) 认真、细致、耐心回答受检者咨询的问题,不断提升窗口服务质量。

3) 与影像检查机房的影像技师、影像护士密切沟通,科学、合理、高效地分配影像检查资源,努力保证受检者的平均候检时间能够长期有效地控制在医疗机构绩效考核的具体指标之内,提高受检者的满意度。

4) 对于需要受检者补充提交外院历史影像或者需要会诊后才能出具诊断报告的情况,与影像诊断报告室的影像诊断医师密切沟通协调,保证诊断报告及时完成、按时发放。

(2) 影像技师:在影像科的影像检查机房工作,按照设备操作规范要求操作影像成像设备,按照影像技术检查规范要求执行影像检查,其质量角色与职责包括:

1) 遵照临床医嘱,遵照设备与影像技术规范,负责受检者的固定与床旁 X 线摄影、CT、MR、全数字乳腺 X 线摄影、骨密度、核医学、口腔 X 线摄影等影像检查工作,优选影像技术,优化成像参数,保证影像质量和医疗安全。

2) 负责排版、打印、整理、核对胶片,杜绝差错,保证影像发布的质量。

3) 认真、细致、耐心回答受检者咨询的问题,不断提升影像检查服务质量。

4) 严格遵守影像成像设备的操作规程,认真做好设备的日常质控、保养和维护,努力保证在用的影像成像设备始终处于"完好待用"状态。

(3) 影像护士:在影像检查机房工作的影像护士的质量角色与职责包括:

1) 按照医疗器械、高压注射器、监护设备的操作规范要求操作。

2) 按照对比剂、急救抢救药品的用药说明使用药物。

3) 按照影像技术的增强扫描规范要求设置高压注射器注射参数。

4) 登记记录医用耗材器械、对比剂、抢救药品的数量、生产批号、有效期。

5) 协助影像技师完成增强检查。

6) 检查过程中如出现过敏反应,遵照过敏反应紧急预案,协助医师进行现场抢救工作。

(4) 影像诊断医师:为保证影像诊断质量和医疗安全,影像诊断医师的质量角色与职责包括:

1) 认真、细致、耐心回答受检者咨询的问题,提升影像诊断服务质量。

2) 在影像诊断报告的书写、审核中,结合受检者既往病史以及本次影像检查所要达成的目标;同时,对比历次医学检查与检验结果;全面、规范,准确地描述影像学表现;诊断意见(印象)与影像学表现(征象)的描述相符合。

3) 根据检查与诊断的要求,可以要求临床医师补充受检者的详细病史。

4) 根据受检者影像的质量,可以要求影像技师重新检查或补充检查。

5) 高年资影像诊断报告审核医师具有召回已审核签发报告的权限,及时管控潜在的医疗风险和差错。

4. 医疗设备器械与信息系统制造商的角色和责任　医疗设备器械与信息系统制造商是数字化医学影像科在用的影像成像设备、辅助设备、医疗器械、医用耗材,以及信息系统的提供者,并负责提供产品的质量安全、设备的预防性维护保养、故障维修、过期失效产品的召回、设备与信息系统之间以及不同信息系统之间的集成与连接。为此,医疗设备器械与信息系统制造商也是数字化医学影像科全面数字影像成像质量管理的责任方之一。

第四节 信息数据存储管理和灾难恢复策略

随着医疗机构业务的不断增长,以及个人对健康状况越来越多的关注,基于计算机病人记录(computer-based patient record,CPR),电子病历(electronic medical record,EMR)以及电子健康档案(electronic health record,EHR)数量急剧增加,给病历和病案管理带来了巨大的压力。个人健康档案信息数据是病历和病案的核心内容,在医院信息系统、医学影像信息系统以及区域卫生信息平台建设中,对于个人健康档案(包括其中的医学影像)信息数据的存储管理和灾难恢复是医学信息学和医学影像信息学面临的一项重要管理工作。如果没有个人健康档案信息数据存储管理和灾难恢复的技术手段与管理措施,就会导致受检者的信息数据隐私泄露、数据丢失,甚至造成无法弥补和估量的损失。

一、个人健康档案信息的隐私保护

基于网络的开放性和建立个人健康档案共享信息平台的目标,个人健康档案信息和医疗健康档案利用中的许多问题日渐突出。其中公民的隐私保护问题则成为医疗卫生界和法律界共同关注的课题。医疗健康档案的开放既要维护每一个社会利用者的利用权,又要保护健康档案形成者和隐私关联人的隐私权。只有协调医疗健康档案利用者与形成者之间的冲突,才能使健康档案开放利用顺利进行。

1. 个人健康档案信息隐私权的内涵

(1)隐私和隐私权:隐私是一个人不允许他人随意侵入的属于个人信息控制部分的领域,是一个人对自己身体、生活、精神独处的享有。隐私权是指法律赋予其在接受医疗服务时享有的,要求医疗机构及医务人员对合法掌握的涉及个人的各种隐私不得擅自泄露并排斥医疗机构及医务人员非法侵犯的权利。个人健康档案开放利用中涉及的隐私则是健康档案中有关个人利益或专属个人特征的,且权利人不愿为他人知晓的私人信息。

(2)涉及个人隐私的信息:涉及个人隐私的信息有以下几方面:①健康档案中记录个人身体健康状况的病案首页信息,包括个人的基本信息、家庭住址、联系方式、经济状况,以及所患疾病、既往病史、家族病史等有关信息;②健康档案中反映婚姻、家庭、社会关系等信息;③健康档案中公民活动状况信息,如公民职业活动、政治、哲学与宗教观点的信息;④声像健康档案、文字资料,如照片、声频、视频等;⑤电子健康档案(electronic health record,EHR)的所有内容,如文本格式、图片格式、声频格式、视频格式和多媒体格式等。

2. 我国个人健康档案信息隐私保护的现状

(1)法律法规不完善:为了加强隐私保护,欧美等发达国家早在1996年起已建立了相对完善的政策法规体系。我国的这种隐私保护的政策法规制定略显滞后,直至2010年,《电子病历基本规范(试行)》、《电子病历基本架构与数据标准(试行)》、《卫生系统电子认证服务管理办法(试行)》、《病历书写基本规范》等重要政策规范陆续出台。其中有关隐私保护的内容只是概括、宣言式的,对于电子病历在医疗纠纷中的法律地位、存档管理、使用人员身份标识、使用权限分级管理等问题,还没有具体的、可操作性的实施细则。

在电子病历与个人健康档案信息化过程中迫切需要国家有关部门根据应用需求特点,从医师行为、医疗机构流程、医疗机构运作模式、医疗机构间的关系等方面整体上进行修正、完善、规范、引导和协调,制定相关法律法规,使各个环节都有章可循、有法可依。

(2)技术方面存在安全隐患:个人健康档案通过互联网以电子数据形式加以储存和利用。从其基本内容及特点可以看出,其中记录的健康卫生数据信息在被利用的同时,其隐私权很容易受到网络上其他主体的侵犯。

3. 个人健康档案信息隐私保护的措施

（1）引入第三方认证机构监督机制：电子病历的广泛应用离不开权威、公正、技术成熟度高的第三方认证机构的监督。第三方认证机构的权威性、公信力以及使用技术的成熟度等，是电子病历能否获得医疗机构、受检者广泛认可的重要前提。国家主管部门应指定或要求医疗机构与第三方认证机构建立认证保证协议。这样才能切实保护受检者的合法权益，解决电子病历的安全可靠性问题。

（2）用于隐私保护的方法

1）通过限制用户对各类信息资源权限管理，防止越权使用资源，使各类数据在合法范围内使用。

2）数据分析、处理过程中主动隐藏敏感数据。

3）通过对数据的隐藏和泛化等操作来保护隐私的匿名化技术等。

从目前的状况上来看，基于访问控制的技术效率较高，但是灵活性较差。基于加密的技术能保证最终数据的准确性和安全性，但计算开销较大。而匿名化技术则可以在效率和数据的准确性之间达到平衡。

二、个人健康档案信息数据的存储方式

个人健康档案信息数据量大、信息来源广泛，对于不同性质的信息数据，在存储或交换中应采取不同的方式。

1. 个人健康档案数据形式的类型　通过对个人健康档案基本内容的分析，个人健康档案信息数据形式有如下类型：

（1）索引数据、路由数据、架构数据：基本都适合以严格结构化的数据形式存在，可以用二维表结构进行逻辑表达和关联。

（2）交换数据：基于各种协议、标准的规定，以数据流的形式在各种节点中进行传递交换，适合以半结构化的数据形式存在，主要存在于 XML、HTML 等半结构化文档或数据流中。

（3）个人基本信息、卫生服务记录：其主要信息来源载体是卫生服务记录表单，这些表单本质上接近于半结构化形式，这类数据除了以严格结构化的数据形式存在外，在特定情况下，也需要以半结构化的数据形式存在。

（4）医学影像和文档：产生于各种医疗服务环节的影像（例如 X 线摄影、CT、B 超的影像）、文档（例如影像诊断报告），则以非结构化的数据形式存在。

2. 个人健康档案信息的存储方式

（1）结构化的数据：对于结构化的数据形式（除 XML 文档外），采取关系型数据库存储。

（2）非结构化的数据：对于非结构化的数据形式，如 WORD 文档、PDF 文档、DICOM 文档等，可以采取文件方式进行存储。

（3）半结构化的数据：对于半结构化的数据形式（例如 XML 文档），考虑其存储的特殊性，可以采取针对 XML 文档的特点而采用的其他存储方式。

3. XML 文档存储方式　区域卫生信息平台中，系统与平台间、系统与系统之间的信息交换，凡符合 HL7 临床文档结构（clinical document architecture, CDA）标准的，则是文档格式。该文档遵循 XML 规范并以 XML 文档的形式传输和存储。目前，XML 文档应用以下方式存储。

（1）文件方式存储：原始 XML 文档或按平台要求经转换后的标准化 XML 文档，以文件方式保存。

（2）数据库方式存储：XML 文档的数据库存储方式有：

1）Native XML 数据库存储：Native XML 数据库的物理存储实现，可以基于关系型、层级型

或面向对象的数据库结构。

2）大字段存储：以大字段形式将 XML 文件存储到关系型数据库。关系型数据库中提供的 XML 支持功能既可以用文档对象模型（Document Object Model，DOM）进行文档解析，也可以采用用于处理 XML 事件驱动的推模型（Simple API for XML，SAX）进行文档解析。①DOM 解析：是 W3C 组织推荐的处理可扩展标志语言（XML）、并且与平台和语言无关的标准编程接口（API）。文档对象模型（DOM）可以动态地访问程序和脚本，更新其内容、结构和 www 文档的风格。但是其解析效率不高，这是因为 DOM 解析 XML 文档时，是把所有内容一次性的装载入内存，并构建一个驻留在内存中的树状结构（文档树）。如果需要解析的 XML 文档过大，或者只对该文档中的一部分感兴趣，就会引发系统的性能问题。②SAX 解析：SAX 是一种接口，也是一种软件包。它是用于处理可扩展标志语言（XML）文档的基于事件的标准编程接口（API）。SAX 是对文档对象模型（DOM）的补充，是一种 XML 文档解析的替代方法。相比于 DOM，SAX 是一种速度更快，更有效的 XML 文档解析方法，SAX 解析器不像 DOM 那样建立一个完整的文档树，而是逐行顺序扫描 XML 文档，一边扫描一边解析。当扫描到文档（document）开始与结束、元素（element）开始与结束等地方时激活一系列事件，这些事件被推给事件处理器，然后由事件处理器提供对文档内容的访问。相比于 DOM，SAX 可以在解析文档的任意时刻停止解析；并且应用程序只是在读取数据时检查数据，因此不需要将数据存储在内存中，这对于大型文档的解析是个巨大优势。

3）平面表存储：原始 XML 文档或按照平台要求经过转换后的标准化 XML 文档，经 XML 解析器解析分解后，以约定的格式将其存储在数据库的表、字段中。表 4-2 列出以上几种 XML 文档存储方式的特点与比较。

表 4-2　XML 文档存储方式的比较与特点

存储方式	优　点	缺　点
文件存储	针对读写直接操作，能对文件结构专门优化，得到更高的读写性能效果	维护复杂，开发成本高，不利于统计查询
Native XML 数据库存储	较为理想的存储方式，容易查询统计，维护成本低，技术成熟	需要更多的开销处理实体的读写
大字段存储	主流数据库均支持，可基于 XML 文档的摘要检索，适用于不需要对 XML 文档内部文档检索的场景	SQL 查询不能深入到保存该文档的字段并翻译
平面表存储	主流数据库均支持，最灵活的方式，可有效的针对性能需求进行数据表结构和存储	需额外花时间寻找和组装 XML 文档；需完整的维护
混合存储	针对不同 XML 文档进行优化，既保留文件存储的高性能，又便于其查询	开发成本高，业务分析复杂，存储成本增加

三、个人健康档案信息数据的存储模式

在医学影像信息系统、医院信息系统（HIS）以及区域卫生信息平台建设中，个人健康档案信息数据的存储有其特殊性，在存储架构设计中，应重点考虑不同信息数据存储模式下的存储、归档、检索的效率，以及所涉及的数据安全、可靠性、可扩展性。

1. **信息数据存储的模式**　在医学影像信息系统、医院信息系统（HIS）以及区域卫生信息平台存储架构设计中，个人健康档案信息数据存储模式有以下三种：集中式、分布式和联邦式。

（1）集中式：建设一个统一的数据中心，把一个医疗机构、一个区域内需要共享的医疗信息数据全部集中存储在数据中心。

（2）分布式：一个医疗机构、一个区域内没有统一的数据存储中心，医疗信息数据可以分散存储在不同的医疗机构和地点。

（3）联邦式：集中与分布相结合的信息数据存储模式，对于用户经常访问的信息数据集中在数据中心，其余分散在不同的医疗机构和地点。

2. 信息数据存储的安全与可靠性需求　在存储架构设计中，应考虑信息数据存储的安全和可靠性需求。因信息数据不限定以关系型数据库或文档形式进行存储，需要建立安全控制机制，对存储的信息数据对象访问进行授权。对存储在数据库中的信息数据，除了授权机制之外，应考虑视图级安全和记录级安全控制以及防抵赖、防不认可的安全认证与控制机制。信息数据存储的可靠性是满足互联互通正常运转的基石，存储设计中应充分考虑可靠性的需求，建立有效率的备份恢复机制、冗余存储机制以及灾难备份机制。

3. 信息数据存储的可扩展性的需求　健康档案数据覆盖了从婴幼儿期到老年期的主要生命阶段，信息数据以增量的方式不断增长。在信息数据的存储设计之初，不但需考虑满足短期存储需求，而且还要考虑未来较长时间的容量扩展需求，以及不同信息数据存储模式下的可扩展性需求。

四、病历和病案信息数据的管理和保护

病历和病案是个人健康档案信息数据的载体，妥善管理和保护病历、病案是医疗机构的法律责任和义务。

1. 相关法规、法律规定

（1）《医疗机构病历管理规定（2013 年版）》：2013 年 11 月 20 日，国家卫生和计划生育委员会、国家中医药管理局印发《医疗机构病历管理规定（2013 年版）》。

1）病历和病案：第一章总则的第二条规定"病历是指医务人员在医疗活动过程中形成的文字、符号、图表、影像、切片等资料的总和，包括门（急）诊病历和住院病历。病历归档以后形成病案。

2）电子病历的法律效力：第一章总则的第四条规定"按照病历记录形式不同，可区分为纸质病历和电子病历。电子病历与纸质病历具有同等效力。"

3）保存期限与起始日期：第六章病历的保存的第二十九条规定"门（急）诊病历由医疗机构保管的，保存时间自患者最后一次就诊之日起不少于 15 年；住院病历保存时间自患者最后一次住院出院之日起不少于 30 年。"

（2）《中华人民共和国民法通则》：1986 年 4 月 12 日由第六届全国人民代表大会第四次会议修订通过，1987 年 1 月 1 日起施行的《中华人民共和国民法通则》第 137 条规定："诉讼时效期间从知道或者应当知道权利被侵害时起计算。但是，从权利被侵害之日起超过二十年的，人民法院不予保护。有特殊情况的，人民法院可以延长诉讼时效期间。"由此可见，我国民法规定权利的最长保护期限为 20 年。

按照以上规定，医疗机构过早地删除、销毁病历资料，或者造成病历资料信息数据的丢失，将会导致医疗纠纷处理过程中的被动。

2. 分类和分级保管　医疗机构对门（急）诊、住院，以及有教学、科学研究价值的病案，特别是珍贵、稀有的病案资料应进行适当的分类、分级管理。

（1）分类管理：2015 年 11 月 18 日，国家档案局发布档案行业标准《归档文件整理规则》（DA/T 22—2015）（代替 DA/T 22—2000），自 2016 年 6 月 1 日起实施。标准对档案术语进行了定义，规定了档案分类与保管期限的标准。

1）归档文件（archival document）：立档单位在其职能活动中形成的、办理完毕、应作为文书档案保存的文件材料，包括纸质和电子文件材料。

2）整理（arrangement）：将归档文件以件为单位进行组件、分类、排列、编号、编目等，使之有序化的过程。纸质归档文件的整理还包括修整、装订、编页、装盒、排架；电子文件的整理还包括格式转换、元数据收集、归档数据包组织、存储等。

3）件（item）：归档文件的整理单位。

4）档号（archival code）：在归档文件整理过程中赋予其的一组字符代码，以体现归档文件的类别和排列顺序。

5）分类管理：标准规定"立档单位应对归档文件进行科学分类"。其中一项分类即是可"将文件按划定的保管期限分类"。

6）保管期限分类：标准中规定"保管期限分为永久、定期30年、定期10年，分别以代码"Y"、"D30"、"D10"标识。

7）保管期限分类参考：综合参照档案行业标准，《医疗机构病历管理规定（2013年版）》，以及《中华人民共和国民法通则》，在医学影像信息系统、医院信息系统（HIS）以及区域卫生信息平台中产生的个人健康档案信息数据等病历、病案资料的管理，可以按照保管期限分类为：定期20年、定期30年、永久等三类档案进行信息数据的归档管理。其中门（急）诊病历的保管期限至少定期20年；住院病历的保管期限至少定期30年；有教学、科学研究价值，以及复杂、疑难、罕见、珍贵的病历资料的保管期限可以是永久。保管期限的起点日期是门（急）诊病历自患者最后一次就诊之日起计算，住院病历自患者最后一次住院出院之日起计算。保管期限到期后医疗机构可视具体情况可以销毁，也可以继续保管。

（2）分级管理：根据病历自身情况和价值的不同，可以把住院病历分为一级病案、二级病案和三级病案。

1）一级病案：主要是科研、教学、复杂、疑难、罕见、珍贵的病案，应当永久保管。

2）二级病案：是受检者死亡病案、近20年内的病案和新上架的病案，应当长期保管。到期的病案可以销毁。

3）三级病案：是超过20年的病案，如顺产等无纠纷、无再使用价值的病案。到期的病案可以销毁。

综上所述，个人健康档案信息数据等病历、病案资料的分级和分类管理，既可以使病案管理与文书档案管理和法律、法规顺利接轨，又能更好地继续发挥有参考价值的病案在医疗、科研、教学和社会利用等方面的作用，并有利于维护医患双方和相关第三方的利益。

3. 信息数据销毁　信息数据销毁是指将存储介质（主要指磁介质）中的个人健康档案等病历、病案信息数据彻底删除，必要时物理销毁存储介质本身，避免非法利用存储介质中的残留的数据信息恢复原始数据信息，从而达到保护敏感信息数据和患者隐私的目的。目前，基于磁介质存储的信息数据销毁技术分为硬销毁技术和软销毁技术两类。

（1）硬销毁技术：包括消磁技术、热销毁技术、物理销毁技术，将信息数据及其存储介质载体同时销毁。硬销毁技术会造成销毁后的存储介质不能重新使用。

（2）软销毁技术：为信息数据覆盖技术，也叫软件覆写技术。软销毁技术则能保证信息数据销毁后，存储介质仍能继续使用。

五、医学影像信息数据的备份

针对医疗机构信息系统网络复杂、易感染病毒或遭受攻击，信息数据易被破坏、丢失的特点，为确保医疗信息数据的安全和完整，应对医学影像信息数据等病历、病案资料进行备份。

1. 医学影像数据备份　是指按事先设定的策略或人工操作对某一时间点的整个系统的医学影像信息数据等病历、病案资料或部分重要数据进行复制，从应用主机的硬盘阵列或者存储系统中复制到其他存储设备中的过程。其目的是为了在医学影像信息系统出现操作失误或系统故障导致数据丢失时,能通过备份数据还原原始数据;或者为了复制备份数据到其他服务器建立历史数据,用于信息数据的检索查询。

2. 医学影像数据备份方案 医学影像数据有以下三种备份方案以及这 3 种备份方案的组合:

(1) 完全备份:又称标准备份,是备份医学影像信息系统中的所有信息数据,备份所需时间最长,但恢复时间最短,操作最方便,也最可靠。

(2) 增量备份:只备份上次备份以后有变化的信息数据,备份时间较短,占用存储空间较少,但信息数据的恢复时间较长。

(3) 差分备份:只备份上次完全备份以后有变化的数据,备份时间较长,占用存储空间较多,但恢复时间较快。差分备份策略避免了以上两种策略缺陷的同时,具有如下优点:

1) 差分备份无需每天进行系统完全备份,备份所需时间短,并节省存储介质的空间。

2) 灾难恢复很方便,系统管理员只需两份备份数据,即完全备份的数据与发生灾难前最后一次的备份数据,就可以将系统完全恢复。

3. 医学影像数据库的定期备份 通过计划任务的方式,设置定期的医学影像信息系统数据库备份机制。

(1) 每天(甚至几小时)周期性地备份,备份可分为数据的完全备份和增量备份。

(2) 增量备份的间隔时间取决于每个用户应用场景的不同而不同。

(3) 备份产生的数据库文件定期地自动转移到其他存储设备,实现异地容灾备份。

4. 医学影像数据的备份存储技术 医学影像信息数据的备份存储是为了防止意外,例如火灾、地震、系统崩溃、感染病毒、受到攻击等情况发生时,能够从备份存储中恢复信息数据的技术。可以采用的备份存储技术有:独立冗余磁盘阵列(RAID)、网络附加存储(NAS)或者存储区域网络(SAN)。

六、医学影像信息数据的灾难恢复

为了将医学影像信息系统从灾难造成的故障或瘫痪状态恢复到可正常运行状态、并将其支持的系统功能从灾难造成的不正常状态恢复到可正常运行和工作的状态,需要掌握灾难恢复的策略,并了解灾难恢复的计划。

1. 灾难恢复 是指在发生灾难性事故时,利用已备份的信息数据或其他手段,及时对原系统进行恢复,以保证信息数据的安全性以及业务工作流程的连续性。

2. 灾难事故的原因 信息系统发生灾难性事故的原因很多,主要有:

(1) 硬件故障:主要的硬件故障有磁盘(包括其适配卡,接线)和电源(包括电缆、插座)故障。

(2) 人为错误:这是最容易忽略的故障原因,如对一些关键系统配置文件的不当操作(修改、删除、关闭),会导致系统不能正常启动和运行。

(3) 软件故障:这是最为复杂和多样化的原因,如系统参数设置不当;或由于应用程序没有优化,造成运行时系统资源分配不合理;或数据库参数设置不当等,都有可能导致系统性能下降甚至停机瘫痪。

(4) 病毒感染:目前防病毒系统的广泛应用,使得受病毒影响的情况并不多见,但是随着 internet 应用的普及和推广,对于病毒的攻击需要早预防、早探测、早隔离、早清除、早免疫。

(5) 自然灾害:地震、火灾、洪水、台风等自然灾害造成信息系统损毁停机,其发生几率低。

3. 灾难恢复策略 灾难恢复策略在整个信息数据备份机制中占有相当重要的地位。灾难恢复策略应该依据信息数据备份的情况(例如备份所采用的存储介质,软硬件产品等)来制定。

(1) 灾难恢复的技术方案:下面介绍信息系统主机可能出现的几种灾难情况及其相应的信

息数据恢复解决方案：

1）主机数据磁盘故障（非系统盘）：若数据盘使用了 RAID1，RAID5 等技术，则可以直接热插拔替换故障硬盘，系统自动恢复信息数据到新的磁盘里；若数据盘仍然不能恢复正常运行和访问，则须先更换物理磁盘，然后从信息数据备份介质中恢复数据。

2）主机物理损坏（不在数据备份范围内）：将主机数据磁盘取出，并对主机进行维修。将数据磁盘放到其他的主机上进行信息数据备份，或者安装到新的主机上运行，替代原有主机。

3）系统盘物理损坏：更换新的系统盘，通过信息数据备份系统的灾难恢复功能恢复操作系统和应用系统的软件与系统级数据。

4）操作系统不能启动：直接通过备份系统的灾难恢复功能恢复操作系统。

5）磁盘上数据损坏（如人为失误、病毒或黑客攻击）：通过备份介质上的备份数据来恢复信息数据，或利用数据恢复技术来找回信息数据。

6）数据中心灾难：在一些严重的极端情况发生时，数据中心主机系统存放在磁盘上的数据，以及本地备份存储介质中的数据均遭到损坏。此时只能利用异地容灾备份存储的数据，以及数据备份软件的远程存储功能来恢复信息数据。

（2）灾难恢复策略要素：在制定信息系统灾难恢复策略时应该考虑以下几个要素：

1）完整的系统配置记录文档，包括随着时间推延，系统配置被改变的日志记录，至少要有一份被存放在异地的副本。

2）为确保成功恢复信息数据，必须建立一个简捷有效的灾难恢复程序，以及严格按照既定的程序去建立文档，并安全异地保存。

3）建立灾难恢复中心，当灾难发生时，灾难恢复中心在最短的时间内，接管所有或部分业务，恢复系统正常运行和工作。

4. 灾难恢复计划　灾难恢复计划除了对计划中涉及的各种硬件设备要进行定期测试外，对于各种应急程序、数据以及假设的紧急事件也要进行定期的更新维护与测试。灾难恢复措施包括灾难预防制度、灾难演练制度和灾难恢复的完整备份方案等。

（1）灾难预防制度：为预防灾难的发生，需要做好灾难恢复备份。医学影像信息系统在实现大数据的关键节点上，应采用网络连接存储（NAS）或存储区域网络（SAN）备份技术进行灾难恢复备份系统的建设，以保证紧急情况下，系统能够自动恢复重要的信息数据。

（2）灾难演练制度：为保证灾难恢复的可靠性，只进行信息数据备份系统的建设是不够的，还要进行灾难恢复演练。灾难恢复模拟演练可以帮助熟练掌握灾难恢复的操作过程，检验在用的信息数据存储备份系统运行是否正常和备份的信息数据是否可靠、完整、有效。

（3）灾难恢复的完整备份方案：严格执行事先制定的备份策略，当医疗机构信息系统遭遇突如其来的灾难时，可以应付自如。必须保证每年至少一次灾难恢复计划的修订、补充、完善，以及每年至少一次的灾难恢复模拟演练。

七、医学影像信息数据的迁移

在医疗机构更换或者升级医学影像信息系统时，遇到最大的问题不是新系统的上线运行，而是之前医学影像信息系统的信息数据怎么才能安全、完整、正确地迁移到新的医学影像信息系统中，这就是医学影像信息系统的数据迁移。一般而言，这些信息数据包括受检者的基本信息、影像检查诊断报告数据、科室管理数据和影像设备成像时产生的医学影像数据。前一部分数据是 RIS 数据，一般都存放在关系型数据库中，如 SQL server 或者 Oracle 数据库；后一部分数据叫影像数据，通常都以 DICOM 文件的形式独立保存在存储介质中，例如存储在独立冗余磁盘阵列、NAS 或者 SAN 中。这里着重讨论医学影像信息数据的迁移。

1. 医学影像信息数据迁移可依赖的标准　长期以来，信息标准化一直是我国医疗机构信息化发展的瓶颈,也是医学影像信息系统数据迁移的关键。在医学影像信息数据迁移过程中,DICOM 标准是可依赖的唯一标准,也是确保完成信息数据迁移一致性的重要前提。为此,必须要求医学影像信息系统(包括存储的医学影像格式)完全符合 DICOM 3.0 标准。

2. 医学影像信息数据迁移中存在的问题　尽管在医学影像信息系统信息数据迁移过程中可以遵循 DICOM 3.0 标准,然而现实中仍然存在一些问题。例如有些制造商会在标准 DICOM 文件里增加一些自定义的内容,虽然 DICOM 协议标准允许这样做,但通常并不随产品同时发布其自行定义的内容解释文档。在医学影像信息系统信息数据迁移过程中可能遇到的具体问题有:

(1) 新系统无法解释解读原系统的文件:这是迁移信息数据时最常见的问题,即新制造商对原制造商的 DICOM 文件无法解释,或者更客观地说原制造商的 DICOM 文件不符合新制造商的 DICOM 标准。

(2) 不同医学影像信息系统实现的 DICOM 服务不同:医学影像信息系统的 DICOM 服务器软件必须提供的 DICOM 服务包括:storage SCU/SCP、modality worklist SCU/SCP、query/retrieve SCU/SCP 等,然而并非所有医学影像信息系统制造商都会实现这些 DICOM 服务。

3. 医学影像信息数据迁移中常用的方法　目前常见的医学影像信息系统数据迁移方法有三种,一种方法是将旧系统的影像全部在新系统中重新归档存储一遍,属于重新归档的访问方法;第二种方法是信息数据接口访问方法;第三种方法是应用 DICOM 代理网关访问方法。

(1) 重新归档:重新归档的数据迁移方法需要将旧系统中的医学 DICOM 影像全部导入到新系统中,如果原有系统中影像信息数据量庞大,使用这种方法将存在以下几个严重的问题:

1) 旧系统的存储无法利用上。

2) 移动十几个 TB 的数据需要数月的时间。

3) 新系统从开始上线即装载了庞大的历史数据,因此这对新系统也是一个严峻挑战。

4) 要处理庞大的信息数据,难免中间出现异常,可能是文件传输失败或者新系统归档处理信息数据时出现异常。

(2) 信息数据接口访问:信息数据接口访问的方法需要前后两个医学影像信息系统制造商相互配合、共同约定好一个从新、老系统中调取信息数据的接口规范与方法。信息数据接口访问方式需要定制化开发,会遇到一些技术挑战,事先商榷好详细的信息数据接口访问技术方案,确保方案的可行性,以尽可能地降低风险、避免差错。

(3) DICOM 代理网关:信息数据的迁移还可以使用 DICOM 代理网关的方法。该方法具有以下优势:

1) 是一种无缝的信息数据访问方式,新医学影像信息系统的客户端不需要做任何技术修改,只需在安装时将 DICOM 代理网关配置为医用 DICOM 信息数据源。

2) 信息数据迁移的业务逻辑全部集中到了 DICOM 代理网关程序的设计中,可以采取一种松耦合、可扩展的方式来兼容各类医学影像信息系统之间数据迁移的问题,例如采用插件方式,用不同的插件来处理不同的业务逻辑,避免了将问题蔓延到医学影像信息系统的其他模块。

3) 不需要耗费大量时间移动历史信息数据,就地生效新的医学影像信息系统客户端可以直接访问到之前的数据。如遇到旧的医学影像信息系统可能不支持 DICOM 医学影像信息数据的检索查询提取服务时,新的医学影像信息系统制造商只需针对原有医学影像信息系统设计一个插件,以实现对原有信息数据的检索、查询和提取访问过程。

第五节　宕机应急方案

宕机是指医学影像信息系统无法自行从一个系统错误中恢复、或系统软硬件层面问题导致系统长时间无响应、或预防性的执行关机程序,而不得不重新启动系统的现象。运行中的任何计算机、服务器、网络设备、存储设备、操作系统、数据库、应用软件等软硬件系统都会出现宕机情况,为此,合理、可行、有效的宕机应急预案对于保障医学影像业务与工作流程的有序、不间断运行显得非常重要。

一、宕机类型和注意事项

1. 宕机类型 造成医学影像信息系统宕机不可用的原因有很多,主要包括非计划性宕机和计划性宕机两大类。其中,非计划性宕机主要是由计算机和服务器系统故障或数据故障引起的被动的停机;计划性宕机则是以维护为目的的有计划地主动的终止系统服务。对于各个行业运行核心关键业务的软硬件系统来说,需要遵循"5 个 9"(99.999%)、或者"6 个 9"(99.9999%)、甚至"7 个 9"(99.999 99%)的标准来加以评估,而这些标准代表的,举例来说,就是一台服务器每年的非计划停机时间分别只有 5.256 分钟、31.5 秒、3.1 秒钟。由此我们可以看到核心关键业务所能容忍的每个年度的宕机时间是以秒、分钟计算的。而且,宕机时间越长,所造成的损失越是巨大。

(1) 非计划性宕机:主要包括主机故障宕机、数据故障宕机、存储故障、网络故障、人为错误、数据损坏、中心站点故障等。

1) 主机故障宕机:当主机系统出现意外故障并导致服务中断时,就是主机故障宕机。

2) 数据故障宕机:数据故障是指丢失、损坏或破坏关键业务数据,其原因比主机故障更加复杂,可能因存储硬件、人为错误、损坏或中心站点故障引起。

3) 存储故障:目前医学影像信息系统普遍采用基于独立冗余磁盘阵列技术构成的 DAS、SAN、NAS 存储系统,其故障主要是由机房电力供应、或者电源模块、或者存储系统控制器、或者硬盘自身的故障因素所导致。

4) 网络故障:网络传输系统是医学影像信息系统传输、交换医学影像信息的重要载体和部件,其故障主要是由网络交换设备和路由设备的硬件故障、或者由于其硬件内部运行的微码停止运行所导致。

5) 人为错误:人为错误包括误删除重要数据、或者升级硬件和软件、或者更改系统设置等故障因素所导致。

6) 数据损坏:数据损坏通常系 I/O 堆栈中的故障组件或磁盘故障所导致,也可能是由人为的误操作导致数据被错误修改或者删除所导致的。

7) 中心站点故障:在运行服务器、核心层网络设备、数据中心存储系统的医学影像信息系统中心站点,任何故障都可能导致信息系统的宕机、甚至"崩溃"。此外,数据保护特性提供预防灾难性事件的能力,这些事件可能在某一段时间内严重减弱、减缓中心站点的事务处理与响应能力,从外界观察也表现为中心站点的故障宕机。

(2) 计划性宕机:是医学影像信息系统在运行阶段所执行的不可避免的预防性维护(preventive maintenance,PM)措施,但因停机维护会影响到数据库停止对外提供服务,对信息系统造成暂时停止运行的影响。计划性宕机是主动性停机,为例行操作、定期维护、部署与升级新设备与新软件等提供操作时间窗口。其中的例行操作是指频繁进行的维护任务,包括备份、性能管理、用户管理和批处理;定期维护指安装补丁和重新配置系统;部署与升级包括硬件、操作系统、数据库、应用程序、中间件或网络的重大升级。

2. 宕机注意事项

(1) 为了减少宕机,应该确保系统硬件正常运行、系统软件正确配置,且不存在网络故障。

(2) 申请计划性宕机时,不仅要考虑计划的停机时间,同时还要考虑整个信息系统因停机而造成的影响波及的业务范围。

（3）对于系统设置更改导致的停机，必须在调整一些重要参数和设置之后执行重新启动数据库、操作系统的运维操作。

二、规范和程序

1. 宕机的应急处理规范

（1）正确判断宕机类型：医学影像信息系统发生宕机时，首先需要区分其宕机是计划性宕机还是非计划性宕机。如果是计划性宕机，那就必须在预定时间内完成；如果是非计划性宕机，其原因很大程度上是人为错误或未按既定流程运行。在分析宕机类型时，要善于从宏观的角度观察现象、思考问题。

（2）立即启动应急预案：围绕医学影像信息系统供电电源是否可靠，网络是否安全，主机、存储设备、服务器软件及数据库运行是否正常等，制定并采取相应的应急措施，努力减少宕机损失。

（3）建立健全报告制度：医学影像信息系统发生宕机后，原则上，15分钟内无法恢复的，应向单位业务主管部门和信息部门报告；30分钟以上无法恢复的，应向分管业务的院级领导报告。当需要对应急方案进行更改或临时应急使用时，应提前将变更的具体情况、原因报告领导，获得批准后方可使用。

（4）严格执行系统预防性维护巡检制度：系统预防性维护巡检方案是通过定期、定人、定岗对医学影像信息系统的维护，及时了解和掌握其性能状况的一系列措施，在预防并减少宕机方面具有重要意义。

2. 宕机的应急处理程序

医学影像信息系统非计划性宕机的原因多种多样，断电、配置错误、防火墙设置错误，甚至是来自互联网的恶意访问都可能引发非计划性宕机。下面讨论的内容是基于非计划性宕机的应急处理程序。

（1）初步判断：宕机出现时，需要分析如下问题：①供电电源情况；②网络使用及通畅情况；③服务器及其管理；④运行日志记录情况。经过上述步骤之后，如果系统仍然处于宕机状态，再进行下面步骤。

（2）使用 ping 命令探测设备状况：如果服务器已经虚拟化，那么就可以试着 ping 物理服务器自己的真实 IP；如果无法 ping 通服务器，且已经检查并确定网络连接是正常的，那就可以将问题定位到物理服务器或操作系统本身。

（3）逐层检查：从底层到高层的方式来逐层检查问题：①网络接口和本地网络配置；②检查DHCP 启动情况；③检查服务器工作状态：检查服务器是否具有相关服务的角色，可以试着查找相关的文件或服务来验证服务器是否正常运行。

（4）检查日志：如以上方法都未解决问题，则检查日志并尝试查明在服务器宕机时日志中记录的信息。

总之，以上处理程序仅适用于一般宕机问题的解决，实际工作中，还应针对实际故障，结合自身系统与网络情况制定相应的宕机应急处理流程。

三、宕机的管控

多种因素会造成医学影像信息系统的宕机，为此，对宕机加强管理、控制其危害波及的范围及造成的损失，就显得非常重要。宕机的管控涉及与其相关联的电源、网络、主机及存储设备、数据库、电脑病毒等各个方面。

1. 电源的管控

电源机房采用 UPS 为医学影像信息系统中心站点的主要设备进行供电，为应对宕机，采取以下措施：

（1）UPS 维护：加强 UPS 维护，保证 UPS 连续不间断地正常工作。

（2）三路联合供电：在必要情况下，交流输入供电系统采用双路市电供电和第三路的发电机联合备用供电，以保证市电停电时间较长时，仍能保障正常供电。

（3）UPS 后备电池组：UPS 的直流输入方面，采用公用电池组的设计，配置后备电池组，以便在交流输入端发生瞬变，或者市电与市电、市电与发电机供电切换时的短时直流输入供电，切实保障 UPS 交流输出电力的不间断。

（4）停电：计划性停电发生前，根据停电时间的长短，依次发布一般性通知、较紧急通知和紧急通知给相关医疗部门机构。非计划停电发生后，立即启动紧急应对措施，并联系设备部门和后勤供电部门立即投入抢修。

2. 网络的管控　包括网络交换机与路由器的管控、分支医疗机构网络专线的管控等都属于网络管控与安全的范畴。根据设定的安全规则，在网络的入口处统一检查网络通讯，既要保护医疗机构内部网络通讯的安全，也要保障医疗机构内部网络在与外部网络通讯时的安全。为此，需要实现内部网络与外部网络的有效隔离，所有来自外部网络的访问请求和通讯内容都要通过防火墙的检查。具体措施有：①设置源地址过滤，拒绝外部非法 IP 地址的访问；②防火墙只保留有用的 Web 服务和电子邮件服务，关闭其他不需要的服务与端口；③制定防火墙访问策略，只有被授权的外部主机可以访问内部网络的有限 IP 地址；④网络的安全策略由防火墙集中管理和控制。

3. 主机、存储设备及数据库的管控

（1）紧急停电的处置：在接到紧急停电通知后，30 分钟内按照先数据库、其次主机、最后存储设备的顺序停止所有系统的运行。必要的情况下，须拔掉电源插头。

（2）采用双机热备技术：在其中一台主机出现异常时，及时切换到另外一台备份主机。

（3）日常数据备份：采用硬盘、磁带机等设备作好日常数据的备份。

（4）误删除操作系统文件的处置：如果发生误删除操作系统文件，立即进行文件系统恢复（必须有系统数据的备份）。

（5）误删除数据的处置：如果发生误删除数据，立即进行数据库恢复（必须有数据库数据的备份）。

（6）存储空间不足的处置：如果文件系统存储空间不足，或者数据库表存储空间不足，或者系统日志存储空间不足，应立即进行存储空间的扩展。

（7）异地数据备份中心的建立：为保持数据安全性和完整性，必要时建立异地数据备份中心。

（8）故障的处置：出现重大故障和宕机，应尽快了解故障情况，分析查找问题发生的原因，提出应急解决方案，做现场应急处置。同时，立即通知系统服务商赶到现场处理，由其提供备件和系统恢复支援。

4. 电脑病毒的管控

（1）配置企业级的网络版杀毒软件：在医疗机构内部所有联网的 PC 机、PC 服务器上安装防病毒软件，实现反计算机病毒分级防范和集中安全管理。

（2）配置防病毒网关服务器：检查所有网内计算机的进出邮件、所访问的网页和 FTP 文件，防止病毒通过外部网络进入医疗机构内部网络进行传播和感染。

（3）自动更新防病毒软件和病毒库：建立定时自动更新防病毒软件和病毒库的机制，确保杀毒软件的有效性和安全性。

（4）集中的网络入侵检测和漏洞扫描系统：建立集中的网络入侵检测和漏洞扫描系统，防范黑客入侵和攻击，及时给系统升级补丁。

（5）病毒的处置：如发现计算机感染病毒，应立即终止其网络连接并通知信息部门进行相关处置。

（6）影像采集设备主机与图像后处理工作站主机的预防管控：必要时，对上述两种类型的主机进行病毒侵入风险评估，与设备厂商商定防病毒、防网络攻击策略。

四、预防性维护巡检

1. 预防性维护（preventive maintenance，PM） 是指采取一些必要的手段和措施，及时发现医学影像信息系统可能存在的危险和不安全因素，采取相应措施加以预防的系统管理方法。它强调 IT 工程技术人员的职责不仅仅是维修设备，还包括对其进行风险评估、测试及周期性维护。因此，医学影像信息系统的 PM 在及时了解和掌握系统性能状况，发现和排除可能引起系统故障的隐患，并确保系统始终处于安全、完好、最佳的工作状态等方面具有重要的实践指导意义。

2. 预防性维护巡检的内容 包括：PM 巡检项目、PM 巡检周期、PM 具体时间安排、PM 参与人员等。

（1）PM 巡检项目：PM 巡检项目主要包括数据库系统，服务器操作系统，服务器、存储及网络设备的各重要配件指示灯是否正常；硬盘存储空间是否充足；各类服务器应用软件、管理软件、杀毒软件是否运行正常；UPS 供电系统、机房空调是否正常工作等。

（2）PM 的周期：不同 PM 巡检项目，其 PM 的周期不同。

1）服务器、存储及网络设备：PM 周期一般为每周两次。例如查看各服务器和存储设备硬盘有无红灯亮，服务器上检测内存等重要指示灯是否有异常。

2）操作系统：PM 周期一般为每两周一次，主要查阅操作系统事件查看器，看是否有报错及警告信息；通过操作系统了解服务器性能和相关网络硬件是否稳定；定时备份和删除日志记录，以免大量的日志对服务器的工作性能带来影响；定期（一般每三到六个月）重新启动服务器和操作系统，若服务器的负载与数据量大，每次启动时间间隔就需要短些，反之就可以长一些，如果服务器维护的比较好，启动时间间隔也可以适当延长些，只要终端用户的访问速度不变慢就可以。在操作系统 PM 时，要求同时进行服务器 PM。

3）数据库系统：PM 周期一般为一个月左右，包括定期的索引分析，以便优化数据库系统及运行相关 SQL 脚本以测试数据库系统的负载。

4）各类服务器应用管理软件：依据整个医学影像信息系统运行情况，其 PM 周期一般为一个月到三个月。

5）UPS：在安装后的前两年为每年一次 PM；两年后为每半年一次 PM。

6）杀毒软件：杀毒软件一般采用网络版，杀毒软件的服务器端每周至少一次 PM，并注意定期更新病毒库。

（3）PM 的具体时间安排：依据 PM 操作对医学影像信息系统正常工作是否有影响来安排 PM 的具体执行时间。

1）无任何影响：一般将 PM 安排在上班或者下班时间均可，如硬盘有无红灯亮、操作系统事件查看器浏览、应用软件模块工作日志等。

2）有影响：一般将 PM 安排在下班时间，如 UPS 检测、数据库索引分析、信息系统硬件、系统软件与应用软件的 PM 等。

（4）PM 的参与人员

1）对于 PM 巡检硬盘有无红灯亮、操作系统事件查看器浏览等，一般的 IT 系统维护人员就可以胜任。

2）对于较专业的如 UPS 检测、数据库索引分析等 PM 巡检需要邀请医学影像信息系统一线维护人员和（或）制造商维护工程师支持。

第六节　信息安全管理

安全管理(security management)是为了实现安全的目标而进行的有关决策、计划、组织和控制等方面的活动;主要运用现代安全管理原理、方法和手段,分析和研究各种不安全因素,从技术上、组织上和管理上采取有力措施,解决和消除各种不安全的因素,防止医学影像信息系统故障发生。信息安全管理包括数据安全、隐私保障、数据加密、身份认证、电子签名、网络防火墙,以及物理、系统、网络与应用的安全标准规范等内容。

一、信息安全概述

1. 信息安全的基本概念　信息安全(information security)是研究在特定的应用环境下,依据特定的安全策略,对信息及其系统实施保护、检测和恢复的科学。信息安全是指信息系统(包括硬件、软件、数据、人、物理环境及其基础设施)受到技术和管理的安全保护,不因偶然和恶意的原因而遭到破坏、更改、泄露,信息系统连续可靠正常地运行,信息服务不中断,最终实现机构业务的连续性。

2. 信息安全的目标　是保护信息的保密性、完整性、可用性、可靠性和不可抵赖性。

(1) 保密性(confidentiality):在信息系统运行过程中信息不为非授权的对象获取、利用。

(2) 完整性(integrity):信息在系统中不经授权不能更改的特性,即信息在存储或传输过程中保持不被偶然或蓄意地删除、修改、伪造、乱序、重放、插入等行为破坏和丢失。

(3) 可用性(availability):是指得到授权的实体在需要时可以得到所需要的资源和服务。即信息可以为被授权的对象访问并可按其需求使用的特性。

(4) 可靠性(reliability):是指系统在规定的条件下和规定的时间内,完成规定功能的概率。

(5) 不可否认性(non-repudiation):也称不可抵赖性,是指在信息交互过程中,确信参与者的真实同一性,即所有参与者都不可能否认或抵赖曾经完成的操作和承诺。

3. 信息安全的建设内容　信息系统安全的主要建设内容可分解但不限于以下内容:安全基础设施建设;网络安全建设;系统平台和应用平台安全建设;数据系统安全建设;安全标准体系建设;人才培养体系建设;安全管理体系建设。

4. 信息安全框架体系　信息安全框架体系的发展是一个渐进的过程,在这个过程中有许多信息安全指导性的框架体系,例如国际标准化组织(ISO)根据开放互联的系统环境提出的ISO7498-2;美国互联网安全系统(ISS)公司提出的 P2DR 安全模型;国际标准化组织(ISO)在英国标准协会制定的 BS 7799 信息安全管理体系基础上提出的 ISO/IEC17799 与 ISO/IEC 27002。

(1) ISO7498-2:指的是信息处理系统开放系统互连基本参考模型的第 2 部分:安全架构(information processing systems;open systems interconnection;basis reference model;part 2:security architecture)。在 ISO7498-2 中描述了开放系统互联安全的体系结构,提出设计安全的信息系统的基础架构中应该包含五种安全服务(安全功能)、能够对这五种安全服务提供支持的八类安全机制和普遍安全机制。其中五种安全服务包括鉴别服务、访问控制、数据完整性、数据保密性、抗抵赖性;八类安全机制包括加密、数字签名、访问控制、数据完整性、数据交换、业务流填充、路由控制、公证。

(2) P2DR 模型:网络安全是保障信息安全的基础,P2DR 模型是动态网络安全体系的代表模型,也是动态安全模型的雏形。P2DR 模型包括四个主要部分:policy(安全策略)、protection(防护)、detection(检测)和 response(响应)。

(3) ISO/IEC17799 与 ISO/IEC 27002:ISO/IEC 17799 的前身是英国国家标准 BS7799-1—1999;2000 年 12 月国际标准化组织(ISO)将 BS7799-1 采纳为国际标准,即 ISO/IEC 17799—

2000;2005 年 6 月,ISO 对 ISO/IEC 17799—2000 进行了较大幅度的修订后重新发布,即 ISO/IEC 17799—2005;2007 年 4 月,ISO/IEC 17799 更名为 ISO/IEC 27002。ISO/IEC17799 与 ISO/IEC 27002 是信息技术-安全技术-信息安全控制实用规则(information technology-security techniques-code of practice for information security controls),是一个通用的信息安全控制措施集,是解决组织信息安全问题的最佳实践。标准共 18 章,从 14 个方面阐述了 44 条信息安全控制目标和 152 条控制措施,力求打造组织全面的信息安全体系。

5. 信息系统的安全保护等级 中华人民共和国国家标准《计算机信息系统安全保护等级划分准则》(GB 17859—1999)中规定了计算机系统安全保护能力的五个等级。依据此等级划分准则对每一级别的信息系统都有相应的技术要求(物理安全、网络安全、主机安全、应用安全、数据安全及备份恢复)和管理要求(安全管理制度、安全管理机构、人员安全管理、系统建设管理、系统运维管理)。

(1) 基本概念:为了更好地学习、理解信息系统安全等级的划分准则,需要先行掌握一些相关的基本概念。

1) 计算机信息系统(computer information system):是由计算机及其相关的和配套的设备、设施(含网络)构成的,按照一定的应用目标和规则对信息进行采集、加工、存储、传输、检索等处理的人机系统。

2) 计算机信息系统可信计算基(trusted computing base of computer information system):计算机系统内保护装置的总体,包括硬件、固件、软件和负责执行安全策略的组合体。它建立了一个基本的保护环境并提供一个可信计算系统所要求的附加用户服务。

3) 客体(object):信息的载体。

4) 主体(subject):引起信息在客体之间流动的人、进程或设备等。

5) 敏感标记(sensitivity label):表示客体安全级别并描述客体数据敏感性的一组信息,可信计算基中把敏感标记作为强制访问控制决策的依据。

6) 安全策略(security policy):有关管理、保护和发布敏感信息的法律、规定和实施细则。

7) 信道(channel):系统内的信息传输路径。

8) 隐蔽信道(covert channel):允许进程以危害系统安全策略的方式传输信息的通信信道。

9) 访问监控器(reference monitor):监控主体和客体之间授权访问关系的部件。

10) 可信路径:当连接用户时(如注册、更改主体安全级),计算机信息系统可信计算基提供它与用户之间的可信通信路径。可信路径上的通信只能由该用户或计算机信息系统可信计算基激活,且在逻辑上与其他路径上的通信相隔离,且能正确地加以区分。

11) 可信恢复:计算机信息系统可信计算基提供过程和机制,保证计算机信息系统失效或中断后,可以进行不损害任何安全保护性能的恢复。

(2) 计算机信息系统安全保护等级:计算机系统安全保护能力分为五个等级。依据此定级对每一级别的信息系统都有相应的技术要求(物理安全、网络安全、主机安全、应用安全、数据安全及备份恢复)和管理要求(安全管理制度、安全管理机构、人员安全管理、系统建设管理、系统运维管理)。

1) 第一级:用户自主保护级。该级适用于普通内联网用户。本级的计算机信息系统可信计算基通过隔离用户与数据,使用户具备自主安全保护的能力。它具有多种形式的控制能力,对用户实施访问控制,即为用户提供可行的手段,保护用户和用户组信息,避免其他用户对数据的非法读写与破坏。

2) 第二级:系统审计保护级。该级适用于通过内联网或国际互联网进行业务活动,需要保密的非重要单位;与用户自主保护级相比,本级的计算机信息系统可信计算基实施了粒度更细的自主访问控制,它通过登录规程、审计安全性相关事件和隔离资源,使用户对自己的行为负责。

3）第三级：安全标记保护级。该级适用于地方各级国家机关、事业单位、医疗机构、金融机构、邮电通信、能源与水源供给部门、交通运输、大型工商与信息技术企业、重点工程建设等单位；本级的计算机信息系统可信计算基具有系统审计保护级所有功能。此外，还提供有关安全策略模型、数据标记以及主体对客体强制访问控制的非形式化描述；具有准确地标记输出信息的能力；消除通过测试发现的任何错误。

4）第四级：结构化保护级。该级适用于中央级国家机关、广播电视部门、重要物资储备单位、社会应急服务部门、尖端科技企业集团、国家重点科研机构和国防建设等部门；本级的计算机信息系统可信计算基建立于一个明确定义的形式化安全策略模型之上，它要求将第三级系统中的自主和强制访问控制扩展到所有主体与客体。此外，还要考虑隐蔽通道。本级的计算机信息系统可信计算基必须结构化为关键保护元素和非关键保护元素。计算机信息系统可信计算基的接口也必须明确定义，使其设计与实现能经受更充分的测试和更完整的复审。加强鉴别机制；支持系统管理员和操作员的职能；提供可信设施管理；增强了配置管理控制；系统具有相当强的抗渗透能力。

5）第五级：访问验证保护级。该级适用于国防关键部门和依法需要对计算机信息系统实施特殊隔离的单位。本级的计算机信息系统可信计算基满足访问监控器需求。访问监控器仲裁主体对客体的全部访问。访问监控器本身是抗篡改的；必须足够小，能够分析和测试。为了满足访问监控器需求，计算机信息系统可信计算基在其构造时，排除那些对实施安全策略来说并非必要的代码；在设计和实现时，从系统工程角度将其复杂性降低到最小程度。支持安全管理员职能；扩充审计机制，当发生与安全相关的事件时发出信号；提供系统恢复机制。系统具有很高的抗渗透能力。

上述标准适用于计算机信息系统安全保护技术能力等级的划分。计算机信息系统安全保护能力随着安全保护等级的增高，逐级增强。

6. 信息安全技术 主要用于防止系统漏洞，防止外部黑客入侵，防御病毒破坏和对可疑访问进行有效控制等。信息安全的内涵在不断地延伸，从最初的信息保密性发展到信息的完整性、可用性、可控性和不可否认性，进而又发展为"攻（攻击）、防（防范）、测（检测）、控（控制）、管（管理）、评（评估）"等多方面的基础理论和实施技术。信息系统和信息网络常用的基础性安全技术包括以下几方面的内容。

（1）身份认证技术：用来确定用户或者设备身份的合法性，典型的手段有用户名口令、身份识别、PKI 证书和生物认证等。

（2）加解密技术：在传输过程或存储过程中进行信息数据的加密与解密，典型的加密体制可采用对称加密和非对称加密。

（3）边界防护技术：防止外部网络用户以非法手段进入内部网络，访问内部资源。保护内部网络操作环境的特殊网络互连设备有防火墙和入侵检测设备。

（4）访问控制技术：保证网络资源不被非法使用和访问。访问控制是网络安全防范和保护的主要核心策略，规定了主体对客体访问的限制，并在身份识别的基础上，根据身份对提出资源访问的请求加以权限控制。

（5）主机加固技术：操作系统或者数据库在实际运行中会不可避免地出现某些漏洞，从而使信息网络系统遭受严重的威胁。主机加固技术对操作系统、数据库等进行漏洞加固和保护，提高系统的抗攻击能力。

（6）安全审计技术：包含日志审计和行为审计，通过日志审计协助系统管理员在受到攻击后察看网络日志，从而评估网络配置的合理性、安全策略的有效性，追溯分析安全攻击轨迹，并能为实时防御提供技术手段。通过对工作人员或用户的网络行为审计，确认行为的合规性，确保管理的安全。

（7）检测监控技术：对信息网络中的流量或应用内容进行二至七层的检测并适度监管和控制，避免网络流量的滥用、垃圾信息和有害信息的传播。

二、数据安全和隐私保障

1. 数据安全　数据安全是信息安全最重要的目的，其含义主要包括数据本身的安全、防护的安全、处理的安全、存储的安全等多个方面。

（1）数据本身的安全：主要是指采用现代可靠的加密算法与安全体系对数据进行主动保护，主要是对称算法与公开密钥密码体系。

（2）数据防护的安全：主要是采用现代信息存储手段对数据进行主动防护，如通过磁盘阵列、数据备份、异地容灾等手段保证数据的安全。

（3）数据处理的安全：是指如何有效地防止数据在录入、处理、统计或打印中由于硬件故障、断电、死机、人为的误操作、程序缺陷、病毒或黑客等造成的数据库损坏或数据丢失现象，以及某些敏感或保密的数据可能被不具备资格的人员或操作员阅读，而造成数据泄密等后果。

（4）数据存储的安全：是指数据库在系统运行之外的可读性。一旦数据库被盗，即使没有原来的系统程序，照样可以另外编写程序对盗取的数据库进行查看或修改。从这个角度说，不加密的数据库是不安全的，容易造成信息和隐私的泄密，数据的防泄密涉及计算机网络通信的保密、安全及软件保护等问题。

2. 医学影像数据的特点　保障医学影像信息系统的数据安全需要分析医学影像数据的具体特点。

1）数据量大：在医学影像信息系统中，不但单幅医学影像的数据量大，而且每位受检者的影像数据量也很大。

2）保存期长：医学影像数据不同于其他的信息数据，需要长期、甚至永久保存。

3）使用频繁：医学影像数据在医院信息系统以及医学影像信息系统中会被频繁的检索、查询、存取、浏览。

4）持续增加：医学影像数据在每日的信息系统运行中都在持续地增加。

5）医学影像数据的质量高：医学影像数据分辨率高、精度高，并且用于诊断目的的医学影像数据不能进行有损压缩。

6）医学影像数据复杂：医学影像数据信息中有受检者的图文信息、医学造影动态视频、影像后处理的数据等。

7）医学影像数据的时间特性：对于医学影像数据以其产生的时间来划分，可分为近（当）期数据、短期数据、长期数据。①近（当）期数据需要存储的数据量相对较小，但是这部分数据的访问频率高，查询、传输、浏览的数据量大，为此要求能够高速存储、调取、传输、显示近（当）期数据；②短期数据需要存储的数据量大，但是这部分数据的访问频率一般，为此要求存储容量大，可以高效率地存储、调取、传输、显示短期数据；③长期数据需要存储的数据量超大，但是这部分数据的访问频率低，为此需要海量的存储容量，可以安全、稳定地存储、调取、传输、显示长期数据，并需要进行数据备份。

3. 医学影像数据存储方式的选择　根据医学影像数据的特点，影像信息系统一般按时间进行分级存储。分级存储的核心是根据不同的分级选择不同的存储方式和介质（SSD 磁盘、光纤通道磁盘、SATA 磁盘、SAS 磁盘、SCSI 磁盘和磁带库），不同介质之间的数据可以进行迁移。影像信息的存储根据存储时间的需要可以分为三级：在线存储、近线存储、离线备份存储。

4. 医学影像数据存储的安全防护技术　医学影像信息系统存储的影像信息数据越来越多，而且越来越重要，为防止系统中的数据意外丢失，需要采用安全防护技术来确保数据的安全。在医学影像信息系统中为了实现数据的安全存储，一般采用下述数据安全防护技术。

（1）磁盘阵列技术：是指把多个类型、容量、接口甚至品牌一致的专用磁盘或普通硬盘连成一个阵列，组合成数据存储容量大、存取速度快、读写准确安全的存储系统。磁盘阵列技术以必要的数据冗余实现对数据的保护，以数据条带分布实现高性能的数据读写。

（2）双机热备容错：从狭义上讲，双机热备容错特指基于高可用系统中的两台硬件设备（例如两台服务器、或者两台网络设备、或者两台存储设备）的硬件线性冗余热备容错（或高可用），达到指数增长的系统安全可靠性。双机热备容错的目的在于保证系统数据和服务的在线性，保证数据不丢失和系统不停机。即当系统发生故障时，仍然能够继续正常地提供数据和服务，使得系统不会停顿和停机。

双机高可用按工作中的切换方式分为主-备（active-standby）方式和双主机（active-active）方式。active 与 standby 的状态指的是某种应用或业务的状态，并非指的是上述硬件设备的状态。

1）主-备方式：指的是一台硬件设备处于某种业务的激活状态（即 active 状态），另一台硬件设备则处于该业务的备用状态（即 standby 状态）。

2）双主机方式：即指两种不同业务分别在两台硬件设备上互为主备状态（即 active-standby 和 standby-active 状态）。

（3）集群：是一组相互独立的、通过高速网络互联的计算机，它们构成了一个群组，以单一系统的模式加以管理，通过核心的调度算法实现集群的高性能、低成本、高可用性、高可靠性以及可缩放性。一个信息系统用户与集群相互作用时，集群就像是一台独立的服务器。

（4）磁盘镜像：是一种基于多存储模块的存储技术，采用特有的数据调度方式使多存储模块可以协同保存同样的数据。磁盘镜像可以将所有的数据拷贝保存在一个或多个存储模块中，而当信息系统中的一个存储模块故障，其他的存储模块可以继续支持系统的运行。

（5）数据备份：是容灾的基础，是指为防止系统出现操作失误或系统故障导致数据丢失，而将全部或部分数据集合从应用主机的硬盘或磁盘阵列复制到其他的存储介质的过程。传统的数据备份主要是采用内置或外置的磁带机进行冷备份。但是这种方式只能防止操作失误等人为故障，而且其恢复时间也很长。随着技术的不断发展，数据的海量增加，一般通过专业的数据存储管理软件结合相应的硬件和存储设备来实现。备份管理包括备份的可计划性，自动化操作，历史记录或日志记录的保存等。

（6）数据迁移：由在线与近线存储设备和离线存储设备共同构成一个协调工作的存储系统，该系统在在线与近线存储以及离线存储设备间动态的管理数据，使得访问频率高的数据存放于性能较高的在线与近线存储设备中，而访问频率低的数据存放于海量的离线存储设备中。

（7）数据库加密：对数据库中的数据信息加密是为增强关系型数据库管理系统的安全性，提供一个安全适用的数据库加密平台，对数据库存储的内容实施有效保护。它通过数据库存储加密等安全方法实现了数据库数据存储保密和完整性要求，使得数据库以密文方式存储并在密态方式下工作，确保了数据安全。

（8）异地容灾：以异地实时备份为基础的高效、可靠的远程数据存储，为业务生产中心实施了各种各样的数据保护。但是，不管怎么保护，当火灾、地震这种灾难发生时，一旦业务生产中心瘫痪了，备份中心会接管业务，继续提供数据和服务。

5. **数据灾难恢复**　是指当数据存储设备发生故障或遭遇意外灾难造成数据意外丢失、损坏时，通过相应的数据恢复技术体系，达到找回丢失、损坏数据，降低灾难损失的目的。数据灾难恢复作为"救灾机制"中重要的一环，在加强灾害应急体系建设、减少经济损失方面起着不可估量的重要作用，更是信息化社会一个不可缺少的基础安全设施。数据的灾难恢复包括数据容灾恢复以及应用容灾恢复两个方面。

（1）数据容灾恢复：建立数据备份系统，实时的复制备份数据。

（2）应用容灾恢复：建立应用系统备份体系，确保灾难后备份中心的应用系统可以迅速接管本地系统。

6. 医学影像信息系统下的隐私保障 隐私(Privacy)在我国法律体系中有明确的定义:公民个人的与公共利益无关的私人事项及其物化资料。在医学影像信息系统中受检者的个人信息会在多个部门间共享,针对受检者隐私的保护尤为重要。所有与受检者关联的信息资料、医疗资料等都只能在信息合法授权的情况下,由指定的医务人员浏览,而相关的医务人员有义务为受检者保守隐私。在医院信息系统和医学影像信息系统中,要以统一的方式对受检者的信息资料进行配置授权、执行保护策略、获取记录授权机制。

医学影像信息系统中的隐私保障的主要技术有身份鉴别、加密服务、访问控制服务、数字签名服务、安全审计服务、匿名化服务等。

三、数据加密技术

1. 数据加密技术 数据加密技术是最基本的安全技术,被誉为信息安全的核心,最初主要用于保证数据在存储和传输过程中的保密性。加密就是原始信息数据(明文)通过一定的加密算法转换为完全掩盖了原始数据的信息数据(密文),反过来的过程被称为解密。即使加密信息在存储或者传输过程为非授权人员所获得,也可以保证这些信息不为其认知,从而达到保护信息的目的。该方法的保密性直接取决于所采用的密码算法和密钥长度。

2. 数据加密算法 常用的数据加密算法有对称加密算法、非对称加密算法,可以广泛应用于数据加密、身份认证和数据安全传输。

(1) 对称加密算法:也被称为私钥密码体系。对称加密算法中数据的发送方和接收方必须共同持有相同的密钥用来对原始数据加密和对密文解密。对称加密算法公开、计算量小、加密运算速度快、加密效率高,但其密钥必须进行安全发送到接收方用来解密,具有一定的风险性。这种加密算法的安全性取决于密钥被非法获取的概率,破解的难度取决于密钥的复杂性。每对用户每次使用对称加密算法时,都需要使用其他人不知道的唯一钥匙,当密钥被大规模使用时,会使得发收信双方所拥有的钥匙数量成几何级数增长,密钥的安全管理成为用户的负担。对称加密算法在分布式网络系统上使用较为困难,主要是因为密钥管理困难,使用成本较高。在计算机专网系统中广泛使用的对称加密算法有美国数据加密标准 DES(数据加密标准)算法,欧洲数据加密标准 IDEA(国际数据加密算法),加密强度最高的对称加密算法是 AES(高级加密标准)算法。

(2) 非对称加密算法:也被称为公钥密码体系。非对称加密算法使用两把完全不同但又是完全匹配的一对钥匙,即公钥和私钥。在使用非对称加密算法加密文件时,只有使用匹配的一对公钥和私钥,才能完成对明文的加密和解密过程。加密明文时采用公钥加密,解密密文时使用私钥才能完成,而且发信方(加密者)知道收信方的公钥,只有收信方(解密者)才是唯一知道自己私钥的人。非对称加密算法的具体工作原理是,如果发信方想发送只有收信方才能解读的加密信息,发信方必须首先知道收信方的公钥,然后利用收信方的公钥来加密原文;收信方收到加密密文后,使用自己的私钥才能解密密文。显然,采用非对称加密算法,收发信双方在通信之前,收信方必须把自己早已随机生成的公钥送给发信方,而自己保留私钥。由于不对称算法拥有两个密钥,因而特别适用于分布式系统中的数据加密。

四、身份认证

身份认证是信息系统的安全防御大门,是整个系统中最为基本、最为重要的安全服务,是其他安全服务的基础。

1. 身份认证定义 身份认证是用户在访问系统资源,使用系统服务时,系统验证识别用户身份是否真实、合法且唯一的过程。

身份认证在系统中的表现形式为系统认证协议，是一类重要的密码协议。身份认证的一般过程为，用户根据所知信息（表明用户身份的一些信息，如静态密码、动态口令等）、所持标记物（可以代表用户身份的特有标记物品，如身份证、智能卡、手机令牌、USB KEY 等）、所有生物特征（可以鉴别用户身份真实、唯一的生物学特征，如指纹、视网膜等）向系统提供信息，系统对所提供的信息与授权数据库进行比对验证，进而得出用户身份是否真实、唯一且合法与用户身份权限。

2. **身份认证技术**　数据存在的价值就是需要被合理访问，所以，建立信息安全体系的目的应该是保证系统中的数据只能被有权限的人访问，未经授权的人则无法访问到数据。参与安全通信的双方在进行安全通信前，必须互相鉴别对方的身份。保护数据不仅仅是要让数据正确、长久地存在，更重要的是，要让不该看到数据的人看不到。这方面，就必须依靠身份认证技术来给数据加上一把锁。身份认证技术可以用于解决访问者的物理身份和数字身份的一致性问题，给其他安全技术提供权限管理的依据。所以说，身份认证是整个信息安全体系的基础。

（1）静态密码（static passwords）：又被称为口令。基于静态密码的认证方式是最为常见、最为简单的认证方式，常见的形式是用户设置一组二元信息（用户名，密码），当用户进入系统时，系统会比对用户设置的二元信息与用户输入的二元信息，从而判断用户身份与权限。

静态密码操作简单，但其安全性十分有限，其限制在于：长密码难记忆，短密码易猜测或遭暴力破解；静态密码一般为明文传输容易遭受搭线窃听；易遭受假冒攻击。

（2）智能卡（smart card）：是将微处理器（CPU）、卡内操作系统（COS）、存储器和固有程序固封于基片中的卡片，尺寸较小易于携带，使用简捷。微处理器具有一定的逻辑运算和数据处理能力，可以验证和处理外部提供的信息及卡内的一些操作。存储器用于存储固有程序和信息数据，对外可以提供信息读取，对内可以提供于微处理器操作。智能卡可以大量地存储用户信息，例如用户的出生日期、科室、职称、工号、职务、个人数字照片、指纹等身份信息。

智能卡在身份认证技术中，最常见的是将数字证书、用户生物学特征及密钥等存储在智能卡中，方便进行身份认证。数字证书由第三方权威机构数字证书认证中心颁发，证书包含有申请者的身份信息、申请者公钥、CA 数字签名及证书有效期等。

（3）动态口令（dynamic password）：又称为一次性口令。主要机制是将用户名与一种不确定的因素绑定在一起输入密码算法，经过算法得出一个动态变化的结果，即动态口令，将这种动态口令输入系统相应的验证算法，计算是否为合法身份登录。这样用户每次登录时提供给系统的信息都不相同，相对于静态密码技术，动态口令可以极大地提高身份认证的安全性。

动态口令身份认证技术有以下特点：①动态性：每次登录的动态口令都不相同。②随机性：动态口令是随机的，绑定于一个不确定因子。③抗穷举性：动态口令使用生命周期较短，在较短的周期里，穷举出正确的口令几乎是不可能的。

（4）USBkey：是结合最新的密码学、智能卡技术和 USB 技术的新一代身份认证产品。USB key 采用 USB 接口通常集成一块智能卡芯片或单片机，内有存储器，可以存储用于身份认证的数字证书，数据加密解密的密钥等。

在安全性上 USBkey 具有以下特点：①双因子认证：USB key 具有 USB 接口硬件与 PIN（个人识别码）码的双重因子认证。②带有安全存储空间：USB key 常存储有数字证书和用户密钥等，对存储空间的读写有很强的保护性。③硬件加密算法：USB key 内置单片机或智能芯片，可以实现 USB 接口设备内的数据加密算法处理。④USB key 体积小、兼容性好、即插即用、功能强、价格低，是良好的身份认证技术载体。

五、电子签名

1. **电子签名（electronic signatures）**　依据我国颁布的《中华人民共和国电子签名法》，可靠的电子签名已具有与手写签名、盖章同等的法律效力。电子签名是指数据电文中以电子形式所含、所附用于识别签名人身份,表明签名人认可其中内容的数据。数据电文是指采用电子、光学、磁或者类似方式生成、发送、接收或者存储的信息。

2. 包含的技术及应用 电子签名是个广义的概念,可以通过多种技术手段来实现。

(1) 手写签名或图章的模式识别:将用户的签名或者图章通过扫描,转换为数据形式存储,可以作为对用户身份认证的技术。

(2) 生物识别技术:对用户的生物学特征信息(指纹、视网膜、声音等)采样,获取数据形式的信息,同样可以对用户进行身份认证。

(3) 数字签名(digital signature):是基于公钥基础设施(public key infrastructure,PKI)的电子签名。其核心采用认证机构(certification authority,CA)签发的数字证书唯一标识用户实体身份。一般包括公开密钥、证书持有人(或单位)的名称、证书授权中心、密钥的有效期等,同时还有保障数据完整性和不可否认性的作用。

数字签名是目前电子业务中应用普遍、技术成熟、可操作性强的一种电子签名技术。数字签名是用户在发送信息时,通过一个单向函数对信息进行处理,得出一个无法伪造的数据串。这个数据串具有认证信息是否由用户本人所发送,以及信息发送过程中是否发生变化两种功能。

六、网络防火墙

1. 网络防火墙(network firewall) 是位于计算机和它所连接的网络之间的硬件和软件。网络防火墙作为内部网与外部网之间的访问控制设备,安装在内部网和外部网交界点上,计算机流入流出的所有网络通信均要经过网络防火墙。

2. 网络防火墙的作用 网络防火墙具有很好的网络安全和信息安全的保护作用。网络防火墙将网络分为外部网络和内部网络,入侵者必须首先穿越网络防火墙的安全防线,才能接触目标计算机。网络防火墙是协助信息安全的技术手段,其基本安全策略是网络隔离与网络访问控制,即依照一定的规则对网络间的数据传输进行限制,并确定是否允许数据通过,成为外部网络与内部网络的缓冲机制,抵御外部网络对内部网络的入侵和威胁。其发挥的安全作用有:

(1) 网络防火墙对流经它的网络通信进行扫描,过滤掉攻击代码,以免其在目标计算机上被执行。

(2) 防火墙可以关闭不使用的端口。

(3) 可以禁止特定端口的流出通信,封锁特洛伊木马。

(4) 可以禁止来自特殊站点的访问,从而防止来自不明入侵者的所有通信。

(5) 可以防止 internet 上的危险(病毒、资源盗用)传播到网络内部。

(6) 可以屏蔽内部网络的信息、结构和运行情况,通过软硬件的结合实现保护内部网络不为外部网络非法访问、非法入侵。

(7) 能强化安全策略。

(8) 能有效记录 internet 上的活动。

(9) 可限制暴露用户点。

(10) 是安全策略的检查点。可以将防火墙配置为不同的保护级别。高级别的保护可能会禁止一些服务,如视频流等。

3. 网络防火墙技术

(1) 数据包过滤技术:是根据数据包源头的信息(如:源地址、目的地址、端口号和协议类型等)来判断是否允许其通过。这种技术是基本和原始的防火墙技术,就是对数据包进行过滤筛选,依据制定的过滤数据规则,对符合过滤规则的数据包予以通过,对不符合的数据包筛选出来予以丢弃。

数据包过滤技术的原理是在链路层向 IP 层反馈 IP 报文时,在 TCP/IP 协议栈接收前截取 IP 报文。对 IP 报文的数据包源头信息与设置的过滤逻辑规则进行比对,来决定是否允许 IP 报文通过。其中过滤逻辑由访问控制列表(ACL)定义。

数据包过滤技术衍生出包过滤防火墙。其优点是:①速度快,包过滤只对包源头信息进行检测,检测操作简单,因而速度快;②相对于用户而言,包过滤防火墙是透明的,不需做什么复杂的配置。其缺点是:①未对包数据做检测,存在一定隐患;②包过滤防火墙较为简单,无法获取较为详细的事件描述;③对复杂的内部网络配置访问控制列表时较为困难,而且容易出错。

(2) 代理技术:代理技术是在应用层面对数据包信息内容进行访问控制,直接代理完成网络访问。其基本原理是代理服务器接收每个内部网络客户机向外部网络发送的链接请求,代理服务器依据安全策略判断是否允许这些链接要求。如果允许,代理服务器就代理内部网络的链接请求;向外部网络发送请求;接收外部网络发来的数据包;而后对接收的数据包进行检测,根据安全策略判定是否接收数据包;如果接收,则发送给内部网络的客户机。上述两个安全判定中有一条不通过则链接被阻止。

代理技术使得内部网络与外部网络的链接由代理服务器控制,以实现安全网络访问,同时可以实现用户身份认证、详细日志、审计跟踪和数据加密等功能。代理技术还可以过滤协议、应用和控制会话过程,有很强的灵活性。代理技术的实现是通过对每种应用服务制定相应的代理程序以及对每一种 TCP/IP 服务设计相应的代理程序来实现的。

(3) 状态检测技术:又被称为动态包过滤技术。这种检测技术是由传统的包过滤技术的基础上发展起来的,与包过滤技术不同的是状态检测技术是以数据流的概念对数据包进行过滤。传统包过滤技术中数据包是独立的,同一个会话中不同包之间的判定是独立进行的,而状态检测技术是以一个连接、数据流、会话为单位的。状态检测技术是检测、跟踪每一个有效链接的状态,根据获取的状态信息去判定是否允许通过防火墙。

状态检测技术检测的信息包括通信信息、通信状态、应用状态和信息操作性。通过一个动态的状态表,记录管理所有的链接通信信息、通信状态,完成对链接中数据包的检测过滤,保障网络安全。状态检测技术的实现步骤一般为:构建状态监测表,制定安全规则表和状态表,分析数据包。

4. 网络防火墙的体系结构 常用的网络防火墙体系机构有屏蔽路由器模式、双宿主主机模式、屏蔽主机模式以及屏蔽子网模式。

(1) 屏蔽路由器模式:是最为基本的防火墙模式。是由具有包过滤功能的路由器构成物理基础,由 IP 层包过滤软件构成软件基础。这种模式可以实现简单的数据包过滤。路由器是内部网络与外部网络间的链接通道,因而可以实现对内外网络数据交流的访问控制、信息过滤。

(2) 双宿主主机模式:双宿主主机是一台主机上安装有两块网卡,一块连接受保护的内部网络,另一块连接外部网络。双宿主主机模式是以这种双宿主机为物理基础,在 IP 层面阻止内部网络与外部网络的通信。内外网络的通信是由双宿主机代理服务。

(3) 屏蔽主机体系模式:屏蔽主机体系模式是由包过滤路由器和堡垒主机构成,堡垒主机指的是运行防火墙系统的主机。在屏蔽主机体系中,包过滤路由器置于内部网络与外部网络之间,用来控制内外网络间网络层的数据通信,外部网络只能访问到堡垒主机和内部网络中的公开主机,堡垒主机则配置在内部网络中,用来代理服务内部网络对外部网络的访问需求。

(4) 屏蔽子网模式:是由两个包过滤路由器和一个堡垒主机构成。两个包过滤路由器将内外网隔离,在两个包过滤路由器之间是一个隔离区,隔离区一般是由堡垒主机和公用服务器组成,堡垒主机作为代理服务器和认证服务器,公用服务器一般为控制各种通信服务(FTP、E-mail、WWW、Telnet)的服务器。连接外部网络的路由器用于管理控制外部网络对隔离区的访问,只允许外部网络访问堡垒主机或公用服务器。连接内部网络的过滤器是第二层控制机制,只接受来自隔离区的数据包,管理控制隔离区与内部网络的访问。

七、物理安全标准规范

1. 概述 信息系统中的物理基础是指计算机,联网设备,以及机房电源设施等。针对硬件的安全技术有防火、防水、防雷、防磁和湿度、温度控制等物理安全技术,物理安全是信息安全环境的保障。

2. 物理安全技术规范 信息系统安全等级第三级要求的物理安全技术规范(physical security technical specifications)参考如下:

(1) 物理位置的选择:①机房和系统应用场地应选择在具有防震、防风和防雨等能力的建筑内;②机房场地应避免设在建筑物的高层或地下室,以及用水设备的下层或隔壁。

(2) 物理访问控制:①机房出入口应安排专人值守,控制、鉴别和记录进入的人员;②需进入机房的来访人员应经过申请和审批流程,并限制和监控其活动范围;③应对机房划分区域进行管理,区域和区域之间设置物理隔离装置,在重要区域前设置交付或安装等过渡区域;④重要区域应配置电子门禁系统,控制、鉴别和记录进入的人员。

(3) 防盗窃和防破坏:①应将主要设备放置在机房内;②应将设备或主要部件进行固定,并设置明显的不易除去的标记;③应将通信线缆铺设在隐蔽处,可铺设在防静电地板下或管道中;④应对存储介质分类标识,存储在介质库或档案室中;⑤应利用光、电等技术设置机房防盗报警系统;⑥应对机房设置监控报警系统。

(4) 防雷击:①机房建筑应设置避雷装置;②应设置防雷保安器,防止感应雷;③机房应设置交流电源地线。

(5) 防火:①机房应设置火灾自动消防系统,能够自动检测火情、自动报警,并自动灭火;②机房及相关的工作房间和辅助房应采用具有耐火等级的建筑材料;③机房应采取区域隔离防火措施,将重要设备与其他设备隔离开。

(6) 防水和防潮:①水管安装,不得穿过机房屋顶和活动地板下;②应采取措施防止雨水通过机房窗户、屋顶和墙壁渗透;③应采取措施防止机房内水蒸气结露和地下积水的转移与渗透;④应安装对水敏感的检测仪表或元件,对机房进行防水检测和报警。

(7) 防静电:①主要设备应采用必要的接地防静电措施;②机房应采用防静电地板。

(8) 温湿度控制:机房应设置温、湿度自动调节设施,例如恒温恒湿机房专用空调,使机房温、湿度的变化在设备运行所允许的范围之内。

(9) 电力供应:①应在机房供电线路上配置稳压器和过电压防护设备;②应提供短期的备用电力供应,例如不间断电源(UPS),至少满足主要设备在断电情况下的正常运行要求;③应设置冗余或并行的电力电缆线路为计算机系统供电;④应建立备用供电系统,例如柴油发电机组。

(10) 电磁防护:①应采用接地方式防止外界电磁干扰和设备寄生耦合干扰;②电源线和通信线缆应隔离铺设,避免互相干扰;③应对关键设备和磁介质实施电磁屏蔽。

3. 物理安全风险评估

(1) 风险评估(risk assessment):是对信息和信息处理设施的弱点、其所受威胁、后果及其发生概率的评估。风险评估主要分析三个因素:资产、威胁和脆弱性。资产的属性是资产价值;威胁的属性可以是威胁主体、影响对象、出现频率、动机等;脆弱性的属性是资产弱点的严重程度。

(2) 风险评估的实施流程:①风险评估前准备:为确定风险评估对象的目标、范围;组建评估团队;进行系统调研;确定评估依据;制定评估方案;获取支持批准。②资产识别:评估资产的三个安全属性,即保密性、完整性和可用性。对三个属性分别进行赋值。在实际中可以依据资产的表现形式将资产划分为数据、软件、硬件、服务、人员等类型。③威胁识别:对威胁进行分类,而后对威胁进行赋值。④脆弱性识别:可以分为技术脆弱性和管理脆弱性,对脆弱性赋值。⑤风险分析:采用适当的方法与工具确定威胁利用脆弱性导致安全事件发生的可能性。综合安全事件所作用的资产价值及脆弱性的严重程度,判断安全事件造成的损失对组织的影响,即安全风险。

（3）物理安全的主要威胁:物理安全涉及的资产为主要包括网络设备、计算机设备、存储设备、传输线路、保障设备、安全设备、打印机、复印机、扫描仪等硬件设备。对物理安全的主要威胁有:①设备故障;②物理环境影响:如断电、静电、灰尘、潮湿、温度、鼠蚁虫害、电磁干扰、洪灾、火灾、地震等。③操作失误:如维护错误等。④物理攻击:如物理破坏、盗窃等。

（4）物理安全的脆弱性识别:主要是对物理环境的脆弱性识别。识别内容包括:机房场地、机房防火、机房供配电、机房防静电、机房接地与防雷、电磁防护、通信线路保护、机房区域防护、机房设备管理等方面。

八、系统安全标准规范

1. **概述**　在信息系统中有操作系统,数据库系统,网络系统等。系统安全是指这些基础系统的安全操作、安全使用、安全应用等。

2. **系统安全技术规范**　信息系统安全等级第三级要求的系统安全技术规范(system safety technical specification)参考如下:

（1）身份鉴别:①应对登录操作系统和数据库系统的用户进行身份标识和鉴别;②操作系统和数据库系统管理用户身份标识应具有不易被冒用的特点,口令应有复杂度要求并定期更换;③应启用登录失败处理功能,可采取结束会话、限制非法登录次数和自动退出等措施;④当对服务器进行远程管理时,应采取必要措施,防止鉴别信息在网络传输过程中被窃听;⑤应为操作系统和数据库系统的不同用户分配不同的用户名,确保用户名具有唯一性;⑥应采用两种或两种以上组合的鉴别技术对管理用户进行身份鉴别。

（2）访问控制:①应启用访问控制功能,依据安全策略控制用户对资源的访问;②应根据管理用户的角色分配权限,实现管理用户的权限分离,仅授予管理用户所需的最小权限;③应实现操作系统和数据库系统特权用户的权限分离;④应严格限制默认账户的访问权限。重命名系统默认账户,修改这些账户的默认口令;⑤应及时删除多余的、过期的账户,避免共享账户的存在;⑥应对重要信息资源设置敏感标记;⑦应依据安全策略严格控制用户对有敏感标记重要信息资源的操作。

（3）安全审计:①审计范围应覆盖到服务器和重要客户端上的每个操作系统用户和数据库用户;②审计内容应包括重要用户行为、系统资源的异常使用,以及重要系统命令的使用等系统内重要的安全相关事件;③审计记录应包括事件的日期、时间、类型、主体标识、客体标识和结果等;④应能够根据记录数据进行分析,并生成审计报表;⑤应保护审计进程,避免受到未预期的中断;⑥应保护审计记录,避免受到未预期的删除、修改或覆盖等。

（4）剩余信息保护:①应保证操作系统和数据库系统用户的鉴别信息所在的存储空间,被释放或再分配给其他用户前得到完全清除,无论这些信息是存放在硬盘上还是在内存中;②应确保系统内的文件、目录和数据库记录等资源所在的存储空间,被释放或重新分配给其他用户前得到完全清除。

（5）入侵防范:①应能够检测到对重要服务器进行入侵的行为,能够记录入侵的源IP、攻击的类型、攻击的目的、攻击的时间,并在发生严重入侵事件时提供报警;②应能够对重要程序的完整性进行检测,并在检测到完整性受到破坏后具有恢复的措施;③操作系统应遵循最小安装的原则,仅安装需要的组件和应用程序,并通过设置升级服务器等方式保持系统补丁及时得到更新。

（6）恶意代码防范:①应安装防恶意代码软件,并及时更新防恶意代码软件版本和恶意代码库;②主机防恶意代码产品应具有与网络防恶意代码产品不同的恶意代码库;③应支持防恶意代码的统一管理。

(7) 资源控制:①应通过设定终端接入方式、网络地址范围等条件限制终端登录;②应根据安全策略设置登录终端的操作超时锁定;③应对重要服务器进行监视,包括监视服务器的 CPU、硬盘、内存、网络等资源的使用情况;④应限制单个用户对系统资源的最大或最小使用限度;⑤应能够对系统的服务水平降低到预先规定的最小值时进行检测和报警。

3. **系统安全风险评估** 其具体流程办法与上一节描述的物理安全风险评估一致,区别在于,资产识别、威胁识别和脆弱性识别。在系统安全的风险评估中,资产为系统软件包括操作系统、数据库管理系统、开发系统等。

九、网络安全标准规范

1. **概述** 网络安全是指网络系统的硬件、软件及其系统中的数据受到保护,不因偶然的或者恶意的原因而遭受到破坏、更改、泄露,系统连续可靠正常地运行,网络服务不中断。网络安全包含网络设备安全、网络信息安全、网络软件安全。

2. **网络安全技术规范** 信息系统安全等级第三级要求的网络安全技术规范(network security technical specification)参考如下:

(1) 结构安全:①应保证主要网络设备的业务处理能力具备冗余空间,满足业务高峰期需要;②应保证网络各个部分的带宽满足业务高峰期需要;③应在业务终端与业务服务器之间进行路由控制,建立安全的访问路径;④应绘制与当前运行情况相符的网络拓扑结构图;⑤应根据各部门的工作职能、重要性和所涉及信息的重要程度等因素,划分不同的子网或网段,并按照方便管理和控制的原则为各子网、网段分配 IP 地址段;⑥应避免将重要网段部署在网络边界处且直接连接外部信息系统,重要网段与其他网段之间应采取可靠的技术隔离手段;⑦应按照对业务服务的重要次序来指定带宽分配优先级别,保证在网络发生拥堵的时候优先保护重要主机。

(2) 访问控制:①应在网络边界部署访问控制设备,启用访问控制功能;②应能根据会话状态信息为数据流提供明确的允许/拒绝访问的能力,控制粒度为端口级;③应对进出网络的信息内容进行过滤,实现对应用层 HTTP、FTP、TELNET、SMTP、POP3 等协议命令级的控制;④应在会话处于非活跃一定时间或会话结束后终止网络连接;⑤应限制网络最大流量数及网络连接数;⑥重要网段应采取技术手段防止地址欺骗;⑦应按用户和系统之间的允许访问规则,决定允许或拒绝用户对受控系统进行资源访问,控制粒度为单个用户;⑧应限制具有拨号访问权限的用户数量。

(3) 安全审计:①应对网络系统中的网络设备运行状况、网络流量、用户行为等进行日志记录;②审计记录应包括:事件的日期和时间、用户、事件类型、事件是否成功及其他与审计相关的信息;③应能够根据记录数据进行分析,并生成审计报表;④应对审计记录进行保护,避免受到未预期的删除、修改或覆盖等。

(4) 边界完整性检查:①应能够对非授权设备私自连到内部网络的行为进行检查,准确定出位置,并对其进行有效阻断;②应能够对内部网络用户私自连到外部网络的行为进行检查,准确定出位置,并对其进行有效阻断。

(5) 入侵防范:①应在网络边界处监视以下攻击行为:端口扫描、强力攻击、木马后门攻击、拒绝服务攻击、缓冲区溢出攻击、IP 碎片攻击和网络蠕虫攻击等;②当检测到攻击行为时,记录攻击源 IP、攻击类型、攻击目的、攻击时间,在发生严重入侵事件时应提供报警。

(6) 恶意代码防范:①应在网络边界处对恶意代码进行检测和清除;②应维护恶意代码库的升级和检测系统的更新。

(7) 网络设备防护:①应对登录网络设备的用户进行身份鉴别;②应对网络设备的管理员登录地址进行限制;③网络设备用户的标识应唯一;④主要网络设备应对同一用户选择两种或两种以上组合的鉴别技术来进行身份鉴别;⑤身份鉴别信息应具有不易被冒用的特点,口令应有复杂度要求并定期更换;⑥应具有登录失败处理功能,可采取结束会话、限制非法登录次数和当网络登录连接超时自动退出等措施;⑦当对网络设备进行远程管理时,应采取必要措施防止鉴别信息在网络传输过程中被窃听;⑧应实现设备特权用户的权限分离。

3. 安全风险评估 同样对于网络安全的风险评估与上文中的物理安全风险评估相似,区别在于:网络安全的资产识别和威胁识别。在网络安全风险评估中,其资产为网络服务,威胁主要为网络攻击:网络探测和信息采集、漏洞探测、嗅探(账号、口令、权限等)、用户身份伪造和欺骗、用户或业务数据的窃取和破坏等。

十、应用安全标准规范

1. 概述 应用安全就是保障应用程序使用过程和结果的安全。简言之,就是针对应用程序或工具在使用过程中可能出现计算、传输数据的泄露和失窃,通过其他安全工具或策略来消除隐患。

2. 应用安全技术规范 信息系统安全等级第三级要求的应用安全技术规范(application security technical specifications)参考如下:

(1) 身份鉴别:①应提供专用的登录控制模块对登录用户进行身份标识和鉴别;②应对同一用户采用两种或两种以上组合的鉴别技术实现用户身份鉴别;③应提供用户身份标识唯一和鉴别信息复杂度检查功能,保证应用系统中不存在重复用户身份标识,身份鉴别信息不易被冒用;④应提供登录失败处理功能,可采取结束会话、限制非法登录次数和自动退出等措施;⑤应启用身份鉴别、用户身份标识唯一性检查、用户身份鉴别信息复杂度检查以及登录失败处理功能,并根据安全策略配置相关参数。

(2) 访问控制:①应提供访问控制功能,依据安全策略控制用户对文件、数据库表等客体的访问;②访问控制的覆盖范围应包括与资源访问相关的主体、客体及它们之间的操作;③应由授权主体配置访问控制策略,并严格限制默认账户的访问权限;④应授予不同账户为完成各自承担任务所需的最小权限,并在它们之间形成相互制约的关系。⑤应具有对重要信息资源设置敏感标记的功能;⑥应依据安全策略严格控制用户对有敏感标记重要信息资源的操作。

(3) 安全审计:①应提供覆盖到每个用户的安全审计功能,对应用系统重要安全事件进行审计;②应保证无法单独中断审计进程,无法删除、修改或覆盖审计记录;③审计记录的内容至少应包括事件的日期、时间、发起者信息、类型、描述和结果等;④应提供对审计记录数据进行统计、查询、分析及生成审计报表的功能。

(4) 剩余信息保护:①应保证用户鉴别信息所在的存储空间被释放或再分配给其他用户前得到完全清除,无论这些信息是存放在硬盘上还是在内存中;②应保证系统内的文件、目录和数据库记录等资源所在的存储空间被释放或重新分配给其他用户前得到完全清除。

(5) 通信完整性:应采用密码技术保证通信过程中数据的完整性。

(6) 通信保密性:①在通信双方建立连接之前,应用系统应利用密码技术进行会话初始化验证;②应对通信过程中的整个报文或会话过程进行加密。

(7) 抗抵赖:①应具有在请求的情况下为数据原发者或接收者提供数据原发证据的功能;②应具有在请求的情况下为数据原发者或接收者提供数据接收证据的功能。

(8) 软件容错:①应提供数据有效性检验功能,保证通过人机接口输入或通过通信接口输入的数据格式或长度符合系统设定要求;②应提供自动保护功能,当故障发生时自动保护当前所有状态,保证系统能够进行恢复。

(9) 资源控制:①当应用系统的通信双方中的一方在一段时间内未作任何响应,另一方应能够自动结束会话;②应能够对系统的最大并发会话连接数进行限制;③应能够对单个账户的多重并发会话进行限制;④应能够对一个时间段内可能的并发会话连接数进行限制;⑤应能够对一个访问账户或一个请求进程占用的资源分配最大限额和最小限额;⑥应能够对系统服务水平降低到预先规定的最小值时进行检测和报警;⑦应提供服务优先级设定功能,并在安装后根据安全策略设定访问账户或请求进程的优先级,根据优先级分配系统资源。

　　3. 安全风险评估　应用安全的风险评估也如上文中所述的物理安全风险评估类似,区别在于,应用安全的资产为应用软件和服务,威胁类别为一些对应用资产可能会造成破坏的隐患。

第七节　系统运行监控与维护

　　随着医学影像信息系统规划建设与临床应用的不断拓展与深入,对自动化的系统运行监控,以及系统维护均提出更高的要求。现行的服务器、网络服务、计算机软件、硬件接口、系统日志以及机房环境保障系统的运行监控与系统维护,可为整个医学影像信息系统的稳定运行提供有效、持续的保障。

一、服　务　器

　　1. 服务器的运行监控　实现服务器的运行监控功能,可有效方便地对服务器实施维护操作。一般可利用服务器实时监控工具软件,针对位于局域网内部各种类型信息系统的关键服务器、工作站或其他特殊主机进行实时侦测。服务器实时监控工具软件基于 Windows 系统,采用客户端/服务器(client/server)模式。其中,client 客户端安装在受监控的服务器上,server 服务器端安装在网络管理员的计算机上。网络管理员可以随时通过 server 端获知任意一台受监控服务器的运行状态,并在服务器出现异常的情况下(例如服务器意外宕机、存储空间不足、CPU 利用率过高等),及时收到 server 端的短信报警信息。

　　2. 服务器运行监控的内容　服务器实时监控工具软件检测、监控的内容包括:

　　(1) CPU 使用率的监控:设置 CPU 使用率正常值的范围,超过该范围,server 端便会将其筛选出来进行告警。

　　(2) 内存空闲率的监控:设置内存空闲率正常值的范围,超过该范围,server 端便会将其筛选出来进行告警。

　　(3) 进程数监控:设置服务器系统在正常情况下进程数的范围,超过该范围,server 端便会将其筛选出来进行告警。

　　(4) 服务器进程信息(server process information)的监测:主要包括进程列表的实时扫描、黑名单监测和白名单监测。其中,黑名单监测是指对非正常进程的监测(如病毒进程),当发现监测服务器上运行着这类非正常进程时,便会向 server 端发送告警信息,并自动关闭进程。白名单是指对服务器上守护进程的监控,当发现服务器守护进程没有正常运行时,便会向 server 端发送告警信息,并自动重新启动进程。

　　(5) 日志文件监控:此项功能实现对服务器日志文件所占存储空间的监控。当监控的日志文件大小超过其预设数值时,client 端便会向 server 端发送告警信息,通知系统管理员及时地进行干预处理。

　　(6) web 服务器监控:当发现受监控的 web 服务器不能正常提供服务时,自动重新启动该服务器,使其能够正常运行,并将 web 服务器发生问题的时间和处理信息写入日志文件,以供系统管理员进行分析。

　　(7) 数据库服务器监控:对数据库服务器进行实时监控,当发现受监控的 SQL server、Oracle 等数据库服务不能正常提供服务时,自动重新启动该服务,以使其能够运行正常,并将问题发生时间和处理信息写入日志文件,以供数据库管理员进行分析。

　　(8) 盘符容量监控(drive capacity monitoring):选定某一监控盘符后,设置其容量大小,当容量不足时,自动向 Server 端发送报警信息。

3. 服务器的维护 可以分为硬件系统维护和软件系统维护两种。

(1) 硬件系统的维护:主要包括增加、卸载、更换设备等。

1) 增加设备:增加硬盘、内存前需要认定与服务器原有硬件的兼容性;是否有空余的硬盘支架和内存插槽;主板是否支持这种容量的硬盘和内存;最好是同一品牌、同一型号规格的硬件。

2) 卸载和更换设备:必须在完全断电、服务器接地良好的情况下进行设备的卸载和更换,即使是支持热插拔的设备也是如此,以防止静电对设备造成损坏。此外,服务器机箱的设计比较特殊,需要特殊的工具或机关才能打开,拆卸前需要仔细阅读说明书,不要强行拆卸。

(2) 软件系统的维护:软件系统的维护是服务器维护工作量最大的部分,包括操作系统、网络服务、数据库服务、应用程序等方面的维护。可参照信息系统安全等级要求的系统安全技术规范的内容执行相应的维护工作。

二、网 络 服 务

网络服务是指一些在网络上运行的、面向服务的、基于分布式程序的软件模块。例如数据传输服务、RIS 服务、PACS 服务、数据库服务等网络服务在医学影像信息系统的工作流程中起着重要的作用,并且都是以 7 天×24 小时的方式不间断地运行工作。从系统运行管理和维护的角度,需要投入人力、物力、财力来监控这些网络服务的运行状态。一旦网络服务出现异常,系统管理员必须在第一时间获知该情况并进行处理,将损失降至最低。

1. 网络服务的运行监控 网络服务监控的对象为:内外网连通情况;网络设备、网络宽带使用情况;网络流量、网络数据传输和网络服务异常情况等。网络服务的监控工作为:测试和记录内外网的连通情况;检查和记录网络设备的工作状况、网络宽带的使用情况、网络流量情况,以及网络数据传输和网络服务情况等。

2. 网络数据传输异常的原因 如果网络数据传输正常,任何的请求都可正常到达服务端,同时,服务端做出的任何响应也可返回客户端。但是,如果网络数据传输出现问题,那么请求和响应都可能无法到达最终的目的地,也会造成无法获取相关网络服务的结果。导致网络数据传输出现异常的原因有以下几种:①基础网络出现异常,导致数据无法到达目的地;②服务器未开机或已宕机,导致服务端无法对客户端的请求做出任何响应,此时通过 ICMP 响应消息可以获得类似于"目标不存在"的消息;③由于防火墙拦截、病毒、木马攻击等导致服务端口不可用,进而造成请求数据包无法到达目的地址,最终导致相应的网络服务不可用。

3. 网络服务监控原理 TCP/IP 协议族中有一个 internet 控制报文协议(internet control message protocol,ICMP),用于在 IP 主机、路由器之间传递网络通不通、主机是否可达、路由是否可用等网络本身的消息。当遇到 IP 数据无法访问目标、IP 路由器无法按当前的传输速率转发数据包等情况时,会自动发送 ICMP 消息。因此,对于客户端发出的每一个建立网络连接或者申请服务使用的资源请求都会得到一个 ICMP 的响应消息或者服务端返回的响应消息,通过分析 ICMP 响应消息中的报文类型和响应代码值来判断数据在基础网络中传输时出现了何种异常,便可判断网络服务是否处于正常运行状态,进而做出处理。例如报文类型取值为 3、响应代码取值为 0 ~ 15 中的任何一个,表示目的地不可达;报文类型取值为 11、响应代码取值为 0 或 1,表示数据传输发生了超时;如果数据传输未出现异常,但客户端发出服务使用请求后却迟迟得不到响应,最终得到超时消息或其他错误的响应消息,那么说明网络服务本身出现了异常,需要根据异常的类型进行相应的处理。

网络服务运行状态监控系统能够对网络服务的运行状态进行实时监测,并在网络服务出现异常时自动进行处理,尝试恢复服务的正常运行,同时可将异常信息、处理措施及处理结果报告给系统管理员,以便在必要的情况下由系统管理员进行手工处理。这样能保证系统管理员在第一时间获知网络服务出现了异常并进行处理,将损失控制在最小范围内。

4. 网络服务运行状态的监控　网络服务运行状态监控系统的架构图如图4-1所示,主要由网络服务 URI 库、资源请求包装器、响应处理器、网络服务控制器、配置信息、日志管理器和即时通讯组件等模块组成。

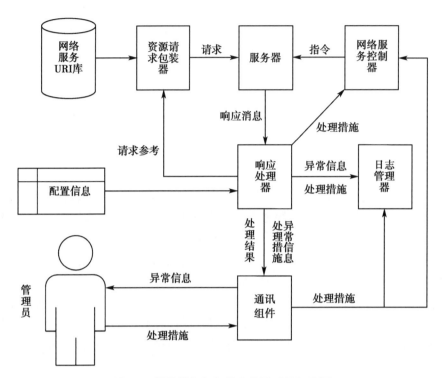

图 4-1　网络服务运行状态监控系统架构图

(1) 网络服务 URI 库:是一个信息库,存储着需要监控的网络服务的统一资源标识符(uniform resource identifier,URI)以及其他相关信息,例如访问网络服务需要的协议、主机 IP 地址和端口号、主机资源的目录路径和文件名、用户名和密码等,这些信息由系统管理员进行维护管理。

(2) 资源请求包装器:由于不同服务采用的协议和访问方式可能不一样,资源请求需提供的内容也不一样,所以需要针对每一类服务制定不同的资源请求生成方法,这一工作由资源请求包装器来完成。资源请求包装器通过分析 URI 来将其包装成恰当的资源请求并发送给相应的服务器。

(3) 响应处理器:响应处理器是整个系统的核心组件,它用来收集服务器返回的响应消息和网络返回的 ICMP 响应消息,并对响应代码进行分析,根据分析结果以及配置信息决定是否需要做进一步处理以及如何处理。

(4) 网络服务控制器:网络服务控制器负责接收响应处理器和系统管理员通过通讯组件发送的"处理措施"指令,并将其解析为服务器可直接执行的指令,然后发送给相应的服务器执行,尝试对出现异常的网络服务进行修复。

(5) 配置信息:若在客户端发出资源请求后长时间得不到处理和响应,发生了超时,可在配置信息中设定:

1)是否需要重新尝试发送资源请求。

2)如果需要,等待多长时间(例如 20 秒)后再次发出资源请求。

3)最多连续重复进行多少次(例如 10 次)资源请求尝试。

4)定义处理措施(例如自动重启、或者通知系统管理员手工处理)。

5)响应处理器在发出"自动处理措施"后等待多长时间(例如 2 分钟)后重新启动对网络服务的新一轮监控。

6）在上述这些尝试和处理中,当某一次资源请求得到了正常的响应,那么说明该网络服务运行正常,结束本轮监控。

7）在"自动处理措施"后发起的新一轮监控中仍然得不到正常的响应,则判定系统的"自动处理措施"无效,此时必须通过即时通讯组件将此异常报告系统管理员,请求立即进行干预处理。

（6）日志管理器:负责记录网络服务的异常信息、采取的处理措施及处理结果等信息,供系统管理员统计分析使用。

（7）即时通讯组件:负责向系统管理员报告网络服务的异常情况,系统管理员收到该异常信息报告后可根据实际情况选择立即进行手工干预处理,也可通过即时通讯组件发送"处理措施",由"网络服务控制器"负责执行。即时通讯组件可以是电子邮件、QQ、短信（short messaging service,SMS）等多种形式。

5. **监控系统工作** 流程网络服务运行状态监控系统的工作流程可分为八个步骤,详细过程如下:

（1）资源请求生成器从网络服务 URI 库读取 URI,根据不同的协议生成不同类型的资源请求,在此基础上根据配置信息在指定的时间向服务器发送生成的资源请求,转下一步骤。

（2）服务器对收到的资源请求做出响应,将响应结果返回给客户端,转下一步骤。

（3）响应分析器对收到的响应消息（包括网络中的 ICMP 响应消息）进行分析,判断发出的资源请求是否得到了正常的响应。如果正常,则说明相应的网络服务处于正常工作状态,转步骤（8）,此次监控结束,等待下一轮监控;否则认为相应的网络服务可能出现了异常,转下一步骤。

（4）根据配置信息决定是否需要重新尝试发送资源请求,以进一步确认网络服务是否出现了异常。如果需要确认,转步骤（1）;否则转下一步骤。

（5）网络服务已处于非正常运行状态,根据配置信息决定是由系统自行处理还是通知系统管理员进行手工干预处理。若由系统自行处理,那么由响应处理器将处理措施发送给网络服务控制器,转步骤（6）;若是非常严重的、系统无法自动修复的异常,需要立即通知系统管理员进行手工干预处理,则转步骤（7）。

（6）网络服务控制器将收到的处理措施解析为计算机指令发送给相应的服务器予以执行。然后等待若干时间,转步骤（1）。

（7）响应处理器根据分析结果生成异常报告,并通过通讯组件将此报告发送给系统管理员,请求进行处理。系统管理员收到异常报告后,若通过通讯组件发送处理措施则转步骤（6）;否则转下一步骤。

（8）此次监控结束,等待下一轮监控。

在上述监控的整个过程中,所有的异常信息、处理措施和处理结果都由日志管理器进行记录,以备日后调阅、分析。用户可根据实际需要设计网络服务运行状态监控系统可自动执行的"处理措施"的数目和种类,扩展系统的相应模块。

三、计算机软件

1. **计算机软件分类** 分为系统软件和应用软件两大类。

（1）系统软件（system software）:是指控制和协调计算机及外部设备,支持应用软件开发和运行的系统,是无需用户干预的各种程序的集合,主要功能是调度,监控和维护计算机系统;负责管理计算机系统中各种独立的硬件,使得它们可以协调工作。系统软件使得计算机使用者和其他软件将计算机当作一个整体而不需要顾及到底层每个硬件是如何工作的。

（2）应用软件（application software）:是和系统软件相对应的,是用户可以使用的各种程序设计语言,以及用各种程序设计语言编制的、满足不同领域与不同问题的应用需求、解决某类问题而设计的程序的集合,供多用户使用。它可以拓宽计算机系统的应用领域,放大硬件的功能。应用软件可分为通用软件及专用软件两类。通用软件根据社会的一些共同需求开发;专用软件则是根据不同行业用户的具体需求定制,可以为适合不同用户的特殊需要进行个性化的修改或变更。

（3）软件包（software package）：是指具有特定的功能,用来完成特定任务的一个程序或一组程序。可分为系统软件包和应用软件包两大类。

2. 计算机软件的运行时监控（runtime monitoring） 计算机软件的运行时监控是支持和鼓励建设可靠的计算机软件的基本原则,不仅能为软件性能优化提供数据支持,而且也为软件故障追踪提供科学、客观的依据,从而大幅度减少软件产品的维护成本。

（1）计算机软件运行时监控：是在计算机软件运行阶段,通过对软件实施有效的监控,实时采集、获取软件运行时的状态信息数据,准确掌握和分析软件运行的行为,并通过将监控结果与软件性质所描述的预期状态和行为进行比较,来判断软件是否处于可靠状态,从而保证系统管理员能够时刻掌握软件系统的运行状况,使得在不一致情况发生时能够及时准确地分析和定位软件故障,并及时处理产生的异常,从而保证计算机软件系统的安全、稳定、可靠、健康地运行。

（2）应用领域：计算机软件运行时监控可广泛应用于系统监控,应用服务器监控,数据库监控,WEB 服务器监控等领域。

1）系统监控：主要是指对操作系统的监控。操作系统是管理计算机硬件资源,控制其他程序运行,并为用户提供交互操作界面的系统软件的集合。对操作系统的监控具有重要的意义,系统监控的监控目标有物理内存、虚拟内存、CPU 利用率、内存利用率、磁盘利用率、线程数量、句柄数量等操作系统资源信息。

2）应用服务器监控：应用服务器是软件系统的运行环境,它提供了访问业务逻辑的途径以供客户端应用程序使用。应用服务器的正常、稳定地的运行对于计算机软件系统的可靠运行非常重要,对应用服务器进行监控,掌握应用服务器运行过程中的各个参数,及时了解应用服务器的运行状况,具有重大意义。

3）数据库监控：数据库是计算机软件系统的存储基地,系统的注册信息、发布信息、业务数据等都要存储在数据库中。数据库能否正常、稳定运行,对于计算机软件系统可靠运行也是非常重要的。

4）Web 服务器监控：Web 服务器主要为 B/S 架构信息系统既提供网上信息查询浏览服务,也提供访问业务逻辑的途径,供客户端应用程序使用。在互联网（internet）和内联网（intranet）环境下经常出现盗用账号、缓冲区溢出以及执行任意命令等安全漏洞,因此 Web 服务器监控具有重要意义。

（3）软件运行时的状态信息数据：是衡量计算机软件性能,体现软件行为的重要指标,它可以分为静态性能数据和动态性能数据。

1）静态性能数据：主要包括函数调用关系和函数调用次数等,它能辅助快速了解程序的整体结构和发现热点函数。静态性能数据提供的信息有限,是一种预测程序性能的方式,但不能掌握程序的实际运行状况。

2）动态性能数据：是软件运行过程中产生的动态数据,主要包括变量值,函数参数,函数返回值,操作系统资源信息,函数执行时间,函数执行次数等信息数据。动态性能数据能反映程序的实际运行状况,得到的数据准确。为了提高获取到的计算机软件运行状态数据的全面性和准确性,采用动静结合的方式,融合静态性能数据和动态性能数据。

（4）软件运行时监控工作流程：①获取软件运行时的状态和行为;②实现对预期状态的获取和表达;③比较实际和预期的结果,并分析、诊断软件的健康状况;④根据诊断结果,对软件实施一定的控制操作,使得软件状态恢复正常。

（5）软件运行时监控的核心技术：其核心技术是在目标程序中插入监控代码（即"代码插桩"）,以获取程序运行时的性能数据。

1）代码插桩：是一种了解程序执行行为的机制,它使目的程序在保持原有逻辑完整性基础上在程序中插入一些软件代码"探针",通过"探针"的执行获取程序运行时的性能数据,这些"探针"称为插桩代码。

2）代码插桩类型：根据插桩代码插入的顺序可分为静态插桩和动态插桩两种类型。①静态插桩：一般在可执行程序执行之前完成所有插桩动作且在执行过程中不再变动的插桩方式称为静态插桩；②动态插桩：在可执行程序执行过程中插入监控代码的方式称为动态插桩。

根据插桩粒度插桩又可分为源码插桩和二进制代码插桩。①源码插桩：是在源程序特定位置处插入监控代码收集程序状态信息的方式。源码插桩必须访问程序源代码，不适用于无法提供源码的程序或者第三方库；源码插桩插入的监控代码可能会影响程序的编译优化，导致插桩程序与原始程序运行过程存在差异；还有，用户必须参与源码修改过程，并且要求重新编译、链接源码，降低了性能分析工具的易用性。②二进制代码插桩：也称为可执行程序插桩。可执行程序本质上是一种二进制码，对可执行程序进行插桩也就是对二进制代码插桩。

二进制代码插桩又分为静态和动态两种形式。①静态二进制码插桩（static binary instrumentation, SBI）：是指在程序加载和进行链接的时候就对二进制代码做出改变，但在程序开始运行之后，将无法对运行中的程序做出修改。被植入的可执行程序永久保持修改状态。静态二进制码插桩的所有决定和动作都在可执行程序运行之前做出，运行时唯一的开销是执行附件代码的开销。静态二进制码插桩被植入的代码永久生效，不能按照需要随时删除和修改。静态插桩会修改源文件，因此必须提前将所有会用到文件进行备份，而且每次进行插桩时，都必须进行备份、修改代码、重编译等操作，费时且繁杂。②动态二进制码插桩（dynamic binary instrumentation, DBI）：是指在程序的运行期间，在无需中止程序运行的情况下对其做出修改。动态二进制插桩是在运行的程序中的特定位置附加指令的技术，它并不修改二进制文件本身，不需要访问程序源码，也不需要重新编译，而是在程序运行时修改映射到进程地址空间的内存映像，从而修改可执行程序二进制代码，自动完成代码插桩过程，进而获取程序执行信息。动态二进制插桩支持按需监控，插入的监控代码可以在不需要时从目标程序中删除，因而能够保持高度的灵活性和方便性，在程序性能监控、正确性调试等领域得到广泛应用。动态二进制插桩会产生额外的系统开销，因为插桩工具必须执行额外的工作，如语法解析，反汇编，代码生成等。

（6）计算机软件运行时监控系统体系结构：如图4-2所示，计算机软件运行时监控系统由监控程序、代码插桩引擎和被监控程序三部分组成。

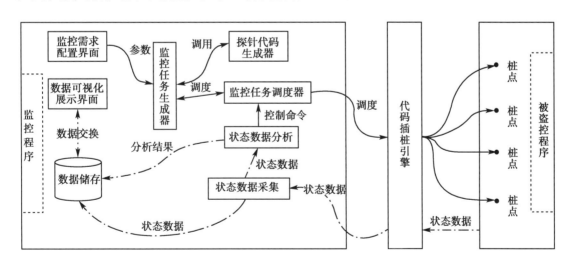

图4-2 计算机软件运行时监控系统体系结构

1）监控程序：负责通过代码插桩实现对被监控程序的运行时监控和分析。它主要包含八个模块：监控需求配置管理模块，监控任务生成器模块，探针代码生成器，监控任务调度器，状态数据采集模块，状态数据分析模块，数据存储模块和数据可视化展示模块。①监控需求配置管理模块：其界面是提供给用户使用的，由用户按需配置监控参数。②监控任务生成器模块和探针代码生成器模块:监控任务生成器模块根据用户配置的监控参数通过调用探针代码生成器模块自动组装生成监控任务。监控任务分为两类:监测任务和控制任务。监测任务通过植入探针代码获取被监控程序的运行状态数据;控制任务通过植入控制代码控制被监控程序的执行。③监控任务调度器:监控任务由监控任务调度器通过使用代码插桩引擎调度执行。④状态数据采集模块:负责获取被监控程序的运行状态数据,并将数据分发给数据存储模块和状态数据分析模块。⑤状态数据分析模块:负责分析处理状态数据。数据分析的结果主要有两类用途:一类由数据存储模块存储管理,并传送给数据可视化展示模块用于展示;另一类用于控制,根据分析结果向监控任务调度器请求插桩控制命令,由代码插桩引擎调度执行具体插桩控制任务。⑥数据存储模块:负责存储被监控程序的运行状态数据和状态数据分析模块的分析结果。⑦数据可视化展示模块:其界面是用户了解被监控程序的主要通道,用户通过它可以查看程序内部的运行状况。

2)代码插桩引擎:代码插桩引擎负责接收监控任务调度器分发的监控任务,将探针代码植入到被监控程序的插桩点。它支持两种级别的插桩:源码插桩和可执行程序插桩。①源码插桩:代码插桩引擎自动生成探针脚本代码。②二进制代码插桩:代码插桩引擎首先对被监控程序执行软中断,使被监控程序中断执行;然后通过分析二进制可执行程序找到插桩点;为了在插桩点插入监控代码,插桩引擎需要保存该插桩点处的指令代码和机器状态(如寄存器或环境变量等),在设置监控代码执行所需要的参数后执行监控代码。监控代码执行完毕以后恢复机器状态,并继续执行原有的代码。

3)被监控程序:被监控程序是运行时的程序,由监控程序来监测、分析和控制。

(7)软件运行时监控技术发展趋势:①监控能力的注入方式越来越灵活:传统监控能力的注入主要在编码阶段实施,监控主要依赖于开发人员手动插入监控代码。现在由于运行平台和开源框架的支持,可以在多个环节将监控能力注入到软件系统中,如编译前、编译后、运行时等,甚至能够在没有程序源代码支持的情况下将监控能力注入软件系统。②支持监控的框架和工具越来越丰富:随着技术的发展,出现越来越多的框架和工具,可以对监控功能的实现提供直接的支持和帮助。

3. 计算机软件维护(software maintenance) 是指在软件产品发布后,因修正错误、提升性能或其他属性而进行的软件修改,以及根据需求变化或硬件环境的变化对应用程序进行部分或全部的修改。软件修改后应填写《程序修改登记表》,并在《程序变更通知书》上写明新旧程序的不同之处。

计算机软件的维护类型有纠错性维护(校正性维护)、适应性维护、完善性维护(增强性维护)、预防性维护、支援性维护。针对这几种维护类型,可以采取一些维护策略,以控制维护成本。

(1)纠错性维护(校正性维护):是指改正在系统开发阶段已发生而系统测试阶段尚未发现的错误。所发现的错误有的不太重要,不影响系统的正常运行,其维护工作可随时进行;而有的错误非常重要,甚至影响整个系统的正常运行,其维护工作必须制订计划,进行修改,并且要进行复查和控制。

(2)适应性维护:是指应用软件为适应信息技术变化和管理需求变化而进行的修改。由于计算机硬件价格的不断下降,各类系统软件层出不穷,经常为改善系统硬件环境和运行环境而产生系统更新换代的需求;业务工作环境和管理需求的不断变化也使得各级管理人员不断提出新的信息需求。这些因素都将导致适应性维护工作的产生。进行这方面的维护工作也要像软件系统开发一样,有计划、有步骤地进行。

(3)完善性维护(增强性维护):是为扩充功能和改善性能而进行的软件修改。主要是指对已有的软件系统增加一些在系统分析和设计阶段中没有规定的功能与性能特征。这些功能对完善系统功能是非常必要的。另外,还包括对处理效率和编写程序的改进。完善性维护(增强性维护)是关系到系统开发质量的重要方面。这方面的维护除了要有计划、有步骤地完成外,还要注意将新增的相关文档资料加入到前面版本相应的文档资料中去。

(4)预防性维护:为了改进应用软件的可靠性和可维护性,为了适应未来的软硬件环境的变化,应主动增加预防性的新的功能,以使应用系统适应各类变化而不被淘汰。例如将专用报表功能改成通用报表生成功能,以适应将来报表格式的变化。

（5）支援性维护:是指用户的应用培训等。

四、硬　件　接　口

1. **接口（interface）**　在计算机中,接口是计算机系统中两个独立的部件进行信息交换的共享边界。这种交换可以发生在计算机软、硬件,外部设备或进行操作的人之间,也可以是它们的结合。人类与计算机等信息机器或人类与程序之间的接口称为用户界面;计算机等信息机器硬件组件间的接口叫硬件接口;计算机等信息机器软件组件间的接口叫软件接口。

2. **硬件接口的监控**　硬件接口监控主要用于检测外部系统与系统之间以及内部各个子系统之间的硬件交互点。检测的重点是要检查通过硬件接口完成的数据交换,传递和控制管理过程,以及系统间的相互逻辑依赖关系（Logical Dependencies）等。在计算机信息系统中,硬件接口监控可划分为以下两类:

（1）硬件接口的监控:主要进行接口的连接状态监控,如接口是否连接完好,接口之间的连接是否符合标准等。

（2）网络接口的监控:每天定时进行网络接口及相关应用程序运行情况的监控,例如每个工作日针对每台影像成像设备上传医学影像 DICOM 数据信息的网络接口,以及 DICOM 网关接收影像数据信息的应用程序的运行情况实施监控。利用操作系统本身内置的一些检测指令,即可非常方便地对网络接口的运行状况进行监测。

3. **硬件接口的维护**　硬件接口的维护同样可以划分为以下两类:

（1）硬件接口的维护:定期进行硬件接口的巡检和清洁,也可根据实际使用情况进行升级及更换,保障接口连接的稳定性。

（2）网络接口的维护:在定期进行网络接口的巡检和清洁基础上,应维护保证在不同的网络连接情况下 RJ45 网络接口双绞线的正确接法与使用。双绞线的最大有效传输距离为 100 米,有两种接法标准:TIA/EIA 568A 和 TIA/EIA 568B,即 T568A 线序和 T568B 线序。

T568A线序

1	2	3	4	5	6	7	8
绿白	绿	橙白	蓝	蓝白	橙	棕白	棕

T568B线序

1	2	3	4	5	6	7	8
橙白	橙	绿白	蓝	蓝白	绿	棕白	棕

图 4-3　RJ45 网络接口双绞线线序接法示意图

将水晶头的尾巴向下（即平的一面向上）,从左至右,分别定为 1 2 3 4 5 6 7 8,图 4-3 是 RJ45 网络接口双绞线线序接法示意图。

常用的网线有两种,一种是直通线,也叫直连线或正线,即两端都按 T568B 线序标准连接;另一种是交叉线,也叫反线,即一端按 T568A 线序连接,一端按 T568B 线序连接。实际应用中正线与反线的选用遵循以下原则:

1）PC 机与 PC 机之间,路由器与路由器之间使用交叉线进行连接。

2）PC 机与路由器连接使用交叉线。

3）PC 机与交换机,路由器与交换机之间使用直连线连接。

4）交换机与交换机之间情况比较特殊,分三种情况:①交换机的普通端口与另一台交换机的 UPLINK 端口相连使用直连线;②交换机的普通端口与另一台交换机的普通端口相连使用交叉线;③交换机的 UPLINK 端口之间相连同样使用交叉线。

5）归纳总结:将网络设备划分成两类:A 类是数据终端设备（data terminal equipment,DTE）,包括 PC 机,路由器,交换机的 UPLINK 口;B 类则是数据通信设备（data communication equipment,DCE）设备,包括交换机的普通端口。当上述同类设备之间连接时使用交叉线;而不同类设备之间连接时则选择直连线。

6）随着网络技术的不断发展,目前新型的网络设备能够自适应网线类别,不管使用交叉线还是直连线,网络设备有一个开关能够自动切换。从而省略了选择双绞线线序接法的步骤。但仍然有一些型号的网络设备需要遵循上述原则进行连接,特别是 PC 机之间的连接。

五、系 统 日 志

1. **系统日志** 是记录系统中硬件、软件和系统问题的信息,同时还可以监视系统中发生的事件。系统日志策略可以在故障刚刚发生时就发送警告信息,用户可以通过它在最短的时间内发现问题,检查错误发生的原因,或者寻找受到攻击时攻击者留下的痕迹。系统日志包括系统日志、应用程序日志和安全日志。

2. **系统日志的作用** 系统日志是一种非常关键的组件,需要和许多不同的外部组件进行关联,良好的系统日志可以帮助系统管理员了解信息系统故障或者网络袭击发生之前的所有事件,防止系统管理员从错误的角度分析问题,避免浪费宝贵的排错时间。同时,借助于系统日志,系统管理员有可能会发现一些之前从未意识到的问题。总之,系统日志可以帮助系统管理员充分了解系统的运行环境和状况,对于跟踪调试、程序状态记录、崩溃数据恢复都有重要的意义。

3. **系统日志的监控** 通常可通过以下方法进行系统日志的监测:

(1) 对系统日志文件进行分析:系统日志文件中包含了关于系统中所发生事件的有价值的记录信息,这些信息可以用来检查各种问题、观察入侵者以及生成所在系统的统计信息。

(2) 定期检查:系统管理员应该定期地对系统日志文件进行检查,以发现潜在的问题,并在这些问题变得棘手之前加以解决。

(3) 为虚拟化环境制定一套良好的系统日志策略:使用系统日志产品当中包含的自动报警特性,向系统日志监控人员自动发送报警通知等功能。系统日志基于警报类型或者准确的警报消息,系统日志可以通过触发特定操作来完成。系统日志通过简单地设定这些警报,系统管理员可以在事故变得更加严重之前及时得到通知。

4. **系统日志的维护**

(1) 定期清理旧系统日志:定期进行旧系统日志文件清理,腾出磁盘存储空间以便存储新的系统日志信息。如果系统日志文件将磁盘存储空间填满而未得到立即清理,将会导致系统宕机和停止服务。

(2) 压缩系统日志文件:对系统日志文件进行压缩并重命名后,将其存储在系统日志文件的归档介质中,以作为系统活动的长期记录和证据,以便于将来进一步研究。

(3) 转移存储归档系统日志文件:系统日志文件会周期性(例如一个月)地被转移存储归档到其他目录和文件系统(另外的磁盘或磁盘分区)中,以便腾出根分区的空间继续存储新的系统日志信息。

六、机房环境保障系统

1. **机房环境保障系统的运行监控** 机房环境监控系统(environmental monitoring system)是一个综合利用计算机网络技术、数据库技术、通信技术、自动控制技术、新型传感器技术等构成的计算机网络,提供的一种以计算机技术为基础、基于集中管理监控模式的自动化、智能化和高效率的技术手段。系统监控对象主要是机房动力和环境设备,例如配电、UPS、空调、温湿度、漏水、烟雾、视频、门禁、防雷、消防系统等。

(1) 配电系统:主要是针对配电系统的三相相电压、相电流、线电压、线电流、有功、无功、频率、功率因数等参数和配电开关的状态监视进行监视。当一些重要参数超过危险界限后进行报警。

(2) 不间断电源(UPS):通过由 UPS 厂家提供的通讯协议及智能通讯接口,计算机通过上述协议和接口可对 UPS 内部整流器、逆变器、电池、旁路、负载等各部件的运行状态进行实时监视,一旦有部件发生故障,机房动力环境监控系统将自动报警。系统中对于 UPS 的监控采用只监视,不控制的模式。UPS 监测的主要内容有:

1）实时监视 UPS 整流器、逆变器、电池（电池健康检测,含电压电流等数值）、旁路、负载等各部分的运行状态与参数。监测的具体内容根据不同品牌和协议会有所不同。

2）通过图表直观的展示 UPS 整体的运行数据。

3）一旦 UPS 有报警,该项状态会变红色,同时产生报警事件进行记录存储,并可在第一时间发出电话拨号、手机短信、邮件、声光等对外报警。

4）历史曲线记录:可查询一年内相应参数的历史曲线及具体时间的参数值(包括最大值、最小值),并可将历史曲线导出为 EXCEL 格式,方便系统管理员全面了解 UPS 的运行状况。

（3）空调设备:通过实时监控,能够全面诊断空调运行状况,监控空调各部件(如压缩机、风机、加热器、加湿器、去湿器、滤网等)的运行状态与参数,并能够通过机房动力环境监控系统管理功能远程修改空调设置参数(温度、湿度、温度上下限、湿度上下限等),以及对精密空调的重启。空调机组故障时,可以通过机房动力环境监控系统检测出来,及时采取措施防止空调机组进一步损坏。

（4）机房温湿度:在机房的各个重要位置,需要装设温湿度检测模块,记录温湿度曲线供管理人员查询。一旦温湿度超出范围,即刻启动报警,提醒系统管理人员及时调整空调的工作设置值,检修空调发生的故障。

（5）漏水检测:漏水检测系统分定位和不定位两种。所谓定位式,就是指可以准确报告具体漏水地点的测漏系统。不定位系统则不同,只能报告发现漏水,但不能指明位置。系统由传感器和控制器组成。控制器监视传感器的状态,发现水情立即将信息上传给监控计算机。测漏传感器分为线检测和面检测两类,信息系统机房内主要采用线检测。线检测使用测漏绳,将水患部位围绕起来,漏水发生后,水接触到检测线发出报警。

（6）烟雾报警:烟雾报警器从使用的传感器可分为离子烟雾报警器和光电烟雾报警器两种。

1）离子烟雾报警器:有一个电离室,离子室所用放射元素镅 241（Am241）,强度约 0.8 微居里左右,正常状态下处于电场的平衡状态,当有烟尘进入电离室会破坏这种平衡关系,报警电路检测到浓度超过设定的阈值时会发出报警。

2）光电烟雾报警器:内有一个光学迷宫,安装有红外对管,无烟时红外接收管收不到红外发射管发出的红外光,当烟尘进入光学迷宫时,通过折射、反射,接收管接收到红外光,智能报警电路判断是否超过阈值,如果超过发出警报。

离子烟雾报警器对微小的烟雾粒子的感应要灵敏一些,对各种烟能均衡响应;而光电烟雾报警器对稍大的烟雾粒子的感应较灵敏,对灰烟、黑烟响应差些。当发生熊熊大火时,空气中烟雾的微小粒子较多,而阴燃的时候,空气中稍大的烟雾粒子会多一些。如果想将两者的长处兼而有之,可以在要求安装烟雾报警器的地方将两种烟雾报警器都安装上。

（7）视频监控:机房环境监控系统集成了视频监控。视频监控系统是由摄像、传输、控制、显示、记录登记五部分组成。摄像机通过网络线缆或同轴视频电缆将视频图像传输到控制主机,控制主机再将视频信号分配到各监视器及硬盘录像设备,同时可将语音信号与视频信号同步录入到硬盘录像机内。可对视频进行查询、调出、回放、储存等操作。目前常用的是网络数字摄像机,采用 MPEG4 视频压缩方式。

（8）门禁系统:由控制器、感应式读卡器、电控锁和开门按钮等组成。联网系统外加通讯转换器。读卡方式使用非接触读卡方式,系统对出入人员进行有效监控管理。

2. 计算机信息系统、机房、建筑的防雷设计 此处的机房是指信息系统主干交换机所在的中心网络设备机房以及医学影像信息系统、医院信息系统的中心设备机房,也可称为信息系统中心设备机房。

雷击放电是造成电子设备和网络系统器件损坏,计算机信息系统宕机的严重危害事故。做好计算机信息系统、机房、建筑的防雷设计是保障信息系统安全与稳定运行的重要工作环节。

（1）规范标准:中华人民共和国国家质量监督检验检疫总局、中国国家标准化管理委员会制定颁布的 GA267—2000《计算机信息系统雷电电磁脉冲安全防护规范本标准》规定了计算机信息系统对雷电电磁脉冲诱发的过电压和过电流安全防护的基本原则和防护技术要求。标准适用于计算机信息系统设备本身对雷电电磁脉冲诱发的过电压和过电流的防护,其他计算机网络设备可参照执行。直击雷防护则按照中华人民共和国建设部制定颁布的 GB50057—2010《建筑物设计防雷规范》设计和施工。

（2）雷电的基本概念:雷击放电时在空间产生巨大的瞬变脉冲电磁场,在雷击发生点 1 公里范围内的金属环路,如网络金属连线、网络双绞线等都会感应到极强的感应雷击。

1）雷电电磁脉冲:雷击放电在空间产生的脉冲形式的电磁场效应。

2）过电压和过电流:出现在导线或电气、电子设备上的超过线路或设备本身正常工作电压和电流并对线路或设备可能造成电气损害的外来电压和电流。

3）直击雷:直接击在建筑物、构筑物、地面突起物、大地或设备并产生电效应、热效应和机械力的雷电放电。

4）感应雷:雷电放电产生的强电磁场作用在附近的导体或计算机信息系统内产生静电感应及电磁感应的雷电放电。

（3）由雷击放电诱发的雷电电磁脉冲过电压和过电流包括

1）雷电直击装设有计算机信息系统设备的建筑物、附近地面突出物或大地时,雷电电磁脉冲在计算机信息系统内产生的感应过电压和过电流。

2）与计算机信息系统有电气联系的设施上遭受直接雷击产生的电磁脉冲,或计算机信息系统相连的信号传输线路附近遭受直接雷击时在信号传输线上感应的电磁脉冲,经线路传导侵入计算机信息系统内的过电压和过电流。

3）向计算机信息系统设备供电的电源系统上遭受直接雷击产生的电磁脉冲,或电源馈线附近遭受直接雷击时在电源线上感应的雷电电磁脉冲,经电源馈线传导,在计算机信息系统电源设备上产生的过电压和过电流。

4）雷击建筑物避雷针(或避雷带)时,雷电流沿避雷针(或避雷带)引下线进入接地装置引起地电位升高,在计算机信息系统接地导体和非接地导体间将产生雷电电磁脉冲过电压和过电流。

（4）雷电电磁脉冲安全防护基本原则:为了保护建筑物和建筑物内计算机信息系统的电子网络设备不受雷电损害或使雷击损害降低到最低程度,应采取综合防护措施。

1）直击雷防护措施:安装使用直接接受或承受雷击的金属物体和金属结构所构成的接闪器(包括避雷针、避雷带(线)、避雷网)以及良好的接地系统。

2）机房屏蔽的防护措施:机房建筑物和安置计算机信息系统设备的房间宜利用与建筑物基础钢筋地网连接良好的格栅形钢筋混凝土结构为屏蔽层。若无条件利用格栅形钢筋混凝土结构,可考虑在机房建筑物外加金属屏蔽网,金属屏蔽网可由格栅形钢筋构成,网格宽度应小于 5m。

3）设备优化布局的防护措施:计算机信息系统设备在机房内部的安装位置应远离有格栅的墙体,安装在距建筑物屏蔽层有一定安全距离的靠近建筑物中心的空间。

4）合理布线的防护措施:①计算机信息系统设备机房内的信号传输线路排列时应远离建筑物有格栅的墙体,并尽可能靠近建筑物的中心轴线;②计算机信息系统信号传输线路不得与电力线路平行排列;③不能满足上述两个条件时,应选用屏蔽电缆,并且电缆护套和电缆屏蔽层应作接地处理;④机房内的信号传输线路和低压电力线路的走线应尽可能采用最短的直线方式。

5）规范接地的防护措施:①防直击雷装置(避雷网、避雷带,避雷针)的引下线应与建筑物(包括机房屏蔽体)的钢筋连接后和接地网联为一体。接地网是由埋在地下的互相连接的裸导体构成的接地体群,用以为电气、电子设备和金属结构提供共同的地。②新建计算机信息系统设备机房建筑物的接地系统应采用共用接地系统;宜利用建筑物基础钢筋地网或桩基网作为共用接地系统的基础接地装置;并在建筑物四周距基础接地装置 1m 外设环形接地体;基础接地体和环形接地体在地下至少四处相连;基础接地体与室内环形接地汇集线应一点相连。③改建计算机信息系统设备机房建筑物,若无采用共用接地系统条件的,应另设一组接地体用作保护接地。保护接地可与设备工作接地连接,但不得与建筑物的避雷针、避雷带、避雷网的引下线连接。在室内应设置与保护接地相连的环形接地汇集线。

6）安装防雷保安器防护感应雷的措施:在遭遇雷击时,把窜入或者感应到电力线、信号传输线的瞬时过电压或者尖峰电流限制在设备或系统所能承受的范围内。防雷保安器可以有效地吸收突发的巨大能量,从而避免浪涌电压、电流对回路中其他设备或系统的冲击和损害。

7）等电位连接防护措施:信息系统中心设备机房均应设置等电位连接环,将设备机房内所有金属物体,包括电缆屏蔽层、金属管道、金属门窗、设备外壳以及所有进出大楼的金属管道等金属构件进行电气连接,并接至等电位连接环上,可将高压均匀分布在物体周围,保证在环形各部位之间没有电位差,从而达到均衡电位的效果。等电位连接环按材质不同,可分为铝制环、不锈钢环、铁制环等。

3. 机房环境的维护

（1）设备布局的维护:信息系统中心设备机房的内部通道与设备机柜间的距离应符合下列要求:

1）两相对设备机柜正面之间的距离不应小于1.5m。

2）机柜侧面（或不用面）距墙不应小于0.5m,当需要维修测试时,则距墙不应小于1.2m。

3）走道净宽不应小于1.2m。

（2）电气环境的维护

1）防静电:机房设备内部电路采用大量的半导体CMOS等器件。由于这类器件对静电的敏感范围为25～1000V,而静电产生的静电电压往往高达数千伏甚至上万伏,足以击穿各种类型的半导体器件,因此机房应铺设抗静电活动地板,地板支架要接地,墙壁也应做防静电处理,机房内不可铺设化纤类地毯。工作人员进入机房内要穿防静电服装和防静电鞋,避免穿着化纤类服装进入机房。

2）防电磁干扰:电磁干扰对通信设备的硬件和软件都有可能造成损害,所以机房内部及周围环境中尽量不要安装有大功率的电器设备,以免产生电磁辐射,对机房的运行造成影响。信息系统中心设备机房内无线电干扰场强,在频率为0.15～1000MHz时,不应大于126dB。该机房内磁场干扰环境场强不应大于800A/m。

3）防震动:在计算机信息系统停机条件下,信息系统中心设备机房地板表面垂直及水平向的振动加速度值,不应大于500mm/s²。

（3）温湿度的维护

1）温湿度维护要求:在国家质量监督检验检疫总局、中华人民共和国建设部联合制定颁布的国家标准GB50174-93《电子计算机机房设计规范》中,明确规定电子计算机机房的温湿度要求（表4-3）。信息系统中心设备机房的温、湿度应执行A级,基本工作间可根据设备要求按A、B两级执行,其他辅助房间应按工艺要求确定。

表4-3 电子计算机机房的温、湿度要求

级别项目	A级		B级
	夏季	冬季	全年
温度	23±2℃	20±2℃	18～28℃
相对湿度	45%～65%		40%～70%
温度变化率	<5℃/h,并不得结露		<10℃/h,并不得结露

2）温湿度测量计:配置质量过硬的温湿度测量计是基本要求,并且需要安排专人定期携带温湿度测量计至特种设备检测所完成强制性年检。

3）机房温湿度异常的危害：电子计算机机房的温度偏高，易使机器散热不畅，使微电子集成电路部件的工作参数产生漂移，影响电路的稳定性和可靠性，严重时还可造成部件的故障损坏。电子计算机机房的湿度偏高，空气潮湿，易引起设备的金属部件和插接件管部件产生锈蚀，并引起电路板、插接件和布线的绝缘降低，严重时还可造成电路短路。湿度偏低，空气太干燥又容易引起静电效应，威胁设备的安全。

4）恒温恒湿设备：为了保持机房的温湿度符合国家标准的规定，应根据计算机类型、机房面积、发热量及对温、湿度和空气含尘浓度的要求综合考虑并选择恒温恒湿机房专用空调系统和加湿器或抽湿机等设备。空调制冷设备的制冷能力，应留有 15% ~ 20% 的余量。当计算机系统需长期连续运行时，空调系统应有备用装置。

5）空调系统的气流组织：信息系统中心设备机房空调系统的气流组织，应根据设备对空调的要求、设备本身的冷却方式、设备布置密度、设备发热量以及房间温湿度、室内风速、防尘、消声等要求，并结合建筑条件综合考虑。对设备布置密度大、设备发热量大的信息系统中心设备机房宜采用活动地板下送风，上回风方式。此种方式下，送风口和回风口的送风温差应在 4 ~ 6℃ 之间；送风温度应高于室内空气露点温度；出口风速不应大于 3m/s，送风气流不应直对工作人员。信息系统中心设备机房必须维持一定的正压，该房间与其他房间、走廊间的空气压差不应小于 4.9Pa，与室外静压差不应小于 9.8Pa。

（4）空气洁净度的维护：信息系统中心设备机房内的空气含尘浓度，在静态条件下测试，每升空气中大于或等于 0.5μm 的尘粒数，应少于 18 000 粒。空调送风系统应设初效、中效两级空气过滤器，末级过滤装置宜设在正压端或送风口。空气过滤器定期清洁和更换。

（5）消防系统维护：

1）气体灭火系统：计算机机房不适于设置水灭火系统，主要使用气体灭火系统。气体灭火系统是指平时灭火剂以液体、液化气体或气体状态存贮于压力容器内，灭火时以气体（包括蒸汽、气雾）状态喷射作为灭火介质的灭火系统。并能在防护区空间内形成各方向均一的气体浓度，而且至少能保持该灭火浓度达到规范规定的浸渍时间，实现扑灭该防护区的空间、立体火灾。系统包括贮存容器、容器阀、选择阀、液体单向阀、喷嘴和阀驱动装置组成。

2）凡设置固定灭火系统及火灾探测器的电子计算机机房，其吊顶的上、下及活动地板下，均应设置探测器和喷嘴。

3）信息系统中心设备机房宜采用感烟探测器。当设有固定灭火系统时，应采用感烟、感温两种探测器的组合。

4）消防气体的使用时间是有限的，需要定期的检查查看气瓶压力是否保持在安全范围内，发现问题需要及时更换气瓶，以保障其能够正常喷放。

5）当信息系统中心设备机房内设置空调设备时，应受该房间内电源切断开关的控制。机房内的电源切断开关应靠近工作人员的操作位置或主要出入口，以便人工能够紧急切断空调设备。

6）电子计算机机房的安全出口，不应少于两个，并宜设于机房的两端。门应向疏散方向开启，走廊、楼梯间应畅通并有明显的疏散指示标志。

7）机房气体消防系统设备间有多种物理连接和物理设备来做相关的联动，长时间放置不能保障其能正常使用，所以，每半年做一次机房的气体消防联动预防性维护和测试。

第五章

企业架构与医学影像工作流

企业架构(enterprise architecture, EA)是指对企业事业信息管理系统中具有体系的、普遍性的问题而提供的通用解决方案,更确切地说,是基于业务导向和驱动的架构来理解、分析、设计、构建、集成、扩展、运行和管理信息系统。信息系统规划、建设、集成的关键,是基于架构或体系,而不是基于部件或组件;是基于"工作流"设计的真正直接面向用户的"人-机"信息系统,而不是基于"模块化"设计的面向功能或对象的信息系统。

第一节 企业级医学影像信息系统建设面对的挑战

一、企业与企业级的基本概念

1. **企业(enterprise)** 是信息技术领域的通用术语。企业是指拥有共同目标的组织的集合,因此,企业可以是政府机构、事业单位、医疗机构、公司集团,也可以是部门、科室/处室,也可以是由共同拥有权连接在一起的地理疏远的组织链。广义的企业概念还应包括合作伙伴、供应商和客户。

2. **企业级应用** 是指那些为大型企业而创建并部署的信息系统解决方案及应用。这些大型企业级应用的系统结构复杂,涉及的外部资源众多、事务密集、数据量大、用户数多,有较强的安全性考虑。企业级应用决不可能是一个个相互独立的系统。在大型企业中,一般都会部署多个彼此连接的、相互通过不同集成层次进行交互的企业级应用,同时这些企业级应用又都有可能与其他企业的相关应用连接,从而构成一个结构复杂、跨越 intranet 和 internet 的分布式企业级应用群集。此外,作为企业级应用,其不但要有强大的功能,还要能够满足未来业务需求的不断变化,易于升级和维护。

3. **企业级应用的医学影像信息系统** 诸如医学影像信息系统等医疗信息系统的建设普遍遇到业务流程与管理复杂性、重复建设与信息孤岛、信息化发展与信息系统生命周期以及医疗机构业务发展的协同、信息化风险与投资失误等诸多问题的长期困扰,为此,引入企业级信息系统的概念和方法,分析、设计、构建、集成、扩展、运行和管理企业级医学影像信息系统,以求能够突破影像科室之间、影像科室与临床科室之间,甚至医疗机构之间的界限,集成医学影像信息系统与医院内部各业务信息管理系统,整合医学影像与医疗、保险、支付、管理、互联网服务等业务,从而建设稳定、安全、高效、企业级应用的医学影像信息系统。

二、管理的复杂性

随着医学科技快速发展、医疗设备不断更新和人民群众对医学诊疗服务需求基准的不断提升,医疗机构的管理更加复杂和困难,对医疗机构管理的科学性要求越来越高,仅靠管理者的经验和传统管理模式,已远不能满足现代化医疗机构管理的需要,不能适应医疗机构现代化发展的步伐。由此,企业级医学影像信息系统等医疗机构企业级信息化建设便日益显现出其重要性。

企业级医学影像信息系统的作用不仅仅是为了解决医疗机构的医学影像管理问题,也是保证医学影像与临床诊疗服务质量的基石,更是医疗机构长期发展的信息基础实施。

随着我国医疗机构的企业级医学影像信息系统与医院信息系统的快速发展,大多数医疗机构经过多年的努力正在建设或者已经初步建成了适应其自身业务发展的信息系统,但总体上来说,我国医疗机构的企业级信息化建设普遍遇到实用化程度低、信息孤岛多、系统反复与重复建设、信息化项目建设投资浪费等问题。为了有效提高信息化项目建设的投资利用率,避免系统反复与重复建设,提高信息系统对医疗业务的支撑效果,需要确实认识到企业级信息系统管理的复杂性。以企业级医学影像信息系统的建设为例,经常遇到的比较复杂和典型的管理问题有:

1. **人员管理难度大** 企业级医学影像信息系统的使用人员往往分散在医疗机构的各个部门,他们的工作角色不尽相同。例如,按照工作角色划分有临床医师、影像医师、影像技师、影像护师、影像工程师、影像学教师、影像科窗口服务登记员以及信息系统管理员。按照职务划分有科室主任、住院总医师、医师专业组长、技师长、技师专业组长、护士长、主管工程师等。如果寄希望于将上述工作角色与工作人员都统一到一套信息系统中,本身就是一件难度大的事情。

2. **资源管理难度大** 参与企业级医学影像信息系统项目和使用该系统的各个影像科室以及科室内部的各个部门之间因空间上、职能上的分割与划分,造成各自为政,对于影像检查与诊断资源也多是依据各自的需求规划,从而导致医疗机构内部同类型的需求在各个科室与部门都有重复与反复建设,但另外一方面,它们之间确实存在差别,因此,从资源管理上很难达到统一协调。

3. **集成整合难度大** 影像科室之间以及影像科室各部门之间的信息分散,形成一个个信息沟通的独立空间,俗称信息孤岛。彼此之间互相了解不多,对彼此工作内容也了解不多,从而导致在需要彼此沟通协助、集成整合的时候,投入在协调、接口等问题上的时间、精力、资源很多,工作效率却很低。

4. **经验总结难度大** 虽然在影像科室内部各部门之间可以分享信息系统使用中的经验,但是在同一家医疗机构的不同影像科室之间,尚无法实现全面的信息与经验共享,导致各影像科室在解决类似问题时,都要经历同样的探索与试错过程,是对人力、物力、时间资源的极大浪费,也不利于知识经验的重复利用。

5. **业务评价难度大** 如果在影像科室、部门之间既不沟通,也不共享信息,影像科室或部门甲对影像科室或部门乙的工作状态知之甚少,那么在同维度的业务评价中,往往因为科室、部门之间互相不了解而对评价结果认同程度不高。

三、避免重复建设及信息孤岛现象

针对医疗机构中各个影像科室的业务与管理需求而引入的各自独立的医学影像信息系统,在单个影像科室业务领域的管理与应用上无疑都有自己的特点,但是由于技术架构的不同,各个影像科室的各自独立的医学影像信息系统,无法与其他系统紧密集成,使得医疗机构环环相扣的医学诊疗服务业务被这些独立的、形似"孤岛"的系统分隔开来,医疗机构不得不花大量的人力、物力在不同的应用系统之间切换,造成医疗机构整体运营效率降低和反应变缓。

一般主动发起建设医学影像信息系统的大型医疗机构,都具有相当的诊疗服务实力、专业人力资源实力、技术装备实力与经济实力,并且其临床诊疗业务需要依托医学影像信息系统的支撑与支持。但是,在若干年的发展之后,总会碰到一个发展到一定规模后的升级与集成的发展瓶颈问题。这些问题实际上就是在预警并提醒医疗机构的信息化发展已经与其实际业务发展出现了不协调。这样的医疗机构,要想摆脱和突破此种发展瓶颈,需要尽早建立一个强大的平台来整合、融合、集成医学影像工作流与资源,打破医疗机构内部的信息孤岛壁垒,用信息化推动医疗业务和医疗管理优化与集成整合,避免重复建设、反复建设与信息孤岛现象。

四、信息化与信息系统生命周期以及医疗机构业务发展的协同一致

1. 信息化与信息系统生命周期的协同一致 从医学影像信息系统的生命周期角度来看，其信息化建设过程可以划分为三个阶段，即规划、建设、运维。在规划阶段，医疗机构要在理解自身的发展战略与医学影像业务的基础上，提出医学影像信息系统建设战略、目标和系统建设规划，并制定实施计划和保障措施。在建设阶段，要依据医学影像业务需求，分步建设医学影像信息系统，确保信息系统架构和功能符合信息化规划要求。在运维阶段，信息系统需要运维服务，并且对系统存在的问题需要加以改进、完善。为此，应在医学影像信息系统的规划阶段完成企业架构设计，以此指导企业开展后续信息化建设，保证信息化与信息系统生命周期的协同一致。

2. 信息化与医疗机构业务发展的协同一致 医疗机构医学影像信息系统发展伴随医疗机构业务的发展一般需要经历三个阶段：科室级小型 PACS（miniPACS）、全院级 PACS（whole hospital PACS）、区域级 PACS（regional PACS）。其中全院级 PACS 也称为企业级 PACS（enterprise PACS），或者大型 PACS（large scale PACS）。我国医疗机构的医学影像信息系统发展进程起步较晚，1990 年代中期开始医学影像信息系统的研究开发与应用工作。在 2000 年代，随着计算机技术，特别是网络技术和多媒体技术的发展，以及医学影像学和医学影像信息学的发展，医学影像信息系统的应用开始向全院化、规模化、集成化、专科化方向发展，企业级 PACS 开启医学影像信息系统在临床各个专科门诊、急诊、病房以及手术室的临床应用步伐。进入 2010 年代，伴随数字化医院和区域医疗的建设浪潮，区域级 PACS 实现患者医学影像信息的"区域"共享，既包括医疗机构内部各个科室部门之间以及医疗机构之间的医学影像信息共享，也包括医疗机构与社区、医疗保险、卫生行政管理部门之间的医学影像信息共享。在 2010 年代中期，开启互联网+医学诊疗服务新模式，医学影像信息共享全面进入互联网大数据、云服务时代。

3. 医疗机构信息化建设中面临的问题 目前，医疗机构医学影像信息系统建设中面临的问题主要体现在四个方面，即医学影像信息系统建设观念仍然落后；缺乏统一、权威的建设和评价标准；医学影像信息系统建设投入落后于医学诊疗服务与管理的发展需要；医学影像信息系统建设缺乏专业人才，同时信息安全和患者隐私保护存在隐患。

由此可见，当前医疗机构的医学影像信息系统建设尤其需要着重关注与解决信息化发展与信息系统生命周期的协同一致，以及与医疗机构业务发展的协同一致、共同发展的问题。

五、降低信息化风险带来的投资失误

在医学影像信息系统等医疗机构信息化项目的实践中，只有一部分的信息化项目能在合同约定的时间内圆满完成约定的项目开发与上线实施目标。有一部分信息化项目在不断重复着一些失误。这些医疗机构信息化项目当中有的没有遵循标准的项目管理流程；有的没有配备适当的技术人员进行项目开发与管理；有的缺乏对项目风险的评估。总体来说，医疗机构的信息管理部门在项目管理上的失误大多是由于规划和计划不当或沟通不畅所引起的。这些失误将严重降低项目的实施效率与成功几率。医学影像信息系统项目中常见的项目管理失误有：

1. 资源分配失调 资源分配失调是项目管理失误中最常见的一种现象。一个项目能否圆满完成，人员、技能、资源的配备占了主导因素。缺乏适当的专业人员与技能，以及资源分配失调都会导致项目无法继续执行。

2. 项目管理流程复杂 项目管理过程中的流程过于复杂，缺乏随机应变的能力。过多的流程会让项目失去灵活性，继而影响参与者的积极性。

3. 项目变更的动态管理缺失 对项目变更等动态情况缺乏追踪与了解。要么是没有按照

正确的目标实施项目组织与管理;要么是项目开发与实施进度拖慢;要么是两者兼而有之。为此,必须建立正式的项目变更申请流程,任何项目范围内的变更(比如添加新功能、新流程)都应在变更申请文件上详细注明,并由项目最高主管签字批准。此外,项目经理也需判别出该申请对项目预算和时间进度会产生什么影响和变化。

4. 忽视信息化风险　用户往往仅关注医学影像信息系统建设过程中的 IT 应用效果,而忽视医学诊疗服务与管理业务在信息化建设过程中的新增风险。

5. IT 黑洞　在美好应用前景的吸引下,医疗机构对医学影像信息系统进行投资,经过一系列复杂的过程,一段漫长的开发与实施周期后,医疗机构和信息系统供应商发现医疗机构的医学影像业务需求已经发生变化,于是在真正适用的软件版本发布以前,医学影像信息系统的项目质量已经失控,并陷于不断地维护、计划外的软件开发与升级的泥潭,并可能最终导致项目的不可持续,甚至被否定和更换,这一现象被形象地称之为 IT 黑洞。

从技术层面分析,IT 黑洞的产生是由于现有一些医学影像信息系统的建设,是在底层的技术平台上直接构建医学影像业务系统,并且也只能采用面向技术的、业务无关的编程工具来开发医学影像信息系统。这种低层次的软件开发模式,导致功能组件的大量重复开发,关键的医学影像业务知识和技能难以得到提炼和积累,使医学影像信息系统的开发、维护和升级扩展困难重重,导致 IT 黑洞现象的发生。

综上所述,在医疗机构的医学影像信息系统项目建设过程中,遇到的最常见问题是事先没有做"顶层"架构规划以及"中层"流程优化,而是盲目"底层"IT 建设或者重复建设,甚至反复建设,导致医学影像信息系统建设出现"只见树木,不见森林"的现象,这样做的结果是信息系统相互隔离,系统的功能相互重叠,数据多次重复录入,有些信息系统甚至不符合实际业务的本地化需求,应用推广的难度可想而知。有的医疗机构遇到上述问题时,只是简单地采用系统集成技术或干脆推倒、更换重来的方式试图修复、弥补上述问题,这样做势必需要更大的资金投入,并且不能从根本上解决问题。

企业架构能够为企业级医学影像信息系统的项目建设提供"顶层架构设计"、"中层优化再造"、"底层模块开发"的解决之道,它能够最大限度地将"底层"IT 技术和"顶层"发展战略以及"中层"业务流程的优化与再造相融合,最终达到减低成本、提高效率,减少风险、提升核心价值的目的,实现无边界医学影像信息流的管理目标,有效地避免由此带来的信息化风险与投资失误。

第二节　企业架构及其在医学影像信息化中的应用

一、企业信息化特点

1. 企业信息化　是指挖掘先进的组织管理理念,应用计算机网络技术,通过信息化生产力三个要素(人、信息技术、组织管理)的有机结合,优化整合企业现有的生产与经营、制造与服务、工作与管理流程,建立合理适用的现代信息系统并及时地为企业的"三层决策"系统(战术层、战略层、决策层)提供准确而有效的数据信息,以便对需求做出迅速反应,其本质是加强企业的"核心竞争力"。

2. 企业从传统向现代化的转变　企业信息化是企业从传统生产、工作、管理、服务方式向现代方式根本性转变的过程,即是信息技术从业务应用向业务核心渗透的过程,是从传统管理向现代管理的转变过程;是基础设施重建,技术应用,结构调整,资源拓展,管理与流程再造和制度创新向信息化转变的过程;是提高经济主体活力,提高企业效益和竞争力,最终在国民经济中实现人的现代化转变的过程。

3. 企业信息化的内涵 关于企业信息化的内容,存在一些片面的理解,认为购买一些硬件设备,联上网、开发一个应用系统并给以一定的维护就是实现了企业信息化。信息化真的是如此简单吗？企业信息化虽然是要应用现代信息技术并贯穿其始终,但信息化的目的是要对企业工作流程进行改革和优化,要使企业充分开发和有效利用信息资源,做出正确决策,提高企业运行效率和效益,最终提高企业的竞争力水平。企业信息化的目的是为管理服务。所以,企业信息化绝不仅仅是一个技术问题,而是与企业的发展规划,业务流程,组织结构、管理制度等密不可分。因此,在企业信息化建设中,管理是基础。各种各样的自动化,系统,网络等建设都是围绕着管理。离开了管理谈企业信息化,势必会造成现在一些企业存在的计算机只是简单地用来进行文字处理与财务管理,建立的网络无信息共享,开发的软件不能满足管理需求,实际收效甚微等问题。

信息技术正在深入影响企业的运行方式,信息的透明化使企业的管控能力得到质的提升,而信息链路的通畅又进一步解放了企业的协同能力。医疗机构作为复杂企业治理的中枢,如何利用好信息技术实现科学管理和运营,已经成为进一步创新管理方法、提高管理效率、保证服务质量的重要课题。

4. 企业级医疗信息化的主要内容 对一个医疗机构而言,企业级医疗信息化的主要内容包括:充分考虑信息技术的应用以及医疗机构内外环境变化对医疗机构运营模式及其相应的管理模式的影响,尽可能合理构建起医疗机构的业务流程和管理流程,在此基础上结合医疗机构发展规划完善医疗机构组织结构、管理制度等。

二、企业架构的定义与内容

1. 架构（architecture） 是信息技术领域的通用术语。在 ISO/IEC 42010:20072 的定义中,架构是系统的基本结构,它由多个组件以及它们彼此间的关系而组成,并且在一定环境和原则下进行设计和演变。架构是针对某种特定目标系统的具有体系性、普遍性的问题而提供的通用的解决方案,架构往往是对复杂形态的一种共性的体系抽象。复杂系统集成的关键,是基于架构（或体系）的集成,而不是基于部件（或组件）的集成。

2. 企业架构（enterprise architecture，EA） 企业架构是承接企业业务战略与 IT 系统之间的桥梁与标准接口框架,是企业核心业务流程和 IT 能力的组织逻辑；企业架构是一个系统过程,它表达了企业的关键业务、信息、应用和技术战略以及它们对业务功能和流程的影响；企业架构是记录企业内所有信息系统和其相互关系以及它们如何完成企业使命的蓝图。

从简单的概念来讲,企业架构是对企业多层面、多角度的建模与描绘。以往,企业管理者提到企业架构时,通常会把它理解为企业的组织架构或者流程图；而信息技术（IT）人员则会把企业架构简单地理解为 IT 架构。现在,管理和技术人员已经认识到企业架构与企业战略和企业运营环境密切相关,企业战略决定了企业架构的形态,而企业实际的运营环境是在企业架构指导下建立起来的企业日常运作。

3. 企业架构的构成及在企业信息化中的定位 企业架构的构成及在企业信息化中的定位如图5-1所示。企业架构主要由业务架构和 IT 架构组成。关于信息技术怎样以及应该如何在企业内实施,企业架构提供一个一致、整体的视角,以使它与企业的业务战略、IT 战略一致。企业架构是企业战略与实际运营之间的桥梁,有助于企业战略的落实。

（1）业务架构:是企业关键业务战略及其对业务功能和流程影响的表达,业务架构定义了企业如何创造价值以及企业内外部的协作关系,将高层次的业务目标转换成了可操作的业务模型。从总体架构设计的角度来看,企业业务战略决定业务架构,IT 架构则是由业务架构推导出来,业务架构是企业架构设计的基础。业务架构包括业务的运营模式、业务流程、组织结构和地域分布等内容。

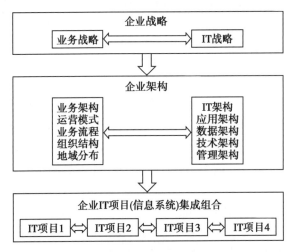

图 5-1　企业架构的构成及在企业信息化中的定位

（2）IT 架构：是指导企业 IT 投资和企业信息系统设计决策的 IT 框架，是建设企业信息系统的蓝图，企业 IT 架构包括应用架构、数据架构、技术架构和管理架构。

1）应用架构：描述支持企业运作所需应用系统的蓝图，包含应用层次、功能、实现方式和建设标准等。应用架构主要研究应用系统间的交互关系、应用与核心业务的对应关系，是企业总体框架研究的重点。

2）数据架构：也称为信息资源架构。数据架构研究企业或组织的逻辑数据模型、物理结构和数据管理资源。数据架构建立关键信息流模型，描述业务事件的关键输入输出信息，为应用架构提供数据支撑，在分析、挖掘和处理信息数据的基础上，为企业提供支持和决策信息。

3）技术架构：用来描述支持业务、数据、应用服务部署的基础设施能力，技术架构定义了企业 IT 的技术路线、技术标准、技术选择和技术组件等。完整的企业技术架构涉及信息架构、应用架构和基础设施的各个层面。

4）管理架构：企业管理架构就是企业的组织架构，是指一种决策权的划分体系以及各部门的分工协作体系。管理架构需要根据企业总目标，把企业管理要素配置在一定的方位上，确定其活动条件，规定其活动范围，形成相对稳定的科学的管理体系。没有管理架构的企业将是一盘散沙，管理架构不合理会严重阻碍企业的正常运作，甚至导致企业经营的彻底失败。相反，适宜、高效的管理架构能够最大限度地释放企业的能量，使企业内部各个部门更好发挥协同效应。

管理架构的优化与创新应该解决好以下四个结构：①职能结构：一项业务的成功运作需要多项职能共同发挥作用，因此在管理架构设计时首先应该确定企业经营到底需要哪几个职能，然后确定各职能间的比例与相互之间的关系。②层次结构：即各管理层次的构成，也就是企业在纵向上需要设置几个管理层级。③部门结构：即企业各管理部门的构成，也就是企业在横向需要设置多少部门。④职权结构：即各层次、各部门在权力和责任方面的分工及相互关系。

（3）企业战略：包括业务战略与 IT 战略，二者紧密联系，并通过企业架构来指导企业 IT 项目（信息系统）的建设。

（4）企业 IT 项目：IT 项目必须以实现企业战略为出发点和终结点。IT 项目集成组合是多个信息系统项目的集成，或者信息系统项目和其他工作的一个组合，将它们集成组合在一起的目的是为了进行有效的管理，以满足企业战略上的业务目标。

企业架构是一个涵盖业务、组织管理和 IT 技术的全面的企业蓝图设计工具，可以帮助企业的管理者了解企业的构成、发现问题并不断地改进。发展企业架构的最主要原因，是为了解决信息化的战略发展问题，是为了解决越来越复杂的信息系统和 IT 基础设施的建设问题。人们越来越认识到，复杂和大型的信息化建设、管理和运行维护，是一个整体性、长期性和基本性的 IT 战略问题。应该明确，通过信息化进行有效的企业管理和信息的开发和利用是企业成功的关键，也是取得竞争优势的必由之路。企业架构为 IT 的发展提供了一个战略内涵，并且使 IT 可以对经常变化的商业环境做出快速和正确的反应，以满足企业快速发展的需求。

三、企业信息化架构规划方法

1. 企业信息化架构　是从 IT 角度对企业架构的一种描述，关注企业信息化战略规划到实施的过程，综合反映企业的"人财物，产供销"在信息视角上的有效集成和统一。

1987 年约翰·扎克曼（JohnZachman）首先引入"信息系统架构框架"的概念，从信息、流程、网络、人员、时间、基本原理等六个视角来分析企业，也提供了与这六个视角相对应的六个模型，包括语义、概念、逻辑、物理、组件和功能等模型。随着企业信息化架构的不断发展，先后出现了企业架构计划（enterprise architect planning，EAP）、开放组体系结构框架（the open group architecture framework，TOGAF）、联邦政府组织架构（federal enterprise architecture，FEA）、美国国防部体系架构框架（the department of defense architecture framework，DoDAF）等企业信息化架构，其中 TOGAF 被世界领先的 IT 客户和厂商开发和持续演进，成为企业信息化架构的引领者。

2. 企业信息化架构规划方法　一般采用"自上而下"的规划、"自下而上"的实施。传统的企业系统规划法（business system planning，BSP）是 IBM 在 20 世纪 70 年代提出的，其核心思想是通过对企业自上而下的目标识别和细分，分析企业战略、业务流程和数据资源，然后再自下而上地进行数据建模、系统结构设计，以支持企业目标的实现。然而，BSP 缺少对企业架构规划的整体考虑、缺少对企业目标和系统目标的一致性考虑，开放组体系结构框架（TOGAF）较好地解决了这一问题，将企业信息化架构设计和规划过程统一到以需求为中心的持续改进过程中。

四、TOGAF 架构

1. TOGAF 架构　开放组架构框架（the open group architecture framework，TOGAF）是由欧洲共同体（欧盟的前身）的 IT 协会 the open group（开放组）开发的一个企业架构框架理论。以 the open group 会员国为基础，从 1993 年开始制定系统架构的标准；1995 年开发推出"X/Open architecture framework v1.0"的企业架构框架理论模型；1996 年推出 TOGAFv2.0 版本；1997 年推出了 TOGAFv3.0 版本；2009 年推出 TOGAFv9.0 版本。由于 TOGAF 是一个跨行业的、开放的、标准化的免费架构框架，所以在全球得到广泛认可和使用。

TOGAF 是一个由 the open group 组织定义的、开放的标准化架构框架，它是一种协助发展、验收、运行、使用和维护架构的工具，它从业务、数据、应用和技术等方面梳理企业内部结构与关系，以架构开发方法（architecture development method，ADM）为基础，提供一个完整的内容框架，如图 5-2 所示。在实际应用过程中，业务架构、信息系统架构和技术架构是企业信息化规划的主要内容，也是信息系统建设的依据和指导原则与标准。

2. TOGAF 架构开发方法（architecture development method，ADM）　TOGAF 为企业信息化架构开发提供详细的方法和相关支持资源的集合，包含架构开发方法（ADM）、基础架构及参考模型、资源库三部分。其中，ADM 是 TOGAF 的架构开发方法；基础架构及参考模型是一个虚拟的资源库，包含了 TOGAF 基础框架和集成信息基础参考模型（integrated information infrastructure reference model，III-RM）；资源库是一套基于 TOGAF 和 ADM 应用的工具和方法。ADM 是 TOGAF 架构研究和设计的核心，是一个以需求为中心的循环迭代设计流

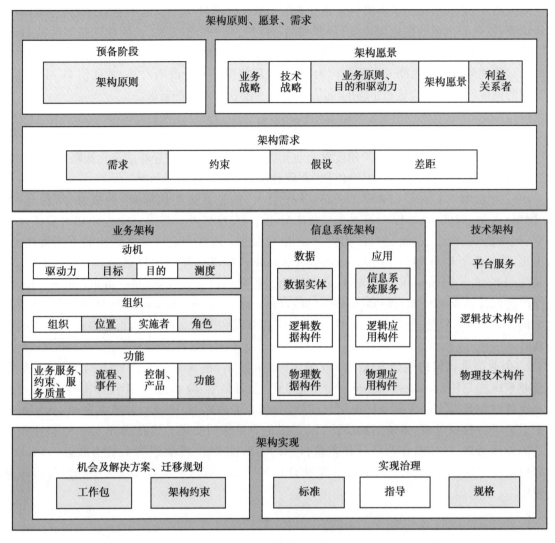

图5-2　TOGAF内容框架

程,如图 5-3 所示。以需求为中心的架构规划保证了"自上而下的识别和分析、自下而上的设计"过程的封闭和收敛性,可以解决医疗机构(企业)目标和医学影像信息系统目标在规划层次的一致性。

　　架构设计就是要完成两项工作,一是分析,二是设计。分析是分析需求,设计则是设计软件的大致结构。分析与设计这两者是很难区分的,做分析的时候会想到如何设计,而思考如何设计反过来又会影响分析的效果。可以说,它们两者之间是相互联系和不断迭代的。

　　由图 5-2 和图 5-3 可知,在 TOGAF 总体内容框架和规划原则的前提下,架构开发方法(ADM)从架构远景出发,经过业务架构规划,确定信息系统架构和技术架构;然后结合现有的信息化基础,给出企业信息化建设,适应性改造的解决方案;迁移计划针对实施方案中不同项目的优先权,评估各个项目的依赖程度、迁移费用、收益等,并形成具体的实施规划;实施治理制定各个实施项目的建议,建立架构规约来管理所有实施和部署的过程,以确保实施项目架构与相关项目架构的一致性;架构变更管理关注业务目标、环境和技术等方面的演变和发展,为是否启动和规划新的架构进化周期提供决策。

　　上述循环迭代(iterate)架构开发方法(ADM)的精妙之处在于每一次的迭代都是在上一次迭代的基础上进行的,迭代将致力于重用、修改、增强目前的架构,以使架构越来越健壮。在信息系统和软件的生命周期当中,循环迭代设计既能够得到信息系统和软件,还能够得到非常稳定、健

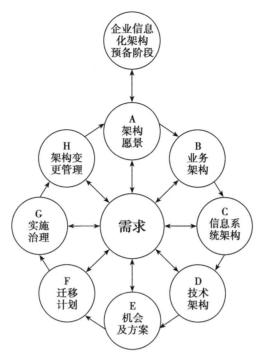

图 5-3　基于架构开发方法（ADM）的 TOGAF 企业信息化架构

壮的架构。这个架构对于后续的架构设计而言是非常重要的，很有可能就是下一代信息系统和软件的投入和参考。

　　ADM 为 TOGAF 企业信息化架构研究与开发提供完整的方法论，覆盖整个体系结构规划的生命周期，为企业信息化架构的深入研究和持续改进提供可行的方法。所以，应用基于 TOGAF 的 ADM 规划设计可以有效地完成从企业业务架构和技术架构到信息系统架构的规划过程。

五、医学影像信息系统架构设计规划实践

　　1. 医学影像信息化的三个阶段　从医学影像信息系统生命周期角度来看，医学影像信息化可以分为三个阶段，即规划、建设实施、运维。

　　（1）规划阶段：医疗机构要在理解自身的发展战略与医学影像业务的基础上，提出医疗机构医学影像信息化建设战略、目标和医学影像信息系统建设规划，并制定实施计划和保障措施。

　　（2）建设实施阶段：要依据医疗机构的医学影像业务需求，分步建设与实施医学影像信息系统，确保医学影像信息系统架构和功能符合医学影像信息化的规划要求。

　　（3）运维阶段：医学影像信息系统供应商需要为医疗机构提供医学影像信息系统的运维服务，对系统存在的问题加以改进和维护。

　　从 TOGAF 架构的作用和意义来看，在医学影像信息化的第一个阶段，即规划阶段就应该完成医学影像信息化的医疗机构内容框架与架构设计，以此指导医疗机构开展后续的医学影像信息系统开发、建设实施、运维工作。下面以医学影像信息化为例说明如何应用 TOGAF 架构和架构开发方法（ADM），从架构的原则、愿景与需求出发，规划设计业务架构、信息系统架构和技术架构，最终实现架构。

　　2. 医学影像信息化的架构原则、愿景与需求　结合 TOGAF 的内容框架以及架构开发方法（ADM），在医学影像信息化规划阶段：医疗机构要在理解自身的发展战略与医学影像业务的基础上，完成架构原则、愿景、需求的调研、分析、设计工作：

　　1）制定医疗机构医学影像信息化建设战略：包括制定医疗机构及医学影像科室的业务战略

和技术战略等医疗机构的战略目标。

2）明确医学影像信息化的愿景（vision）：结合医疗机构的战略目标，确定医学影像信息化架构的愿景。愿景源自于管理学，表示未来的愿望和景象，这里借用来表示信息系统和软件在设计开发人员心中的样子以及要实现的目标，包括医疗机构针对社会和患者的承诺；医学影像服务业务的范围和目标；工作人员（医师、技师、护士、登记员、工程师等）的行动准则和工作实践指南；以及重用、透明、高效的架构设计目标，架构愿景既包括架构基本的设计思路，还包括基本的设计原则。

3）寻找差距，搭建业务与信息技术的桥梁：在医疗机构的信息化建设中，影像科室等业务部门与信息管理和服务部门之间、影像科室行政和业务负责人与信息主管之间、医学影像业务与信息技术之间在对信息化认知以及理念上的差距像一道"鸿沟"，是实现医学影像信息化目标的障碍之一。而彼此之间信息的不对称是形成这种差距的主要原因。一方面，信息技术（IT）人员可能无法准确了解、理解影像业务的真实意图；另一方面，影像科室工作人员也难以体会到信息技术能够发挥的真正作用。TOGAF 架构的内容框架能够搭起医学影像业务与信息技术沟通的桥梁，它们在同一个平台上，用双方都能够理解的语言，描述出影像业务与信息技术之间的关联。

4）定义软件质量属性：包括可重用性、可扩展性、互操作性、兼容性、可移植性、安全性、运行效率、易用性和健壮性等，既有软件开发期的质量属性，也有软件运行期的质量属性；

5）调研医学影像信息化的用户角色、需求以及变化案例：①用户角色：结合医疗机构的战略目标，识别利益相关的用户角色及其关系。信息系统中的用户角色是执行系统各项功能的主体，信息系统需要定义用户角色的权限。②需求：结合医疗机构的战略目标，定义医学影像业务的范围和需求。分为功能需求和非功能需求。功能需求定义医学影像信息系统软件能够做些什么，为此，需要根据医学影像业务上的功能需求来设计和决定其业务构架，以使得开发出来的医学影像信息系统软件能够满足医疗机构用户的需要。而非功能需求决定技术构架，这是因为非功能需求定义一些性能、效率上的相关约束、规则，而信息系统的技术构架必须能够满足这些约束和规则。③变化案例：是对未来信息系统在需求上可能发生的变化的一个基本估计。总而言之，结合用户角色、功能需求、非功能需求以及变化案例，就可以确定一个需求的范围，进而确定一个构架的范围。

6）分析深刻影响架构的约束：医学影像信息系统在从需求转入设计时，首先需要重视信息系统的各种约束对架构设计的影响，其次在进行约束分析时要善于挖掘约束背后隐藏的功能需求。各种约束包括遗留信息系统的集成与数据迁移、医学影像信息系统新的发展趋势、医学影像信息系统开发者的技术水平以及医疗机构的信息技术应用水平、行业标准与法律法规等，既有应用实践的业务性、用户级约束，也有技术性约束、标准性约束、法律法规性约束等。对待约束的处理方式归纳起来有以下三种模式：①"直接遵守即可"：对于直接制约信息系统设计决策的约束，直接遵守即可。例如，"医学影像信息系统的服务器/客户端必须运行于 Windows 2012 server 数据中心（datacenter）版/Windows 7 中文专业版平台之上"作为一条约束，则直接遵守即可。②将约束转化为功能需求：例如，"本医学影像信息系统必须严格执行由中华人民共和国第十届全国人民代表大会常务委员会第十一次会议于 2004 年 8 月 28 日通过的《中华人民共和国电子签名法》"是一条约束，但分析约束后即可确定一条新的功能需求：即医学影像信息系统必须提供符合法律法规规定的电子签名功能和系统。③将约束转化为质量属性需求：例如，有经验的信息系统调研与分析员发现一条重要约束："任职于影像科室服务窗口的登记员，计算机操作和应用水平普遍不高"。由此，未来的医学影像信息系统软件必须具有很高的易用性（否则登记员不会用）和健壮性（否则无条理和逻辑性的"胡乱"操作将导致信息系统瘫痪）。

3. **医学影像业务架构** 结合 TOGAF 的内容框架以及架构开发方法（ADM），贯彻医疗机构及医学影像科室的业务战略，创建符合医学影像业务需求的业务架构，业务架构驱动信息系统架构中的应用。

基于 TOGAF 企业架构的医学影像业务架构的设计着眼于医疗机构及医学影像科的战略目标(即"动机")、组织管理(即"组织")、医学影像业务流程及医疗服务(即"功能")等方面。例如,医疗机构医学影像科的战略目标如果是"争做国内一流、医教研并重的医学影像科"。那么,围绕该战略目标,医疗机构影像科室的主要业务和组织管理应包括放射信息、医学影像存储和传输、影像后处理、计算机辅助诊断、远程放射学、影像服务辅助业务、行政管理、科研管理、教学管理、质量管理、医院信息系统集成等方面,业务架构描述上述各影像业务和组织之间相互作用的关系结构,并以上述各影像主营业务为主线,以各影像辅助业务为支撑,以人流、检查费流、信息流、物流等联络各影像业务线,构成贯彻医疗机构影像业务战略的基本影像业务运作模式,同时,医疗机构围绕上述业务架构和业务运作模式设计内部医学影像工作流,从而确定业务组件,结合工具和业务分析的技术,最终建立符合医疗机构影像业务需求、贯彻医疗机构业务战略的业务架构。

4. 医学影像信息系统架构 医学影像信息系统架构实现从影像业务模式向影像信息模型的转变、影像业务需求向影像信息功能的映射、医疗机构基础数据向医疗机构信息的抽象,从而建立面向对象的企业信息模型。如图 5-4 所示,医学影像信息系统架构包含应用架构和数据架构两个部分。

(1) 应用架构:以医学影像信息系统架构为基础,建立支撑医疗机构影像业务运行的各个影像主营与辅助业务系统;在应用层面建立医疗机构(企业)服务总线,以增加应用的灵活性和重用性,解决异构系统的集成和整合等问题,减低集成成本和复杂程度;通过与医院信息系统等应用系统的集成运行,实现医疗机构信息自动化流动,以代替传统手工的信息流动方式,提高医疗机构业务的运作效率,降低运作的成本。

(2) 数据架构:包含业务的数据逻辑、数据的组成构件等内容。在数据层面,结合业务架构与数据仓库、数据提取、转换、加载、挖掘等技术构建主题数据库。按照数据的用途和功能划分数据逻辑构件,如元数据、主数据、主题数据、公共共享数据、流程数据等(图 5-4)。

1) 数据仓库(data warehouse):是面向主题的(subject oriented)、集成的(integrated)、相对稳定的(non-volatile)、反映历史变化(time variant)的数据集合,用于数据挖掘(data mining)和决策支持(decision making support)。

2) ETL:是英文 extract-transform-load 的缩写,用来描述将数据从来源端经过提取(extract)、转换(transform)、加载(load)至目的端的过程。ETL 是构建数据仓库的重要一环,用户从数据源(医学影像成像设备)提取出所需的医学影像数据,转换数据为一个标准的格式(例如 DICOM 格式),并加载数据到目标数据存储区,通常是数据仓库。最终按照预先定义好的数据仓库模型,将数据加载到数据仓库中去。

3) 元数据(metadata):对业务数据本身及其运行环境的描述与定义的数据称之为元数据。元数据是描述数据的数据。从某种意义上说,业务数据主要用于支持业务系统应用的数据,而元数据则是医疗机构(企业)信息门户、医患关系管理、数据仓库、决策支持、医学影像云服务等新型应用所不可或缺的内容。

元数据的典型表现为对象的描述,即对数据库、表、列、列属性(类型、格式、约束等)以及主键/外部键关联等的描述。特别是现行医学影像信息化应用的专科性、异构性、分布性越来越普遍的情况下,统一的元数据就愈发重要。"信息孤岛"曾经是医疗机构对其信息化应用现状的一种抱怨和概括,而合理的元数据则会有效地描绘出医学信息之间的关联性,从而实现"信息孤岛"的链接。

而元数据对于 ETL 的集中表现为:定义数据源的位置及数据源的属性、确定从源数据到目标数据的对应规则、确定相关的业务逻辑、在数据实际加载前的其他必要的准备工作等。元数据

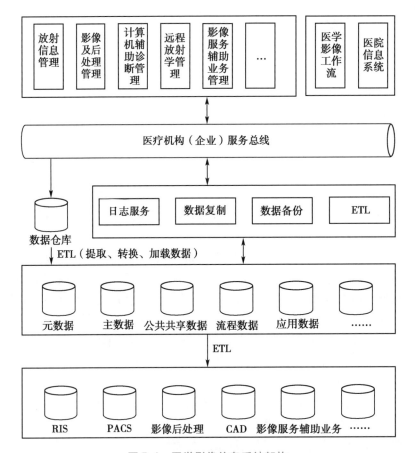

图 5-4 医学影像信息系统架构

一般贯穿整个数据仓库项目,而 ETL 的所有过程必须最大化地参照元数据,这样才能快速实现数据的提取、转换、加载(ETL)。

5. **医学影像信息系统技术架构** 医学影像信息系统的技术架构主要阐述医学影像信息化应用支撑软件和硬件彼此之间的关系及设计原理,是实现其应用架构的底层技术基础结构,通过软硬件技术、网络技术、信息安全技术间的相互作用,保障医疗机构医学影像信息化应用的执行和运转。如图 5-5 所示,医学影像信息系统技术架构分为安全区、应用服务区和存储区等三个区域。

(1) 安全区:包括身份认证、内容过滤、防火墙、入侵检测、病毒网关等安全认证措施,位于网络链路的最前端。

(2) 应用服务区:部署 RIS、PACS、影像后处理、计算机辅助诊断(CAD)、影像服务辅助业务等应用服务器集群及其应用软件;并运用硬件负载均衡技术平衡服务器集群的网络访问负载,以保障应用软件的稳定性、健壮性。

(3) 存储区:部署医学影像信息系统数据库服务器集群,采用大型关系型数据库存储数据;配置高速光纤区域存储网络(SAN)设备,用于数据存储和备份,充分保证数据读写效率与安全。

在面对企业级医学影像业务和 IT 技术越来越复杂的情况,基于 TOGAF 企业架构,可以从医学影像信息化规划阶段就规避信息化建设过程中的潜在问题,同时还能为医学影像业务的需求变动提供灵活的 IT 架构,并为后续的医学影像信息化建设实施以及运维工作提供全面指导,对促进医疗机构(企业)信息化发展有着巨大的意义和作用。

6. **医学影像信息系统架构实现**

(1) 对信息系统架构和技术架构进行可行性评估,并结合现有的信息化基础,给出医疗机构医学影像信息化建设适应性改造和解决方案。

（2）在可行性评估、适应性改造和实施方案的基础上，研究不同应用实施的优先权、相互依赖程度、迁移费用、收益等，并形成具体的系统迁移计划。

（3）实施治理制定医学影像应用信息化规划实施过程中 IT 治理建议，通过建立架构约束来管理所有实施和部署的过程，以确保各个医学影像应用与总体架构的一致性。

（4）架构变更管理关注医疗机构的医疗业务环境、技术发展、网络和安全等方面的需求，为是否启动新的架构规划周期提供决策。

由上述流程分析可知，以需求为中心的架构规划保证了"自上而下的识别和分析、自下而上的设计"过程的封闭和收敛性，解决医疗机构目标和医学影像信息系统目标在规划层次的一致性。

大型、复杂信息系统建设与集成的关键，是基于架构的建设与集成，而不是基于部件、组件的建设与集成。一方面，企业架构与信息技术紧密相关，大部分企业架构方法都是从 IT 架构发展而来的。另外一个方面，企业架构的概念超越了信息技术的范畴，还囊括业务架构的思想和方法，是针对企事业信息管理系统中具有体系的、普遍性的问题而提供的通用解决方案，更确切地说，是基于业务战略导向和驱动的架构来理解、分析、设计、构建、集成、扩展、运行和管理信息系统，为此，一个信息系统是由组织机构、业务流程、业务信息、业务功能、和业务语义等层次构成（图 5-5）。

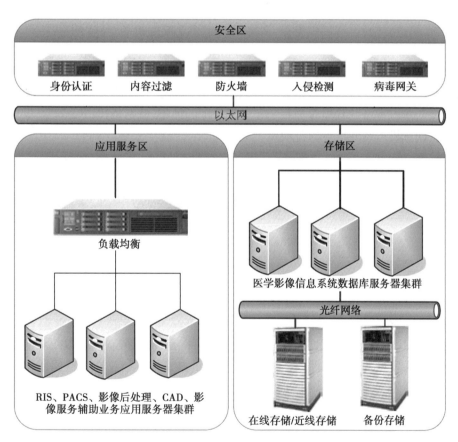

图 5-5　医学影像信息系统技术架构

第三节　医学影像工作流

从企业 IT 应用体系的角度分析，在传统的"模块化"的信息系统中，系统的设计通常是基于任务分割的,工作流程中各作业项目之间是分裂的,从操作的角度,必须不断地在层次结构的功能表(比如下拉菜单)或对象之间"进进出出",或者在隐藏很深的对象以及相关菜单中捉迷藏。

　　基于"工作流"设计的信息系统则是一个真正的"人-机"系统,用户是系统中的基本角色,是直接的任务分派对象,用户可以直接看到计算机针对自己列出的"任务清单",可以跟踪每一项任务的状态,或继续执行一项任务,而不必像传统的"模块化"的信息系统那样,必须从一个模块退出,才能进入另一个模块,以便搜索相应任务的线索。传统的"模块化"的信息系统是面向功能或对象的,而基于"工作流"设计的信息系统是直接面向用户的。这样,用户的任务分派和任务的完成状态,可以最大程度地被计算机化和受到控制。

一、工作流的基本概念

　　1. 工作流（workflow）　　是工作流程的计算模型,是一类能够完全自动执行的工作过程,即为了实现某个业务(例如医学影像)目标,将工作流程中的工作前后组织在一起的逻辑和规则在计算机中按某种预定规则和恰当的模型进行表示,并将文档、信息或任务在不同的执行者之间自动进行传递与执行。工作流属于计算机支持的协同工作(computer supported cooperative work,CSCW)的一部分。CSCW 是专门研究一个群体如何在计算机的帮助下实现协同工作的。

　　2. 重规划（re-engineering）　　从逻辑上,对工作流的研究可以看作是对工作流程的重规划。重规划就是要求将眼光投向实际工作业务的进行过程(即工作流程),并应用工作流的概念和方法去分析、构造、或者再造工作流程,即将工作流程变成解析的、技术的、可控制和预测的工程化过程。

　　3. 医学影像工作流（medical imaging workflow）　　这里讨论的医学影像工作流指的是医疗机构中影像科室工作人员在工作正常运转时所需执行的步骤以及这些工作步骤之间的关系;是对医学影像工作流程及其各操作步骤之间业务规则的抽象、概括描述;是医学影像业务过程的部分或整体在计算机应用环境下的自动化。

　　当影像检查工作量太多,而影像科工作人员(影像技师、影像医师、影像护士、登记保管员等)太少时,可以选择两种解决方案:一是雇佣更多的工作人员,二是提高现有工作人员的工作效率。一般来说,通过发现并消除影像科室工作流的瓶颈会更加有效、更加令人满意地解决这个问题。

二、工作流分析与测试

　　精确的工作流分析和测试在一定程度上是一项枯燥和费时的任务,但是它对于理解如何改善工作流程来说是非常关键的步骤。工作流分析和测试需要经历两个步骤:调查和直接观察。

　　1. 调查　　工作流分析和测试的第一步是调查,其形式可以是正式的网上调查或者书面调查,也可以是非正式的科室例会讨论。其任务是确定可察觉的问题及难点,以及可衡量的低效率过程。调查过程中常见的不确定性因素包括:工作人员口头描述的正在执行的工作内容和业务过程并不一定是他们实际真正在做的事情;即使是科室管理者所述说的工作人员日常执行的工作内容和工作流程也不完全准确;那些对工作"有不同意见"的人以及"非常满意的人"又往往对实际工作流程存在一定程度的"偏见"或者"偏差"。

　　2. 直接观察　　工作流分析和测试的第二步是直接观察,这项工作应当由熟悉工作岗位、内容、环境,以及协作关系的人员执行,最好是在这个领域工作的人员。直接观察能够提供比调查更可靠的信息。

　　科学、有效的直接观察的方法之一是"活动时间记录观察"研究,它能提供定量数据,但是非常耗时。"活动时间记录观察"研究是一类经典的工作流程分析工具,可以测量每一个工作流程步骤所花费(和浪费)的时间。其实施步骤如下:

（1）录像：在调查对象（即工作人员）工作时进行实时录像。

（2）播放视频：总结并罗列出工作人员所做的每一个业务操作过程的执行步骤，不管它看起来有多么琐碎（例如：扫描条形码）。

（3）重放视频：利用秒表（或者视频计时器）来测量每一个工作流步骤所花费的时间。

（4）计算总的工作流程时间：每个工作流步骤上花费时间的综合应当和总的工作时间精确匹配。

（5）时间-过程分析：对随着时间而前进的工作流的整个详细过程依次序进行分析，来发现工作流的瓶颈和难点，并初步分析其成因。

（6）描绘运行次序图（run-sequence plot）：将一天中每个小时的主要工作流指标，例如：受检者的数量、受检者排队划价预约登记的平均等待时间、受检者从预约完成到开始影像检查时刻的平均候检时间、受检者平均检查时间、报告书写审核的平均时间、受检者排队取片子和报告的平均等候时间等，以图表的形式展现出来，便于确定工作流效率被阻碍的难点环节，以及被延迟的小时数或者天数。

（7）优先处理：根据难点环节发生的频率、影响的严重性以及矫正的可能性，确定哪一个难点环节的项目需要优先处理。确定的原则是：对工作流效率影响大、但是有成熟解决方案可以采纳、并且改善目标容易实现的项目优先处理。

3. 工作流分析与测试的执行者　工作流分析与测试的步骤、原则、方法确定后，下一步就要确定执行者。在科室从事主要工作的人员（影像医师、影像技师、影像护士、影像工程师、影像信息系统 IT 技术人员）可优先考虑确定为工作流分析与测试的执行者。其他管理人员以及临床支持人员可以作为辅助执行者。

4. 工作流分析与测试启动的时间节点　在遇到或者出现以下几种情况时，应启动实施工作流分析与测试工作。

（1）如果还没有分析测试过，现在就需要积极主动开始。

（2）引入新技术时。例如：引入医学影像信息系统，更新医学影像信息系统，引入数字 X 线摄影、CT、MR 等数字化医学影像成像设备，以及实现无纸化医学影像科时。

（3）出现重大工作流程改变时。

（4）有医疗机构管理人员、影像科室工作人员、或者受检者抱怨影像业务工作效率低下或者抱怨问题时。

三、工作流的优化增强

为提升管理水平、服务水平和医疗质量，影像科室每个影像业务工作环节的工作流都需要根据业务的发展变化不断地优化，并在工作流和信息系统两个层面上都需要完成个性化定制工作。即使在某种特定环境下已经优化好的工作流程，当工作环境出现调整和改变时，其工作流可能就已经不再适用。工作流的优化需要在用户、设备、临床专业科室、影像科室、医疗机构内部、医疗机构之间等多个水平层面上充分进行工作流对比分析，并针对其特点，实施个性化的工作流定制。

1. 用户　在用户层面，一方面用户（即影像科工作人员）应该积极主动适应工作空间的人体工程学环境、软件的性能、人机交互界面和工具，另一方面，用户还需要能够提炼反映出自己独特的工作流优化的需求。

2. 设备　适合 CT 影像检查的工作流与完成数字 X 线摄影的工作流是不一样的。类似的情况还有住院部与门诊部之间，以及与急诊部之间的影像成像设备工作流的区别，以及综合性医疗机构和医学影像中心之间影像成像设备工作流的区别。

3. 临床专业科室　不同的临床专业对影像学检查的流程要求不同，比如针对神经科设计的放射学优化后的工作流可能并不适合骨科的骨骼肌肉影像学的工作。

4. 影像科室 影像医师需要工作流专注于哪些影像学检查需要会诊,哪些检查需要对比历史影像后出具诊断报告,以便高效完成个性化的影像学诊断。而临床科室需要工作流关注现在受检者是在住院部病房里,还是在急诊观察室里,还是在门诊或者诊所里,以便针对性地制订诊疗方案。

5. 医疗机构内部 医疗、教学、科研并重的大型综合性医疗机构与小型私立医疗机构相比有不同的医疗机构内部工作流。而且事实上不同医疗机构当然有他们自己独特的医疗机构文化和工作流。

6. 医疗机构之间 由于存在地域差异和文化差异,一个医疗机构的工作流程在不经过适当调整的情况下是不能直接应用到另外一家医疗机构的。缺少信息化实施经验的医疗机构以及信息系统供应商经常会忽略在个性化定制上的需求。

7. 个性化定制与关注 工作流必须根据不同的个体,以及不同的工作环境进行个性化定制。在重新设计和(或)优化设计工作流时,那些身处关键岗位的工作人员所经常执行的工作任务应当得到最大程度的关注和优化。

四、工作流瓶颈

工作流瓶颈指的是整个工作流程中最没有效率的部分,该部分决定了整个工作流程效率所能达到的最大值。工作流瓶颈的典型表现是重复的步骤、纸质凭据、手动数据录入、任务转换。

1. 重复的步骤 工作流低效率容易被忽略,这对一些不经常出现的工作任务来说并不重要。然而,即使是小的工作流低效率,如果每天重复出现几十次也是令人沮丧和细琐低效的。

(1)场景分析

1)影像医师需要对每个受检者启动影像病例对比功能,由于这些需要对比的影像病例自己不会自动启动,影像医师操作的代价是针对每个受检者都要用鼠标点击至少一下,如果影像医师每天需要阅读几百个影像病例时,这种低效率的效应会累加放大。

2)影像医师在影像诊断工作站上书写影像诊断报告时,需要重复的输入每位受检者的检查类型、所采用的扫描序列等没有必要依赖影像医师手工输入的步骤。

(2)解决方案:与医学影像信息系统供应商一起合作,优化工作流,让信息系统自动启动影像病例对比功能和对比影像;让信息系统自动载入每位受检者的检查类型、所采用的扫描序列。从而彻底消除这些重复操作步骤,"解放"影像医师的生产力,提高工作效率。

2. 纸质凭据 如果影像科室为了继续某一个工作流程需要将一份纸质文件从一位工作人员传递给另外一位工作人员,那么这个纸质文件有可能会丢失,或者工作人员闲置等待该文件,而此时该工作人员原本应该去完成另外一项工作任务。

(1)场景分析:工作流纸质凭据指的是某个工作流程中任务的提醒或者指令凭据。例如纸质影像检查申请单,打印好的影像检查报告等待影像报告审核医师签字后发布等。通常情况下,是将这些纸质凭据以人传人的形式来实现信息传输和凭证传递。

(2)解决方案:执行"无纸化工作流程",将影像医师和影像技师的工作流重新优化设计。上线实施"影像检查电子申请单"以及"电子签名认证系统",实现电子化、无纸化的影像检查申请单与影像诊断报告。

3. 手动数据录入 如果影像科室某个工作流程需要手动打字录入数据信息,其工作流的速度必然变慢、效率降低,而且容易出差错,尤其是当输入的内容是数字和英文字母时。

(1)场景分析:受检者在影像科室服务窗口办理预约登记业务时,工作人员需要手工输入受检者姓名、出生日期、性别、联系电话、就诊卡号、病案号等个人统计学信息。

(2)解决方案:在 HIS 系统里实现影像检查电子申请单,并通过 HL7 协议将电子申请单信息传送给医学影像信息系统,预约登记时,受检者的个人统计学信息随着影像检查电子申请单自动调取输入,大大改善和提升影像科室服务窗口的工作流效率,有效疏解预约登记工作流环节的服务瓶颈。

4. **任务转换** 工作任务在单独的和(或)孤立的计算机之间,或者不同的医学影像信息系统、HIS、影像三维重建、影像后处理分析等软件系统之间转换,会严重降低工作流效率。

(1)场景分析:影像医师先在影像设备厂家提供的影像后处理与重建工作站上完成受检者的冠脉CTA重建,然后再在医学影像信息系统里完成影像检查报告的书写与审核签发。工作站的切换,以及软件系统的切换造成工作流效率的严重下降。

(2)解决方案:将影像设备厂家提供的影像后处理与重建软件的硬件和软件一体化整合集成到医学影像信息系统中,以消除这种低效率工作的发生。将多个不同的软件应用系统(医学影像信息系统,影像后处理与重建、电子健康档案(electronic health record,EHR))集成在一个单独、统一的工作环境里,并将所有的工作流集成到同一个影像报告工作站上,对影像医师、影像技师、登记保管员、影像护士等工作人员来说是尤其重要的。

第六章

医学影像信息系统的规划策略

第一节　经济效益评估

　　规划引进医学影像信息系统的评估论证是一项非常棘手和复杂的课题,信息技术的快速进步使得硬件价格在不断下降,同时系统的总体性能在不断提高。在这种情况下,更需要多一些冷静的思考和循序渐进的实施策略。

　　实施医学影像信息系统项目前,首先需要进行项目投资的经济效益评估和论证,在得到医疗机构管理者核准后方可进行,这就要求确定一个在合理时间范围内的投资回报时间表,一般3年~5年。因为医学影像信息系统属于信息管理系统,与CT和MRI等影像成像设备不同,一般来说,其带来的效益是难以确定和定量分析的。

　　许多早期规划安装的医学影像信息系统是利用政府划拨的财政资金支持完成的,而不是建立在可行的系统解决方案以及对费用和效益的严格评估基础上。但现在,医疗机构首先要进行投资回报的模拟评估,然后再确定医学影像信息系统的设置及规模,并论证来自制造商的可行方案,这是确保项目成功的良好开端。

　　过去医学影像信息系统费用和效益的评估将注意力集中在影像胶片花费减少,处理、运输胶片的人员减少,贮存胶片的病案室空间减少以及等效工作时间减少等。虽然这些效益是确实存在的,但基本是3年以上的长期效益。不能适应医疗机构行政管理人员要求的回报标准。因此在与医疗机构管理者评估和论证医学影像信息系统的投资回报时间表时,需要扩展评估涉及的范围,建立完善的经济效益评估模型,要从整个医疗机构的角度论证,而不能局限在影像科一个部门。

一、住院日减少模型

　　1. **原理**　住院日减少模型清楚地表明了医学影像信息系统的快速投资回报,其理论依据是医学影像信息系统的应用,及其与HIS的集成提高了影像技师、影像医师和临床医师之间的影像数据信息沟通传输的效率,影像技师能够更快地完成影像检查;影像医师更快地签发诊断报告;临床医师可以在影像检查完成的同时,就能在HIS的医生工作站上浏览影像,辅助临床医师更快制订诊疗方案,更快评估治疗效果,从而缩短受检者的平均住院日,年收治住院人数提升增加,医疗机构经济效益相应增加,同时受检者的支出也会有一定的减少,产生良好的社会效益。

　　2. **模型**　设定某医疗机构,病床1200张,平均床位使用率95%,未应用医学影像信息系统时的平均住院日为20天,在该模型中,年工作日若以365天计算,则每年可收治受检者21 900人次;假设住院受检者中60%需作影像学检查,并等待影像诊断报告结果,如果这60%的受检者在医学影像信息系统的作用下,平均住院日缩减了5天,则60%的床位每年可多收治受检者4380人次;如果住院受检者平均医疗支出5000元人民币/人次,每日住院基本生活支出50元/天,则每年医疗机构可增加收入2518.5万元,每年受检者可节省花销328.5万元,模型评估结果表明医学影像信息系统带来了可观的经济和社会效益。

3. **公式**　医疗机构医学影像信息系统增加住院收入＝病床数×平均床位使用率×影像检查人数比例×[(年工作日/医学影像信息系统住院日)－(年工作日/原平均住院日)]×人均支出

受检者节省住院基本生活支出＝病床数×平均床位使用率×影像检查人数比例×(年工作日/医学影像信息系统住院日)×人均日基本支出×平均住院日缩减天数

4. **结论**　住院日减少模型适用于全院级医学影像集成信息系统的效益评估,是快速投资回报的理论依据。

二、胶片节省模型

1. **原理**　目前,医疗机构实现彻底无胶片化是不现实的,但部分无胶片化是可行的,将传统工作模式下医疗机构留底归档保存的影像存储在医学影像信息系统的高速磁盘阵列中,或者存储在磁带库等长期归档存储设备中,实现医疗机构内部影像归档、管理、浏览、报告、会诊等医学影像业务流程的无胶片化,可以有效降低影像科室和医疗机构的运营成本。再有,实现医学影像业务流程的无胶片化,可以减少医用激光胶片打印机的磨损,延长设备的使用寿命;同时,可以减少胶片存储归档占用的病案室空间,为医疗机构节省日益宝贵的建筑使用面积。

2. **模型**　设定某影像科 CT 和 MR 设备每个工作日共可检查 200 例受检者,年实际工作日以 250 天计算,在实现医学影像业务流程无胶片化以前,每个受检者要通过医用激光胶片打印机打印两套影像胶片,一套医疗机构留底归档保存,另一套由受检者领取。如果平均每个受检者需打印两张 14 英寸×17 英寸胶片,假设胶片价格 15 元人民币/张,则每年需胶片费 300 万元人民币,实现医学影像业务流程无胶片化以后,每年将能够节省一半的胶片费用,3 年累计可以节省 450 万元人民币。如果是选用 DVD-R 光盘代替胶片作为存储介质存储医疗机构留底归档保存的影像,平均每 10 位受检者占用一张光盘(即 1 个单位的存储介质),价格 4 元人民币/片,则每年购置光盘需 1 万元人民币。相对于胶片来说,费用极低,3 年实际可以节省 444 万元人民币。当然,医疗机构也可选择将数字影像归档存储在管理效率更高、访问调取更便捷的磁盘阵列、磁带库等存储系统中,成本比选择光盘要高,但是仍然远远低于归档保存胶片的费用。

3. **公式**　实际节省胶片归档保存费用＝年实际工作日×日均检查人数×(人均胶片数/2)×胶片价格－[(年实际工作日×日均检查人数)/每单位存储介质可存储受检者数量]×每单位存储介质价格

4. **结论**　胶片节省模型适用于影像科小型医学影像信息系统以及全院级医学影像集成信息系统的效益评估,是长期投资回报的理论依据。

三、等效工作时间减少模型

1. **原理**　医学影像信息系统提高了临床医师和影像医师的协同工作效率,意味着在每日检查工作量不变的前提下,等效工作时间相应减少了,只需聘请较少的医师就能完成同样工作量的医疗工作,为医疗机构节省人力资源开支。

2. **模型**　设定某医疗机构有 1000 名医师,人均月工资 10 000 元人民币,与影像科室有医疗工作关系的占 50%,如果医学影像信息系统能把医师的工作效率提高 20%,等于全院只需 900 名医师即可完成同等工作量的医疗任务,每年可节省 1200 万元人民币的人力资源开支。

3. **公式**　每年节省人力资源开支＝医师总数×与影像科室有医疗工作关系比例×工作效率提高比例×人均年工资

4. **结论**　等效工作时间减少模型主要适用于全院级医学影像集成信息系统的效益评估,是医学影像信息系统中长期间接投资回报的理论依据。

第二节　项目实施前的准备

一、项目调研评估

实施医学影像信息系统是一项复杂的系统工程。医学影像信息系统项目不仅仅是在影像科室部署和实施,同时,需要与医疗机构的其他信息系统共享信息、交互协作,而信息系统的实施与医疗机构的业务流程密切相关,涉及相关人员的操作和工作习惯,甚至影响到受检者的就诊,因此项目实施前需要全面和细致的调研评估,以确定项目范围和实施内容。

在调研和评估中,需要充分了解利益相关方的需求,及他们对项目的成功所起到的至关重要的作用,充分考虑到信息系统的实施将会影响到项目的所有人员,并且充分听取和评估他们提供的意见和建议。

同时,借助实施医学影像信息系统项目,是建立项目组或项目委员会的绝好机会;而项目委员会的决策往往决定了项目实施的成败,因此,无论是全新实施影像信息系统项目,还是已有影像信息系统的升级换代,都将会给影像部门和医疗机构提供一个很好的机会,去细化项目实施的目标,达到优化业务流程,加强管理的目的。

1. **整体情况**　需要对医疗机构及医疗机构的信息化建设有个全面的了解,其中包括:①医疗机构整体战略计划;②医疗机构业务扩张计划;③信息系统应用现状;④用户的信息化接受程度;⑤医疗机构领导对信息化的支持力度;⑥信息化的组织架构;⑦医疗机构对影像系统的期望程度。

2. **业务评估**　影像信息系统涵盖了医疗机构中所有的影像科室,及这些影像科室所涉及的相关业务流程,包括开医嘱、划价、预约登记、导医呼叫、机房检查、报告书写审核签发、结果领取等既有非影像科室业务,也有影像科室业务环节,因此,业务评估都需要涉及,其中主要包括:①有哪些影像科室;②影像科室内部业务流程;③影像科室在医疗机构的相关工作流程;④不同影像科室的特点;⑤各个影像科室的设备、型号、使用情况;⑥受检者就诊量与分布特点;⑦每个检查机房住院受检者及门诊受检者的拍片量;⑧每个检查机房负责的住院受检者床位数量。

3. **技术评估**　技术评估是对医疗机构信息化的全面了解,主要包括:①院内信息系统架构图;②信息化基础实施情况;③工作站的数量;④设备接口情况;⑤与各个影像成像系统相关的信息系统情况;⑥信息交互方式。

通过上述调研和评估,能得出非常明确的项目实施范围和规划,形成评估报告,以帮助医疗机构进行决策。

二、管理的优化与流程重构

借助信息化手段,优化管理和重构流程,是医疗机构管理者必要职责,而新建医学影像信息系统为此提供了很好的机会,因此,在项目实施之初,需要对以下几个方面进行全面的研究评估:①提高医疗质量控制的水平,以达到降低误诊率的目标;②采用电子签名认证技术保障电子医疗文件的合规性和合法性;③受检者标识的统一管理,保护受检者的隐私;④优化门诊、急诊、住院影像检查流程,减少不必要的环节,方便受检者就医;⑤提升受检者的满意度,实施影像检查电子申请单、自动划价、网络预约、自助登记到检、自助领取影像胶片和诊断报告等;⑥方便技师、医师、护士的操作,影像检查时,能得到更多有用的受检者信息;⑦提升医疗集团的系统互操作性,实现多院区的协同工作;⑧提高数据信息和影像的质量,为科研教学奠定基础。

在项目实施之初,医疗机构管理层以及业务科室之间对业务目标有一致的认识,才能保障信息系统建设的方向,并在选择供应商或自主开发上,对于信息系统的架构以及功能的取舍有清晰而不笼统的评价体系。

三、项目需求分析

项目需求分析可根据医疗机构的具体情况，深入到科室，与使用用户直接沟通，了解具体功能的应用场景和特殊情况。下面具体列出需要考虑评估的清单。

1. **工作流程**　项目需求分析与评估的内容包括：①受检者登记和检查流程；②受检者拍片和取片流程；③影像科室医师诊断报告书写与审核流程；④影像诊断报告生成流程。

2. **每日技师检查量和医师工作量信息**　项目需求分析与评估的内容包括：①摄影或影像检查扫描区域的分布地点；②每个摄影或扫描区域配置的医学影像成像设备的数量；③影像科室影像技师人数，包括主任技师、副主任技师、主管技师、技师、技士、进修技师、实习技师等所有相关人员；④每个摄影或扫描区域的各台成像设备的日检查量；⑤住院受检者和门诊受检者的比例；⑥影像医师书写报告区域，以及影像诊断级工作站的数量和安装使用位置；⑦影像科室影像医师人数，包括主任医师、副主任医师、主治医师、住院医师、规范化培训基地医师、进修医师、实习医师等所有相关人员；⑧每日完成影像检查诊断报告的数量；⑨影像科室医师可能同时阅片书写报告和审核签发报告的人数；⑩科室内部组织架构与分工；⑪急诊室、抢救室、ICU、手术室等特殊科室的工作需求；⑫受检者影像检查的摄影或扫描需求；⑬从影像系统调取影像的远程需求；⑭影像检查数量变化趋势的预测；⑮放射科服务窗口分布地点，以及负责预约、登记、划价、发放检查结果、影像护理等工作人员的人数。

四、系统架构论证设计

从技术层面考虑，系统架构的论证设计应包括：

（1）系统架构是否可升级，可扩展，是否具有最新的跨操作系统支持功能。

（2）技术标准与技术规范的依从性，例如遵从 DICOM、IHE、HL7 标准。

（3）是否需要构建影像数据归档平台并作为医疗机构临床文档库（clinical document repository，CDR）的重要组成部分。

（4）对于底层的操作系统，数据库在医疗机构内部的技术支持是否可以实际操作，或如何获得数据库的技术支持。

（5）获取医学影像：列出可能需要连接影像信息系统的影像成像设备，包括设备型号，购买日期，软件版本和是否遵从 DICOM 协议等信息。

（6）影像存储和归档：①预测短期及长期所需存储空间；②存储方案的选择，如长期存储是否压缩保存、调图时间、事故后恢复、存储供应商等；③影像有损压缩或无损压缩，以及有损压缩的比例；④是否需要灾备冗余方案；⑤未来数据增加后数据的备份以及迁移。

（7）影像浏览和报告书写与审核：①工作站技术要求：工作站数量，显示屏类型（如是否需要医学专用 DICOM 显示器，配置单屏/双屏）等。②软件功能：用户界面要求，如工作列表，报告显示方式，影像显示方式及数量，历史报告显示方式，影像编辑操作（缩放，局部放大，添加注释等）等。③是否需要全结构化的影像诊断报告。

（8）医学影像信息系统供应商可提供的高级可视化选配件和需要安装的第三方软件（如MIP，MPR，CT 结肠高级功能，PET/CT 融合，核医学软件等）。是否有新的专业影像处理软件需要，符合医疗机构专科优势发展的专业处理能力。

（9）需求必须包括医学影像信息系统供应商原厂产品和第三方产品：①网页发布：可以在网页直接调阅影像的必需条件以及适用科室。②是否需要导医叫号，电子显示屏幕和语音呼叫；③教学用的视频系统。

（10）集成要求：具体包括：①院方现有信息系统（如 HIS、EMR 等）与影像信息系统的对接；

②提供相关工作的技术要求等信息;③受检者身份信息的交互索引管理。

(11) 数据管理:具体包括:①受检者信息管理;②数据安全以及用户权限管理;③数据生命周期管理;④提出任何可能存在的漏洞。

(12) 影像管理:描述支持影像管理的具体性能,如:①影像压缩;②影像输出;③自动归档;④DICOM 相关功能;⑤与第三方工作站或系统的对接。

(13) 网络基础架构:①当前医疗机构内部的网络情况,包括局域网(LAN)和广域网(WAN);②评估现有网络情况是否需要进行升级改造;③制定某些具体的指标,以测试安装好的影像信息系统与网络架构是否能稳定工作。

(14) 安装和实施的实践计划和相关责任,要求提供相关细节。

(15) 培训要求,包括内容、时间、参与人等。

(16) 维护和支持,包括供应商计划、负责人、办公地点、预计完成时间、服务响应时间、软件安装和升级计划等。

五、项目规划建议书

在选择某个特定的医学影像信息系统解决方案之前,医疗机构必须提出一个项目规划建议书(request for proposal,RFP)。制定项目规划建议书的主要目的为:向供应商介绍医疗机构的总体情况;提出医疗机构在最终合同中会体现的对项目细节的具体要求;制定最终供应商筛选标准等条款。项目规划建议书中应包含五个关键部分如下:

1. **财务要求** 具体包括:①提供医学影像信息系统效益评估模型和评估结果;②提供分项报价;③提供合同细节,如付款方式、付款期限等。

2. **系统维护保修** 具体包括:①描述系统维护保修范围和期限,以及在此期间内的可用升级;②提供系统维护保修内容细节;③要求供应商的系统维护保修条款细节与之前的实施安装计划一致。

3. **数据安全** 具体包括:①要求符合 HIPAA 标准和法规;②提供冗余备份和故障修复技术细节。

4. **其他附加信息和要求** 具体包括:①要求医学影像信息系统符合国家法规要求,包括具有中国医疗器械产品注册证书,以及软件著作权证书等;②要求供应商提供公司运营相关信息。

5. **项目可行性分析** 在医学影像信息系统发展的早期,无论最终数字影像能否顺利有效地被获取、解析及传输,对医学影像信息系统可行性的争论并没有停止过。然而早期用户多年的使用已经证明医学影像信息系统应用的成熟与有效,可以完全达到其设计功能的要求。

目前,对影像信息系统的可行性评估更关注在特定的用户临床诊疗环境中,医学影像信息系统架构是否能够满足各项需求,包括与医疗机构其他临床诊疗数据以及信息系统的整合集成。

医学影像信息系统的本地资源与临床诊疗环境评估包括:①需明确项目的所有可用资源;②现有设施需被全面评估测试,影像信息系统功能需要高可靠性的网络环境支持以达到最优应用效果;③现有的医师阅片诊断报告的工位所在的物理位置将被改建成计算机化、网络化的信息工作台;④医学影像信息系统能很容易地被部署在全数字化放射科的工作环境中;⑤在实施影像信息系统之前,可以提前实施一些适用于医学影像信息系统的工作流程系统,例如影像设备工作列表(worklist)管理系统;⑥在医疗机构之外,授权的影像医师可以通过 VPN 访问医学影像信息系统。如果用户有院外访问影像的需求,需要 VPN 来访问医疗机构内部的信息系统设施。⑦维护或核对医学影像信息系统基础数据字典的人员需要具备医学影像设备学、医学影像技术学以及医学影像信息学的专业知识;⑧临床实践表明,医用 DICOM 灰阶竖屏显示器要比普通非 DICOM 彩色显示器更加可靠;⑨当影像医师在医疗机构内部网络中解读数字化的医学影像时,他们是否有同时访问互联网(医疗机构外部网络)的需求;⑩医疗机构需要将电子病历(EMR)或其他必要的辅助信息系统与医学影像信息系统整合集成,来帮助临床医师、影像医师、技师、护士更好地开展临床诊疗工作。

六、项目申请与预算制定

项目申请与预算制定应当在前期项目调研评估、系统需求分析、系统架构设计的基础上,依据项目规划建议书,坚持从项目的实际临床需求出发,坚持目标相关性、政策相符性和经济合理性原则,科学、合理、真实地编制项目预算经费,实事求是地提交项目申请。

1. **项目申请与审批**　医疗机构都有明确的项目申请与审批机制,用来管理 IT 项目或其他项目,项目申请者必须明确了解申请与审批机制。为最大程度保证项目通过审批,医学影像信息系统项目的计划和经费申请必须通过医疗机构规定的框架程序和要求提交。

2. **部门科室沟通**　建议在医学影像信息系统项目考虑的初期,影像科室就应与医疗机构的相关管理团队或经费管理部门保持密切沟通。同时,尽可能与影像科室之外的相关专业科室接触沟通,这样能更好地传达出医学影像信息系统项目不仅会给影像科室本身带来益处,也能提高整个医疗机构的效率和效能。

3. **软硬件投入方式**　实施医学影像信息系统项目通常需要伴随巨大的硬件投入,如购置服务器、存储设备、网络设备、计算机、医用 DICOM 灰阶竖屏显示器等。如今实施医学影像信息系统项目有不同的资金配置选择,如传统的一次性资产购置配置投入,或者采用单次访问租赁收费模式。当然用户也可以挑选不同供应商做影像系统软件实施和服务器、存储、网络等硬件实施。

4. **预算制定**　预期硬件设备所需的数量以及软件许可证书所需的数量,软硬件上限使用数量直接影响医学影像信息系统的实施成本。

5. **成本效益评估**　项目申请者必须明确了解与评估医学影像信息系统工作流程的有效产出、平均影像数据大小、及可预见的未来产出与数据增长程度,以此建立准确的成本效益评估模型。

6. **可能增加的成本**　高级影像后处理工作站会增加项目的成本,是否增加这笔成本取决于临床医师和影像医师对于此项功能的依赖程度。

第三节　验　收　测　试

一、医学影像信息系统的验收测试

医学影像信息系统的验收测试(acceptance test),验收测试,是一种评估医学影像信息系统性能、发现漏洞和系统可及性的方法,可以作为合同规定和付款节点的证明。验收测试需要检验医学影像信息系统与影像成像设备的数据接口,以及与各个影像科室的流程接口。验收测试是医学影像信息系统的技术性评估,可以表明该系统是否已具备投入临床使用的技术条件。此外,验收测试设定了设备质量控制(quality control,QC)程序的基线,为影像信息系统在日后使用的过程中提供检测作用。

验收测试标准最好是在供应商计划制定的过程当中提前完成设置。成功的验收测试需要供应商和客户一起合作,并就测试流程达成一致。验收测试小组的成员应当包括影像医师、技师、护士、登记保管员、医学影像信息系统管理员、IT 工程师、院方信息系统负责人和影像信息系统供应商负责人。

二、工作站功能的验收测试

不同供应商的医学影像信息系统工作站的基本影像操作功能实际上是基本相同的。每个供应商都可以实现用户对影像进行旋转、剪切、放大、加注释等基本功能。

医学影像信息系统工作站的功能可以根据用户偏好进行设置,每个不同功能都能在用户界面上加入或取消。工作站功能的验收测试旨在确保这些功能均能实现和正常运行。除此之外,历史检查、预提取、错误提示等功能也应当进行验收测试。以医学影像信息系统中的影像诊断报告工作站为例说明,其工作站功能的验收测试具体内容见表6-1。

表 6-1 影像诊断报告工作站功能的验收测试

验收测试内容	注释
确保工作列表/受检者列表完好显示,并符合供应商技术参数标准	用户可以根据个体需求事先定义工作列表
确保以下功能可及、可用:	
1. 在多个显示器间移动鼠标	鼠标应当可以在工作站的所有显示屏上移动
2. 调整显示受检者所有或单幅影像的窗位/窗宽	用户应当可以调整受检者一个检查中的所有或单幅影像的窗位/窗宽
3. 数字放大镜移动/缩放影像	用户可以移动/缩放影像
4. 水平翻转,垂直翻转,并可连续 90 度旋转影像	用户可以翻转影像,旋转影像
5. 影像漫游	
6. 查看 DR、CT、MR、DSA 等影像的成像参数	
7. 显示浏览 DR、CT、MR、DSA 等影像	
8. 显示亨氏单位和统计资料	
9. 检查注释	
10. 撤销上一条键入信息	
11. 保存影像	
12. 电影序列	
13. 多维重组与重建	
确保可进行点到点测量(米制或英尺制);	测试该功能时应测量一个已知大小物体数值,确保测量结果准确
确保工作站支持角度测量	
确保工作站支持面积测量	
确保工作站支持物体周长测量	
确保用户可以定义和保存影像显示协议	
确保显示协议可以实现用户自定义影像显示顺序和每屏显示影像数量	
确保不同设备可以设置特定显示协议	

三、系统集成与接口的验收测试

要保证医学影像信息系统功能的顺利实现,需要确保医学影像信息系统中的 PACS、RIS 与医院信息系统(HIS)以及各种医学影像成像设备能够顺利地集成与兼容。在数字化时代,所有指令、影像和报告都是可以通过网络以及集成接口进行传输的电子信息。在医学影像信息系统中,放射信息系统(RIS)是受检者基本信息和影像检查信息的管理者,医学影像存储与传输系统(PACS)是受检者 DICOM 医学数字影像数据的管理者,同时,RIS、PACS 与 HIS 以及医学影像成像设备的稳固集成与对接是至关重要的,也是医学影像信息系统有效工作的必要条件。为此系统集成与接口的验收测试是医学影像信息系统验收测试的重要环节。

1. **绘制系统集成架构图** 为了更好地了解并展现医学影像信息系统和其他信息系统及设备之间的集成、接口与信息数据交换关系，同时也作为验收测试项目的一部分，在验收测试开始之前需要绘制实际实施并实现的医学影像信息系统集成架构图。

2. **RIS 中 DICOM 标准集成接口的验收测试** RIS 与医学影像成像设备的集成是通过医学数字成像与通信（DICOM）标准接口实现，它可以实现 RIS 与医学影像成像设备的信息以 DICOM 形式进行互连互通。

3. **RIS 中 HL7 协议集成的验收测试** RIS 与 HIS 的集成，RIS 与集中/自助胶片报告打印系统的集成可以通过使用 HL7 协议进行互连互通。

4. **医学影像信息系统的 DICOM 一致性验收测试** 医院信息系统供应商都会发布一个 HL7 一致性声明，以定义其数据元素；医学影像信息系统供应商和各医学影像成像设备供应商也会发布一个 DICOM 一致性声明，以定义其数据元素。

5. **集成接口引擎的验收测试** 有部分设备与信息系统会使用专门独立开发的集成接口引擎处理医学影像信息系统和这些设备、信息系统之间的信息数据交换，这些接口可能是单向的，或者是双向的。

6. **影像检查数据信息完整性、一致性的验收测试** 无论最终有多少信息系统和设备进行集成与互连对接，对于受检者在所有信息系统和设备中生成的影像检查数据，必须从临床医师在 HIS 中开出影像检查申请单的源头开始，一直到最后执行影像学检查，并且影像检查结果完成归档存储的全流程进行全面测试，以保证受检者的影像检查数据信息在不同系统的集成与互连对接过程中没有发生任何改变。

四、医学影像成像设备集成与医学影像信息流的验收测试

不同医学影像成像设备供应商在实现 DICOM 标准时会有一些细微的差别。医学影像信息系统和各医学影像成像设备间的 DICOM 连接接口一般需要设置三个关键参数，它们是 IP 地址、应用实体（application entity，AE）名称，以及端口号。各医学影像成像设备的 AE 名称应当具有一定的特殊性和易识别特征，以便在系统日志中更容易被查询和追踪到。

在采购配置设备时，大多数医学影像成像设备已配置符合 DICOM 全部功能的组件。另外有一部分医学影像成像设备则只会将 DICOM 存储和 DICOM 打印功能作为其安装包的一部分提供给用户，但是，DICOM 设备工作列表（DICOM modality worklist，DMWL）、设备操作过程步骤（modality performing procedure step，MPPS）却是需要另外单独购买的选配配件，这些设备可以进行升级使其具备接收 DICOM MWL 和 MPPS 信息的功能。

不支持 DICOM 或部分支持 DICOM 的医学影像成像设备无法通过升级具备 DMWL 和 MPPS 功能，可以通过第三方提供的数据接口盒连接到医学影像信息系统。

证据文档（evidence document，ED）也可以对应一个 DICOM 设备工作列表（DMWL），然后将使用医用胶片数字化仪扫描获得的 DICOM 格式影像传输、存储、归档到医学影像信息系统中。

医用激光胶片打印机与医学影像成像设备的连接不应受医学影像信息系统连接的影响。从医学影像成像设备上打印一幅影像，将其发送至医学影像信息系统并再次打印同一影像，最后将二者进行对比，是测试医用激光胶片打印机的一种好方法。值得注意的是，医用激光胶片打印机对每一台连接设备都有一个查阅表（LUT），所以需要为医学影像信息系统同样增加一个查阅表（LUT）。

医学影像成像设备的集成可以进行验收测试，以保证整体系统的集成功能与信息数据输入输出功能的完好。

医学影像成像设备集成与医学影像信息流的验收测试主要内容是评估影像从获取到显示、打印、报告和归档的医学影像信息流。验收测试的内容还可以根据特定的设备流程步骤及医学

影像信息系统对该步骤的影响进行调整（表6-2）。

表6-2　医学影像成像设备集成与医学影像信息流的验收测试

验收测试内容	注释
在 HIS 系统中登记一项受检者的影像学检查，并验证这个受检者信息可以在 RIS 中检索查询到	在测试中各步骤都可能出现网络延迟，信息不会马上呈现
向 RIS 系统中的这个受检者发送一个 CT 检查指令，并验证其能显示在 CT 扫描操作台的 DMWL 中	指令输入可以在 HIS 系统（住院受检者）或 RIS 系统（门诊受检者）中完成。该信息最少应包括：受检者姓名，出生日期，性别，就诊卡号，检查要求，唯一识别码（UID）
从 CT 扫描操作台列表中选中测试受检者，并验证这个数据能准确识别出检查部位，选中 CT 头部扫描序列	检查指令如果不能准确地在 CT 操作台上选择到检查的正确部位，则需要影像技师手动选择预先设定好的检查序列
将扫描后头部 CT 影像进行后处理，并上传到医学影像信息系统	有的医学影像信息系统需要在技师工作站进行质量控制（QC）测试，以证实该影像检查已完成，并将该检查设置成"待初写报告"阶段。影像技师可能需要在 RIS 中输入检查费用，或医学影像信息系统的检查完成信息会启动 MPPS，向 RIS 发送检查已完成的信息，RIS 自动触发 HIS 完成住院部受检者的记账
测试受检者和已完成的影像检查应当出现在影像医师的"待初写报告"工作列表中	这个工作列表可能根据不同个性化设置进行不同显示
该项影像检查应当按照预设的 CT 头部扫描显示，任何历史既往检查和诊断报告应当与未加描述的新影像检查所得影像一同显示在显示屏上	影像医师与供应商应用负责人应当一同合作设计每一步影像检查与阅片诊断的工作流程
影像医师完成初写诊断报告后，设置成"待审核"，初写报告与影像可同时在影像信息系统中查到	
影像审核医师在 RIS 中审核初写报告并签发	
已审核并签发的报告和相关影像可以在 HIS 系统的临床医生工作站中查阅到	有的医学影像信息系统有单独的网页浏览应用，验证这些影像和诊断报告可以在网页中查看
医学影像信息系统供应商或者系统管理员登录进入每个归档站点，验证测试受检者影像检查信息和诊断报告可以检索查询到	归档过程可能出现系统延迟

五、医学影像存储和归档服务的验收测试

　　医学影像信息系统的数字化环境可以更有效地完成医学影像存储和归档服务。在医学影像信息系统中，医学影像存储和归档的最初目的是提供一个更加安全的存储环境，实现信息的更好存储及再获取。为了更好地验收测试医学影像信息系统的影像存储与归档功能，必须在验收测试前建立存储系统架构图。医学影像信息系统的影像存储与归档可以分为以下三个存储水平：

　　1. **短期存储**（short-term storage，STS）　这是一些刚刚采集、还未写好报告的医学影像；或者已完成诊断报告，但还不需要从 STS 中移除的信息；还有一些影像是从后端长期归档存储系统中提取出来供对比浏览的既往历史影像。以上这些影像在 STS 中的检查信息可以高速查阅及显示。

　　2. **长期归档**（long-term archive，LTA）　这是一些既往历史影像的记录信息，查阅及显示的速度比 STS 慢。一般情况下，每项影像检查在 STS 中输入、存储、归档后，都会立刻同时在 LTA

中进行长期备份归档存储。

3. **灾难恢复归档**（disaster recovery archive，DRA） 灾难恢复归档是与 LTA 不同的长期归档,这些医学影像信息可以跨设备及地域传递,一般不会与 STS 同时备份,但可以通过预先定义好的时间点和规则按序备份。灾难恢复归档(DRA)无法进行删除或移除操作,即 DRA 归档应该是 LTA 的完整镜像。因此,解除灾难恢复归档与 LTA 的连接,再将影像检查加入 LTA,则会在灾难恢复归档恢复连接时按序进行存储归档。医学影像存储和归档服务的验收测试内容见表6-3;灾难恢复归档的验收测试内容见表6-4。

表6-3 医学影像存储和归档服务的验收测试

验收测试内容	注释
从某台医学影像成像设备上获得测试受检者的某项医学影像检查信息,并发送至医学影像信息系统	测试归档要求系统管理员获得供应商水平的高级权限。检查并记录影像检查的文档大小,以及从影像成像设备里传出的影像数量
进入影像诊断报告工作站,确认该项影像检查在待写报告列表中。选中该检查,储存其中某些影像的特定注释和窗宽/窗位设定	检查并记录该项影像检查的文件大小和影像数量。归档程序要求该项检查模拟处于"待初写报告"状态,且已经完成。记录下那些有特定注释和窗宽/窗位设定的影像
在医学影像信息系统管理员工作站查询 STS,确认测试受检者的信息在 STS 中可以查到	检查并记录该项影像检查的文件大小和影像数量
确认测试受检者信息在 LTA 中也可以查到	检查并记录该项影像检查的文件大小和影像数量。压缩算法可能影响文件大小,如果压缩比例为 2∶1,压缩后的文档大小应约为原来的一半。确认是否进行压缩及压缩的比率
确认测试受检者的该项影像检查信息在灾难恢复归档(DRA)中可以检索查询到	检查并记录该项影像检查的文件大小和影像数量。灾难恢复归档(DRA)可能是即时的或是发生在某个特定时刻,灾难恢复归档(DRA)的压缩比例可能与 LTA 不同
在 HIS/RIS 中改变测试受检者的姓名,确认在其他系统(STS,LTA,DRA)中相关信息也发生同样改变	确保 LTA 可以以与医学影像信息系统相同的方式接受和处理从 RIS/HIS 传来的信息数据
让医学影像信息系统管理员从 STS 中删除或移除一项影像检查信息,确保该信息不在 STS,而在 LTA 中可检索查询到	该项验收测试内容需要医学影像信息系统供应商负责人的权限配合
在医学影像信息系统工作站中选择测试受检者,从 LTA 中提取该项影像检查,确认注释及床位设定等预先储存的信息可以显示	检查记录该项影像检查的文件大小和影像数量。无损压缩可以使得该项影像检查获得的影像在解压缩后恢复其原始大小

表6-4 灾难恢复归档的验收测试

验收测试内容	注释
断开灾难恢复归档(DRA)与 LTA 的连接,让医学影像信息系统的管理员从 STS 和 LTA 端删除测试受检者的影像检查信息	该验收测试内容需要医学影像信息系统供应商负责人的权限配合。该项验收测试内容要求 STS 和 LTA 断开与互联网的网络连接
确认测试受检者的影像检查在 STS 和 LTA 中已经无法查到	
重新将 DRA 与 LTA 连接	
在医学影像信息系统工作站中选择测试受检者并获取其影像检查信息。确认注释及床位设定等预先储存的信息可以显示	检查并记录影像检查的文件大小和影像数量。数据解压缩后应恢复其原始大小(在使用了有损压缩算法时不适用)

六、医学影像显示器的验收测试

现在的医学影像信息系统中诊断级医用 DICOM 灰阶竖屏影像显示器主要为液晶显示器（LCD）。因技术进步，阴极射线管（CRT）的医用专业影像显示器已经退出使用环节。有的液晶显示器内部自带光度计，有的则没有配置。

1. **验收测试前的准备**　开始验收测试之前，每个影像诊断工作站的基本信息都应当进行记录，包括：工作站安装地点、医用 DICOM 灰阶竖屏影像显示器制造商和型号、像素矩阵、图形卡制造商和型号、每台工作站配置的医用 DICOM 灰阶竖屏影像显示器数量。需要注意的是，如果某个工作站包括 HIS/RIS 或以原格式彩色显示影像的附加显示器，则应同步记录附加影像显示器的信息。

2. **验收测试过程**　验收测试过程需要与医学影像信息系统供应商合作，保证 AAPM TG-18系列测试影像（test patterns）可以提前导入医学影像信息系统。

医学影像显示器校准和质量控制软件不使用医学影像信息系统的显示软件，因此需要一系列标准测试影像。推荐使用美国医学物理师协会（American associationof physicists in medicine，AAPM）提供的测量医学影像显示器亮度响应、亮度均匀性等一系列显示器性能的测试影像，即 AAPM TG18 系列测试影像，例如 TG18-LN12-01 到 TG18-LN12-18 的 18 幅 DICOM 灰度校正系列（grayscale calibration series）测试影像，还有 TG18-QC 的 1 幅分辨率、亮度、失真、伪影（resolution，luminance，distortion，artifacts）等等一系列测试影像。AAPM TG18 系列测试影像可以在 AAPM 官方网站下载。该测试影像为 DICOM 格式，像素矩阵为 1K 或 2K。具体验收测试步骤见表 6-5。

表 6-5　临床影像诊断级工作站医用 DICOM 灰阶竖屏影像显示器的验收测试

验收测试内容	注释
最大亮度	使用 TG18-LN12-18 测试影像在显示器中心测量最大亮度。ACR 建议临床影像诊断级显示器的最大亮度应不小于 170cd/m²，临床影像浏览级显示器则应大于 100cd/m²
最小亮度	使用 TG18-LN12-01 测试影像在显示器中心测量最小亮度
亮度比	按照 AAPM TG18 的建议，对于所有临床影像诊断级显示器，其能够显示的最大亮度与最小亮度之比的亮度比（luminance ratio，LR）应不低于 250。对于临床影像浏览级显示器，亮度比不应小于 100
反差平衡	显示 TG18-QC（或 SMPTE）测试影像并查看 5% 和 95%。其中 0% 到 5%；95% 到 100% 的差别觉察对比度应相同
亮度均匀度（每个显示器均应当进行测试）	获取显示器四角和中心的亮度测量值，该测量值差别应小于 30%。记录每个显示器的这 5 个亮度读数（cd/m²）
临床影像诊断级工作站的显示器一致性（每个工作站均应进行报告）	每台临床影像诊断级工作站显示器中心的测量值差别应小于 10%。记录每个显示器的亮度（cd/m²）
像素丢失（大量像素丢失可以造成影像医师的判读误差）	像素丢失的测量由两幅白色影像显示时位置保持不变的暗斑表示，肉眼检查显示器像素丢失情况，并参考制造商技术参数以确定像素丢失的最大可接受程度
显示噪声的可视化评估	TG18-AFC 测试图案被用于显示噪声的评估。该测试影像分为 4 个象限。每个象限被分为 48 个正方形，每个正方形均在其区域内随机产生一个低对比点。目标点的大小对比值在每个象限中是不变的，但像素之间存在差别。在正常临床工作环境亮度情况下，在距离 30cm 处观看这些影像。在用于初步诊断的经校准显示器上，观察者应当在 4 个象限中发现其中 2 个的低对比点位置

续表

验收测试内容	注释
显示色度的可视化评估	在液晶显示屏中,色彩的灰度会受背景光光谱和观看角度的影响。配置多个显示器的临床影像诊断级工作站中用于初步诊断的灰阶显示器应当在出厂时进行灰度匹配,保证销售和安装时显示器色度在同一工作站中保持一致。进行该测试需要在灰度显示器上显示 TG18-UN80 测试影像。注意相关色彩在每个显示器显示区域内,以及同一工作站不同显示器之间任何可察觉、可分辨的差别。观察者必须直视显示器,以保证测试的准确性。有角度的观察将视为无效测试

第四节　团队建设与项目管理

项目管理是运用各种知识、技能方法和工具,为满足或超越项目有关各方对项目的要求与期望所开展的各种管理活动。在项目管理中,高效的项目团队具有极大的价值。项目管理团队建设是项目管理中人力资源管理的一项重要环节,它需项目经理和项目团队成员共同努力来完成。

医学影像信息系统的实施与临床应用已经进入"成熟期",新用户只要遵循已经经过实践检验成功的实施方案进行项目实施和管理,就不必担心项目的实施成果和临床应用效果。医学影像信息系统实施后产生的操作和习惯障碍,在经过一段短暂时间的医学影像信息系统临床使用与磨合后,医务工作人员完全可以快速适应和胜任。

一、项目团队建设

项目团队,又称为项目组,是由一个个体成员为实现一个具体项目的目标而组建的协同工作的正式群体。项目团队的根本使命是在项目经理的直接领导下,为实现具体项目的目标,完成具体项目所确定的各项任务而共同努力,并协调一致和有效的工作。对于医疗机构而言,医学影像信息系统项目的规划、实施、管理团队是医学影像信息系统委员会。

1. **医学影像信息系统委员会**　实施医学影像信息系统是一个复杂的过程,其中不仅涉及影像科室,甚至对整个医疗机构的内部体系都会有所影响。一旦医疗机构决定着手进行项目实施,可以先成立"医学影像信息系统委员会"(以下简称委员会),并指导推进项目,同时成为项目协调、需求确认等活动的沟通平台。委员会的成员及数量应根据不同的实施部分及规模而定,比如一个独立的影像处理中心只需小规模的委员会,而面向多院区、多医疗机构共享集成医疗服务的信息系统就需要一个更大规模的委员会。但是无论参与实施的人数多少,委员会成员需来自受医学影像信息系统直接影响的科室部门,并且从一开始,必须有医疗机构管理层人员在委员会中有所担当,同时确认项目的资金来源与支持,以及医疗质量等关键问题。委员会人数会根据最终影响的人数和规模而定,委员会成员将代表各自的部门进行采购和实施等决定。

2. **医学影像信息系统委员会成员**

(1)影像科室代表:包括:①影像科室主任:具备丰富的临床实践,并在项目中具有监督权力;②影像科室主管;③影像科室运营主管;④影像科室信息系统主管;⑤影像科室技师长:委员会中影像技师的人数根据实际项目涵盖的科室部门范围和组织架构而确定;⑥负责影像设备的服务团队;⑦影像科室医师,各专业组负责人;⑧影像科室协调员:将协助并推动项目在影像科室中进行;⑨影像科室护士代表;⑩影像信息系统管理员;⑪影像信息系统合同管理与采购人员。

(2)医疗机构代表:包括:①临床医师:包括影像相关的领域,如急诊、ICU、心血管专科、基本外科、骨科、手术室、泌尿科、口腔科、健康体检中心等科室的医师;②信息中心主任;③影像信息系统项目主管;④网络管理员;⑤医政部门(医务科/处)代表。

3. **影像信息系统委员会责任**　委员会责任包括:①确定影像信息系统项目中的临床诊疗及运营目标;②建立影像信息系统项目实施范围,并确保项目在规定范围中执行;③调动所需的资源,以确保项目顺利执行;④确保所有项目职位及责任被清晰定义;⑤制定并审批详细的影像信息系统项目计划;⑥进行项目监督;⑦为委员会成员提供沟通资源和桥梁;⑧制定例会制度,以此检查和督促影像信息系统项目的进度。影像信息系统委员会在项目执行中至少每月一次会议;在项目启动初期和供应商选择阶段根据项目具体情况和需求,可以每周召开一次会议。

4. **项目工作团队** 当影像信息系统委员会在建立"大方向"的时候,还应该建立第二个独立成员团队—项目工作团队。这个团队成员都将涉及医学影像信息系统部署时的运营及操作。建立这个项目工作团队的目的是为了更有效地协同讨论并解决项目执行中遇到的技术和管理问题,从而保证项目的顺利完成。

项目工作团队的成员需来自直接参与实施项目的队伍,成员可以是影像信息系统管理员、影像工作人员、项目经理、RIS 经理、影像技师、影像医师、影像护士、登记保管员、供应商负责人、IT工程师及网络管理员等。需要设置例会并制定会议纲要,以此持续跟踪记录各类项目执行中遇到的问题事项及其解决方案。会议纪要需及时发送给各参与方,借此所有项目成员可以及时了解并执行。项目工作团队的会议在项目执行中至少每周一次;在项目启动初期和供应商选择阶段根据项目具体情况和需求,可以随时组织召开会议。随着项目的执行,这个项目工作团队将履行责任,高效的解决各类问题并持续更新各类问题。

5. **项目经理** 项目经理作为医学影像信息系统委员会和项目工作团队的成员,将全程参与影像信息系统的实施,直到影像信息系统完成验收测试和正式启用。

(1) 供应商项目经理:影像信息系统供应商的义务之一是指定一名项目经理,作为其在该项目实施过程中的全权代表人和项目负责人;并负责调配供应商内部项目开发部和项目实施部的资源;

(2) 医疗机构项目经理:医疗机构指定一名影像信息系统项目经理,全权代表医疗机构协助、监督项目的实施过程,并协助调配医疗机构内资源;初次实施影像信息系统的医疗机构应当指定一名有经验的项目经理;

(3) 影像科室项目经理:一般是由代表影像科室的影像信息系统管理员担任,参与并配合整个项目实施过程中的管理;并协助调配影像科室内资源。

医疗机构、供应商、影像科室三方的项目经理应与其他多方、多部门的负责人共同合作,协同推进项目进展;在项目完成前,项目经理负责组织技术人员完成影像信息系统的日常维护、故障排除、用户定制开发等保障故障。

二、项目管理工具

在医学影像信息系统项目管理工作中,通常使用项目管理模板和数据表进行管理。在大多数医疗机构中,影像信息系统项目通常会与其他项目同时实施,与现有应用项目也会有一定的关联和集成交互,所以项目经理需要确定相关的管理规范,指导项目管理工作的顺利执行。

1. **项目管理内容与模板**

(1) 项目管理表:包含项目定义和期望结果;清晰定义项目范围,以便在提出项目变更时提供参考。其作为一个总结性文件,可以为医疗机构管理决策者提供项目的总体信息,为决策审批流程提供参考资料。

(2) 项目主要参与者:确定参加项目实施的负责人。包括医疗机构、供应商、影像科室三方的项目经理。

(3) 风险识别和规避措施。

(4) 启动,计划,实施,监督,结项。

(5) 预算和项目汇报(每月一次):提供项目进程总结,这些文件将发送给影像信息系统委员会及项目工作团队。

(6) 人力资源落实:确定项目参与者(委员会委员、工作团队成员)及其职位和参与程度。

2. **项目管理工具**

(1) 甘特图(gantt chart):又称为横道图、条状图(bar chart),由亨利・劳伦斯・甘特

（1861—1919）发明。常用于策划和编排工作,甘特图基本上是一种线条图,横轴表示时间,纵轴表示要安排的活动和项目,线条表示在整个项目实施周期内,计划的和实际的活动完成情况,可以直观地表明任务和计划在什么时候进行,以及实际进展情况与计划要求的对比(图6-1)。即以图示的方式通过活动列表和时间刻度形象地表示出任何特定项目的活动顺序与持续时间,项目管理者由此可便利直观地看清楚一项任务(项目)还剩下哪些工作要做,并可评估工作进度。绘制成功的甘特图是项目顺利实施的保障。

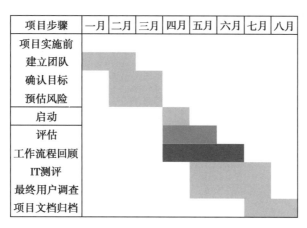

图 6-1　甘特图

（2）计划评审技术（program evaluation and review technique,PERT）:就是把信息系统项目当作一种系统,用网络图或者表格或者矩阵来表示各项具体工作的先后顺序和相互关系,以时间为中心,找出从项目开始到完成所需要时间的最长路线,并围绕关键路线对系统进行统筹规划,合理安排以及对各项工作的完成进度进行严密的控制,以达到用最少的时间和资源消耗来完成系统预定目标的一种计划与控制方法。

简单地说,PERT 就是制订计划并且对计划予以评价的技术。PERT 描绘出项目包含的各种活动的先后次序,标明每项活动需要的时间及相关的成本;PERT 能协调整个计划的各道工序,合理安排人力、物力、时间、资金,从而加速计划的完成。借助 PERT 还可以方便地比较不同行动方案在进度和成本方面的效果。总之,在现代计划的编制和分析手段上,PERT 被广泛地使用,是现代化项目管理的重要手段和方法。

构造 PERT 图,需要完成项目工作持续时间的随机分析,一般采用三点估计法,客观地估计出三种情况下项目工作的可能完成时间,即①乐观估计时间（t_a）:表示在顺利情况下,完成项目任务所需要的最少时间,常用 t_a 表示,乐观时间;②悲观估计时间（t_b）:表示在不顺利情况下,完成项目任务所需要的最多时间,常用符号 t_b 表示,悲观时间;③最可能估计时间（t_m）:表示在正常情况下,完成任务所需要的时间,常用符号 t_m 表示,最可能时间。

根据式6-1估算任务期望历时 T_e,即估算任务期望完成时间。

$$T_e = \frac{T_a + 4t_m + t_b}{6}$$ 式(6-1)

根据式6-2估算项目历时标准差 V_t,即估算任务期望完成时间标准差。

$$V_t = \frac{(t_b - t_a)^2}{36}$$ 式(6-2)

（3）RACI 模型（RACI model）:是在项目专案管理或组织改造时常用的工具,主要是用来定义某一项活动或者某个项目参与人员的角色和责任,是一个简单有效的工具。简单地说,RACI是用来明确组织变革过程中的各个角色及其相关责任的相对直观的模型。变革过程是不可能自发或者自动进行的,必须有人对其进行推动作用,促使进程发生变化。因此,就很有必要对谁做什么,以及促发什么样的变革进行定义和描述。即需要明确谁执行,谁负责,咨询谁,告知谁。如表6-6所示,清晰展示出医学影像信息系统项目参与人员的角色和责任。

1) 谁执行(R=responsible):是指负责执行任务的角色,具体负责操控、执行项目以及解决项目实施过程中遇到的问题。

2) 谁负责(A=accountable):是指对项目任务负全责的角色,只有经其同意或签署之后,项目才能得以继续进行。

3) 咨询谁(C=consulted):是指在项目任务实施前或实施过程中提供指导性意见的人员。

4) 告知谁(I=informed):是指及时被通知结果的人员,一般不需要向其咨询、征求意见。

表6-6 医学影像信息系统项目参与人员角色和责任的 RACI 模型表

项目参与人员 / 项目活动	首席信息官(CIO)	影像科室主任	信息主管主任	项目经理	影像技师长	影像护士长	首席财务官(CFO)
团队建设	C	C	A	R	I	I	I
目标制定	C	C	A	R	C	C	C
风险评估	C	I	A	R	C	C	R
项目实施	C	I	R	A	C	C	C
项目测评	C	C	C	A	C	C	I
流程回顾	C	C	R	A	C	C	I
IT 评估	A	I	R	R	I	I	I
用户反馈	I	C	R	A	C	C	I
项目文档	C	I	A	R	I	I	I

(4) 运行图:将项目运行的数据绘制成折线图,通过观察和研究某段使用期的运行状况,来发现项目工作过程的趋势或规律。例如,运行图经常应用于对某一时间段内的预约2天内完成的影像检查量、预约3天及以上完成的影像检查量、影像检查失败量、检查完成后2天内完成审核签发的报告量、检查完成后3天及以上完成审核签发的报告量、受检者投诉等状况进行动态、持续地观察,并且与目标和以往的工作表现相对比,发现差异和变化趋势,挖掘差异或变化产生的原因,以采取措施在下一阶段的工作中予以改善。

(5) 项目文档管理:是指在一个信息系统(软件)项目开发进程中将提交的文档进行收集管理的过程。通常情况,在一个项目中都会确定专门或兼职的项目文档管理员。文档管理在信息系统项目开发中有时不是很受重视,当发现其重要性时,往往为时已晚。整个项目可能因此变得管理混乱,问题产生后无据可查。文档管理对于一个项目的顺利进行有着至关重要的作用,其关键性不容忽视。

目前国际标准化组织(ISO)认证的企业通用管理规范为软件系统开发提供了通用的管理规定和行业标准,它涉及文档管理的整个生命周期。细分文档的生命周期,一般包括:创建、审批、发布、修改、分发、签收、追缴、归档、废止与恢复这样几个环节。

作为管理完善的项目文档,管理者完全可以依顺它的轨迹看清整个项目进展的脉络,同时通过对阶段性文档的把握使整个项目质量得到很好的掌控。制定一套完整有序的项目文档管理规定十分必要,其作用有以下六个方面:①它是项目管理者了解开发进度、存在的问题和预期目标的管理依据;②大多数软件开发项目会被划分成若干个任务,并由不同的项目工作小组去完成。文档管理则是不同项目工作小组任务之间联系的重要凭证。③可提供完整的文档,保证了项目开发的质量;④项目文档是系统管理员、操作员、用户、管理者和其他相关人员了解系统如何工作的培训与参考资料;⑤项目文档将为系统维护人员提供维护支持;⑥项目文档作为重要的历史档案将成为新项目的开发资源。

第七章

"医学影像云"技术

第一节　云技术基础

云技术（cloud technology）是指在广域网或局域网内将硬件、软件、网络等系列资源统一起来，组成资源池，并通过网络按需所用，灵活便利地实现数据的云计算、云传输、云存储以及数据共享的一种服务托管技术。云技术是基于云计算服务模式应用的虚拟化技术、大数据技术、管理平台技术、应用技术等的总称。云技术这个名词借用量子物理中的"电子云"（electron cloud）概念，强调说明该项技术的弥漫性、无所不在的分布性和社会性特征。

一、云计算的基本概念与特点

1. 云计算思想的产生　传统模式下，企业或医疗机构建立一套信息系统不仅仅需要购买硬件等 IT 基础设施，还需要购买软件等应用系统的许可证，同时，需要专门的 IT 技术人员维护。当企业或医疗机构的规模扩大时还要不断升级各种软硬件设施以满足业务持续发展的需要。对于企业或医疗机构来说，计算机等硬件和软件本身并非真正需要的，它们仅仅是完成业务工作、提供效率的工具而已。云计算（cloud computing）的思想就是将计算、服务和应用作为一种 IT 公共基础设施，使人们能够像使用水电那样使用计算机资源。

在过去的半个世纪里，计算机应用系统架构先后经历了主机（mainframe）时代、客户端/服务器（client/server）时代，浏览器/服务器（browser/server）时代，分布式系统（distributed system）时代。推动计算机应用系统架构向云计算时代转变的动力来自于计算资源的合理分配和高效利用，以及提供更多的增值服务。

2. 云计算　美国国家标准与技术研究院（national institute of standards and technology, NIST）对云计算的定义是：云计算是一种按使用量付费的模式，这种模式提供可用的、便捷的、按需的网络访问，进入可配置的计算资源共享池（资源包括网络，服务器，存储，应用软件，服务），这些资源能够被快速提供，只需投入很少的管理工作，或与服务供应商进行很少的交互。

如图 7-1 所示，计算资源共享池能够提高资源的服务质量和利用率，使得用户无需为计算资源的烦琐细节而烦恼，能够更加专注于自己的专业与业务。

云计算就是基于网络访问的计算，它能像电网供电一样，从古老的单台发电机模式转向电厂集中供电的模式，即云计算可以作为一种商品进行流通，就像水电一样，取用方便，费用低廉，但是它是通过计算机网络进行传输的，按需把共享的资源、软件和信息提供给计算机和其他设备。这种特性可以被形象地类比为像水电一样按需付费使用的 IT 基础设施。

3. 云计算三层架构　按照提供的服务种类的不同，云计算应用服务的类型与层次可以划分为三层架构（图 7-2），即：基础设施即服务（IaaS）、平台即服务（PaaS）和软件即服务（SaaS）。

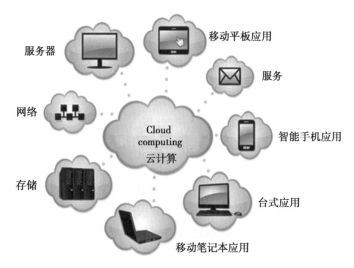

图7-1　云计算概念图

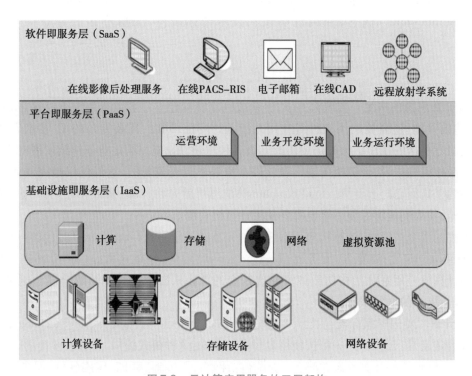

图7-2　云计算应用服务的三层架构

（1）基础设施即服务（infrastructure as a service，IaaS）：允许多台虚拟计算机运行在同一个硬件平台上，支持在多台虚拟计算机之间动态的、共享的灵活分配虚拟资源。IaaS 提供给用户的服务是对所有云计算基础设施的利用，包括中央处理器（CPU）、内存、存储、网络和其他基本的计算资源。用户能够部署和运行任意软件，包括操作系统和应用程序。用户不管理或控制任何云计算基础设施，但能控制操作系统的选择、存储空间、部署的应用，也有可能获得有限制的网络组件（例如路由器、防火墙、负载均衡器等）的控制。

IaaS 可以在医疗机构的内部使用，医疗机构的 IT 管理人员采用 IaaS 部署和运行来自不同软件提供商的不同的医疗业务信息系统（例如 HIS、RIS、PACS、LIS 等）。

（2）平台即服务（platform as a service，PaaS）：是指把服务器平台作为一种服务提供的商业模式,即将软件研发的平台或者业务运行、经营平台作为一种服务。PaaS 能将现有各种业务能力进行整合,具体可以归类为应用服务器、业务能力接入、业务引擎、业务开放平台。向下根据业务能力需要测算基础服务能力,通过 IaaS 提供的 API 调用硬件资源;向上提供业务调度中心服务,实时监控平台的各种资源,并将这些资源通过 API 开放给 SaaS 用户。

PaaS 允许来自不同医疗业务信息系统的多个应用程序运行在同一个软件平台上,支持多个程序共享操作系统、数据库、网络服务和开发工具等软件资源。在医疗信息化领域,PaaS 可以应用在一些大型区域信息化项目,避免重复采购及部署操作系统和数据库等 IT 支撑软件。

(3) 软件即服务(software asaService,SaaS):是一种通过 internet 提供软件的模式,厂商将应用软件统一部署在自己的服务器上,把软件本身作为一种服务和资源,通过网络,提供给终端用户。终端客户可以根据自身的实际需求,以购买、租赁或免费的方式使用这些服务,存储和管理自己的业务数据,规范和优化自己的业务流程。终端客户不再购买软件,而是通过互联网使用基于 Web 的软件,来管理组织、公司或者医疗机构的经营活动,且无需对软件进行维护,服务提供商会全权管理和维护软件,软件厂商在向客户提供互联网应用的同时,也提供软件的离线操作和本地数据存储,让用户随时随地都可以使用其定购的软件和服务。对于许多小型企业来说,SaaS是采用先进技术的最好途径,它消除了企业购买、构建和维护基础设施和应用程序的需要。

在欧美,SaaS 已经成为医学影像信息系统的应用形式之一。在国内,大型医疗连锁集团、区域医疗联合体、社区医疗联合体、医学影像中心以及医生集团,适宜通过这种服务方式为终端用户提供直接、灵活、便捷的医疗保健服务。

在上述三层架构的云计算应用中,客户不需要去管理或控制底层的云计算基础设施(包括网络、服务器、操作系统、存储等),但客户能控制部署的应用程序,也能控制运行应用程序的托管环境的配置。

4. 云计算的分类 按照部署方式的不同,云计算还可以分为私有云、公有云和混合云。

(1) 私有云(private clouds):指的是部署在一个单一的组织、公司或者医疗机构内部(无论内部管理还是第三方托管)的云计算基础设施,并可以控制在此基础设施上部署应用程序的方式,从而提供对数据、安全性和服务质量的最有效控制。私有云可部署在组织、公司或者医疗机构内部数据中心的防火墙内,也可以部署在一个安全的第三方主机托管场所。私有云的用户是通过内网访问私有云的服务,私有云的核心属性是专有资源。

(2) 公有云(public clouds):指第三方提供商为用户提供的能够使用的云,公有云一般可通过 internet 使用。公有云服务呈现在网络上开放给公众使用,外部用户通过互联网访问公有云服务,但是并不拥有云计算资源。公有云的核心属性是共享资源服务。从技术上讲公有云和私有云的架构并没有任何区别,但是从安全性的角度可能有完全不同的考虑。公有云的用户是通过非信任的网络来访问公有云的服务。

(3) 混合云(mixed cloud):融合公有云和私有云,是两个或多个云以不同实体(物理)形式存在并被结合在一起。混合云既可以利用私有云的安全,将内部重要数据保存在本地数据中心;同时也可以使用公有云的计算资源,更高效快捷地完成工作,混合云是近年来云计算的主要模式和发展方向。

二、云传输技术

对于医疗机构来说,已有的医疗业务数据既不可能被丢弃又不可能重新产生,因此,如果要选择第三方云计算服务提供商来运营、管理现有的医疗业务,就必须首先解决医疗数据的云传输技术问题。

1. 云传输技术需求 由于从 internet 互联网上传/下载数据的速度和在 intranet 内联网上传/下载数据的速度对比悬殊,造成医疗业务数据的云传输难度提高。在开放的互联网中,从医疗机构私有云服务器到公有云平台上传/下载数据很难保证理想的数据传输速度。通常来说,应该尽量避免大量的医疗业务数据从医疗机构本地信息系统到云计算数据中心及云计算服务平台的迁移。但是,在大量医疗业务数据必须上云的前提下,云计算服务提供商必须能够针对医疗机构的不同情况为其提供相应的医疗数据云传输技术解决方案,帮助医疗机构在云计算服务模式的应用中满足医疗业务数据在本地备份、异地灾备、数据迁移、数据库扩容等应用中数据的云传输业务需求。

2. 云传输技术解决方案　云传输技术解决方案包括 internet 网络连接传输数据、私有网络专线连接传输数据、导入/导出数据服务以及硬盘驱动器迁移数据等方案。

（1）internet 网络连接传输数据:对于实时性要求不高的应用场景,可以通过 internet 网络连接,在医疗机构本地信息系统与云计算数据中心及云计算服务平台之间传输数据。

（2）私有网络专线连接传输数据:用户可以建立一个连接内部 IT 基础设施和云计算数据中心的私有网络专线连接,将大批量数据上传/下载到云计算数据中心及云计算服务平台。这样做可以提高网络带宽数据吞吐量,降低网络数据传输成本,提供比基于 internet 的网络连接更为高效、一致的网络应用体验。

（3）导入/导出数据服务:在通过 internet 网络或者私有网络专线上传/下载数据的成本过高或不可行时,用户可以使用数据导入/导出服务将文件数据上传到云存储中;还可以使用导入/导出服务将云存储中的数据以即时、且经济高效的方式传输到本地系统与应用中使用。

（4）硬盘驱动器迁移数据:对于大量文件数据需要上传到云存储的情况,用户还可以将包含这些数据的一个或多个硬盘驱动器运送到云计算数据中心,将用户的数据上载到相应的存储账户中。在用户运送包含数据的硬盘驱动器之前,需将对该硬盘驱动器中的数据进行加密。

三、云存储技术

1. 云存储　是一种基于云计算概念上延伸和发展出来的新兴的网络存储技术。云存储通过集群应用、网络技术或分布式文件系统等功能,将网络中大量各种不同类型的存储设备通过应用软件集合起来协同工作,共同对外提供数据存储和业务访问功能。

2. 云存储的特点　云存储具有如下特点:

（1）存储服务:云存储对使用者来讲,不是指某一个具体的设备,而是指一个由许许多多个存储设备和服务器所构成的集合体。使用者使用云存储,并不是使用某一个存储设备,而是使用整个云存储系统带来的一种数据访问服务。所以严格来讲,云存储不是存储,而是一种服务。云存储的核心是应用软件与存储设备相结合,通过应用软件来实现存储设备向存储服务的转变。

（2）数据存储模式的创新:云存储与传统存储相比是一种新型的数据存储模式。云存储将数字化的数据存储在逻辑资源池中,而实际的物理存储可以跨越多个服务器,通常也跨越多个物理位置。云存储由多个分布式资源池组成,但仍然以一个整体对外提供服务,并通过冗余和分布式的数据存储保证数据的高容错性,通过版本控制保证数据的持久性以及多副本数据的一致性。云存储是一个提供访问接口的云计算服务,用户只知道存储的接口,并不知道存储的实现,这就相当于给云存储与用户之间加入一个中间层,此时如果对云存储的后端进行变动,并不会将影响传递给前端的用户、应用和服务,不会影响用户的使用。这就使得对云存储空间进行扩展、维护、升级带来灵活性,使得后端变动的影响最小化。

（3）虚拟化:云存储基于高度虚拟化的基础设施,结合存储的虚拟化技术,可以对存储容量进行灵活配置,提供接近即时的弹性和可扩展性的大容量、高效率的数据访问服务。同时,可以利用虚拟机技术对云存储的硬件设备进行虚拟化,提供多租户的业务模式以及可计量的存储资源,充分发挥硬件的效能和收益。与分散存储相比较,既减少设备的投资,又减少硬件设备对于能源的消耗,达到绿色节能。

（4）数据管理模式的创新：当数据量巨大或者涉及的管理面太多时,传统的分散管理,第一是不能保证数据的一致性;第二是每个医疗机构内部的各个业务科室以及每个医疗机构都在自己管理自己的存储与数据,导致所有技术人员都在做相同的、重复性工作,导致人力资源效率低下和浪费;第三则是很难对信息进行有效控制,信息泄露以及数据安全成为突出的问题。

而医疗机构内部的统一管理或者医疗机构委托第三方管理都能够同时解决上面的三个问题,数据在同一个管理界面下进行维护,提高数据管理工作的效率,保证数据的一致性;降低人力资源成本的同时、信息安全性问题也可以得到有效地解决。

3. **云存储的分类** 云存储可以划分为以下四类:

（1）公共云存储(public cloud storage):也称为存储即服务(storage-as-a-service)、在线存储(on-line storage)或公有存储。可以低成本提供大量的文件存储。公共云存储供应商可以保持每个客户的存储、应用都是独立的,私有的。个人云存储服务是公共云存储发展较为突出的代表。

（2）私有云存储:私有存储云只对受限的用户提供相应的存储服务以及相应的服务质量(QoS)。公共云存储可以划出一部分用作私有云存储。私有云存储可以部署在医疗机构的数据中心或相同地点的设施上,医疗机构可以拥有或控制其基础架构,以及应用的部署。私有云存储可以由医疗机构内部的 IT 部门管理,也可以由服务供应商管理。

（3）内部云存储:这种云存储和私有云存储比较类似,唯一的不同点是内部云存储仍然位于医疗机构的防火墙内部。

（4）混合云存储:这种云存储把公共云存储和私有云存储/内部云存储结合在一起。主要用于按用户要求的访问,特别是需要临时配置容量的时候,可以从公共云上划出一部分容量配置给私有云储存或内部云存储,可以帮助医疗机构灵活机动地面对迅速增长的医疗业务数据高峰与负载波动。混合云存储带来跨公共云存储和私有云存储分配应用的复杂性。

4. **云存储系统的结构模型** 云存储系统由存储层、基础管理层、应用接口层以及访问层等四层结构模型组成:

（1）存储层:存储层是云存储最基础的部分。位于存储层中的存储设备可以是 FC 光纤通道存储设备;可以是 NAS 和 iSCSI 等 IP 存储设备;也可以是 SCSI 或 SAS 等 DAS 存储设备。云存储系统中的存储设备往往数量庞大,且分布多在不同地域,彼此之间通过广域网、互联网或者局域网、FC 光纤通道网络连接在一起。存储设备之上是一个统一存储设备管理系统,可以实现存储设备的逻辑虚拟化管理、多链路冗余管理,以及硬件设备的状态监控和故障维护。

（2）基础管理层:基础管理层是云存储最核心的部分,也是云存储中最难以实现的部分。基础管理层通过集群、分布式文件系统和网格计算(grid computing)等技术,实现云存储中多个存储设备之间的协同工作,使多个的存储设备可以对外提供同一种服务,并提供更大、更强、更好的数据访问性能。

基础管理层通过数据加密技术可以保证云存储中的数据不会被未授权的用户所访问,同时,通过各种数据备份和容灾技术和措施可以保证云存储中的数据不会丢失,保证云存储自身的安全和稳定。

（3）应用接口层:应用接口层是云存储最灵活多变的部分。不同的云存储运营单位可以根据实际业务类型,开发不同的应用服务接口,提供不同的应用服务。比如医学影像应用平台、远程放射学应用平台、计算机辅助诊断应用平台、远程数据备份应用平台等。

（4）访问层:任何一个授权用户都可以通过标准的公用应用接口来登录云存储系统,享受云存储服务。

四、虚拟化技术

虚拟化技术开始于 20 世纪 60 年代,它刚出现时主要用于在不同的应用程序之间分配大型计算机提供的系统资源。虚拟化技术是云计算的基础技术。

1. 虚拟化思想的产生 传统信息系统架构依赖于'一台服务器安装一个应用程序'的模式,此种模式导致软、硬件资源的不充分利用。通过虚拟化,多个操作系统能够在一个单一的中央处理单元(CPU)上并行运行。这种并行性趋向于降低管理成本。虚拟化并不同于多任务处理,多任务处理指的是运行同一个操作系统上的多个程序。使用虚拟化,医疗机构或企业可以更好地管理硬件的更新;适应操作系统及应用程序的快速升级变化;动态地满足业务需求;提高组织内资源和应用的效率和可用性。

2. 虚拟化(virtualization) 指的是对实体(物理)计算资源的抽象,是资源的一种逻辑表示。虚拟化是将各种实体计算资源,例如服务器、网络、内存及存储、操作系统等,予以抽象、转换后创建虚拟(而不是实际的)的资源,并呈现出来。虚拟化技术隐藏实体计算资源的物理特性,多个物理资源能被表现为一个虚拟资源,而一个物理资源也能被表现成多个虚拟资源。

虚拟化技术的本质是在同一套硬件设备上运行相互独立的操作系统和应用软件,其最终目标就是打破实体计算资源结构间的不可分割的障碍,实现资源的灵活性和利用率的最大化,使用户可以更便捷、更高效的方式应用这些资源。

3. 虚拟机(virtual machine,VM) 是指可以像实体真实计算机(物理主机)一样运行程序的计算机的软件实现,虚拟机是对真实计算环境的抽象和模拟。通过虚拟机软件,可以模拟具有完整硬件系统功能、运行在完全隔离环境中的完整计算机系统。

虚拟机软件通过捕获CPU指令,在虚拟机和虚拟化技术底层硬件之间建立一个抽象层,为CPU指令访问物理主机计算资源的硬件控制器和外设充当中介。虚拟机软件在Windows系统上将硬件平台分割成多个虚拟机,虚拟出逻辑上的多台计算机。虚拟机软件为每个客户操作系统虚拟一套独立于实际硬件的虚拟硬件环境(包括处理器,内存,I/O设备)。虚拟机软件采用时间片轮转调度算法在各个虚拟机之间共享实体计算资源的中央处理器(CPU)。其优点是能让任何一款操作系统不用改动就能安装到虚拟机上。其缺点是虚拟机软件给物理主机计算资源的CPU带来很大的运行开销。流行的虚拟机软件有VMware、virtual box和virtual PC。

4. 虚拟系统 虚拟系统通过生成现有单一操作系统的全新、多个虚拟镜像,使其具有与现有操作系统(例如Windows)完全一样的功能。虚拟系统属于操作系统级的虚拟化。进入虚拟系统后,所有操作都是在这个全新的独立的虚拟系统里面进行,可以独立安装运行软件,保存数据,拥有自己的独立桌面,不会对真正的系统产生任何影响,而且具有能够在现有系统与虚拟镜像之间灵活切换的操作系统。

虚拟系统和虚拟机的不同在于:虚拟系统不会降低计算机的性能,运行程序更加方便快捷;虚拟系统只能模拟和现有操作系统相同的环境,不能虚拟其他操作系统。

5. 内存虚拟化 是将实体真实计算机(物理主机)中不相邻的随机存取存储器(RAM),其至硬盘空间虚拟成统一连续的逻辑内存地址。虚拟化的内存资源就像是一个"内存池",虚拟内存与底层的物理主机内存实现隔离。每个正在运行的虚拟机会根据其负载大小配置和消耗"内存池"中的内存资源,通常情况下有些虚拟机负载较轻,而有些虚拟机负载较重,不同虚拟机的相对活动水平会随着时间的推移而有所差异,内存虚拟化技术可将闲置虚拟机的内存资源转移给需要更多内存的虚拟机使用,以此提高"内存池"资源的使用效率。

6. 存储虚拟化 是将物理主机实体存储空间(如硬盘)虚拟分隔组合成不同的逻辑存储空间。存储虚拟化是从物理存储中完全抽象出逻辑存储的过程。从用户的角度来看,虚拟化的存储资源就像是一个巨大的"存储池",用户不会看到具体的磁盘、磁带,也不必关心自己的数据经过哪一条路径通往哪一个具体的存储设备。从管理的角度来看,虚拟化的存储资源是采取集中化的管理,并根据具体的应用需求把存储资源动态地分配给各个应用。

利用存储虚拟化技术,甚至可以用磁盘阵列模拟磁带库,即虚拟磁带库(virtual tape library,

VTL),为应用提供速度像磁盘一样快、容量却像磁带库一样大的存储资源。

7. 网络虚拟化 指的是建立一个在子网内或者跨子网的虚拟网络地址内空间。具体就是指在同一个子网(物理网络)内虚拟出多个逻辑网络;或者将跨子网的、不同网络之间的硬件和软件资源结合成一个虚拟的整体。目前比较常见的网络虚拟化应用包括虚拟局域网(virtual local area network,VLAN),以及虚拟专用网(virtual private network,VPN)。

(1) 虚拟局域网(VLAN):是指网络管理员能够根据实际应用需求,把同一物理局域网内的不同用户,从逻辑上划分为不同的广播域,即实现 VLAN。每一个 VLAN 相当于一个独立的局域网络。同一个 VLAN 中的计算机用户可以互连互通,而不同 VLAN 之间的计算机用户不能直接互连互通。只有通过配置路由等技术手段才能实现不同 VLAN 之间的计算机的互连互通。

(2) 虚拟专用网络(VPN):是指采用隧道技术、加解密技术、密钥管理技术和使用者与设备身份认证等网络安全技术,在大型公用网络(通常是 internet 网)中的不同计算机(节点)之间建立一条临时的、加密的、安全的、稳定的网络连接和信息数据通信隧道,并具有类似局域网的功能。使用这条隧道可以对信息数据进行加密,达到安全使用互联网的目的。VPN 是一个网络协议,这个协议可以用一个抽象层来替换网络中的实际线路或其他物理介质,在 internet 网上建立一个互联互通的网络。

虚拟专用网是对医疗机构和企业内部网络的扩展。虚拟专用网可以帮助远程医学和远程放射学用户、医疗机构的分支院区、社区与区域医疗协作医疗机构及第三方云计算服务提供商同中心节点医疗机构的内部网络之间建立可信的、安全的、经济有效的外联网络连接。

五、大数据技术

大数据(big data)一词最早出现于 20 世纪 90 年代,数据仓库之父 Bill Inmon,经常提及大数据。2011 年 5 月,在"云计算相遇大数据"为主题的 EMC World 2011 会议中,EMC 公司正式提出大数据(big data)概念。大数据技术是云计算的基础技术。

1. 大数据的概念 大数据是指在合理时间内无法用传统数据库软件工具或者传统流程对其内容进行抓取、管理、处理、并分析成能有效支持决策制定的复杂数据集合。大数据是需要新处理模式才能具有更强的决策力、洞察发现力和流程优化能力的海量、高增长率和多样化的信息资产。大数据定义了超出正常处理范围和大小、迫使用户采用非传统处理方法的数据集。

大数据是一个抽象概念,主要由海量交易数据、海量交互数据和海量数据处理汇聚组成。大数据的内涵一直在不断完善中,是信息技术发展的必然产物,是新一代信息技术的重要领域。大数据的技术特色是依托云计算分布式处理、分布式数据库以及云存储、虚拟化技术对海量数据进行分布式挖掘。

2. 大数据的关键特征 大数据正在渗入越来越多的行业,金融大数据、医疗大数据、交通大数据等应用不断涌现。与传统数据相比,大数据使用 5 个 V(volume、variety、velocity、veracity 和 value)来描述大数据的关键特征,即数据量、多样性、时效性、真实度以及数据价值。

(1) 数据量(volume)大:大数据是以 TB、PB、EB、ZB 为数据量单位进行计量的。1terabyte(TB)= 1024 gigabyte(GB),1TB 相当于中国一家大型三级甲等医疗机构中一年的数字 X 线摄影影像信息量;1petabyte(PB)= 1024TB,1PB 相当于 50% 的全美学术研究图书馆藏书信息内容。1exabyte(EB)= 1024PB,5EB 相当于至今全世界人类所讲过的话语。1zettabyte(ZB)= 1024EB,1ZB 如同全世界海滩上的沙子数量总和。1yottabyte(YB)= 1024ZB,1YB 相当于 7000 位人体体内的细胞总和。根据国际数据公司(international data corporation,IDC)的报告,仅 2011 年,全世界产生的数据就有 1.8ZB,并且平均每 5 年增长 9 倍。到 2020 年,全球数据将达到 40ZB。如何管理和使用这些由人类创造的信息背后产生的数据,成为一个全新的领域,于是大数据的概念应运而生。

大数据的存储数据量是传统数据仓库的 10～100 倍。一个冠状动脉 CT 血管造影与心脏功能分析病例的扫描序列可拥有多达 1 万幅二维横断面的断层影像,数据量可达 5.3GB 以上;一个基因组序列文件大小约为 750MB;一幅标准的病理影像接近 5GB。一般情况下,医学影像大数据是指在 10TB 规模以上的、受检者个人信息与就诊病案信息、影像检查信息完整、正确、一致并有序归档存储的数据。

(2) 数据多样性(variety):

1) 数据类型多:保存在关系数据库中的结构化数据只占少数,70%～80% 的数据是如影像、图片、音频、视频、模型、连接信息、文档等非结构化和半结构化数据,形成结构化、半结构化和非结构化数据混合的复杂局面。

2) 数据来源多:大数据来源于医疗机构、行业、企业内部多个应用系统的数据,以及互联网数据和物联网数据,大数据的来源丰富。

3) 数据关联性强:数据之间频繁交互,比如受检者在影像检查中上传的 DICOM 影像信息,就与受检者的位置、健康状况、医学诊疗流程等信息有了很强的关联性。

(3) 高时效性(velocity):大数据的数据创建、处理和分析的速度快,要求实时分析并获取需要的信息。实时数据流处理分析而非批量式分析是区别大数据引用和传统数据分析引用技术的关键差别之一。大数据应用的高时效性要求是苛刻的,大数据处理速度必须要很快,即 1 秒定律,对于某些商业大数据应用而言,要努力实现在 1 秒钟内形成答案,否则处理结果就可能是过时和无效的。

(4) 真实度(veracity)高:大数据分析结果的准确性和可信度取决于数据的真实度,大数据分析中的洞察见解必须是可信的,并且可依据这些洞察见解制定业务决策或发起活动。为此,大数据的来源,例如医疗机构、组织、企业,必须在保证其所生成数据的真实度、可信度方面耗费心血和承担责任。

(5) 数据价值(value)高:大数据不仅仅是技术,关键是让数据产生价值。大数据一般包含非常重要的价值,挖掘大数据的价值类似沙里淘金,经过处理整合、利用、分析,可挖掘出过去没有发现的海量大数据的潜在价值,通过不同数据的整合创造新的数据价值,在一个领域已经发挥过价值的数据再次应用在新的领域创造出新的价值。由于价值密度低,需要深入挖掘稀疏但珍贵的信息是大数据的一个典型特征。医疗大数据挖掘与分析的价值在于辅助临床诊疗决策、改善临床诊疗质量与提高临床诊疗效率。

3. 大数据涉及的关键技术　大数据技术一般涉及数据采集、海量数据存取、数据搜索、数据统计处理、数据挖掘和模型预测等关键技术。

(1) 数据采集技术:大型医疗机构每天产生几 TB 的医疗信息数据资料,且在持续成长中,但是大量数据并不等于大数据,在采集和收集数据的同时需要做必要的前置处理(pre-processing),即将分布的、异构数据源中的数据(如关系数据)、平面数据文件等抽取到临时的中间层后进行清洗、转换、集成,最后加载到数据仓库中,这些处理后的数据才能构成大数据,并将成为联机实时分析处理、数据挖掘的数据基础。

(2) 海量数据存取技术:主要包括关系数据库、分布式文件系统、服务器与存储设备间高速通信、数据高速传输技术等。

(3) 数据搜索技术:包括文本检索、智能搜索、实时搜索技术。

(4) 数据统计处理技术:包括统计分析、自然语言处理、文本情感分析等。

(5) 数据挖掘技术:包括分类(classification)、估计(estimation)、预测(prediction)、相关性分组或关联规则(affinity grouping or association rules)、聚类(clustering)、描述和可视化(description and visualization)以及复杂数据类型挖掘(text,web,图形图像,视频,音频等)。

(6) 模型预测:包括可视化数据建模、建模仿真、预测模型、机器学习等。

4. 大数据分析 大数据不简简单单是获取、存储大量数据,最重要的工作是对大数据进行分析,只有通过分析才能获取智能的,深入的,有价值的信息数据。因此大数据的分析方法在大数据领域就显得尤为重要,可以说是决定最终信息数据是否有价值的决定性因素。大数据分析主要包括五个方面:可视化分析、数据挖掘算法、预测性分析能力、语义引擎以及数据质量和数据管理。

(1)可视化分析:大数据分析的使用者有大数据分析专家,同时还会有普通用户。尽管两者对技术的掌握程度有所不同,但他们对于大数据分析最基本的要求是一致的,就是可视化分析。因为可视化分析能够直观的呈现大数据特点,同时能够非常容易被普通用户所接受,就如同看图说话一样简单明了。

(2)数据挖掘算法:大数据分析的理论核心正是数据挖掘算法,各种数据挖掘的算法基于不同的数据类型和格式可以科学地呈现出数据本身具备的特点。一方面,正是因为采用被统计学家所公认的各种统计方法,大数据使用者才能深入数据内部,挖掘出公认的价值。另外一方面,也是因为采用数据挖掘的算法,处理大数据才能更加快速,满足 1 秒定律的要求。

(3)预测分析能力:大数据分析最重要的应用场景之一就是预测性分析,从大数据中挖掘出特点,通过科学的建立模型,然后就可以通过模型带入新的数据,从而预测未来的数据。

(4)语义引擎:大数据分析广泛应用于网络数据挖掘,可从用户的搜索关键词、标签关键词、或其他输入语义,分析、判断用户的需求,从而实现更好的分析预测、用户体验和应用推荐。

(5)数据质量和数据管理:大数据分析离不开数据质量和数据管理,高质量的数据和有效的数据管理,在学术研究和商业应用领域都有利于保证分析结果的真实性和确保结果有价值。

5. 医疗大数据的基本类型 在医疗领域,大数据包括的数据和信息类型可以划分为行政数据、临床数据、体征数据、个人及偏好数据等四种。

(1)行政数据(administrative data):主要包括从医疗支付方(医疗保险机构)或者医疗机构获得的理赔信息等,通常涉及患者所使用的医疗服务、相关诊断信息、提供服务的医疗机构及时间地点,以及费用明细与支付情况。

(2)临床数据(clinical data):包括从医疗机构获得的电子病历(EMR)、医学影像数据信息、处方信息等。

(3)体征数据(biometric data):例如由检测仪器测量所得的患者体重、血压、血糖、血脂水平等信息数据,以及饮食、运动、睡眠等自我跟踪信息。随着可穿戴设备及相关手机软件的广泛应用,此类数据量越来越大,也越来越多元化。

(4)个人及偏好数据(demographic/preference data):例如性别、年龄、职业等基本信息以及个人偏好、对产品和服务满意度等主观信息。

由于医疗数据量大、种类繁杂,不同类型的数据之间会有交叉或者交集。例如处方数据,既可以从医疗机构的信息系统中获得,即临床数据的一种;也可以从医疗保险机构的理赔数据库中找到,即理赔信息的一部分。又如血压等信息既可以从随身携带的便携血压计测量得到(体征数据),也可以在医疗机构的电子病历中发现(临床数据)。

医疗大数据分析应用的关键点在于将不同类型、不同来源的数据有序链接,尤其是医疗领域数据在患者或个人层面的链接,从而为深度数据挖掘奠定基础。虽然目前这样的"链接"还未广泛实现,但小范围的"链接"已体现出其重要作用,例如将电子病历与理赔数据链接帮助确认欺诈、过度医疗等行为;对更大规模的以患者或个人为中心、相互关联的多类数据的深度分析将能够更有效地挖掘出大数据潜在的巨大价值。

6. 医疗大数据的基本应用 从整个医疗领域来看,大数据的应用比比皆是,例如临床治疗、公共卫生监控、产品研发及市场推广、医疗保险管理等方面。

（1）临床治疗：在临床治疗中，大数据分析可以应用于比较效果研究（comparative effectiveness research，CER）。通过深入分析包括患者体征、影像学检查结果、治疗方案、费用和疗效在内的大数据，帮助医师评估在实际临床应用中最有效或成本效益最高的治疗方法。大数据还可以应用于临床决策支持系统，分析医师输入的医嘱，比较其与医学指南和诊疗规范的差异，提醒医师防止潜在的错误，例如药物间的相互作用和禁忌证等，从而降低医疗事故率，提升医疗安全水平。

（2）公共卫生监控：在公共卫生领域，大数据的应用可以改善公众健康监控。公共卫生部门可以通过覆盖全国的患者病历数据库更快地检测出传染性疾病的疫情，进行全面的疫情监测并且及时采取响应措施，尽早控制疫情。

（3）产品研发及市场推广：在医药产品研发上，制药公司可以通过大数据分析有效判断研发项目成功的可能性，以供支持研发与投资决策。此外结合基因组及蛋白组学信息还可帮助企业优化研发方案及临床试验设计，根据在研产品选择特定患者群体有针对性地进行临床开发，实现精准研发，从而大大降低研发中的风险。在产品的市场推广中，大数据可以用于药物经济学或卫生经济学分析，以治疗结果及其相应社会及经济效益作为定价基础，从而帮助监管部门及医疗支付方科学制定新药的上市及医疗保险的报销政策。

（4）医疗保险管理：在医疗保险领域，大数据分析可有多方面的应用，包括医疗保障设计及精算定价、理赔运营管理、对医疗机构的管理、医疗保险的市场和销售推广、及对跨领域的决策支持。

7. 医疗大数据应用实例　谷歌（google）基于每天来自全球的30多亿条搜索指令设立一个大数据分析系统，这个系统在2009年甲型流感病毒爆发之前就开始对美国各地区进行"流感预报"，并推出了"谷歌流感趋势"服务。

谷歌在这项服务的产品介绍中写道：搜索流感相关主题的人数与实际患有流感症状的人数之间存在着密切的关系。虽然并非每个搜索"流感"的人都患有流感，但谷歌发现一些检索词条的组合，并用特定的数学模型对其进行分析后发现，这些分析结果与传统流感监测系统监测结果的相关性高达97%。这也就表示，谷歌公司能做出与美国疾病控制与预防中心同样准确的传染源位置判断，并且在时间上提前一到两周预测到甲型H1N1流感爆发。此次医疗大数据应用实例震惊医学界和计算机领域的科学家，google的此项研究报告发表在《自然》（nature）杂志上。

第二节　远程放射学系统

放射学通过各种现代医学影像成像设备采集、处理的医学影像信息，以及放射学医师和专家提出的初步诊断（primary diagnosis）已成为临床诊断、治疗和研究疾病的重要基础和依据之一；充分利用医学影像成像设备、放射学专家的医学经验等放射学资源，扩大放射学服务在地理上和时间上的覆盖范围，为急诊（EU）、重症监护（ICU）、外科、创伤科等提供即时异地专家会诊，已成为社会普遍的医学需求。

一、远程放射学的发展

1. 远程医学（telemedicine）　是通过远程通信技术进行远距离的医学服务和教育的学科。远程医学系统开始应用是在20世纪50年代末，首个远程医疗计划是1959年内布拉斯卡开始，主要是利用交互式电视帮助受检者进行精神卫生服务。近年来，随着宽带和移动网络技术的快速发展，远程医疗已经从最初的电视监护、电话远程诊断，发展到利用宽带/移动网络进行影像、语音、数据、视频的实时综合动态高清传输。远程医学发展迅速，可以为偏远的乡村和缺医少药的地区提供高质量的医疗服务;在国防上,远程医学应用可以给予偏远地区的军事人员及其家属提供高质量的医疗服务;在战争中,通过远程医学,可以帮助伤员更快地得到更为专业的创伤治疗方案。

远程医学主要应用在医学研究、教育、交流、临床诊断、会诊治疗以及管理等方面。目前在远程放射学、远程病理学、远程皮肤病学、远程精神病学、远程心脏病学、远程医疗会诊、远程医学继续教育等方面应用广泛。远程医学就其功能而言大致可分为三个类型:

(1) 远程医学教育:就是通过计算机网络或电视信号网络进行的远程医学教学与培训。

(2) 远程会诊:是远程医学的重点,它通过两地或多地医师进行受检者诊断信息的远程交互式共享,特别是对放射学影像、核医学影像、超声影像、病理影像、心电图、血压等临床检查结果的远程传输与共享,帮助本地医师得出诊断报告结果的医学服务过程。

(3) 远程诊断:是在会诊分析讨论医学影像及其他临床检查结果信息的基础上,由远在异地的专家为本地受检者的远程会诊签署最终会诊报告的过程。

2. 远程放射学(teleradiology)的发展 1959 年是远程医疗服务的开端。20 世纪 70 年代至 80 年代,远程放射学一般作为大型远程医疗项目的一部分,由政府资助进行研究。到 20 世纪 90 年代初,随着数字通信技术的发展和人们对异地远程医疗服务的需求,远程放射学作为远程医疗最成熟的应用开始进入临床。至 1999 年,虚拟放射服务已成为现实,远程放射学系统已经成为 PACS 系统的一个重要组成部分,从某种意义上来说,远程放射学系统是 PACS 系统的扩展和延伸。

3. 远程放射学的定义 美国放射学院(Ameri cancollegeof radiology,ACR)对远程放射学进行了全面定义,包括目标、医师资格、设备要求、执照和证书、通信条件、质量控制等多个方面。按照其定义,"远程放射学是通过从一个地方到另一个地方以电子方式传输放射影像,并能及时分析放射影像,给出诊断意见,同时还能够对医师进行继续医学教育。此外,不同地方的用户能同时浏览影像。合理地使用远程放射学系统,能够获得高质量的放射影像分析,提高医疗水平。" ACR 标准中有关远程放射学的指导方针[Revision 35(1998)]还同时建议用于远程放射学服务的医学影像的空间分辨率必需大于或等于 2.5LP/mm。根据 ACR 的定义,远程放射学系统可以划分为以下三代。

(1) 第一代远程放射学系统:第一代远程放射学系统只是简单的异地传输影像,不具备同步会议系统,缺乏放射影像分析和处理功能,不支持 ACR-NEMA 或 DICOM 标准,不能与已经实施的 PACS、RIS、HIS 系统集成,尚不是完整的远程放射学系统。早期一般利用商用视频会议系统或可视电话系统来提供远程放射学服务。

(2) 第二代远程放射学系统:第二代远程放射学系统支持 DICOM 标准数据传输,包括数据文件格式和通信协议,用户可以访问病人数据库,并具有同步远程会议系统,支持基于影像及相关处理的计算机协同工作环境;如德国癌症研究中心开发的 KAMEDIN 和 MEDICUS 远程放射学系统。在 MEDICUS 基础上开发的 CHILI 系统。

(3) 第三代远程放射学系统:第三代远程放射学系统代表远程放射学的发展方向。其特点为:

1) 全面支持 DICOM 协议:包括来自成像设备的文件格式和基本通信协议、硬拷贝输出、分布式影像应用和查询。

2) 通用影像浏览工作站支持多种医学影像浏览显示和报告,并能直接与影像成像设备连接,访问数字化的医学影像。工作站具有多个显示器,用户可以选择不同显示器及参数。工作站具有多种影像显示、处理和管理功能,如影像测量、影像增强、二维影像连续动态显示和影像三维显示。

3) 病人数据库支持 SQL 标准数据查询和 ODBC 数据库标准,可以直接从 DICOM 影像数据文件中提取病人基本信息。

4）支持多种工作平台,模块化结构,易于扩展,支持多种语言,用户界面友好。

5）支持网络和软件安全协议以保证系统安全和受检者隐私不被泄露。

二、远程放射学系统的架构与组成

1. 远程放射学系统的架构　典型的远程放射学系统的架构如图 7-3 所示。其中,网络中心结点是指提供远程放射学服务的中心城市医疗机构的远程医疗中心或医学影像中心;网络结点医院则是指根据合同或隶属关系接受网络中心结点医院放射学服务的偏远地区、或者社区与乡村地区、或者军事系统的医疗机构、诊所。

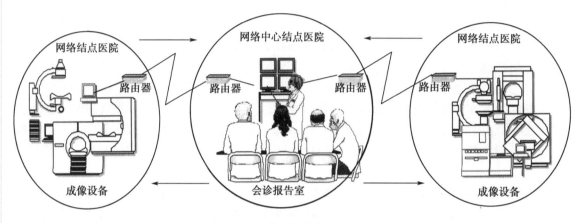

图 7-3　远程放射学系统的架构

对整个远程放射学系统的主要技术要求是在传输、处理过程中保证原有影像质量,合理的、可接受的传输处理速度,以及简单易用的操作界面。从远程放射学系统构成来看,远程放射学系统的设计与建设,实际上是一个组成设备的正确选用和配置,以及系统集成的问题。

2. 远程放射学系统的组成　远程放射学系统是一种包括医学影像成像设备、影像数据采集设备(image capture)、远程放射学工作站及远近程通讯设备的集成计算机网络系统。

（1）医学影像成像设备:包括数字 X 线摄影(DR)、计算机 X 线摄影(CR)、CT、MRI、DSA、GI、全数字乳腺 X 线摄影、超声、核医学、内镜、病理切片(数字化显微镜)等影像成像设备。

（2）影像数据采集设备:在过去的数十年里,曾经有多种胶片数字化的方法和设备,例如已经被淘汰的数字化电视摄像机、电荷耦合器件(charge coupled device,CCD)数字摄像为基础的配合高分辨率光学透镜系统及电子扫描装置构成的"固体"数字化摄像机等。目前广泛应用的是基于激光或 CCD 技术的医用胶片数字化仪。在远程放射学系统中,医用胶片数字化仪可将受检者携带或新产生的"硬拷贝"胶片影像转换成数字化的"软拷贝"影像数据供远程传输和阅读所用。是远程放射学系统中各结点医疗机构都需要装备的基础设备。它的扫描速度和数字化分辨率等技术参数及工作的稳定性对整个远程放射学系统的性能有着重要的影响。医用胶片数字化仪的主要技术指标包括:

1）光学探测器(detector):激光或 CCD。

2）最大空间分辨率:≥300dpi。

3）数字化扫描速度:对于一张 14 英寸×17 英寸胶片,以 150dpi 分辨率数字化扫描时,需要耗时 60 秒(表 7-1)才能完成扫描。医用胶片数字化仪也可在门急诊和住院工作流程中,将患者随身携带的影像胶片数字化,用于医学影像会诊服务。

表 7-1　医用胶片数字化仪主要性能参数表

空间分辨率	像素数量(14 英寸× 17 英寸胶片)	像点尺寸 (微米)	DPI	线对 LP/mm	数字化扫描 速度(秒/张)
1K×1.25K	1050×1275	339	75	1.5	<30
2K×2.5K	2100×2550	169	150	3.0	<60
4K×5K	4200×5100	85	300	5.8	<120

ACR 标准中有关远程放射学的指导方针[Revision 35(1998)]建议用于远程放射学会诊服务的医学影像空间分辨率≥2.5LP/mm,因此对于 14 英寸×17 英寸的医学影像胶片来说,应用医用胶片数字化仪对其进行数字化扫描时,应该选择使用 150DPI 或者更高的扫描分辨率。

4)最大灰阶:65536 级(量化深度 16bit)。

5)光密度范围:0 到 3.6 光密度(optical density,OD)。光密度是用透光镜测量,表示被检测物吸收掉的光密度。

6)可扫描的最大胶片幅面:14 英寸×17 英寸胶片。

7)影像数据存储格式:DICOM 3.0。

8)扫描控制软件支持 DICOM 3.0storage,send/receive,query/retrieve,basic print,worklist 等协议。

(3)远程放射学工作站:如图 7-3 中所示各网络结点医院中的远程放射学工作站包括医学影像后处理工作站、医学影像医师诊断报告书写审核工作站、医学影像浏览会诊工作站等类型和用途,能够完成的工作任务包括:①存储采集到的数字化 DICOM 影像数据;②显示并处理数字化 DICOM 影像;③启动并控制 DICOM 影像数据的远程传输和接收;④同步远程放射学会诊、读片、报告会议;⑤基于医学影像及相关处理的计算机协同、同步工作。

远程放射学工作站是远程放射学系统的"窗口",是网络结点和网络中心结点医院都要装备的设备。远程放射学工作站配备高性能计算机以及诊断级医用 DICOM 影像显示器,在影像传输速度和影像浏览显示质量方面满足医学影像检查和诊断要求的基础上,还可以方便地实现医学影像的后处理功能,可用于病灶的精确定位,确定病灶的形态和大小等。远程放射学工作站一般配备两到四台诊断级医用 DICOM 影像显示器,即可以有两到四台显示器同时浏览、观察、会诊、诊断影像,以提高"软拷贝"医学影像的阅读效率和进行影像对比。

(4)远近程通讯设备:

1)局域网(local area network,LAN):远程放射学系统在成员医疗机构(网络中心结点医院和网络结点医院)各自内部的网络连接一般都采用计算机局域网技术来实现,由于局域网具有数据传输速率高(1000Mb/s),在规定时间内数据传输的误码率(symbol error rate,SER)低(10^{-10}),用它可实现几乎是实时的医学影像数据传输,可构成覆盖结点医院各部门的"院内医学影像数据分发系统"(in-house medical image data distribution system)。

2)广域网(wide area network,WAN):在远程放射学系统成员医疗机构(中心和结点医疗机构)之间的网络连接则通过广域网技术来实现。

3)远近程通讯设备:从计算机通讯网络的角度来看,远程放射学系统是局域网和广域网(LAN-WAN)组成的互联网。网内、网际访问和通讯控制都是通过一系列接口标准协议(protocol),以及根据这些协议开发的合乎 DICOM 和 ACR 规范的软硬件接口设备,相应的网络访问控制、协议转换、通讯速率转换和匹配,网络管理等软件和设备来实现的,这些就构成了远程放射学系统的远近程通讯设备。实现中心和结点医疗机构之间网间互连的通讯设备为路由器(router)。远程放射学系统各结点医疗机构一般通过 T1、T2、ADSL、微波、卫星、虚拟专用网络(virtual private network,VPN)、Internet、4G/5G 移动电话无线数据网络等多种公共高速数据通讯链路实现中心和结点医疗机构网络之间的远程呼叫连接。

4）医学影像传输时间的计算：远程放射学系统的医学影像传输时间与影像的大小直接相关。医学影像的数据量越大，传输影像所需的时间越长。数字化的医学影像是由数字化信息组成的，例如一幅 $512 \times 512 \times 14$ 位（bit）的 CT 影像总共有 3 670 016 位（bit）数据。如果要求在 1 秒钟内就能通过网络传输一幅 CT 影像，而网络传输有效数据的效率是 67%，则需要的网络传输理论速率为 5 477 636 位/秒。为了进一步提高医学影像的网络传输速率，经常使用医学影像信息压缩技术用以直接减少数据存储和传输所占用的空间与时间，从而提高有效的网络传输速率。但是不足之处是有损压缩会造成一部分医学影像信息量的丢失，导致影像质量的降低，影响诊断的结果。

如果网络中心结点医院和网络结点医院之间采用电信的百兆光纤宽带连接服务，该服务的下载（下行）传输速度理论值可以达到每秒 100Mbit/s，一般下载速率超过上载速率，而实际实现速率要低。如果百兆光纤宽带网络服务传输有效数据的效率是 67%，那么，对于 30 幅 $512 \times 512 \times 14bit$ 无数据压缩 CT 影像的理论传输时间则为 $30 \times 512 \times 512 \times 14bit/(100\ 000\ 000bit/s \times 67\%) = 1.643$ 秒，实际传输所需时间一般要高于此理论数值。

三、远程放射学系统的临床试验

远程放射学及其系统为广大医务人员带来了一种全新的"软拷贝"加显示器的影像阅读手段以及观察、处理的新方式。由于还存在着另一种手段（胶片"硬拷贝"加观片灯箱）以及人们早已习惯的传统的浏览观察方式，因此，除了远程放射学系统本身的技术因素之外，还需要有一个医务人员熟悉的过程，因此，发展远程放射学系统的同时，不应忽视远程放射学系统的临床试验（clinical trial）研究。

1. 美国波士顿麻省总医院　美国麻省总医院采用远程放射学系统以及 T-1（1.54Mb/s）高速数据宽带链路实现网络中心医院和网络结点医院之间的远程网络连接。麻省总医院作为网络中心结点，其内部应用数据传输率为 100Mb/s 的光纤局域网，用于传输影像，以及命令、控制信息及受检者的人口统计学资料等。通过 685 例临床试验，研究了系统诊断准确性。试验结果表明：685 例中仅有 18 例发生诊断差异，准确性达 97.4%，因此认为采用合乎 ACR 规范的远程放射学系统，在不参照原始的医学影像胶片的情况下，在"软拷贝"的数字 DICOM 医学影像上进行原始诊断是可行的。

2. 美国纽约 St. Luke's 医院及 Roosevelt 医院　Douglas R. Decorato 等在相距 4.8km 的纽约 St. Luke's 医院及 Roosevelt 医院所组成的联合医院中心（combined hospital center）的远程放射学系统上进行了为期六个月的非当班时间（off hours）急诊室收治患者的放射学影像检查及原始诊断的临床对比试验。两家医院的急诊放射医师分成两个工作组，一组作为"软拷贝"阅读组，另一组作为"硬拷贝"阅读组，即同一时刻，两家医院的急诊放射科共有四组放射医师同时值班。

该系统通过 T-1 高速数据通讯专用光纤宽带链路实现纽约 St. Luke's 医院及 Roosevelt 医院的远程直接宽带网络连接，组成远程放射学临床试验系统。该系统的网络数据传输速率为 1.54Mb/s。

对比试验结果表明，在 812 例放射影像学检查中，"软拷贝"和"硬拷贝"阅读组之间有 38 例的原始诊断结果有明显的差异，占总数的 5%。其中，因为"软拷贝"和"硬拷贝"影像质量引起的原始诊断结果的差异占总数的 0.4%；"软拷贝"和"硬拷贝"观察者之间的差异占 2.3%，胶片观察造成的差异占 0.3%，数字影像观察者造成的差异占 2%。由此得出肯定的临床试验结论，认为远程放射学系统可以应用于临床实践中。

四、远程放射学系统的目标

1. 扩展优质医疗服务　面对"人人享有医疗卫生保健"的目标，目前面临的主要问题有：由地区、贫富、种族等差异而造成的医疗资源不均衡、医疗服务不平等,以及诊疗费用问题和老龄化社会所带来的新的保健需求问题等。上述问题并非我国独有的特殊问题,而是世界性(包括发达国家在内)的普遍问题。远程医疗和远程放射学系统为解决上述问题提供了可能途径。

远程医疗和远程放射学系统不仅可以减少医护人员和病人及家属的路途奔波,还可使医疗资源得到共享,从而缩小由于地区、贫富、种族不同而形成的医疗条件的差别,减少医疗费用,提高医疗效率和质量。特别是在急救方面,可以提供更及时和有效的救护,减少死亡率和提高治疗的效率。正因为如此,近年来,远程医疗和远程放射学系统作为扩展优质医疗服务资源的有效技术手段,已在世界范围内引起广泛重视。

2. **崭新的医疗卫生保健模式** 信息化热潮是本世纪的重要特征。随着信息化社会的进程,人们的生活和生产方式正在产生巨大的变革,医疗卫生保健的观念和方式亦随之发生了根本变化,其中远程医疗和远程放射学技术的发展应用已成为一个引人注目的热点,它所提供的服务涉及医学的各个领域,如诊断、治疗、手术、监护、家庭医疗卫生保健、医学信息和影像的采集、归档与存储、传输与处理、医学教育和培训、病例研讨、学术交流等等,正在形成崭新的医疗卫生保健服务模式。

3. **提高医疗效率、控制医疗成本** 由于医疗成本在不断上升,而用于医疗卫生保健的政府公共预算由于"通货膨胀"的因素影响又在不断缩水,一些地方放射医师短缺、分布不均,使得远程放射学这种低成本、收益大的技术出现,它可以最大化的利用现有资源,通过远程信息技术和通讯技术的优势,将放射学影像传输到另一个地方,请那里的专家进行会诊,减少了病人治疗时间,使医疗更有效率、更能控制节约医疗成本支出。据调查,在欧洲放射学医师的数量平均增长率为 2%,但每年要做的影像学检查数量的增长超过 10%,据估计,2010 年至今,远程放射学市场总量年复合增长率估计在 14.5%。远程放射学展现了充分的活力,被认为是医疗保健服务的未来。

4. **无线移动宽带会诊** 目前的移动互联网网络平台已达到 4G 甚至 5G 标准,采用高速无损耗无线传输技术,使得实时远程放射学会诊成为现实,会诊无需预约,只需提交所要会诊的影像数据信息到网络中心节点医院的远程会诊工作站,经过适当的分诊,影像数据资料与提示短信就会自动传输到放射学专家的移动式影像工作站,专家只要有计算机和可用的无线宽带网络就可以进行实时会诊,确保在最短的时间内,依据相关信息,提供更专业、更及时的远程放射学诊断服务。

5. **安全和隐私保护** 远程放射学会诊诊断系统应该保证影像数据信息的隐秘性、真实性和完整性。隐秘性指的是非授权的个人和医师无权访问该影像数据信息;真实性指的是远程放射学会诊的消息是由有资格认证的发送者传来的,而不是以前传输过的影像数据信息;完整性指的是影像数据信息在传输过程中数据没有被替换、减少或删除。要保证影像检查受检者信息的隐秘性,必须按不同的组别给予不同的权限,要有合法的安全认证,要做好相关记录。此外,要保证影像数据信息的真实性和完整性,就必须对信息进行加密,要避免数据恶意被更改、删减,保证数据传输的安全。远程放射学系统应在一个安全的系统环境中进行受检者个人影像数据信息的获取和传输,所有的数据信息传输和处理都必须遵照相关医学流程和法律规定。

第三节 医学影像云服务

一、医学影像云的基本概念

1. **云服务(cloud serving)** 是基于互联网的相关服务的增加、使用和交付模式。云服务通过互联网提供动态、易扩展、且经常是虚拟化的计算资源。云是网络、互联网的一种比喻说法。

云服务通过网络以按需、易扩展的方式获取所需服务。这种服务可以是 IT 基础设施服务、软件服务、互联网应用服务,也可以是其他服务。云服务意味着计算能力也可以作为一种商品通过互联网进行流通与买卖。

2. **医学影像云(medical imaging clouds)** 是指以医学影像信息的云存储为数据基础,医学影像云计算应用服务为核心,虚拟化和大数据技术为支撑,通过云传输方式,为医疗机构、医疗保险部门和受检者个人提供多种形式的、基于医学影像的在线云服务模式。医学影像云具有可扩展、易于使用、按需配置的特点。与传统服务模式相比,医学影像云服务能够大幅降低购买和维护 IT 服务设施的经济与时间成本。

3. **个人云(personal Cloud)** 是指借助智能手机、平板电脑、电视和计算机,通过互联网无缝获取、存储、同步并分享数据的一组面向个人的在线云服务。从云计算的服务模式上看,个人云其实是云计算服务整体的一个延伸。个人云作为云计算的一种,和其他的云计算服务模式一样,个人云在信息的存储方面,也同样是把用户的大量数据上传到云计算服务提供商的服务器设备当中,并且由运行在服务器中的应用程序进行相应的计算,个人用户可以借助终端中的客户端软件访问个人云服务。这点同公有云、私有云以及混合云的技术原理都是相同的。

二、医学影像云的服务模式

医学影像已经成为医疗诊断和研究中不可或缺的重要参考依据。医学影像云通过互联网或内部网络为多种类型的终端用户提供广泛、灵活的云计算服务模式。终端用户可以在无需购买和维护额外 IT 设备的前提下,快速方便地使用和享受医学影像云服务。医学影像云的服务模式可以依据云计算类型、远程放射学服务模式以及区域医学影像诊断中心应用模式来划分。

1. **根据云计算类型划分** 医学影像云的服务核心是在影像数据上执行的一种广义的计算,属于云计算服务模式。一般包括影像数据管理、影像数据处理、影像数据共享等三种医学影像云服务模式。

(1) 影像数据管理:此种服务模式的典型应用是海量影像的云存储。国内已经有医疗机构开始尝试,将医疗机构的影像数据存储在第三方云平台上。需要注意的是,从隐私保护和数据安全角度考虑,医疗机构普遍采用的是私有云形式。

(2) 影像数据处理:此种服务模式的典型应用包括影像数据重建重组、可视化数据分析以及数据挖掘、计算机辅助诊断(CAD)等的云服务应用。即将影像数据的处理算法和处理任务交给云端的医学影像云计算应用服务,然后在用户的浏览器端查看云端返回的影像数据处理结果,实现跨平台访问,协同运营的在线资源与数据共享机制。采用医学影像云服务方式提供医学影像数据的集中处理、分析、挖掘、CAD 服务,已经成为国际上的发展趋势。这里的医学影像云可以是医疗机构、或医疗集团、或医联体、或影像中心内部的私有云,也可以是面向互联网的公有云。

(3) 影像数据共享:此种服务模式的典型应用包括远程阅片、远程会诊和个人影像云分享、科研与教学影像云分享等多方面。需要指出,医学影像的云分享不仅仅是分享,同时必须要提供完善的权限管理和流程控制。

2. **根据远程放射学服务模式划分** 医学影像云服务经常是以远程放射学的服务模式为基础,在影像数据上执行远程诊断、远程会诊、远程教学,以及个人健康管理等云服务,同样属于云计算服务模式。

(1) 远程诊断:是指上级医疗机构的专家或医师面向基层医疗机构临床工作人员提供影像学远程诊断意见的云服务模式。在国内主要应用在一些由政府主导的区域性医学影像平台(区域 PACS)项目中。其主要应用形式为上级医疗机构代替基层医疗机构阅片,并给下级医疗机构提供具有诊断意义的影像学诊断报告。远程诊断服务模式一般是由一个地区的政府或卫生监管部门牵头,建设统一的区域医学影像学服务平台,组织区域内各级医疗机构整体加入。然后按照医疗机构的行政隶属关系,指定明确的上、下级影像阅片和诊断报告的工作流程与职责划分。

(2) 远程会诊:是指上级医疗机构的医师通过远程放射学会诊系统,直接对基层医疗机构的就诊患者进行远程会诊,并面向基层医疗机构的医师出具影像学会诊意见的云服务模式。远程会诊服务与远程诊断服务的最根本差别在于是否提供影像学诊断报告。对于医疗机构来讲,远程会诊服务主要适用于需确诊或制订诊疗方案的住院疑难患者、突发病情需紧急抢救的患者,以及尚未脱离危险期需调整或改善诊疗方案的住院患者。远程会诊服务本质上是医疗机构之间传统院外专家会诊服务的延伸。不同的是,参与会诊的专家不需要直接来到会诊现场,而是通过网络连接的远程放射学系统远程参与。

(3) 远程教学:是指位于区域中心城市的大型医疗机构面向基层或偏远地区的医疗机构提供远程医学继续教育、远程专题讲座、远程学术研讨等远程人员医学教育培训的云服务模式。

(4) 个人健康管理:与传统的以疾病为中心的医学诊疗模式不同的是,个人健康管理是以人为本,针对其健康风险因素进行健康风险评估,为个人和群体提供相应的健康指导以及针对性的干预措施的云服务模式。个人健康管理包括三部分内容:①个人健康信息收集:传统的健康信息收集,以文字和数值等一维信息为主,未来趋势则要求必须包括医学影像数据信息,以达到真正的全维度个人健康信息收集。②健康风险评估:在医学影像诊断价值不断提升的大背景下,放射医师和放射影像学研究人员正在积极参与这一工作,给出基于放射影像的风险评估。③健康干预:结合个人放射影像,能够更加个性化和有针对性的出具健康干预建议和方案。

3. 根据区域医学影像诊断中心应用模式划分　医学影像云服务能够以区域医学影像诊断中心的应用模式为基础,提供区域医学影像学检查申请、阅片、诊断报告、会诊以及影像业务托管等医学影像云服务,也同样属于云计算服务模式。

(1) 影像学检查申请云服务:作为区域医学影像检查中心和云服务平台,负责接收区域内和区域外医疗机构医师在 HIS 工作站提交发出的患者影像学检查申请,并提供影像学检查的在线划价、缴费、预约、登记、改期、影像与报告发布领取等云服务。影像学检查申请的自动发送实现检查申请的无纸化,减少患者来回取送申请单,大大提高工作效率,方便患者。

(2) 影像阅片、诊断、报告云服务:作为居民电子健康档案重要组成部分的医学影像诊疗信息,在区域平台上实现在线即时影像调阅阅片、诊断以及影像报告云服务。用户在调阅居民电子健康档案时,必须能够同时方便地调阅医学影像和报告。

(3) 影像会诊云服务:作为区域医学影像会诊平台,供区域内和区域外的专家参与在线会诊。除了作为电子健康档案之外,社区医疗机构能够申请二级医疗机构的专家在线会诊社区病人的影像。同时,二级医疗机构也可以申请三级医疗机构的专家在线会诊。会诊医师可以通过医疗机构内部的影像工作站,也可以在医疗机构之外调阅影像参与在线会诊。实现会诊申请、会诊阅片、会诊报告的云服务在线工作流。

(4) 影像托管云服务:建立区域医学影像托管中心,实现医学影像的在线申请、采集、存储、传输、阅片、诊断报告、会诊、结果发布等医学影像业务委托第三方管理的云服务。

4. 医学影像云服务的作用　既能够实现区域内医学影像成像设备及影像诊断专家的充分共享和高效协作;也可开展医学影像远程会诊、影像转诊、虚拟影像专科、远程教学、远程灾备、影像代存托管、典型病例查询、影像内容检索等医学影像云服务;同时,还可以实现医疗资源的均衡发展与应用,可持续地提高基层医疗机构诊疗水平;提高医学影像成像设备的使用效率;提高医疗服务质量并控制医疗费用。

三、医学影像云平台建设

1. 医学影像云平台　是以云计算、云存储、云传输为技术方案建立的医学影像信息云服务平台,完成一定区域内医学影像资源的虚拟化整合、集成与应用、管理,提供基于互联网的在线医学影像云服务和医学影像大数据服务。

2. 医学影像云平台建设要点 建设医学影像云平台,发展基于互联网的医学影像在线云服务,医学影像云平台建设要点包括与电子健康档案的嵌套融合、即时获得并高分辨率显示医学影像,以及医学影像的云存储。

(1) 与电子健康档案的嵌套融合:医学影像是电子健康档案的重要组成部分,电子健康档案系统和医学影像云平台通常都是基于 B/S 架构,因此二者能够便利地实现无缝对接与融合,将医学影像嵌套进居民电子健康档案。

(2) 即时获得医学影像:为了支持不同级别医疗机构之间的会诊,助力分级诊疗目标的实现,必须能够获得即时的医学影像检查信息数据,而不能仅仅是调阅作为历史参考的、归档的电子健康档案的医学影像。

(3) 高分辨率显示医学影像:为避免误诊,医学影像云平台的远程影像会诊系统必须能够支持高分辨率的医用 DICOM 影像专业显示器。为了方便远程的医学影像专家完成专业会诊,在互联网上要求能够展示诊断级别的医学影像。

(4) 医学影像的云存储:为避免区域内的医学影像存储需求对卫生主管部门带来的海量影像数据压力,同时,为了能够即时调阅展示医学影像,可采用分布式与集中式相结合的存储方案。即拥有医学影像信息系统的医疗机构,其医学影像仍然由其各自的系统存储保存,实现分布式的医学影像存储与管理。对于没有医学影像信息系统的医疗机构,例如社区医疗机构,可以将其医学影像长期保存在医学影像云平台的云存储里,即实现医学影像的集中存储与业务托管。

3. 医学影像云平台建设方案 其建设方案包括建立门户网站、前置机的软硬件实现,以及医学影像云平台的软硬件实现。

(1) 建立门户网站:在中心节点(例如卫生厅/局租用的第三方云计算平台,也称为"云端")统一建设一个面向所有用户的门户网站。所有中心节点和终端节点的用户(无论区域内外)均通过这个门户网站操作医学影像。用户不必关心医学影像信息数据的物理位置以及 IT 系统的软硬件情况,用户凭账户与密码登录网站,直接使用相关医学影像云服务即可,例如电子健康档案系统作为医学影像云平台的一个用户,从该网站和平台获取和展示医学影像;各医疗机构之间的医学影像会诊等业务也通过这个门户网站完成。

(2) 前置机的软硬件实现:前置机作为医学影像云的数据源,配置在各医疗机构,负责与各医疗机构的医学影像信息系统接口连接,或者直接与医学影像成像设备连接,负责接收影像检查信息数据。前置机可以是服务器,也可以是台式计算机,甚至可以是医学影像成像设备的主控计算机。

(3) 医学影像云平台的软硬件实现:在中心节点(云端)的中心服务器上安装医学影像云平台软件,负责从前置机查询医学影像检查信息数据,展示给终端用户。对于无医学影像信息系统的社区医疗机构,运用云传输、云存储技术将医学影像检查信息数据从前置机中集中采集、存储到云端的医学影像存储服务器并统一管理起来。需要进行会诊的医学影像,在提交会诊申请的同时,通过前置机将医学影像上传到云端的中心服务器。

四、"互联网+"应用服务

1. "互联网+"思想的产生 1994 年 4 月 20 日,位于北京的中科院一条 64K 国际专线,使得中国第一次连接到国际互联网(internet),这是一个技术创新与社会变革开始的时刻。在互联网浪潮中,互联网在全球连接起数十亿人,截至 2015 年 12 月,中国网民规模达 6.88 亿。但是伴随知识社会的来临,驱动社会变革的不仅仅是无所不在的网络,还有无所不在的计算、无所不在的数据,以及无所不在的知识。2012 年 11 月 14 日,易观国际董事长兼首席执行官于扬在易观第五届移动互联网博览会上首次提出"互联网+"理念。他认为：在未来，"互联网+"公式应该像化学公式一样是我们所在行业的产品和服务，并且可以按照"互联网+"公式的思路找到各行各业的"互联网+"。

美国通用电气（GE）公司2012年提出工业互联网革命（industrial internet revolution），指出一个开放、全球化的网络，将人、数据和机器连接起来，工业互联网的目标是升级关键的工业领域。德国政府2013年提出工业4.0战略，该战略旨在通过充分利用信息通讯技术和网络空间虚拟系统-信息物理系统（cyber physical system）相结合的手段，将制造业向智能化转型。中国政府2015年提出"互联网+"行动，旨在积极发挥我国互联网已经形成的比较优势，充分利用云计算、物联网、大数据等技术的迅速崛起，推动"互联网+"与经济社会各行各业、各领域的创新融合与新型服务的蓬勃发展，将人、数据、机器、服务、产业等一切要素充分连接起来，形成更广泛的以互联网为基础设施和实现工具的经济发展新形态。

2. **"互联网+（internet plus）"**　"互联网+"就是"互联网+产业"，例如"互联网+医疗"。但这并不是简单的两者相加，而是以互联网平台为基础，利用云计算、云存储、云传输、虚拟化、大数据等信息技术，让互联网与各个传统产业（例如医疗）进行深度跨界融合，打造云服务平台，充分发挥云服务平台在生产要素与资源配置中的优化和集成作用，推动产业转型升级，并不断创造出新产品、新业务与新模式，提升实体产业的创新力和生产力。"互联网+"从传统"连接"人与信息数据拓展到"连接"人、数据、机器、服务、产业等一切要素，构建连接一切的产业新生态。

3. **"互联网+医疗"**　"互联网+医疗"作为一个整体概念，其深层意义是通过传统医疗产业的互联网化来推动完成医疗产业的转型升级。

通过将互联网开放、平等、互动的网络特性运用在传统医疗产业；通过虚拟化的资源整合与大数据的分析与挖掘；通过将传统医疗的产业结构和生产方式改造为以互联网为载体、internet线下实体资源与线上云服务资源相结合、互动的新兴医疗服务和消费模式，从而建立起最密切、全方位"连接"的医患供求关系，从而能够持续地增强传统医疗产业的发展动力，并提升效益。

借助"互联网+医疗"的源动力和驱动力，可以将医疗资源从大城市、大医疗机构向其他区域释放、扩散，从而缓解医疗资源稀缺的矛盾，助力分级诊疗服务模式的落实，促进医疗卫生事业的有序健康发展。

4. **"互联网+"行动**　世界的发展正处于从工业经济向信息经济加速演变的历史转折点，很多变革将是根本性、长期性的。为顺应世界"互联网+"发展趋势，充分发挥我国互联网的规模优势和应用优势，推动互联网由消费领域向生产领域拓展，加速提升产业发展水平，增强各行业创新能力，构筑经济社会发展新优势和新动能，2015年7月，国务院发布《国务院关于积极推进"互联网+"行动的指导意见》。

其中在"互联网+"益民服务中明确提出：推广在线医疗卫生新模式。发展基于互联网的医疗卫生服务，支持第三方机构构建医学影像、健康档案、检验报告、电子病历等医疗信息共享服务平台，逐步建立跨医疗机构的医疗数据共享交换标准体系。积极利用移动互联网提供在线预约诊疗、候诊提醒、划价缴费、诊疗报告查询、药品配送等便捷服务。引导医疗机构面向中小城市和农村地区开展基层检查、上级诊断等远程医疗服务。鼓励互联网企业与医疗机构合作建立医疗网络信息平台，加强区域医疗卫生服务资源整合，充分利用互联网、大数据等手段，提高重大疾病和突发公共卫生事件防控能力。积极探索互联网延伸医嘱、电子处方等网络医疗健康服务应用。

国务院发布的上述"互联网+"行动指导意见，为属于"在线医疗卫生新模式"的医学影像云服务指明了发展方向，明确了具体行动的任务与目标，为医学影像云服务的发展奠定了政策基础。

5. **"互联网+医学影像"应用服务**

（1）大数据：在互联网+创新浪潮推动下，正在出现越来越多的医学影像公有云或医学影像共享云的方式。在遵循法规和隐私保护的前提下,打破医学影像数据之间的壁垒,把海量的、分散的影像数据通过互联网联通起来,形成前所未有的医学影像大数据。医学影像是数据,有了海量影像大数据作为基础,传统的机器学习和数据挖掘技术得到了新的推动力,正在焕发新的生命力。大数据是蕴含无限价值的宝贵资源,而要想从中有所发现和收获,则必须通过数据挖掘和机器学习。

(2)数据挖掘:其核心目的是从数据中提取出潜在的知识或规律,这些知识和规律可以描述或者预测数据的特性和趋势。

(3)机器学习:包括一大类广泛的计算机算法,算法的普遍共性是采用迭代的方式,使用大量的数据不断训练机器智能,使得机器智能可以辅助或代替人工去处理、分析和标记数据。

(4)健康影像管理:患者全生命周期的医学影像数据量巨大,对传统的医学影像信息系统来说,存储和管理这些海量影像是一项巨大的挑战。随着云计算、云传输、云存储技术的发展,构建"医学影像云",为存储和管理患者全生命周期的医学影像带来契机。

医学影像是患者重要的健康数据,医疗机构可以利用患者入院前的影像数据用于开展疾病前期研究;可以利用患者入院后的影像数据用于对患者的病情监控。患者则可以随时关注、掌握本人的健康状况,或可以随时使用这些医学影像向医师咨询或求诊。比如,当患者走入一家没有接入该平台的基层医疗机构时,而且该医疗机构很可能还没有购置高性能的医学影像成像设备,但只要有网络,患者利用 iPhone、iPad 或其他智能移动设备,就可以向就诊的医疗机构提供存储在云端的患者本人的医学影像数据,为医疗机构做出临床诊断、制订治疗方案提供有力支撑。

五、放射学全球化

放射学全球化(globalization of radiology)是 2000 年代由北美放射学会(RSNA)提出的概念。作为不断发展的国际化和全球化领域,放射学全球化的参与者包括个人、团体和机构。放射学全球化致力于将分散在全球的放射学资源互联起来,更好地利用医学影像成像设备、影像新技术和新产品所提供的知识和数据,从而提供更有效、更便捷、全球共享的放射学服务。为达成这一目标,全球放射医师、放射技师和研究人员一起,克服地理、经济、文化和体制的差异,共同努力提高放射学服务的普及性、有效性、共享性及其质量。放射学全球化的共同努力将同时惠及经济落后国家和经济发达国家在内的全球领域的个人、团体和机构。

第八章

计算机辅助诊断

计算机辅助诊断（computer-aided diagnosis，CAD）或计算机辅助检测（computer-aided detection，CAD）是指通过医学影像学、医学影像处理技术以及其他可能的生理、生化手段，结合计算机的分析计算，辅助发现病灶，提高诊断的准确率。现在常说的 CAD 技术主要是指基于医学影像学的计算机辅助诊断技术，需要与计算机辅助检测相区别，后者重点是检测，计算机只需要对异常征象进行标注，在此基础上进行常见的影像处理，并无需进行进一步诊断。因此，计算机辅助诊断是计算机辅助检测的延伸和最终目的，相应地，计算机辅助检测是计算机辅助诊断的基础和必经阶段。CAD 技术被形象地称为医师的"第三只眼"，CAD 系统的广泛应用有助于提高医师诊断的敏感性、特异性和正确率。

第一节　计算机辅助诊断概论

一、计算机辅助诊断发展概述

1. **应用与概念的初创**　计算机辅助诊断技术的发展最早可追溯到 20 世纪五六十年代。1959 年，美国学者 Ledley 等首次将数学模型引入临床医学，建立计算机诊断数学模型，并用于肺癌病例辅助诊断中，开创了 CAD 先河。1966 年，Ledley 首次提出"计算机辅助诊断"（computer-aided diagnosis，CAD）的概念。

2. **基于医学影像学的 CAD 技术发展**　1983 年在德国柏林首次国际医学影像 CAD 会议的召开标志医学影像 CAD 技术在医学临床应用与研究地位的确立。1988 年，美国 Chicago 大学与产业界合作研发的 CAD 系统通过美国食品与药品管理机构（food and drug administration，FDA）认证，标志基于医学影像学的 CAD 技术正式进入临床实用化新阶段。

3. **早期 CAD 系统存在的问题**　早期基于医学影像学的 CAD 技术是应用计算机对患者的医学影像信息及综合病理资料进行匹配、对比，然后由计算机作出智能诊断，仅应用于有明显诊断特征的病种，如乳腺癌、先天性心脏病、胃癌等。由于当时基于模拟技术的医学影像信息必须先转换成为数字影像信息才能进入计算机系统，这种转换造成的影像质量下降影响计算机的处理和辅助诊断的结果，同时，也由于计算机的运算能力不足，基于医学影像学的 CAD 技术研究一度发展缓慢。

4. **问题的解决方案**　进入 20 世纪 90 年代后期，伴随着数字化 X 线摄线装置和断层摄影装置的普及，以及数字医学成像和通信（DICOM）标准的推广应用，CAD 系统可以从 CR、DR，甚至 CT、MR 中直接获取到数字化的 DICOM 医学影像数据信息，直接促进和推动 CAD 进入临床，辅助医师实现智能诊断。

5. **发展趋势**　进入 21 世纪，CAD 的研究和应用扩展到包括超声与核医学在内的所有医学影像成像检查方式；从乳腺和肺部病变扩展到几乎所有人体部位；从二维影像扩展到多维影像。未来的 CAD 技术将致力于更多的器官、更复杂的病变、更多样的医学影像模态以及更广阔的应用领域的研究。

6. **关键技术** CAD 是一个跨学科的研究领域,涉及计算机科学、医学影像学、影像处理及模式识别与人工智能等多学科的知识。当前的基于医学影像的计算机辅助诊断关键技术主要有影像分割、影像配准和融合以及三维影像可视化技术,此外,还有虚拟内镜技术、影像引导手术技术。

二、计算机辅助诊断在临床应用中的功能定位

计算机辅助诊断是一种半自动的诊断解决方案,目前,对于计算机辅助诊断在医学影像学中的含义基本达成共识,即:应用计算机辅助诊断系统时最终诊断结果仍是由医师决定,并不是完全的由"机器"进行自动诊断,只是医师在诊断过程中会参考 CAD 系统的输出结果,这样使得诊断结果能够更客观、更准确。

目前强调的是 CAD 系统的输出结果只是作为一种"第二参考意见"(second opinion),这与最初的计算机自动诊断的观念是不同的。医学影像学中,CAD 系统的输出结果是定量分析相关影像资料特点而获得的,其作用是帮助影像科医师提高诊断准确性以及对于影像、疾病解释的一致性(consistency);换言之,CAD 系统的输出结果只可以作为一种辅助诊断手段,而不能完全由其进行相应的最终诊断。CAD 系统之所以能够提高医师的诊断准确性,原因在于,在传统诊断方法中,影像科医师的诊断完全是主观判断过程,因而会受到诊断医师经验及知识水平的限制和影响;其次,医师诊断时易于遗漏某些细微改变;再次,不同医师间及同一医师间的阅片差异的影响。而 CAD 系统执行的计算机客观判断对于纠正这些错误和弥补不足具有巨大的补充、辅助优势。

三、计算机辅助诊断的目标与研究内容

1. **目标** 计算机辅助诊断的目标是实现对大量医学数据的高效管理并发现数据中存在的关系和规则,能够根据现有的数据预测未来的发展趋势。知识发现、数据挖掘以及人工神经网络是 CAD 系统的核心技术,也是先进智能诊断系统的发展方向;CAD 系统的核心技术以及先进的计算机硬件技术的采用,实现从海量数据中快速提取可靠有用的信息,是解决"数据丰富,信息贫乏"现象的有效手段。

2. **研究内容** CAD 的核心是定量影像学,其研究内容主要包括:

(1) 在获得高质量数字化影像的基础上,应用计算机影像后处理技术对影像进行去噪和特征增强,并对影像信息进行分割和特征提取,增加医师肉眼观察到的病变,尽可能避免主观因素所致的误诊和漏诊。

(2) 通过对目标器官或组织进行概念描述并概括其有关特征,从而获得或验证有关参数的动态范围,以便作出定量、定性诊断或预测、分类疾病,为医师提供辅助诊断意见。

(3) 从研究手段角度看,由于人体成像部位不同,病变的影像表现千差万别,成像技术种类繁多,不可能应用单一方法或手段对之进行 CAD 研究。所以,医学影像 CAD 研究通常针对具体技术手段、解剖部位和疾病而展开。

(4) 对 CAD 系统诊断效能进行评价,一般采用受试者操作特性曲线(ROC 曲线),着重评价 CAD 系统的有用性、CAD 系统算法改良的效果,以及不同 CAD 系统间性能比较。

目前,CAD 研究较为成熟的是在乳腺和肺部疾病方面。而在虚拟腔镜、肝脏疾病诊断、脑肿瘤、脑灌注等诸多方面仍处于临床研究阶段。乳腺及肺结节病变的 CAD 研究基本上可以代表目前 CAD 在医学影像学中的水平和现状。

四、计算机辅助诊断的工作流程

计算机辅助诊断(CAD)的工作流程如图 8-1 所示,包括:

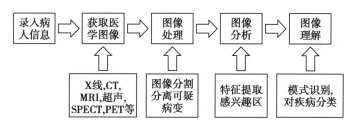

图 8-1　计算机辅助诊断工作流程

1. **采集患者基本信息**　包括年龄、性别、身高、体重、临床症状等。
2. **获取医学影像**　通过 X 线、CT、MRI、超声、SPECT、PET 等检测方法获取医学影像。
3. **影像处理**　通过影像分割将可疑病变从正常解剖背景中分离显示出来。
4. **影像分析**　对影像中感兴趣的目标进行检测和测量,即特征提取。
5. **影像理解**　将影像分析获得的影像征象数据输入人工神经元网络等各种数学或统计算法中,对病变进行分类等处理,进而区分各种病变,实现疾病的计算机辅助诊断。

五、计算机辅助诊断系统的评价

计算机辅助诊断系统诊断效能评价的基本做法是将放射诊断专家和 CAD 的诊断以及最终的病理诊断分别进行对比得出结论。系统评价主要包括 CAD 系统的有效性、CAD 系统算法改良的效果和不同 CAD 系统间性能比较三方面。目前采用接收者操作特性(receiver operating characteristic,ROC)曲线,也称为相对操作特性(relative operating characteristic)曲线进行评价。ROC曲线是真阳性率和假阳性率之间的二维影像,该曲线通过 ROC 实验数据拟合而成,ROC 曲线下面积值越高,系统的性能相对就越好。

第二节　计算机辅助诊断在乳腺疾病中的应用

乳腺疾病是妇女的常见病和多发病,乳腺癌更是危害女性健康最常见的恶性肿瘤之一,且其发病率有不断增加的趋势,近年来男性乳腺癌患者也不断增多,早期检测与诊断能为患者赢得宝贵的时间和减少不必要的痛苦,对于延长生命和治疗肿瘤来说非常重要。如果乳腺癌能早发现、早治疗,患者的生存率会有大幅度的提高,有关研究表明乳腺癌 Ⅰ 期与 Ⅱ 期的十年生存率分别为90% 和 60% 左右。在众多的乳腺检查技术当中,数字乳腺 X 线摄影术(mammography)在早期诊断方面尤其具有价值,这是因为在乳腺癌病变发生浸润之前,X 线影像上就有比较明显的征象,被公认为乳腺癌诊断的最有效、最可靠的方法。CAD 技术被誉为"第二阅片者"(second reader)或"预识别"(prereader)早已应用于临床。1998 年 6 月,CAD 技术正式经美国食品与药品管理机构(FDA)认证,投入使用。

CAD 技术可以详细地分析数字乳腺 X 线影像所能提供的全部信息,当乳腺 X 线影像数字化后,可以与计算机数据库中的正常乳腺进行比较,也可以通过其专有的软件系统标记出乳腺 X 线影像中高度潜在恶性的可疑病灶(如肿块、异常结构、可疑恶性钙化等),以提高诊断医师对乳腺 X 线影像监测乳腺疾病的敏感性,降低对乳腺疾病的漏诊率,从而可以辅助临床诊断和治疗。其不易受到外来人为因素(如疲劳疏忽、经验限制等)的影响,在一定程度上克服致密性乳腺所造成的诊断困难,显示出在辅助乳腺 X 线影像诊断乳腺疾病方面的优越性。

一、CAD 系统及其构成

以计算机辅助乳腺摄影诊断为例,CAD 系统一般由硬件系统和软件系统两部分构成,摄片时采用乳腺专用 X 线摄影机;获取数字化影像数据时从医学影像存储与传输系统(PACS)中调取或者采用胶片数字化仪完成乳腺摄影胶片的数字化工作;阅读乳腺摄影胶片时采用满足乳腺诊断要求的高亮度观片装置,根据于 2008 年 1 月 1 日起实施,由国家食品药品监督管理局发布的《医学影像照片观察装置通用技术条件》(YY/T0610-2007)国家医药行业标准,透过观察屏的光源色温应不小于 6500K。对于亮度固定式观片装置,观片装置在观察浏览普通模拟钼靶乳腺照片时,观察屏亮度应 ≥3500cd/m²;在观察数字硬拷贝照片时,观片装置观察屏亮度应 ≥3000cd/m²。对于亮度可调式观片装置,最大亮度不小于 4000cd/m²。目前已进入数字化时代,在 PACS 中使用 5M 高分辨率 DICOM 医用专业显示器观察浏览数字 DICOM 影像数据信息。

1. 硬件构成 硬件部分一般由高速计算机、胶片数字化仪、DICOM 医用专业显示器及观片装置组成。

(1) 影像产出:数字乳腺 X 线影像数据信息是通过以下两种方法得到。

1) 乳腺 X 线胶片:通过胶片数字化仪将乳腺 X 线胶片完成数字化转换。胶片数字化仪是透射式高分辨率影像胶片扫描仪。这种数字化转化方式能对已有的 X 线片进行回顾性分析,便于总结经验。缺点是影像的质量完全受制于已拍摄的 X 线片影像,在转换的过程中还存在信号损耗及噪声引入等问题,转换速度也相对较慢。

2) 数字化乳腺 X 线摄影设备:将透过乳腺组织的 X 线信号,通过 CR 的影像板(IP)或者全数字影像探测器将探测到的 X 线信号转换成计算机可识别的数字影像信号。数字化乳腺 X 线摄影设备不仅能根据被摄影者的乳腺密度不同,自设曝光参数,优化摄片;而且能对其中影像生成的各个环节进行单独优化处理,因而生成的数字化影像信号损耗小,影像质量高,是理想的数字化成像方法。

(2) 影像预处理(preprocessing):主要是增强影像的特征。精确的影像诊断依赖于鉴别影像中面积较小、对比度低的物体,这对于早期细小癌的诊断更显重要。许多方法用于增强影像特征,改善视觉效果,同时为下一步的区域分割提供高质量的影像,一般有两种方法,一是增强对比度,其主要是基于一组对比度增强函数,采用自适应的邻域法处理影像;二是去除背景噪声,通过均值滤波和中值滤波达到去噪声的目的。具体内容为:根据检测出的病变大小来调整影像矩阵的大小,进而改变影像像素、乳腺区域的提取处理、乳腺轮廓的提取处理、筋膜区域的提取处理、乳头部位的检查处理、乳腺区域的解析处理等。

(3) 影像传输:CAD 的影像传输主要是基于医学影像存储与传输系统(PACS),当乳腺 X 线摄影设备获得数字化影像后,传入 PACS,然后可在工作站调阅数字化 X 线影像,进行影像后处理。也可使用光盘刻录或者 U 盘拷贝存储后,再传输导入工作站中。

2. 软件构成 软件部分是 CAD 系统的核心部分,负责完成影像后处理、影像分析、影像理解等高难度工作。CAD 软件一般使用计算机专用语言(如 C 语言)编写算法来实现。软件系统主要是处理以微钙化(小于 1mm 的细小的信号元素的集合)和肿瘤阴影(较大的信号元素)这两个病变为对象,分别由检测、假阳性候选区的消除、良恶性鉴别这三项功能模块构成。

CAD 技术不但可以检测微钙化和肿瘤阴影,也能检测出没有肿瘤阴影的乳腺构造错乱的病变,以及检测出候选区病变良恶性的功能;同时,还具有风险预测(即分析乳腺组织的模式和乳腺癌风险之间的关系)、检测被医师遗漏的病灶、多模式数据综合分析等特点。

二、影像处理及识别技术

1. 影像后处理(image postprocessing)技术 计算机辅助诊断的核心技术是影像后处理技术。影像后处理的目的是便于诊断医师更容易观察影像进行诊断而进行的处理,同时为了便于运用而进行的形状上的加工处理,使后面所述的影像识别过程简单化。

(1) 基本方法:基本的影像后处理方法主要有:灰度处理、锐化处理、噪声清除处理,另外常用的还有傅里叶解析及小波解析等方法。为了调整不同影像在灰度范围或者亮度上存在差异,避免影像分割算法的不确定性,这时就需要灰度处理和锐化处理,将影像归一化;噪声清除处理:原始的 X 线影像包含大量噪声背景,有的影像看起来太暗,有的太亮,经过噪声清除技术对影像进行处理,可以去掉影像中大多数背景信息和噪声。

(2)影像融合:随着医学影像学技术的发展,DR、CT、MRI、PET、SPECT 等多种成像模式的影像技术广泛地应用于临床诊断和治疗中,不同模式的成像能够为医师提供不同的医学信息,如 DR、CT 影像具有很高的空间分辨率,骨骼成像清晰,对病灶的定位提供了良好的参照;MRI 影像软组织分辨率高,有利于病灶范围的确定;PET 和 SPECT 成像可提供人体新陈代谢的功能信息。可见成像原理不同会造成信息的局限性,使得单独使用某一类影像的效果受到局限,通过影像融合技术将不同成像方式的优势及互补信息综合在一起,就能为医学诊断和治疗提供更加充分有效的信息依据。

常用的影像融合技术有基于卷积运算的小波变换,它是一种有效的多分辨分析方法,但处理大量医学影像数据运算所需内存较大、计算复杂、实时性比较差。目前新一代的脉冲耦合神经网络(pulse coupled neural network,PCCN)应用于医学影像融合,将使计算更为简单、计算量更小、实现的速度更快。

2. 影像识别(pattern recognition)技术　影像识别是影像后处理的重要环节,一般影像识别过程按照影像处理、特征提取(feature extraction)、特征空间的识别处理顺序进行。影像识别方法一般有模板匹配及类推法、人工神经元网络法等。

(1)模板匹配及类推(template matching and analogy)法:医师在临床诊疗工作中是根据所学的医学知识和行医经验,运用模板匹配类推法,在人脑中对病变进行识别处理;同样计算机也可以建立一个类似的模板。计算机善于在大量影像中找寻和模板影像相同或相似影像,不会由于疲劳而引起检测错误。但是每个乳腺 X 线影像并不完全跟模板一致,这时就需要进行类推。在影像识别的领域中,这样边进行识别、边比较搜索相似目标进行类推的处理就叫做模板匹配类推,而相似程度的评价标准是通过相关函数等来进行计算。

(2)人工神经网络法(artificial neural network,ANN):人工神经网络是一个相互关联的节点群,类似于一个大脑中的神经网络。如图 8-2 所示,每一个圆形节点代表一个人工神经元,一个箭头表示一个连接从一个输入层或者隐含层的神经元输出到另一个相对应的隐含层或者输出层神经元的输入。

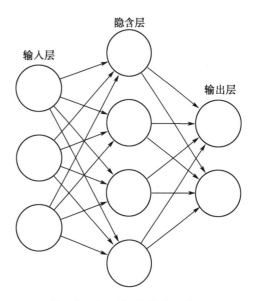

图 8-2　人工神经网络法示意图

人工神经网络法是 20 世纪 80 年代以来人工智能领域兴起的研究热点,它从信息处理角度对人脑神经元系统进行抽象,建立某种简单模型,按不同的连接方式组成不同的网络,ANN 分类方法具有很强的学习能力和容错性,即可利用输入与输出对应的信息来进行学习,不须开发特殊的算法,就可以构建系统,显著提高诊断医师的准确率,降低假阳性率。

(3)其他方法:医学影像的识别技术还有决策树、Bayes 网络、规则提取等方法。

三、医师协同诊断

1. 医师→系统　对于有助于医师进行诊断的系统的开发,重要的是在协同医师诊断过程中产生创意,而且如果能将名医的影像解读过程数学模型化、算法化,将极大地提高 CAD 的诊断准确率。医师解读影像的过程绝不是易于理解的理论过程,其中有客观的影像征象,也有医师的主观经验的判定,所以开发 CAD 系统的研究人员也应该具备一定的影像诊断知识,充分考虑诊断医师的要求,在开发系统时,才能真正地满足临床影像诊断的需要。

2. **系统→医师** 同样的,由于乳腺的腺体组织与肿瘤组织在 X 线摄影条件下缺乏良好的对比,且诊断医师的经验以及精力的不同,早期体积较小的肿瘤容易被诊断医师漏诊,CAD 系统可以提示医师注意可疑区域,利于发现早期肿瘤。因此,作为诊断医师也需要懂得 CAD 技术的知识,了解 CAD 系统的性能,才能更好地让它为影像诊断服务。

四、影像信息数据库

1. **构成** CAD 系统内一般装载了一个正常乳腺的数据库,它将患者的数字化乳腺影像与 CAD 系统数据库中的正常乳腺影像信息相比较,将其认为异常的部位标记出来。因此,CAD 系统成功与否受影像信息数据库(database)质与量的影响。正常乳腺数据库是欧美等国家乳腺影像诊断专家经过大量临床工作,对不同国家、不同年龄女性正常乳腺影像的积累而得。美国放射学院(ACR)的乳腺成像报告及数据系统(breast imaging report and data system,BI-RADS),是一种乳腺照片报告质量控制系统,详细描述并完整定义了乳腺 X 线摄影的每一种正常和异常征象,指导乳腺 X 线影像判读,减少放射医师的主观性。

2. **发展** 除了美国的 BI-RADS,国际上还有 3 个标准的高分辨率乳腺影像数据库:数字乳腺 X 线影像分析学会(mammographic image analysis society,MIAS)数据库,乳腺 X 线筛查摄影数字化数据库(digital database for screening mammography,DDSM),以及加州大学旧金山分校/劳伦斯利弗莫尔国家实验室(university of California,san Francisco and Lawrence Livermore national laboratory,UCSF/LLNL)数据库。

以 DDSM 为例,数据库内每个患者都有头尾位和内外斜位两个角度的乳腺 X 线摄影影像,其内含有四种影像学诊断结果:①正常组织、乳腺癌并有病理冰冻切片或石蜡包埋后免疫组化证明;②良性肿瘤并有一种病理学方法证明;③良性肿瘤并有其他一种辅助检查方法证明(如超声检查、磁共振成像等);④良性肿瘤但没有其他辅助检查方法证明。其中每种诊断结果都带有影像学的特征性依据,如钙化、肿块、肿块内含有钙化等。但是,这些数据库的样本大多来自西方女性,针对中国女性乳腺生理和疾病特征的标准数据库,还有待搜集、整理和建立。

第三节 计算机辅助诊断在胸部疾病中的应用

在利用 CAD 进行胸部疾病的辅助诊断中,肺结节的提取,肺实质的分割,以及病灶的检测均有着重要的意义。胸部疾病,特别是肺癌,早期通常表现为肺结节。但是,肺结节由于其形状不定,且易与支气管等其他组织连接,其在影像中难以区分,不利于临床诊断。因此,利用 CAD 实现肺结节的自动检测,甚至是将 CAD 的结果与 PACS、RIS 系统结合起来,对于诊断胸部疾病有着重要的意义。目前,CAD 在胸部疾病中的应用,主要基于胸部平片和 CT 影像,在 MRI 中的应用尚不成熟。其检测流程图如图 8-3 所示。

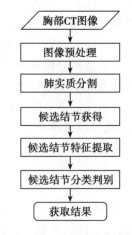

图 8-3 CAD 检测肺结节流程图

一、结节状影的检测

1. **数据预处理** 指的是在进行原始数据目标处理之前的处理过程。原始的 DICOM 格式医学影像数据,通常由于仪器以及数据采集过程等原因,伴随着影像噪声的产生。影像噪声,表现为随机分布的概率函数,因此会对影像的清晰度和对比度等产生影响。平滑处理是重要的预处理过程,滤波能够很好地进行影像降噪,如图 8-4 所示。线性滤波器和非线性滤波器是两种常用的空间滤波器。

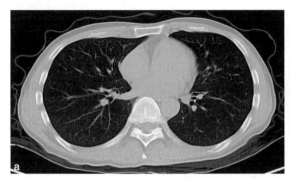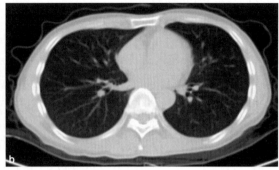

图 8-4　CT 影像滤波降噪预处理
a. 胸部 CT 原始影像;b. 胸部 CT 影像滤波降噪预处理结果

（1）线性滤波器:采用卷积运算,基于影像邻域执行滤波处理,均值滤波器是线性滤波器的代表。

（2）非线性滤波器:基于邻域的最大像素值或最小值实现空间滤波,最典型的例子是中值滤波器。

滤波器种类繁多,其结果都能在一定程度上改善影像的质量。选取合适的滤波器,对胸部影像的后续处理也有着重要的意义。

同时,数据预处理还包括影像的几何变换。CT 影像层间距离和像素在平面间的实际距离通常是不对等的,因此在三维影像中不具备各向同等性,表现为形态上的压扁和拉伸。这种形状上的形变,导致了影像在三个坐标轴上的分辨率不同。修正这种形变,是影像预处理重要的步骤。等方性处理,即在三维空间中进行多次一维线性插值,实现三维影像的各向同性。

2. **特征提取**　影像的特征是一幅影像的某一类对象区别于其他对象的特点。所谓的特征提取,就是对影像的原始特征进行变换,以提取具有目标意义的特征的方法。根据某一区别于其他对象的特点,对影像进行数学建模和定量分析,提取特定的对象,能实现影像的不同对象的划分。

特征提取作为影像处理的初级运算,根据影像信息,结合计算机技术,提取影像的特征。提取的影像特征,能更形象地表达影像信息,较视觉观察更准确,同时充分结合影像本身的信息,因此能够为诊断医师提供有效的辅助参考。这些影像特征,能反映所选取得感兴趣区(region of interest,ROI),即肺结节的灰度值、形状、位置、纹理等,利于更好地对结节进行定位和诊断。影像的灰度特征和形态特征是通常提取的两种特征。在灰度和形态基础上,灰度均值、灰度方差、面积、圆形度、形状描述子、傅立叶描述子是最常用的 6 个特征参数。此外,还有紧凑度、偏心率、直径等特征参数也常用于提取肺结节。

3. **候选结节提取**　候选结节即为所要选取的 ROI 区域。在胸部疾病的诊断中,检测肺结节是一个重要的手段,候选结节的提取是根据特征参数,按照临床知识获取阈值,通过阈值提取可疑肺结节,即候选结节。

通常来说,候选结节包含了所有可疑结节病灶区域,如结节、血管和气管等。由于肺结节通常表现为高亮区域,有无肺结节的影像其灰度特征存在着差异,因此灰度特征是常用的特征参数,包括灰度均值和灰度方差。同时,形态特征通过边界描述和区域描述,也能形象地描述可疑肺结节的轮廓和范围,进而依据形状特征进行定性和定量分析。在进行候选结节的提取中,首先需要对影像进行轮廓提取得到 ROI 轮廓,即基于影像灰度的阈值进行初步定位。然后依据肺结节形态特征,采用特征参数对结节进行特征识别,达到提取 ROI 的目的。

此外,在进行候选结节的检测中,形态学运算、聚类算法和增强结构滤过器等也是迅速发展的方法,且具有较好的结果。

二、肺实质的分割

1. 三维感兴趣区的获得　CT 作为一种断层成像方式,在断层面上反映解剖结构形状和范围,其不能直观地反映影像的立体效果。而肺结节是一种团状或球状结构,在三维影像中则近似为球体。

获取影像的三维感兴趣区,多依托于影像的三维重建进行,阈值分割和区域增长法是主要的处理方法。对阈值分割后的胸廓区域执行区域增长,实现了感兴趣区的连通性和相邻性。阈值分割将胸廓与其他组织分割开来,对胸廓内的白色连通区域进行区域增长操作,使肺结节表现为白色连通状。但是,此时获取的肺结节,由于肺部血管和支气管等与胸廓连接,肺结节边缘不具有平滑性,同时,位于胸廓边缘的肺结节会在区域增长时被去除。采用球形算子对影像进行形态学运算,则有效实现了肺结节的平滑。结合各种聚类算法,如 K 均值聚类、C 均值聚类等,能很好地实现候选结节,即 ROI 的定位。依据 ROI 的灰度和形态特征,在获取候选结节三维区域时,连续性和类球性是主要依据和法则。

肺实质影像的处理结果,使影像分为两部分:一部分为 ROI 区域;另一部分则为肺内空气和胸廓等其他组织,称为影像背景。肺结节由于其形态和灰度等特征,采用选择性结节增强结构过滤器能实现很好的三维感兴趣区提取结果。

2. 肺部分割　CT 等获取的胸部影像,不仅包括肺实质,还包括肋骨等骨骼以及其他脏器。肺结节作为 CAD 分析胸部疾病的目标区域,分布于肺实质内。但是,肺结节与支气管、血管等具有相似的特征。因此,在进行结节检测之前需要对影像进行分割得到肺部区域,从而避免其他组织带来的误差,避免肺部区域外假阳性结果,同时缩短运算时间,进而提高 CAD 检测肺结节的效率。

影像的分割在医学影像处理中占据着重要的作用,是其他自动处理的前提。由于肺实质主要被空气填充,周围组织密度较空气大,因此在影像中显示不同的影像强度差异,在 CT 影像中表现为 CT 值的差异。肺结节在形态上表现为致密影,具有较高的灰度值。因此,肺部分割依据影像灰度特征或形态特征成为可能,基于阈值的方法则成为有效的分割方法。在阈值分割的基础上,对 ROI 进行区域增长和形态学运算,能获取更精确的分割结果,如图 8-5 所示。

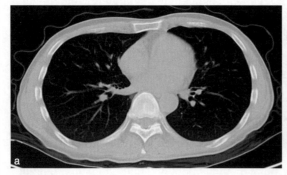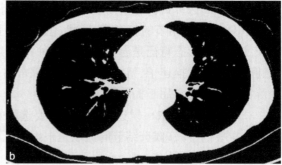

图 8-5　肺实质的分割结果

但是,单阈值分割由于阈值选取的局限性,通常获取的结果也具有局限性。多阈值分割技术通过寻找灰度值相近的组织连通区域,去除了相邻的血管等,具有较单阈值分割更好的结果。聚类算法则在影像的分割中占据着重要的地位,通过选择合适的聚类中心,实现影像的自适应分割。其中,模糊聚类和 K 均值聚类是最常用的两种聚类方法。

三、影像二值化

1. **影像二值化算法** 影像二值化在影像分割等处理方法中有着重要的作用。影像二值化是根据影像特征,一般基于影像的全局阈值,定义影像的连通、封闭的边界,将影像灰度值设置为 0 或 255,使影像表现为黑白分明的二值影像。二值化后的影像,包含较少的数据量,因此计算简单,同时突出 ROI 的特征,有利于进一步进行影像的分析和处理。胸部 CT 影像,背景和肺部区域表现为低灰度值,而肺实质和胸廓则表现为高灰度值,如图 8-6。

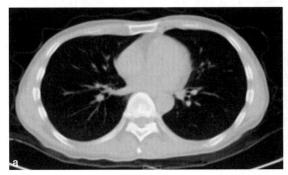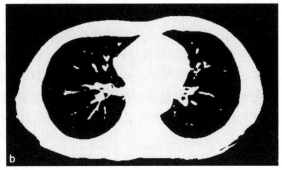

图 8-6　基于阈值的影像二值化结果

阈值是影像二值化过程中最重要的指标。自适应阈值的方法通过迭代获取影像阈值的最优解,能很好地实现影像的二值化,在 CAD 实现影像二值化中有着较多的应用。日本学者 Otsu 提出最大类间方差法,也称大津算法,以类间方差作为影像二值化依据,作为一种自适应阈值算法,其选择类间方差最大的阈值作为最佳阈值,进而实现影像二值化。

影像二值化是为影像分割服务的。胸部 CT 影像二值化过程中,最重要的是寻找灰度的最优阈值(或者是 CT 值)作为全局阈值,影像二值化的过程即为寻找影像灰度阈值最优解的过程。

2. **算法进展** 影像的灰度直方图反映了影像灰度的分布情况。胸部 CT 影像,其灰度分布通常具有比较明显的特征,表现为两个峰值。因此,基于影像灰度直方图,选取最佳阈值,能实现影像的二值化,如图 8-7。直方图是基于影像的全局阈值进行的。

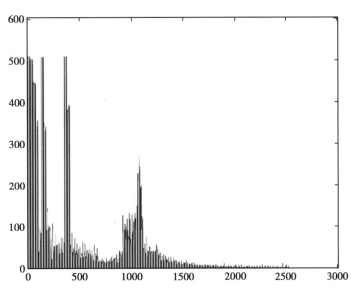

图 8-7　影像灰度直方图

基于局部阈值的二值化方法也是进行影像二值化的有效方法。基于局部阈值的二值化方法,其依托于影像像素进行邻域处理,选择邻域范围内的局部均值和局部标准差,进而完成二值化处理。这种方法,修正了基于全局阈值方法的二值化不均衡,因此去除了二值化处理中影像失真的误差。

此外,也发展了其他进行影像二值化的算法,例如基于边缘的二值化和基于区域的二值化算法。

四、形态学运算

1. **方法** 作为一种邻域运算,形态学运算是依据数学形态学建立起来的二值影像的处理方法,同时能够保持影像本身的特征。膨胀与腐蚀是两种基本的形态学运算,而二者之间不同的逻辑组合构成了形态学开运算和形态学闭运算。

用 $b(x,y)$ 表示影像 $f(x,y)$ 的结构元素,则腐蚀操作定义为 $f\Theta b$。作为腐蚀操作的对偶运算,膨胀操作则定义为 $f\oplus b$。腐蚀操作基于结构元素的邻域取其最小值,去除了影像的亮细节,则得到较原始影像暗的输出影像,消除了影像边界的不平滑突起。同理,膨胀操作基于结构元素的邻域取其最大值,有效消除了影像的暗细节,得到较原始影像明亮的影像,填平边界不平滑凹陷区域。

形态学开运算先对 f 进行腐蚀操作,然后进行膨胀操作,数学表达式为:

$$f \cdot b = (f\Theta b)\oplus b \qquad\qquad 式(8-1)$$

先进行腐蚀操作,能有效去除影像中亮细节,使影像较原始影像暗;再进行膨胀操作,使影像亮度增强。这样,就去除了腐蚀操作中的较亮细节。因此,开运算通常用于去除影像中的明亮细节,在肺结节的检测中能去除毛刺等的影响。

反之,形态学闭运算则是先对 f 进行膨胀操作,然后进行腐蚀操作的过程,其数学表达式为:

$$f \cdot b = (f\oplus b)\Theta b \qquad\qquad 式(8-2)$$

闭运算由于先进行膨胀操作,消除了影像中的暗细节,影像亮度增加;再进行腐蚀操作,则减弱影像亮度。因此,其通常应用于平滑影像的边缘,消除影像细小空洞的影响。获取初始分割影像过程中,由于阈值分割和区域增长导致部分肺实质被当作胸廓区域被去除,同时肺结节存在贴近胸廓的可能,因此,采用形态学运算,有效平滑了胸廓表面的凹陷等,是候选结节检测的重要部分,如图8-8。

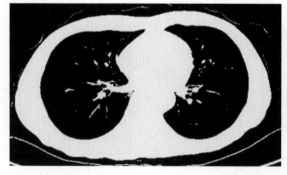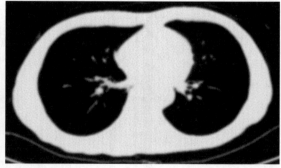

图8-8 形态学处理结果

2. **进展** 形态学的发展,起源于二值影像。将二值影像扩展到灰度影像中,则灰度影像形态学基于极大和极小值进行。灰度影像的膨胀与腐蚀,与二值影像同理。

灰度影像的形态学分析发展迅速。边缘检测作为一种重要的形态学运算方法,在肺实质的分割与肺结节的特征提取中有着重要的作用。开运算和闭运算主要应用在肺部边缘的平滑处理中,发展的球形算子则具有更好的平滑效果。边缘检测算子,如 Sobel 算子等,作用于影像形态梯度。最初的边缘检测算法,是基于单尺度形态学梯度进行的(式 8-3)。单尺度形态学梯度进行边缘检测中,大结构元素导致了边缘间的互相影响,而小结构元素导致了较小的输出结果。因此,在单尺度形态学梯度的基础上,后来发展到多尺度形态学梯度(式 8-4)。

$$Gf(x,y) = (f \oplus g)(x,y) - (f\Theta g)(x,y) \qquad 式(8-3)$$

$$MGf(x,y) = \frac{1}{n}\sum_{i=1}^{n}\left[\,((f \oplus g_i)(x,y) - (f\Theta g_i)(x,y))\Theta g_{i-1}(x,y)\,\right] \qquad 式(8-4)$$

发展中的形态学算法,在肺结节的检测中,主要用于提取影像的几何特征、进行形态滤波和形态重构等,在实现肺实质边缘的平滑等处理中有重要作用。

五、病灶的轮廓检测和分割

1. **特征值提取与分析**　前文所述,特征提取针对影像的灰度特征和形态特征,能有效提取 ROI 的特征值。影像的灰度特征值,主要采用灰度均值和灰度方差来表示。

(1) 灰度均值:就是取影像 ROI 的像素点的灰度的平均值,作为灰度特征值。对于大小为 m×n 的 ROI 区域,通常 $I(x,y)$ 表示像素点 (x,y) 处的影像灰度值,则 ROI 灰度均值数学表达式为:

$$\bar{I} = \frac{\displaystyle\sum_{x=1}^{m}\sum_{y=1}^{n}I(x,y)}{m*n} \qquad 式(8-5)$$

(2) 灰度方差:是 ROI 灰度值与其期望值(均值)的偏差的描述,反映了灰度值的离散程度。数学表达式为:

$$D = \sum_{x=1}^{m}\sum_{y=1}^{n}(I(x,y) - \bar{I})^2 \qquad 式(8-6)$$

(3) ROI 的形态特征:在视觉上突出了其形状差异的细节。而形态特征值,主要有面积、直径、圆形度、傅立叶描述子等。面积是 ROI 内像素点个数的统计量。直径是 ROI 中最远两点之间的距离的表述。圆形度反映 ROI 的类圆度。对影像边界函数做傅立叶展开得到傅立叶级数,傅立叶级数的系数则为傅立叶描述子。

(4) ROI 的特征值提取:对判断和区分肺结节有着重要的作用。比如,肺结节是一种类圆形病灶,因此,利用圆形度可以判断该 ROI 是否为肺结节。而傅立叶描述子,是描述 ROI 边界轮廓分布的特征值,在判断肺结节的毛刺表征中有着重要的意义。不同特征值组合起来,可能会产生不同的结果。因此,完成特征值提取后,一般需要对特征值进行参数优化,归一化处理是特征值优化主要的方法,此外,还有遗传算法等,均能得到最优解。

2. **病灶性质分析与确定**　前文关于特征提取中提到,肺结节的特征很多,形状特征和灰度特征是主要的表述特征。将结节特征量化,特征值就直观且定量地表述了肺结节的特征,利于进行病灶分析与确定。

肺实质,不仅包括肺结节,同时包括支气管,肺部血管等组织。对于病灶的分析,就离不开肺结节的性质分析。在临床诊断中,形态描述反映了肺结节的轮廓特征。在形状特征上,肺结节表现为较高的圆形度,在三维结构上表现为球形度。圆形度通常范围为 0 ~ 1,则 ROI 圆形度越趋近于 1,其判断为肺结节的可能性越大,球形度同理。与圆形度类似,偏心率也是一个衡量 ROI

形态特征的指标,偏心率越趋近于1,则越可能是肺结节。而灰度描述凸显了不同组织结构的灰度级差异,在灰度特征上,肺结节表现为较低的对比度。

病灶性质的确定,使对于肺结节的自动化检测成为可能。在此基础上,神经网络、遗传算法和线性分类器等分类技术在进行肺结节的检测中也有着重要的作用,甚至能检测出来70%以上的结节,利于初步确定病灶,在结果验证中发挥着重要作用。

3. **结果导出与验证** 依据肺结节的性质,完成肺结节的分析和确定。被判定的可疑肺结节,在CAD系统中通常采用红色轮廓线标示。

对获取的肺结节进行分类与识别,多依托于模式识别和分类器进行。随着CAD技术的发展,将检测的影像特征导入人工神经网络、贝叶斯网络等,能实现肺结节的自动分类,将导出结果进行标记,能得到较高的诊断准确性。在实际运算中,支持向量机(support vector machine,SVM)通过寻找最优决策函数实现模式识别,因此得到的误差极小,结果为全局最优解。结合这些分类技术,临床进行诊断肺结节时,依托于CAD结果,提高了诊断成功率和诊断效率。分类器输出的结果,判断了肺结节是否是阳性或假阳性。

肺结节的检测中,假阳性结节是影响诊断的主要因素。假阳性率(false positive ratio,FPR)表示肺结节检测中假阳性肺结节所占有的比例。肺结节检测结果的验证,FPR是主要的评价指标。分类器通常结合了先验知识,因此,CAD获取的结果,在进行诊断中,能很好地提供给临床医师诊断参考,但是依然需要临床医师进行判断。

第四节 计算机辅助诊断系统性能评价与展望

一、CAD系统性能评价

一套完整成熟的计算机辅助诊断系统是诊断真阳性率(true positive rate,TPR)高、假阳性率低并可以在运行过程中不断自主学习的系统。以程序开发的角度分析,CAD系统的性能评价大体可以分为以下三个阶段。

1. **试验评价** 在CAD软件开发初期,通常会使用具有代表性的异常病例数个乃至数十个作为启动系统的基本原型(prototype),此后,在增加病例的同时,对系统算法进行修正使之能处理各种异常病例,此阶段,诊断真阳性率可达到100%。

(1) 评价方法:使用随机、对照、重复、盲法作为评价实验的基本原则,以异常病例为中心,首先采用TPR及FPR进行评价,在病例数较少的前期下,选用同一数据集对CAD的各项参数进行修正,其性能评价也选用相同数据集,此过程也称兼容性测试(compatibility test)。此后,随着病例数量的不断增加,则需要选用学习型数据集(参数最适化处理)及测试型数据集(未知数据测试)进行分类测试(分割学习法),此过程也称为有效性测试(validation test)。

对于诊断试验(diagnostic test)的评价,首先应知道受试者(影像资料)的真实类别,正确区分对照组(无病组、正常组、噪声组等)及病例组(有病组、异常组、信号组等)。可有效划分病例与对照这两个组的标准就是金标准(golden standard)。尽管金标准并不需要十全十美,但其应比评价的诊断试验更加可靠,且与评价的诊断试验无关。对于按金标准确定的二项分类总体,如病例与对照(分别记为 D_+ 与 D_-),采用诊断试验检测的结果可分别写成阳性与阴性(记为 T_+ 与 T_-),资料可列成表8-1的四格表形式。表中有四个可能结果,其中两个是正确的,即病例被诊断为阳性(真阳性,true positive,TP)和对照被诊断为阴性(真阴性,true negative,TN);两个是错误的,即病例被诊断为阴性(假阴性,false negative,FN)和对照被诊断为阳性(假阳性,false positive,FP)。

表 8-1 诊断试验评价 2×2 四格表

诊断结果 (T)	金标准(D)		合计
	病例(D_+)	病例(D_-)	
阳性(T_+)	TP(真阳性)	FP(假阳性)	TP+FP
阴性(T_-)	FN(假阴性)	TN(真阴性)	FN+TN
合计	TP+FN	FP+TN	N

对诊断试验阳性结果真实准确率的检测,可通过下列贝叶斯(Bayes)公式求证:

$$PV_+ = P(T_+|T_+) = \frac{P(T_+|D_+)P(D_+)}{P(T_+|D_+)P(D_+)+P(T_+|D_-)P(D_-)} \qquad 式(8-7)$$

上式中 $P(D_+)$ 称为先验概率(prior probability),在人群研究中也称患病率,其不依赖于其他变量的变化而变化,此概率的获得可通过流行病学调查得到;$P(D_-)=1-P(D_+)$;$P(T_+|D_+)$ 是病例组中诊断试验检测结果为阳性的概率,即真阳性率或灵敏度;$P(T_+|D_-)$ 是对照组中诊断试验检测结果为阳性的概率,即假阳性率或(1−特异度);$P(D_+|T_+)$ 称为后验概率(posterior probability),也即阳性预报值,该指标一般情况下难以直接得到,需要采用贝叶斯公式计算得出。

评价诊断试验的常用指标有一致百分率、灵敏度、特异度、Youden 指数、阳性似然比、阴性似然比、阳性预报值和阴性预报值。

一致百分率即是病例正确诊断为阳性与对照正确诊断为阴性的例数之和占总例数的百分率,其计算公式为:

$$一致百分率 = \frac{TP+TN}{N} \times 100\% \qquad 式(8-8)$$

标准误公式为:$SE_{一致百分率} = \sqrt{(TP+TN)(FP+FN)/N^3}$ \qquad 式(8-9)

一致百分率很大程度上依赖于患病率,如某病的患病率为 5%,即使不采用诊断试验,如果将所有研究个体划归为阴性,也可得到一致百分率为 95%;其次,其未利用假阴性和假阳性的信息,因而,相同的一致百分率可能具有不同的假阴性和假阳性;第三,其还受诊断界点(cut-off point)(图 8-9)的限制。因此,一致百分率在诊断试验评价中只能粗略地表达诊断试验的一致性,更常用的诊断试验评价指标是灵敏度、特异度等。

灵敏度(sensitivity,Sen)指实际患病且被诊断为阳性的概率,亦称为真阳性率(TPR),其公式为:

$$Sen = P(T_+|D_+) = \frac{TP}{TP+FN} = TPR \qquad 式(8-10)$$

标准误为:

$$SE_{Sen} = \sqrt{TP \times FN/(TP+FN)^3} = \sqrt{Sen(1-Sen)/(TP+FN)} \qquad 式(8-11)$$

灵敏度指标只与病例组相关,可以反映出诊断实验检出病例的能力。

特异度(specificity,Spe)指实际未患病且被诊断为阴性的概率,其公式为:

$$Spe = P(T_-|D_-) = \frac{TN}{FP+TN} \qquad 式(8-12)$$

标准误为:

$$SE_{Spe} = \sqrt{FP \times TN/(FP+TN)^3} = \sqrt{Spe(1-Spe)/(FP+TN)} \qquad 式(8-13)$$

该指标只与对照组相关,反映诊断试验排除非病例的能力。由灵敏度公式可以导出假阴性率–FNR（漏诊率）$\beta = 1 - Sen = FN/(TP+FN)$；由特异度公式可以导出假阳性率–FPR（误诊率）$\alpha = 1 - Spe = FP/(FP+TN)$。灵敏度、特异度、漏诊率、误诊率之间的关系可用图 8-9 表示，此图中间的垂线与横轴的焦点成为诊断节点，其是定义诊断试验为阳性与阴性的临界点。

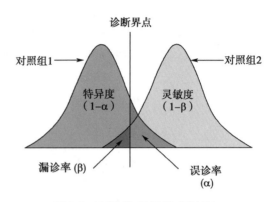

图 8-9　灵敏度、特异度、漏诊率、误诊率关系示意图

灵敏度与特异度均具有不受患病率影响的优点，其取值范围均在（0,1）之间，其值越接近于 1，说明其诊断试验的价值越好。当两个诊断试验相比较时，单独使用灵敏度或特异度，有可能出现一个诊断试验的灵敏度高、特异度低，而另一个诊断试验的灵敏度低、特异度高的情况，因而无法判断哪一个诊断试验更好。由此，有人提出了将灵敏度和特异度结合的诊断试验评价指标，如 Youden 指数、阳性似然比、阴性似然比等。

Youden 指数（Youden's index，J）是指真阳性率与假阳性率之差，其公式为：

$$J = Sen + Spe - 1 = TPR - FPR \qquad\qquad 式（8-14）$$

标准误为：

$$SE_J = \sqrt{TP \times FN/(TP+FN)^3 + FP \times TN/(TP+FN)^3}$$
$$= \sqrt{Sen(1-Sen)/(TP+FN) + Spe(1-Sen)/(FP+TN)} \qquad 式（8-15）$$

Youden 指数的取值范围在（-1,+1）之间，其值越接近于+1，诊断准确性越好。

阳性似然比（positive likelihood ratio，LR_+）即为真阳性率与假阳性率之比，也即灵敏度与误差率之比。$LR_+ = TPR/FPR = Sen/(1-Spe)$，$LR_+$的取值范围为（0.∞），其值越大，检测方法证实疾病的能力越强。

阴性似然比（negative likelihood ratio，LR_-）即为假阴性率与真阴性率之比，也即漏诊率与特异度之比。$LR_- = (1-TPR)/(1-FPR) = (1-Sen)/Spe$，$LR_-$的取值范围为（0.∞），其值越小，检测方法排除疾病的能力越好。

（2）阳性/阴性预报值：在通常的情况下，当 CAD 软件对某疾病导出诊断结果时，只有阳性或阴性结果导出。而临床医师更想知道的是：当诊断试验阳性时，受试者真正有病的概率有多大；阴性时又有多大把握排除此病。这就需要引入阳性预报值（positive predictive value，PV_+）与阴性预报值（negative predictive value，PV_-）的概念。当试验结果阳性时，受试者实际为病例的概率就是阳性预报值，这实际上就是本章开始时提到的贝叶斯公式的后验概率；而当诊断试验结果阴性时，受试者实际为非病例的概率就是阴性预报值。两者公式如下所示：

$$PV_+ = P(D_+|T_+) = \frac{P(T_+|D_+)P(D_+)}{P(T_+|D_+)P(D_+) + P(T_+|D_-)P(D_-)}$$
$$= \frac{SenP_0}{SenP_0 + (1-Spe)(1-P_0)} = 1\bigg/\left(1 + \frac{(1-Sen)(1-P_0)}{SenP_0}\right)$$
$$式（8-16）$$

$$PV_- = P(D_-|T_-) = \frac{P(T_-|D_-)P(D_-)}{P(T_-|D_-)P(D_-) + P(T_-|D_+)P(D_+)}$$
$$= \frac{Spe(1-P_0)}{Spe(1-P_0) + (1-Spe)P_0} = 1\bigg/\left(1 + \frac{(1-Spe)P_0}{Spe(1-P_0)}\right) \qquad 式（8-17）$$

式中 $P_0=P(D_+)$ 表示先验概率,在 CAD 软件中为怀疑患有某病的概率,而在总体人群中就是患病率;$P(D_-)=1-P(D_+)=1-P_0$;Sen 与 Spe 分别表示灵敏度与特异度。由上式可以看出,当灵敏度与特异度为常数时,增加患病率,将降低 $(1-Spe)(1-P_0)$ 值,增加的 $SenP_0$ 值,从而整个分母的值减少,从而阳性预报值增加,阴性预报值降低。PV_+ 和 PV_- 的取值范围在 $(0,1)$ 之间;对于相同的患病率,其值越接近 1,检测方法的诊断价值越高。

在实验诊断评价层次,CAD 软件的大致目标是要求最低达到 80% ~ 90% 的正确率,而非一定要达到 100%,此外,每张影像的假阳性数量需要控制在 1 个以内。

(3) 展望:实验评价是设计及评价 CAD 软件的基础,在此阶段,选用合适的算法比达到 100% 的正确率要重要得多,在此阶段是根据不同的诊断的要求通过对有限的病例资源来选择合适的算法设计及诊断界点来评价 CAD 系统的阶段。因而算法的优劣将会对 CAD 软件的发展起到至关重要的作用,虽然,现有的 CAD 软件基本上都是选用上面贝叶斯公式进行算法设计,但随着计算机技术及统计技术的不断进步,有关贝叶斯公式的变形算法也不断涌现,大数据时代的到来也使得层级贝叶斯模型及贝叶斯网络方程等的算法在 CAD 中有着愈加重要的应用,CAD 软件的试验评价也越来越精准。

2. ROC 解析 尽管前面所列的 Youden 指数、阳(阴)性似然比、阳(阴)性预报值等指标综合利用了真阳性率(TPR)与假阳性率(FPR)等的信息,但这些指标都与诊断界点(或阈值)的选取有关。因而,对同一种检测算法,采用不同的诊断界点就有不同的 TPR 与 FPR,为了更全面地评价检测方法的诊断价值,必须考虑各种可能的诊断界点。这样不仅加大了 CAD 软件设计及评价的工作量,也同时造成了 CAD 软件的应用局限性。这样就需要引入 ROC 解析来评价 CAD 系统。

(1) 评价方法:ROC 曲线(ROC curve)也称接收者工作特征(receiver operating characteristic)或相对工作特征(relative operating characteristic)曲线。ROC 解析于 20 世纪 50 年代起源于统计决策理论,后应用于雷达信号接收能力的评价;自从八十年代起,该方法广泛应用于医学诊断试验性能的评价。简而言之,ROC 解析就是通过改变诊断界点,获得多对 TPR 与 FPR 值,以 FPR 为横坐标,TPR 为纵坐标,绘制 ROC 曲线,计算与比较 ROC 曲线下面积,以此反映诊断试验的诊断价值。

ROC 工作点的计算及 ROC 曲线绘制:通常来说,医学影像学诊断资料属于有序分类资料,假如有 300 份 CT 资料,其中 144 份采用金标准确诊为异常,156 份确诊为正常,可以根据 CT 影像的异常程度按 1~5 顺序进行分类,结果如表 8-2 所示:

表 8-2　诊断界点分类表

金标准	诊断分类					合计
	1	2	3	4	5	
异常	4	21	12	39	68	144
正常	49	57	18	26	6	156

对于这种 5 级分类资料,按级别从大到小排列,以前 4 个分类(即不考虑最小的分类)作为诊断界点,大于等于诊断界点者为阳性,小于该值者为阴性。这样,可整理出以下 4 个四格表。

每个四格表都可以计算一对假阳性率(FPR)与真阳性率(TPR),称之为 ROC 工作点(表 8-3),如果有多个检测结果相同,则只保留一个值为诊断界点。上述四格表每个对应的 ROC 曲线的工作点见表 8-4。

表8-3 ROC 工作点

诊断界点=5			诊断界点=4			诊断界点=3			诊断界点=2		
诊断结果	金标准		诊断结果	金标准		诊断结果	金标准		诊断结果	金标准	
	异常	正常		异常	正常		异常	正常		异常	正常
+	68	6	+	107	32	+	119	50	+	140	107
−	76	150	−	37	134	−	25	106	−	4	49

表8-4 资料不同诊断界点的 FPR 与 TPR 值

	诊断界点(诊断分类)			
	5	4	3	2
FPR	0.0385	0.2051	0.3205	0.6859
TPR	0.4722	0.7431	0.8264	0.9722

值得注意的是,以上假设都是诊断实验结果较大者判为阳性,如果检测结果较小者判为阳性,则应按检测结果从小到大排列,小于等于诊断界值者为阳性,大于诊断界值者为阴性。

以假阳性率 FPR 为横轴,真阳性率 TPR 为纵轴,横轴与纵轴长度相等,形成正方形,在图中将 ROC 工作点标出,构建散点图并以直线连接各点,所构建的曲线即为未光滑的 ROC 曲线(图8-10)。ROC 曲线一定通过$(0,0)$与$(1,1)$两点,这两点分别对应于灵敏度为0而特异度为1及灵敏度为1而特异度为0两种情况。我们可以通过计算曲线下面积(A_z)来评价诊断实验的准确性大小,A_z取值范围在0.5至1之间,完全无价值的诊断 $A_z=0.5$,完全理想的诊断 $A_z=1$。一般认为 A_z 为0.5到0.7时,表示诊断准确性较低;为0.7到0.9时,表示诊断实验准确性为中等;为0.9以上时表示诊断准确性较高。

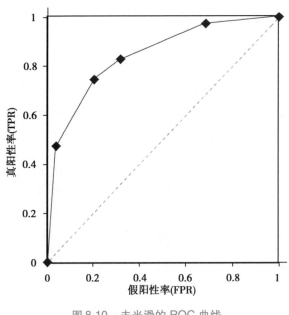

图8-10 未光滑的 ROC 曲线

(2) ROC 曲线的用途:ROC 解析的用途十分广泛,首先,ROC 曲线可有效的对 CAD 系统解读影像的结果进行评价,其次,其可对医师独自对影像解读的结果进行评价及医师利用 CAD 系统进行影像解读的结果进行评价。

理论上,当诊断实验完全无价值时,TPR＝FPR,这时的 ROC 曲线是一条从原点到右上角的对角线,这条线亦称为机会线(chance line);ROC 曲线一般位于机会线的上方,距离机会线越远,说明诊断准确度越高。因而我们可以得出,最佳的 CAD 结果导出,在图 8-10 中表现应为 ROC 曲线从原点垂直上升至左上角,然后水平到达右上角。现有的 CAD 系统尚无法得到这样的理想结果,但越靠近这条曲线所得出的结果越为准确。

(3) 展望:现阶段的 CAD 系统 A_z 最高可以达到 93％,虽然已经达到了较高的准确率,但距临床诊断要求仍有距离,随着计算机技术的不断进步,ROC 曲线下面积的计算方法也由常规的双正态模型参数法、Hanley 及 McNeil 非参数法等向更加复杂的 Delong 和 Clarke-Pearson 非参数法及 Cohen' Kappa 和 Fleiss' Kappa 等属性 MSA 分析算法发展,A_z 的计算也愈加准确,CAD 系统的准确率也在不断提升。

3. **临床评价** 上述所讲的评价方法,几乎都是使用已经对病变有确定诊断的影像数据的情况,还只是处于研究室内的实验阶段,而在临床评价的阶段,病变的最终诊断尚未能确定的情况会有增加,因而得出评价的结果需要一定的时间。此外,在临床评价中,并不单单是对假阳性数少,阳性率高进行评价。CAD 系统需要满足更多的临床要求。

(1) 评价手段:CAD 系统的临床评价主要针对以下几个方面:首先,CAD 系统必须提高诊断医师的诊断准确率;其次,CAD 系统必须节省时间;再次,CAD 系统必须与医师工作站无缝连接;最后,CAD 系统不能增加诊断医师无效工作关注点及影响诊断效率。上述评价中,对诊断准确率和效率的影响是 CAD 软件能否有效应用于临床的关键。

(2) 现状:现有 CAD 系统多数应用于乳腺 X 线摄影及肺结节性病变的查找。由于临床疾病的影像学诊断"金标准"也在不断发展和变化中,CAD 系统的临床评价标准也必须随之变更。

二、CAD 系统展望

1. **应用拓展** CAD 系统大多应用于乳腺 X 线摄影及肺结节性病变的查找,应用于其他疾病的 CAD 系统也在不断发展中。

(1) 结肠息肉的检测及辅助诊断:目前在高端 CT 机可配置 CT 虚拟结肠镜检查(CT colonography,CTC)系统,用于结肠息肉的检测与辅助诊断。美国癌症学会(American cancer society)建议 50 岁以上的高危人群每 5 年做一次 CT 虚拟结肠镜检查。

(2) CAD 系统的定量分析:应用于 MR 及 CT 影像中定量分析心脏功能及血管畸形,CT 影像中肿瘤的检测。

(3) 对于肿瘤的生长率及病灶大小的检测方面,CAD 系统也起着极其重要的作用。

(4) 全自动 CAD 骨龄测定:通过对左手腕骨及掌指骨的自动检测,实现全自动的骨龄测定,相较于人工测定更加精确。

CAD 系统可以使病灶检出更加精确、耗时更少、使用更加便捷,这对影像诊断医师工作的改进将是变革性的,CAD 系统必将成为数字化医院日常工作流程中一个重要组成部分。在 CAD 系统的帮助下,影像诊断医师将变得更加有效率及更低的误诊、漏诊率,这样他们将会有更多的时间来思考疾病的病因,CAD 系统的繁荣进步所带来的福祉不仅仅是医师可以享受,对患者来说,同样也是福音。

2. **发展方向** CAD 系统的进一步发展可以从以下几个方面进行探索和研究。

(1) 开发更先进的数据挖掘方法:更快速有效地自动提取影像的特征值,并实现多个特征提取器的联合使用,由进行简单病灶识别向疾病性质分析转变,提高计算机辅助诊断的特异性、灵敏度和准确度,并降低其假阳性率。

(2) 扩大 CAD 的应用范围:计算机辅助诊断系统将致力于更多器官、更复杂病变、更多样医学影像模态以及更广阔应用范围的研究。

（3）CAD 系统性能的评价与公共影像数据库的建立：在现有技术基础上，进行多中心、大样本、前瞻性研究，建立标准影像数据库，用于不同 CAD 系统的比较和评价。公共影像数据库可以减轻单个研究小组单独搜集影像数据的负担，也给不同 CAD 系统提供一个性能比较的标准。

（4）通用融合的医学影像 CAD 系统：利用不同模态数字影像设计出通用融合的医学影像 CAD 系统。例如将胸部 X 线摄影平片数据和 CT 断层摄影数据相结合检测肺结节。结节检测第一步在胸部 X 线摄影平片上进行，检测到的结节依据可能性大小进行分类。只有那些可能性较小的结节数据才被送到第二步，利用 CT 断层摄影数据进行检验。与单纯基于 CT 数据的 CAD 系统进行比较，这个融合方法增强了系统的自动检测和辅助诊断性能。未来的 CAD 系统可以是一个由多维多模态成像、病理学及检验学等若干检查分类组合起来，并和临床知识库相结合、综合性的辅助诊断专家系统。

（5）CAD 系统与 PACS 系统的集成。CAD 系统大部分被安装在独立的工作站或服务器上。未来将 CAD 系统作为一个功能模块集成到 PACS 系统上组成 PACS-CAD 工具箱，将一个拥有影像和文字报告记录的"第二种诊断意见"通过 PACS、RIS 集成系统提供给影像诊断医师，可以使得 CAD 系统的辅助诊断结果更及时有效地被更多的影像诊断医师所利用，推动 CAD 系统广泛应用到日常的影像学临床实践，以及教学与科研工作中。

在医学影像信息化时代,面对海量增长的医学影像大数据,医学影像工作者需要具备良好的信息素养,了解医学影像网络数据资源的特点,掌握医学影像信息检索、数据挖掘与分析的技能,共享医学影像学网络信息资源,从而更精准地获取有价值的信息知识,用于临床诊疗决策以及临床教学研究。

第一节　影像工作者的信息素养

一、信息素养概述

1. **信息素养**（information literacy）　美国信息产业协会主席 Paul Zurkowski 于 1974 年首次提出信息素养,并将其概括为"利用大量的信息工具及主要信息源使问题得到解答的技术和技能"。1989 年美国图书馆协会提交的一份"关于信息素养的总结报告"中指出:"一个具有信息素养的人,必须能够意识到何时需要信息,并具有检索信息、获取信息、评估信息和有效利用信息的能力,以解决实际问题或者做出决策。"这是被广泛接受和使用的定义。

2. **信息素养的内涵**

（1）信息意识:即个体对信息进行捕捉、反馈、分析、判断与吸收的自觉心理反应过程。作为医学影像技术工作者,除了要明确掌握各种成像技术和影像处理方法的优势和局限性外,还需具备善于学习总结、勤于归纳分析医学影像学信息的意识与精神。

（2）信息能力:指个体在社会生活、科学研究中能够有效利用信息技术和资源获取信息、加工信息以及创造和交流信息的能力。主要体现在信息需求分析和表达、信息获取、信息处理、信息利用能力等几个方面。医学影像技术工作者在日常工作中需要使用医学影像信息系统,获取受检者的影像检查电子申请单、缴费记录、预约登记、导医叫号、影像检查状态等信息,以便操作 CR、DR、CT、MRI、PET-CT、MR-PET 等医学影像成像设备完成影像检查,获得受检查的医学影像信息数据。

（3）信息道德:指个体在信息活动中应遵循的法律法规、伦理道德、价值取向等各种行为规范的总和。信息活动应与信息社会整体目标协调一致,承担相应社会责任和义务;保护知识产权,保守受检者的个人隐私信息,遵守相关病案条例等伦理约束;合理使用与开发信息技术,遵守信息法律法规。

3. **信息素养评价标准**　信息素养评价是依据一定的目的和标准,采用科学的态度与方法,对个人和组织等进行的综合信息能力的考察过程。

（1）美国高等教育信息素养能力标准:由美国大学与研究型图书馆协会（association of college and research libraries,ACRL）制定,包含 5 项能力标准,即能确定所需信息的性质和范围;能有效和高效地获取信息;能批判地评估信息和信息源,将新的信息综合到现有的知识体系和价值观中;能独立或作为团队的一员高效地利用信息,实现一个明确的目标;能理解信息使用的经济、法律和社会道德问题,及其在伦理和法律上的可行性。该标准着重于信息获取、信息评价处理、信息交流和信息创新能力。很多信息素养评价系统都是基于该标准而建立的。

(2) 全球医学教育最低基本要求:国际医学教育委员会(institute international medical education, IIME)于 2001 年制定全球医学教育最低基本要求,规定世界各地医学院校培养的医学生必须达到的最基本要求。具体如下:

1) 能从不同数据库和数据源中检索、搜集、组织和分析有关卫生和生物医学信息。

2) 能从临床医学数据库中检索特定患者的信息。

3) 能运用信息和通讯技术帮助诊断、治疗和预防,以及对健康状况的调查和监控。

4) 懂得信息技术的运用及其局限性。

5) 保存医疗工作的记录,以便于进行分析和改进。

6) 懂得根据从不同信息源获得的信息在确定疾病的病因、治疗和预防中进行科学思维的重要性和局限性。

7) 能应用个人判断来分析和评论问题,主动寻求信息而不是等待别人提供信息。

8) 能根据从不同来源获得的相关信息,运用科学思维去识别、阐明和解决患者的问题。

二、信息需要

1. 信息需要(information needs) 所谓信息需要是指人们在从事各种社会活动的过程中,为了解、解决不确定或不明确的问题需要而产生的对信息的不足感和求足感。信息需要是引发信息行为的源动力。

2. 信息需要的特征

(1) 社会性:针对的个体首先是社会人,且离不开社会环境这个大氛围。信息需要的产生和发展,是由社会环境和社会活动决定的。

(2) 广泛性:在人类生活中,人们都会自觉或不自觉地从事着信息的传递和交流活动,这是一种普遍的社会现象,人类社会活动,任何个体都会产生信息需求。

(3) 发展性:社会在不断发展和进步,人们的总体需要也是动态变化的,需求层次向更高的阶梯发展。因此,信息需求必然也是在不断地发展和变化的。

(4) 多样性:人类群体的多样性、信息需要方式的多样性、信息需要结构的多样性,决定了信息需要的多样、复杂性。人们无限的信息需要触及社会的各个角落。

3. 信息需要的结构分析

(1) 信息需要的层次:用户的信息需要可划分为 4 个层次:

1) 第一层次:信息需要是真实的,但无法陈述,表现为一种模糊的感受。

2) 第二层次:用户在接触信息过程中,会自觉地意识到信息需要,这是认识的需要。

3) 第三层次:当用户将信息需要表达出来时,达到表达层次。

4) 第四层次:用户会将信息需要转换为关键词提交给信息系统,这是信息提问层次。

(2) 信息需要的内容结构:从内容结构考虑,信息需要首先是对信息的需要,从本质上说信息需要表现为人类对于信息、知识的追求。表现为对信息内容的需要、对信息类型的需要、对信息质量的要求、对信息数量的要求。再者,是对信息服务的需要,用户个人满足信息需要的能力是十分有限的,需要借助合适的检索工具或系统,因此,对于信息服务的方式、信息服务的成本、服务设施的优劣和效率及服务质量等方面就有需要。

三、信息行为

1. 信息行为(information behavior) 是指信息用户为了满足某一特定的信息需要,在外部作用刺激下表现出的获取、查询、交流、传播、吸收、加工和利用信息的行为。信息行为是人类特有的一种行为,具有明确的目的性、工具性和持续性,是在长期社会实践活动中不断学习、丰富和提高。

2. 信息行为的基本内容

(1)信息查寻行为:指信息用户查找、采集、寻求所需信息的行为活动。不仅取决于个体的信息意识、信息能力和个性心理特征,还受用户所处的信息环境影响。

(2)信息处理行为:指用户对查询的信息集合群进行分辨、确认、存储、再加工、重组,把满足需要的部分信息挑选出来,并以某一种形式表达出来的过程。

(3)信息利用行为:承载着信息行为的最终目的,是指用户将信息真正应用于社会活动中解决其所面临问题的一切行为,即信息实现价值、发挥功能的现象。

四、信 息 检 索

1. **信息检索(information retrieval,IR)**　广义上来讲,信息检索包括信息存储和信息检索两个部分,它是将信息按照一定的方式组织和存储起来,并且能够根据用户的需求找出其中相关信息的过程;狭义上来讲,信息检索只涉及后半部分,指根据一定的方法和策略,从组织好的大量信息集合群中,快速准确地获取特定信息的过程。

2. 信息检索的分类

(1)按检索内容分类:分为数据信息检索、文献检索,以及事实检索。

1)数据信息检索(data information retrieval):是以特定的数值或数据为检索内容,借助于数值数据库或统计类数据库来完成。

2)文献检索(document retrieval):是以文献或文献线索为检索内容,借助检索工具书或文献型数据库,将关于某一文献主题的信息查找出来。

3)事实检索(fact retrieval):是以特定客观事实为检索内容,借助参考工具书、数据库,将某一事件发生的时间、地点、经过等信息查找出来。

(2)按组织方式分类:分为全文检索、超文本检索和超媒体检索。

1)全文检索(full text retrieval):指的是从查询数据库中的整本书或整篇文章所含任意检索关键词的内容信息查找出来的检索。

2)超文本检索(hyper text retrieval):是指对每个节点中所存信息及信息链构成的网络中的信息进行检索,根据系统提供的复杂工具进行穿行或节点展示,提供浏览方式查询,可以进行跨库检索。

3)超媒体检索(hyper media retrieval):是指对存储的文本、影像、声音等多媒体信息进行的检索,它是多维存储结构,可以提供浏览式查询和跨库检索。

(3)按检索设备分类:分为手工检索和计算机检索。

1)手工检索(manual retrieval):指通过人工的方式来存储和检索信息,它是信息检索的传统形式,主要以印刷文献为检索对象,各类文摘、题录和目录性工具书为检索工具。

2)计算机检索(computer-based retrieval):指利用计算机技术、数据库、网络或者通信系统进行信息的检索,主要有脱机检索、联机实时检索、光盘检索和网络检索等,与手工检索相比,计算机检索具有速度快、效率高、不受空间的限制等优点。

3. 信息检索的意义

(1)获取科学知识、提高技术素养:现代医学相关技术发展迅速,信息量更新快,通过信息检索可以获得本专业最前沿的发现或者研究,扩大知识面,也可使我们更有目的和更系统地获取某一专业主题的必要信息,有利于提高影像技师、影像工程师、影像医师的业务水平以及技术素养。

(2)提高科研质量、避免重复研究:科学研究最忌讳重复,在做某一方面的研究前,利用信息检索技术,可了解查询国内外这一领域的研究动态,做详实的调查研究,以免造成资源和人力的浪费。

(3) 节省时间、提高效率:随着科学技术的发展,信息数量剧增,有效的信息检索可以帮助我们在信息的海洋中快速地找到需要的信息,节省了时间,把更多的精力放在科学研究上,从而提高工作效率。

(4) 有利于高素质人才的培养:在当今信息社会,需要具有创新能力的复合型人才,通过学习信息检索的原理和方法,可以加强信息意识和信息观念,独立分析和解决问题的能力得到提高,从而使自己具有更强的社会生存能力和竞争力。信息检索有利于用户专业知识的学习,加速人才的培养。

(5) 全面掌握信息,指导管理者做出正确决策:通过信息检索,用户可以获得某一主题相关的较全面的信息,有利于管理者做出正确的决策。

五、互联网信息资源的查询与使用

互联网(internet)给各行各业带来了巨大的冲击,改变了人们的生活与工作方式;Internet 把不同的网络连接起来,把网络的信息资源组合起来,构成一个整体;Internet 实际上是一个应用平台,通过它用户可以进行信息资源的获取和发布;Internet 提供电子邮件服务 E-mail、电子商务、实时交互通信、文件传输协议(file transfer protocol,FTP)等服务。

1. 互联网信息资源的查询

(1) 互联网信息资源:是指在计算机网络上交流和利用的所有信息资源的总和,也就是说,把文字、影像、声音、动画等多种形式的信息以电子数据的形式存储在网络服务器上,并通过网络通信、计算机或终端方式再现出来的资源总和,称为互联网信息资源。

(2) 互联网信息资源查询:互联网信息资源内容丰富,形式多样,且数据量庞大,分布广泛,更新速度快,结构复杂。但是,信息鱼龙混杂,价值不一,要在网络上获得满足需求的信息需要有效的浏览查询方法。

1) 浏览:一般有两种形式,一是在 internet 上随意浏览,没有明确的目的性,意外发现或者检索与信息接近的内容,逐步扩大搜索范围,获得满足需要的信息;另外一种是浏览网页资源指南的分类体系获得所需信息,它是专业人员对各种网络资源进行收集、评价、组织过滤、分析等,开发出的可供用户浏览和检索的多级主体分类体系。

2) 主题检索:这是一种比较普遍和常用的网络查询方法,它是利用网络搜索引擎,输入检索条件,从大量的信息集合中查寻消息的方式。一般支持布尔逻辑检索、词组检索、截词检索等,检索速度快、范围广、对网络信息定位快。

(3) 电子图书:电子图书是随着互联网的发展而诞生的一种数字书籍形式,《新闻出版总署关于发展电子书产业的意见》中定义:电子图书是指将文字、图片、声音、影像等信息内容数字化的出版物。电子图书从用户获得阅读的途径分为两个分支,一是基于阅读器的电子书,一种是基于网络的电子书。电子图书拥有传统图书无法取代的优势,比如价位低、检索方便、容量大、节省资源等,但也有其自身的问题,如不符合阅读习惯、产业链不成熟等。

(4) 文件传输协议资源:它使用传输控制协议/互联网协议(transfer control protocol/internet protocol,TCP/IP)体系结构应用层上的文件传输协议(file transfer protocol,FTP)。在不同的计算机系统之间实现各种文件的上传、下载和存储处理。FTP 不但能传递一般文件,还可以用来传递声音、图形、影像等不同类型的信息,同时,它也是一个应用程序。FTP 更注重技术信息的发布和查询,技术人员只需将文件上传到 FTP 服务器即可实现信息的共享。用 Internet 语言来说,用户可实现客户机程序在远程主机上传及下载文件。

2. 互联网信息资源的使用 互联网信息资源的使用是指在了解网络基本知识的基础上,正确使用和有效利用网络,并理性地使用网络信息资源为个人学习和影像技术能力的发展服务。

（1）互联网信息资源的使用意识:是指捕捉、分析、判定和吸收互联网信息资源的意识。互联网使用意识强的人,能迅速发现并掌握有价值的网络信息资源,并善于从中发现信息的隐含意义和价值,辨别真伪,将信息与实际生活、工作学习迅速联系起来,找出解决问题的关键。

（2）互联网信息资源的使用能力:是指能利用互联网终端阅读、提取、吸收、存储信息资源,并从大量的网络信息资源中甄别自己所需要的信息,充分运用网络信息工具进行学科知识的学习和研究,并能明确表达自己的研究成果并传递给他人的能力。在使用互联网的过程中,还需具有一定的网络认知能力和网络使用自我控制能力,即在利用互联网获得大量信息资源的同时能够抵制不良信息影响,并学会控制自己对计算机网络的使用。

（3）互联网信息资源的使用道德:是指在一定社会背景下使用互联网信息资源的行为规范,赋予人们在动机或行为上的是非善恶判断标准。

六、数据统计与利用

医学数据的统计处理与利用涉及医学专业知识、统计专业知识、处理数据的经验和技巧等各个方面。在数据处理过程中,原始数据的采集和录入、数据的管理、恰当选用统计方法、熟练使用统计软件都很重要。

1. 数据统计方法　数据统计方法包括描述统计（descriptive statistics）和推断统计（inferential statistics）。描述统计是研究数据收集、整理和描述的统计学分支,目的是描述数据,分析数据特征,找出数据的基本规律。推断统计是如何利用样本数据推断整体特征的统计学方法,目的是对总体特征做出判断,如:方差分析、假设检验、相关性分析、线性预测、时间序列分析等方法。

2. 数据统计与利用的素养内涵

（1）统计数据的获取与处理:医学数据统计选取的数据要确保具有代表性、全面性、专业性。数据选取的原则是:一是数据能够表达大数据集的主要特征,用于分析的样本数据要能够代表总体;二是要选取具有代表性的数据进行分析。

（2）医学常用数据统计软件的选择与使用:要求个体能够借助统计工具,解决实际医学问题。医学常用的数据统计软件有统计分析系统（statistical analysis system,SAS）和社会科学统计软件包（statistical package for social science,SPSS）。

1）SAS:可以完成数据管理、统计分析、运筹决策等工作,其特点是将数据管理和数据分析融为一体,完成以数据为中心的操作;具备完备的数据访问、管理、分析和呈现功能。目前广泛用于医药卫生、教育科研等领域。

2）SPSS:是一种集成化的计算机数据处理应用软件,广泛应用于通信、医疗科研、教育等多个领域和行业。它是集数据录入、资料编辑、数据管理、统计分析、报表制作、图形绘制为一体的数据统计软件。

（3）统计数据的真实性:在数据分析的过程中,要保证数据必须是完整和真实可信的。

1）数据的完整性:就是数据包含需要研究的事物的各个方面的主要特征。

2）数据的可信性:一是指数据是否真实,建立在虚假数据上的知识和规律是不真实的;二是指是否可靠,特别是医学诊断数据,没有得到最终病理证实的前期诊断,都不是可靠的。

第二节　数据挖掘与分析

数据挖掘与分析是从信息系统存储的海量数据中,把不完全的、有噪声的、模糊的、随机的数据通过整合、处理、分析,提取出隐含在其中、事先未知、具有潜在价值的数据信息,用于临床诊疗与管理决策,以及科学研究和教学培训。

一、数 据 仓 库

1. **数据仓库（data warehouse，DW）** 数据仓库之父比尔·恩门（Bill Inmon）在 1991 年出版的"building the data warehouse"（《建立数据仓库》）一书中率先指出数据仓库是一个用于支持管理决策的、面向主题的（subject oriented）、集成的（integrated）、相对稳定的（non-volatile）、反映历史变化（time variant）的数据集合。

构建数据仓库的过程就是把分布在企业内部各处的信息系统联机事务处理（on-line transaction processing，OLTP）数据库中所累积的海量事务操作型数据，根据预先设计好的逻辑模式提取出来并经过必要的变换与系统的分析整理，最终集成到全企业统一模式的结构化数据环境中，以提供业务决策型数据，并将其用于联机分析处理（on-line analytical processing，称 OLAP）、数据挖掘（Data Mining）和决策支持（decision support，DS）等目的。由此可见，数据仓库是为企业（包括医疗机构）所有级别的决策制定过程，提供所有类型数据支持的战略集合的各种技术和模块的总称。这些业务决策型数据在传统的操作型数据库中很难或不能得到，数据仓库帮助决策者能快速、方便、有效的从海量的当前和历史信息数据中，挖掘分析出有价值的数据信息，以支持决策拟定及快速回应外在工作环境的变动，为需要智能化业务与工作流程的企业提供数据与决策支持，指导工作流程改进、监控工作流程时间、控制运营成本与服务质量。

当前数据仓库的核心仍是关系型数据库管理系统（RDBMS）管理下的一个数据库系统。数据仓库中数据量巨大，为了提高性能，RDBMS 一般也采取一些提高效率的措施：采用并行处理结构、新的数据组织、查询策略、索引技术等。

2. **数据仓库与数据库的对比** 数据仓库的思想理论和指导原则虽然是从数据库发展而来，但是两者之间在许多方面都存在着相当大的差异（表 9-1）。数据仓库是面向主题的、集成的、稳定的、具有时间特征的数据集合，用以支持决策分析处理，决策者可以从海量的数据中获得运营、管理的利益。

表 9-1　数据仓库与数据库的对比

对比内容	数据库	数据仓库
数据内容	当前值	历史的、存档的、归纳的、计算的数据
数据目标	面向业务操作程序，重复处理	面向主题域，分析应用
数据特性	动态变化，按字段更新	静态、不能直接更新，只能定时添加、刷新
数据结构	高度结构化、复杂，适合操作计算	简单、适合分析
使用频率	高	中到低
数据访问量	每个事物只访问少量记录	有的事物可能需要访问大量记录
存取数据的操作时间	以秒为单位	以分钟、小时为单位

3. **数据仓库的基本特征**

（1）数据仓库的数据是面向主题的：它为每个单独的应用程序组织数据，数据仓库中的所有数据都是围绕某一主题组织、展开。面向主题性是数据仓库中数据组织的基本原则。主题是指使用数据仓库进行决策时所关心的重点领域，从数据组织的角度，主题就是一些数据集合，数据仓库的创建、使用都是围绕主题实现的。

（2）数据仓库的数据是集成的：从分散的源数据中进行抽取、筛选、清理、综合、转换等集成工作，使数据仓库中的数据具有集成性，这是数据仓库创建最关键、最复杂的一步，数据仓库的每一个主题所对应的数据源都必须转换成统一标准后添加到数据仓库，这是根据决策分析的需要对这些数据进行的概括和聚集处理。

（3）数据仓库的数据随时间不断变化：伴随时间的变化，数据仓库会不断增加新的数据内容，同时会删除超过期限的数据。数据仓库中的数据具有时变性，只是时变周期远大于信息系统联机事务处理应用数据库的数据。数据仓库中所包含的综合数据经常按时间段进行综合，隔一定的时间进行抽样等重新综合。数据仓库中的数据并不是一成不变的。

数据仓库的用户进行数据挖掘和分析处理时，是不进行数据更新操作的，数据仓库的数据主要供用户数据查询与决策分析之用。数据仓库只定期进行数据加载、数据追加操作，不会执行数据修改操作。

4. 医学数据仓库

（1）医学数据仓库：是将与医学相关的事务操作型数据经过提炼、加工、集成转化为对决策者有价值的数据信息，它是面向医学主题的、稳定的、随时间变化的，用于临床决策支持和数据分析的数据系统。

（2）构建医学影像数据仓库的意义：建立医学影像数据仓库，可以更科学合理地集成与综合应用高端影像成像技术与设备所采集的医学影像数据，以达到成像设备与数据信息资源的高效集成、整合和利用。面向医学影像这一主题，将海量的 CR、DR、DSA、CT、MRI、PET-CT、MR-PET、ECT、超声等医学影像数据信息进行整合与融合，有利于影像医师和临床医师实时深入挖掘、分析、共享医学影像数据信息，提高医学诊断、治疗、科研以及教学水平。建立医学科研数据仓库，从数据仓库中获得有用的信息数据，共享、挖掘、分析临床科研数据，提高临床科研工作者的科研能力和效率，"多、快、好、省"地转化临床科研成果，造福病患。

二、数据挖掘技术

1. **数据挖掘（Data Mining，DM）** 是指从数据库或者数据仓库中通过算法搜索、提取、分析、处理隐藏于其中的信息和知识的过程。这些知识或信息是隐含的、事先未知而潜在有价值的。所提取的知识表示为概念、规则、规律和模式等形式。数据挖掘所得到的信息具有预先未知、有效和实用三个特征。数据挖掘通常通过统计、在线分析处理、情报检索、机器学习、专家系统（依靠过去的经验法则）和模式识别等诸多方法来实现上述目标。

2. **数据挖掘的分析方法** 常用的数据挖掘分析方法有：

（1）分类（classification）：首先从数据中选出已经分好类的训练集，在该训练集上运用数据挖掘分类的技术，建立分类模型，对于没有分类的数据进行分类。分类描述的是离散型变量的输出；分类数据挖掘的类别是确定数目的。

（2）估值（estimation）：估值与分类类似，不同之处在于估值处理连续值的输出；估值的量是不确定的。估值可以作为分类的前一步准备工作，例如给定一些输入数据，通过估值，得到未知的连续变量的值，然后，根据预先设定的阈值，再进行分类。

（3）预测（prediction）：预测是通过分类或估值起作用的，也就是说，通过分类或估值得出模型，该模型用于对未知变量的预测。其目的是对未来未知变量的预测，这种预测是需要时间来验证的，即必须经过一定时间后，才知道预测准确性是多少。

（4）相关性分组或关联规则（affinity grouping or association rules）：决定哪些相关的或者关联的事情将一起发生。

（5）聚类（clustering）：聚类是对记录分组，把相似的记录在一个聚集里。聚类和分类的区别是聚集不依赖于预先定义好的类，不需要训练集。

（6）描述和可视化（description and visualization）：是对数据挖掘结果的表示方式。一般是指数据可视化工具，包含报表工具和智能分析工具的统称。通过数据可视化工具进行数据的展现，分析，提取，将数据挖掘的分析结果更形象直观地展现出来。

（7）复杂数据类型的数据挖掘：文本，Web，图形影像，视频，音频等复杂数据类型的数据挖掘处理的数据量更大、涉及技术更广泛、算法更复杂。

以上七种数据挖掘的分析方法可以分为直接数据挖掘和间接数据挖掘两类。直接数据挖掘的目标是利用可用的数据建立一个模型，这个模型对剩余的数据，对一个特定的变量(可以理解成数据库中表的属性,即列)进行描述。分类、估值、预测属于直接数据挖掘。间接数据挖掘是指目标中没有选出某一具体的变量并用模型进行描述；而是在所有的变量中建立起某种关系。相关性分组或关联规则、聚类、描述和可视化，以及复杂数据类型的数据挖掘则属于间接数据挖掘。

3. 数据挖掘过程

(1) 挖掘对象：在数据挖掘前，需清晰定义确定业务主题，认清数据挖掘的目的。

(2) 数据准备：包括数据集成、数据选择、数据预处理、数据转换等。

(3) 模型建立：将数据转换成一个针对挖掘算法的分析模型。

(4) 数据挖掘：通过挖掘技术，从数据库中发现有用的模式或知识。

(5) 结果分析表达：对挖掘结果进行分析、评估，尽量直观表达挖掘结果。便于用户理解和使用。目前多利用可视化技术表达。

(6) 挖掘应用：将数据挖掘分析所得到的知识集成到医疗机构各级、各类信息系统的组织结构中去。

4. 数据挖掘与数据仓库的联系与区别

如表 9-2 所示，数据挖掘与数据仓库是一种融合和互补的关系，虽是两种不同的技术，却有共同之处，作为决策支持新技术，相互影响和促进，协同发展。

表 9-2　数据仓库与数据挖掘的联系与区别

比较内容	数据仓库	数据挖掘
联系	为数据挖掘提供更好的、更广泛的数据源 为数据挖掘提供新的支持平台 为数据挖掘，按主题将数据集成、清理和转换，为挖掘工具提供方便，更能集中于核心处理阶段	为数据仓库提供更好的决策支持 要求数据仓库提供更多更好的数据，挖掘出更有价值的知识 为数据仓库提供广泛的技术支持
区别	是一种数据存储技术，为决策者提供海量业务决策型数据	是一种信息处理技术，从数据仓库中挖掘有用的信息和知识，用以业务决策分析

三、医学数据挖掘方法与工具

1. 医学数据的特点

(1) 医学数据的异质性：医学影像、病患表述、医师的表述都是疾病诊断、预后及治疗的基础，都是数据挖掘应该考虑的问题。

(2) 医学数据的多样性：医学影像数据、临床诊疗数据、实验室数据等存在多样性是医学数据的显著特征，例如"同病异影,同影异病"等。

(3) 医学数据的不完整性：临床病例和病案的有限性使医学数据不可能对任何一种疾病信息都能全面反映。

(4) 医学数据的时效性：医学数据都是有时间性特征，只有定位在特定的时间序列里的医学数据，才具有更高的临床诊疗价值。特别是医学影像数据有着较强的时效性。

(5) 医学数据的隐私性：医学数据不可避免地涉及病患的隐私，医学数据挖掘者有义务和责任在保护病患的隐私的基础上进行临床诊疗、科学研究，以及教学培训。

2. 医学数据挖掘常用方法

(1) 人工神经网络(artificial neural network, ANN)：人工神经网络是一种类似于大脑神经突触连接的结构进行信息处理的数学模型,主要用于确定疾病危险因素,研究疾病发生率的变化趋势等。

（2）决策树（decision tree）:是一种表示为了做出一个决策而进行的一系列判断过程的树形图。主要用于影像分类以及疾病辅助诊断,从临床数据库中摄取诊断规则,提高诊断正确率。

（3）关联规则:指从一组给定的数据项以及事务数据库中,筛选出数据项集在事务数据库中出现的频度关系,发现大量数据中数据集之间有价值的相关联系。主要用于影像数据挖掘。

（4）粗糙集（rough set,RS）理论:主要思想是利用已知的知识库,将不精确或不确定的知识,用已知的知识库中的知识来刻画,在医学上用于疾病诊断和影像识别。

3. 医学数据挖掘工具分类

（1）按使用方法分类:决策方案生成工具、业务分析工具、研究分析工具。

（2）按数据挖掘技术分类:基于人工神经网络的工具、基于关联规则和决策树的工具、基于模糊逻辑的工具、综合数据挖掘工具。

（3）按应用范围分类:专用型数据挖掘工具、普通型数据挖掘工具。

四、基于大数据的数据挖掘技术

1. 大数据的关键特征大数据（big data） 是一个抽象概念,主要由海量交易数据、海量交互数据和海量数据处理汇聚组成。大数据的内涵一直在完善中,是信息技术发展的必然产物,是新一代信息技术的重要领域。大数据的技术特色是依托云计算分布式处理、分布式数据库和云储存、虚拟化技术对海量数据进行分布式挖掘。大数据的关键特征有:

（1）数据体量（volume）大:大数据的储存是传统数据仓库的10~100倍。

（2）数据多样性（variety）:大数据种类来源于各种复杂结构的数据,形成结构化、半结构化和非结构化混合,关系数据、数据仓库和互联网同在的数据多样性局面。

（3）高时效性（velocity）:数据创建、处理和分析的速度快,实时挖掘分析获取需要的信息。

（4）数据价值（value）:数据容量越大,种类越多,信息量越大,获得知识越多,能够发挥的潜在价值越大。经过处理整合、利用、分析,可挖掘出大数据的潜在价值。不仅发现过去没有发现的数据潜在价值,而且通过不同数据的整合创造新的数据价值,同时,在一个领域已经发挥过价值的数据再次应用在新的领域创造出新的价值。

2. 大数据与数据挖掘技术 对大数据的挖掘和利用是依靠大数据挖掘技术来实现的,大数据挖掘技术是大数据时代的核心技术。

数据挖掘是统计学、数据库技术和人工智能技术的综合,它从数据中自动抽取模式、关联、变化、异常和有意义的结构,利用数据挖掘技术能发现规律并改善预测模型。数据挖掘技术是大数据时代的本质特征,大数据挖掘技术具有很高的性能价值比,已得到社会广泛的认可、重视、运用。大数据挖掘技术是使用数据的全体,具有更完整的客观性。数据体量越大、越多,挖掘出的结果就越有价值。大数据挖掘技术处理数据速度快,得到的信息更具有时效性。在大数据时代,医学影像是以海量数据的形式出现,只有利用大数据挖掘技术处理医学影像数据,才能挖掘分析出更有价值的结果,实现基于大数据的计算机辅助诊断。

3. 基于大数据的数据挖掘技术在医学领域的应用

（1）医学影像领域的应用:在医学影像分析与疾病辅助诊断方面,采用数据挖掘技术可以对受检者资料数据库中海量历史数据进行处理;从影像中提取能代表区分该影像结构内容的特征向量;对这些空间特征进行比较、分析它们之间的相似与关联关系;并通过对影像内容的分析、索引、摘要、分类和检索等操作,发现隐藏知识;进而挖掘分析出有价值的诊断规则;根据诊断规则与受检者的相关信息等就可以做出正确的影像学诊断结论,排除人为因素的干扰,客观性更强,同时,诊断规则具有较好的普遍性。

随着医学影像信息系统在医疗机构的普及和应用,采用数据挖掘技术处理医学影像所积累的海量数据,对患者检查项目进行关联分析,为临床路径管理提供参考,利用时序算法对影像科室各种设备类型承担的影像学检查进行预测,预测结果可为影像科室设备资源、人力资源的调配提供业务决策依据。

(2)其他领域的应用

1)疾病预警:基于大数据的挖掘技术可以整合和分析公共卫生数据,提高疾病预报和预警能力,防止传染性疫情爆发。确定某些疾病的发展模式,根据患者的病史预测病情的发展趋势,针对性地采取预防措施。预测新的疾病发生。

2)医药研发与评价:利用大数据挖掘技术得到相关临床数据信息,改善治疗措施的同时,也能提高制药公司研发的效率。在新药的研究、开发过程中,采用数据挖掘技术建立的药物开发系统可以用来寻找同药效学相关的有效化学物质基础,缩短新药的研究开发周期,降低研究开发费用。

3)在医疗机构管理中的应用:医疗机构管理人员通过对医院信息系统和医学影像信息系统中的海量操作型数据集实行有效挖掘分析,得到有价值的管理信息,提高数据资源的利用程度与可用性。通过数据挖掘技术得到有价值的决策型数据信息,从而指导管理层做出决策,加强医疗服务质量,利用基于大数据和数据挖掘的科学方法进行有效的管理。

基于大数据技术的数据挖掘正如挖掘宝藏一样,使用的挖掘工具越合适,挖掘的越深,挖掘的越专业,得到的东西越多,得到的知识越多。大数据挖掘技术对医务工作者是一种挑战,更是一种契机,可以大大提高临床诊断、治疗以及科研的效率。同时,医学大数据记录患者大量信息及个人隐私,做好病患的隐私保护刻不容缓,责任重大。只有做好数据的安全保障,才能更好地将基于大数据技术的数据挖掘分析拓展应用于医学各个领域,用于临床诊断和治疗,科研和创新。

第三节 计算机信息检索

一、计算机信息检索概述

1. **计算机信息检索(computer information retrieval)** 是指以计算机技术为手段,按照一定的方法组织和存储信息,并通过人机对话从计算机存储的大量信息中自动输出用户所需要的信息的过程。计算机信息检索是利用计算机系统有效存储和快速查找的能力发展起来的一种计算机应用技术。它与信息的构造、分析、组织、存储和传播有关。

2. **计算机信息检索系统** 是信息检索所用的硬件资源、系统软件和检索软件的集合。它能存储大量的信息,并对信息条目(有特定逻辑含义的基本信息单位)进行分类、编目或编制索引。它可以根据用户要求从已存储的信息集合中分析、加工处理,以浓缩、抽取出特定的信息,并提供插入、修改和删除某些信息的能力。

3. **计算机信息检索的实现过程** 为实现计算机信息检索,事先必须将大量的文献信息资料或数据进行分析、加工处理,并以文件或者数据库的形式存储在计算机中。因此,计算机信息检索的实现过程包含信息分析、加工、存储和检索等四个方面。

(1)信息分析:将搜集到的原始信息用手工或者自动方式进行信息分析,确定输入计算机信息检索系统的信息条目的格式和内容,为建立索引做准备。

(2)信息加工:利用题内关键词索引或频率统计法等技术,由计算机自动从原始信息中抽取、标识出能反映原始信息内容与特征主题概念的一组关键词(称作主题词或者检索词),从而将原始信息浓缩产生出一部相当于内容摘要或者题录的检索词典。在词典中可以规定同义词、近义词关系和各词语之间的层次关系。

（3）信息存储：为了便于计算机查询检索，检索词典需要合理组织与存储信息条目，既可以按文件形式，也可以按数据库形式组织与存储，从而完成信息的分析、加工与存储过程。

（4）信息检索：具有脱机处理和联机检索两种检索方式。对于前者，用户提交书面检索要求，操作员按期打印出检索结果交付用户。对于后者，用户通过联机终端输入检索命令，从计算机信息检索系统或者数据库中准确、高效地查找获取到特定检索信息，并立即由终端设备显示或打印。通过计算机网络，用户还可以进行远程脱机处理或远程联机检索。

4. 检索表达式　是检索策略的逻辑表达式，用来表达用户提问，由基于检索概念产生的检索词和各种组配算符构成。

5. 计算机信息检索技术　是指应用于信息检索过程的原理、技术、方法、策略的总称，是计算机信息检索系统为了提高检索效率，从概念相关性、位置相关性等方面对检索提问进行组配、加权、扩展、截词、邻近、限定的比较和运算处理技术。

（1）布尔检索（boolean retrieval）：是用布尔逻辑运算符将检索词、短语或代码逻辑组配成检索表达式的一种技术，也是目前最常用的一种检索技术。常用的布尔逻辑运算符有以下 3 种：逻辑与（用 AND 或者 * 表示）、逻辑或（用 OR 或+｜表示）、逻辑非（用 NOT 或-表示）。

1）逻辑"与"：其作用是增加限制条件，以缩小检索范围，减少终端显示文献的篇数，提高检索的准确率。

2）逻辑"或"：其作用是放宽检索范围，增加检索结果，提高检全率。逻辑或是一种具有概念并列关系的组配形式。具有并列关系的概念如同义词、近义词、相关词，包括上位词和下位词等。

3）逻辑"非"：是一种具有概念排除关系的组配。

4）括号：括号在计算机检索中的应用与数学中的作用一样的，是为了在多种符号组合时使用优先级。括号内的部分将具有最高优先级。

上述这些布尔逻辑运算符可以在检索表达式中相互组合使用，但有一定的执行顺序。它们在检索表达式中的优先执行顺序依次为：括号，NOT，AND，OR。

（2）截词检索：用给定的词干做检索词，检索与含有该词干的全部检索词相关的信息和文献。它可以起到扩大检索范围、提高查全率、节省检索时间等作用，对英文信息和文献尤为重要。例如，当遇到英文名词的单复数形式、词的不同拼写法、词尾的不同变化时，可以使用词干做检索词。截词检索按截断部位划分为：右截断、左截断、中截断等。截词运算符多采用通配符"?"、"$"、"*"，因此，截词检索有时也称为通配符（wildcard）检索。按截断的字符数量来划分，可分为有限截断和无限截断两种类型，有限截断是指有具体截去的字符数，用"?"来表示有限截断；无限截断则不指明具体截去的字符数，用"*"表示无限截断。

（3）位置检索：也叫临近（near）检索，位置检索是用一些特定的算符（位置运算符）来表达检索词与检索词之间的临近关系，并且可以不依赖主题词表而直接使用自由词进行检索的技术方法。位置算符是表示所连接的各个单元词词间位置关系的符号，用位置算符可以限制两个检索词在文献中出现的先后顺序、相隔的距离等。位置检索是实现全文检索的查找方法。

1）位置算符（W）："W"含义为"with"。这个算符表示其两侧的检索词必须紧密相连，除空格和标点符号外，不得插入其他词或字母，两词的词序不可以颠倒。"（W）"算符还可以使用其简略形式"（）"。例如：检索表达式 imaging（W）technology 只可检索出包含 imaging technology 的信息记录。

2）位置算符（nw）："（nw）"中的"w"的含义为"word"，表示此算符两侧的检索词必须按此前后邻接的顺序排列，检索词的顺序不可颠倒，而且检索词之间最多可以插入 n 个单词或字母，但允许有空格或连字符。例如：检索表达式 laser（1W）printer 可以检索出包含 laser printer、 laser color printer 和 laser and printer 的信息记录。

3）位置算符（nN）：表示在两个检索词之间最多可以插入 n 个单词，并且这两个检索词的词序可以颠倒。例如检索表达式：relaxation（2N）recovery 可以检索出包含 relaxation recovery，recovery of the relaxation，relaxation is anatomical recovery 的信息记录。

4）位置算符（N）："（N）"中的"N"的含义为"near"．这个位置算符表示其两侧的检索词必须紧密相连，除空格和标点符号外，不得插入其他词或字母，两词的词序可以颠倒。

5）位置算符（F）："（F）"中的"F"的含义为"field"。这个位置算符表示其两侧的检索词必须在同一字段（例如同在题目字段或文摘字段）中出现，词序不限，中间可插任意检索词项。

6）位置算符（S）："（S）"中的"S"算符是"Sub-field/sentence"的缩写，表示在此位置算符两侧的检索词只要出现在记录的同一个子字段内（例如，在文摘中的一个句子就是一个子字段），此信息即被检索出来。要求被连接的检索词必须同时出现在记录的同一句子（同一子字段）中，不限制它们在此子字段中的相对次序，中间插入词的数量也不限。例如：检索表达式"high（W）voltage（S）imaging"表示只要在同一句子中检索出含有"high voltage 和 imaging"单词的均为被检索出来的信息记录。

（4）短语检索（phrase search）：又称为精确检索 exact search，短语用""表示，检索出与""内形式完全相同的语言，以提高检索的精度和准确度，因而有人称之为"精确检索"。例如，检索表达式"CT 成像技术"、"radiological society of North American"、"威廉·康拉德·伦琴"等可以检索出包含上述短语的信息记录。

（5）字段限定检索（field limiting）：是对检索词范围（时间、国别、语种、信息类型等）进行约束或压缩的方法，它大多通过检索系统的限制符号或限制指令来实现。例如数据库的字段限制检索，限定的方法一般是把指定字段的标识符（代码）作为后缀，加到检索词或检索表达式之后。例如：检索表达式 super conducing magnets/DE，TI，AB，可以检索出包含 DE（descriptors）叙词，TI（title）篇名，AB（abstract）文摘的信息记录。

组成数据库的最小单位是记录，一条完整记录中的每一个录入事项为字段。文献型数据库的记录基本包括下列字段：篇（题）名字段（title，TI）、文摘字段（abstract，AB）、关键词字段（keyword，kw）、著者字段（author，AU）、著者机构字段（corporate source，CS）、刊名字段（journal name，JN）、出版年字段（publication year，PY）、文献类型字段（document type，DT）、语种字段（language，LA）、分类号字段（classification，CC）等。

（6）自然语言检索：是一种直接采用自然语言中的字、词甚至整个句子作为提问式进行检索的方法。例如使用检索表达式：磁共振为什么可以成像？，进行提问式检索。

（7）基于内容的影像检索（content-based image retrieval，CBIR）：是计算机视觉领域中关注大规模数字影像内容检索的研究分支。简单的 CBIR 系统，允许用户输入一张图片，以查找具有相同或相似内容的其他图片。传统的搜索引擎公司包括 google、百度、bing 都已提供一定的基于内容的影像搜索应用。

二、计算机信息检索策略与流程

计算机信息检索策略与流程如图 9-1 所示。

1. **分析检索课题**　分析检索课题是信息检索成败的关键。目的在于理清检索的基本思路，是制定检索策略的根本出发点。要明确检索的目的要求和检索范围，并从检索要求中挖掘已知的检索条件。要弄清楚检索课题的主要内容及所属学科，查找范围及其深度、广度、文献类型、语种、年代及文献量。再有就是对文献的新颖性、查全率、查准率指标的要求。

2. **选择检索系统和数据库**　不同的计算机信息检索系统与检索工具往往有着不同的收录范围，但有时也会在不同的检索系统中出现同一内容的数据，因此需明确检索课题的学科与主题

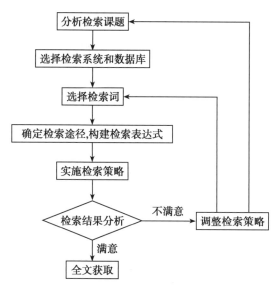

图 9-1　计算机信息检索策略与流程

属性,还应考虑数据库类型、知名度、收录文献的年限、文献类型及收录规模、收费情况等。

3. **选择检索词**　准确地确定检索词对检索结果至关重要。已经确定的检索词与信息记录中的标识一致才能被检索出来。

4. **确定检索途径,构建检索表达式**　常用的检索途径是自由词检索、主题词检索、分类检索和默认检索。由于以主题词检索时,能够按照文章中心网罗同义词,因此尽可能选择主题词检索。构建检索表达式就是用逻辑运算符或位置算符将检索词组配起来。在检索中检索表达式可一次完成也可分步多次完成。

5. **实施检索策略,分析检索结果**　将上述检索策略付诸实施,并获取检索结果。当检索到的文献信息结果小于或者大于期望值时,需要重新调整检索策略,可使用扩检与缩检,以期能够得到满意的检索结果。

(1) 扩检:检索到的结果太少的常见原因有检索表达式语句太长、检索词个数太多、检索词太专业、限制条件太多,此时需要扩大检索范围,即扩检。可以减少逻辑"与"运算,增加逻辑"或"运算,减少检索词的个数,用更短的词,用更多的同义词。

(2) 缩检:检索到的结果太多的常见原因是检索表达式语句太短、检索词个数太少、限制条件太少,此时需要缩小检索范围,即缩检。可以减少逻辑"或"及增加逻辑"与"和逻辑"非"运算,增加检索词的个数,用更长的词,用更专业的词。

6. **全文获取**　获取到满意的检索结果后,可以通过多种途径获取原始文献信息。对原文数据库,可以直接通过链接获取原文,对于只有题录内容的数据库,可以通过电子文献传递系统从其他藏有全文的图书馆、文献机构获取全文。

三、PubMed 生物医学信息检索系统

PubMed 是由美国国立医学图书馆(national library of medicine,NLM)下属的国家生物技术信息中心(national center for biotechnology information,NCBI)开发和维护的一个基于 Web 的网上生物医学信息检索系统,是生物医学领域利用率最高,同时也是最权威的二次文献数据库之一,可以免费访问,其主页的网络地址是 http://www.ncbi.nlm.nih.gov/pubmed。

1. **PubMed 主要数据来源**　PubMed 的数据主要包括四个部分,即 MEDLINE、OLDMEDLINE、in process citations、PubMed as supplied by publisher。

(1) MEDLINE:1946 年,美国国立医学图书馆(NLM)建立了医学文献分析检索系统(medical literature analysis and retrieval system,MEDLARS),MEDLARS 实现了文献加工、检索与编制的计算机化。

1971 年,美国国立医学图书馆又推出了医学文献联机数据库(medical literature analysis and retrieval system online,MEDLINE)联机检索服务。MEDLINE 数据库是 MEDLARS(包括 bioethicsline、histline、aidsline、spaceline 等)40 多种数据库中使用频率最高、规模最大的数据库,同时也是国际上最权威、使用最广泛的综合生物医学文献数据库。MEDLINE 光盘版数据每月更新一次,网络版数据每周更新一次。主要收录 70 多个国家和地区的 5640(2013 年数据)余种权威生物医学期刊,近年数据涉及 40 多个语种,数据库 53% 左右为英文文献,80% 的文献有著者撰写的英文

摘要,MEDLINE 数据题录标有[PubMed-indexed for MEDLINE]。

（2）OLDMEDLINE:含1946—1965 年间发表的200 多万篇文献,没有医学主题词表(medical subject headings,MeSH)字段和摘要,记录标注[PubMed-OLDMEDLINE for Pre1966]。

（3）in process citations:是出版商直接向 PubMed 递送的电子文献,是 MEDLINE 的前期数据库。每天把加工好的此数据库记录的数据转入到 MEDLINE,记录末尾标识为[PubMed-In Process]。

（4）PubMed as supplied by publisher:出版商直接向 PubMed 递送电子版文献,其中有一部分在 MEDLINE 中未收录,记录标注[PubMed-as supplied by publisher]。

2. **PubMed 数据库结构**　PubMed 数据库的每条记录都由 20 多个字段组成,它可以自动地利用它的"自动词汇匹配"功能将不规范的词语转换成词语表中规范的用词进行检索。表 9-3 为 PubMed 中常用的字段标识及说明。

表 9-3　PubMed 中常用的字段标识及说明

字段标识	字段名称	简要说明
AD	Affiliation	第一责任者的工作单位、地址,合同号
ALL	All Fields	PubMed 中可以检索的全部字段
AU	Author Name	著者姓名
EDAT	Entrez Date	录入 PubMed 系统数据库的日期
IP	Issue	期刊的期号
TA	Journal Title	期刊名称或 ISSN 号
LA	Language	语言文种
MHDA	MeSH Date	标引 MeSH 主题词的日期
MAJR	MeSH Major Topic	主要 MeSH 主题词
MH	MeSH Terms	全部 MeSH 主题词
PG	Page Number	期刊页码
DP	Publication Date	文献出版日期
PT	Publication Type	文献类型,包括综述、临床试验、通信等
TW	Text Words	题名词和文摘词
TI	Title Words	题名词
VI	Volume	期刊卷号

3. PubMed 的信息检索规则

（1）逻辑运算符:逻辑运算符为"AND"、"OR"、"NOT",分别是"逻辑与"、"逻辑或"和"逻辑非"。运算符必须大写,执行顺序从左到右,且运算符前后要加一个空格。如"compute AND tomography",表示将同时检索出包含"计算机"和"断层扫描"两个检索词的文献信息。

（2）词汇的自动转换功能:PubMed 有自动匹配功能。当将检索词输入到 PubMed 主页的检索提问框中进行检索时,PubMed 会自动对输入的检索词按照 4 个转换表顺序进行对照、分析、匹配和转换并进行检索。4 个转换表分别为 MeSH 转换表、刊名转换表、短语表、作者索引。在所有的字段中检索,PubMed 会把短语分开,以单词为单位执行"逻辑与"(AND)组配检索。

（3）截词检索功能:截词检索是预防漏检、提高查全率的一种常用检索技术。大多数系统都提供截词检索功能。截词是指在检索词的合适位置进行截断,然后使用截词符进行处理,这样既可省略输入的字符数目,又可达到较高的查全率。为了保证查全率,可以将词干相同、词尾不同的词用"＊"表示,如键入"comput＊"表示系统会找到那些前一部分是 comput 的单词,(如 computer、computers、computing、computed 等),并对其分别进行检索。如果这类词不足 600 个,PubMed 会逐个词检索;若超过 600 个,PubMed 系统会自动关闭词汇转换功能。截词功能只限于单词,对词组无效。

4. PubMed 信息检索途径和方法

(1) 基本检索:PubMed 的主页面如图9-2 所示。

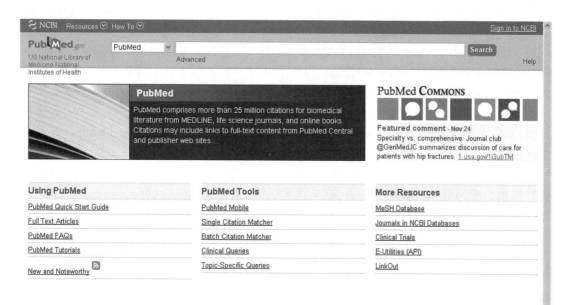

图9-2 PubMed 的主页面

进入 PubMed 主页面,页面上方为检索框,在检索框中输入检索词,单击 search 按钮即可检索。由于 PubMed 具有词汇匹配转换功能,因此在检索时,不用考虑词汇的类型,如主题词、著者姓名、刊名、含有逻辑符号及截词符(*)的运算式语句等任何有实质意义的词汇或数字。

(2) 高级(advanced)检索:PubMed 的高级检索界面可以进行多种条件限定,同时可以显示历史区。检索执行的顺序是 MeSH 转换表(即词语检索及自动词语匹配)、期刊转换表、著者姓名索引、逻辑运算符检索。点击基本检索界面检索词输入框下方的 advanced 进入,高级检索主页的网络地址是 http://www. ncbi. nlm. nih. gov/pubmed/advanced。系统默认所有字段(All Fields)检索。检索时,先在左侧下拉菜单选择特定的字段;在检索框中输入检索词;选择逻辑组配模式进行与(AND)、或(OR)、非(NOT)的逻辑运算;点击"+"和"-"可增加或减少检索框。检索框可以使用检索词或词语,也可直接使用各种构建的检索表达式。

(3) 主题词数据库(MeSH databases)检索:主题词是指经过规范化处理的、最能表达文章主题概念的词语。通过主题词途径进行检索,可以很好地提高检索的查全率和查准率。PubMed 所采用的主题词是美国国立医学图书馆的医学主题词表(MeSH)。单击 PubMed 主页右侧 more resources 栏目下的 MeSH Databases 按钮可进入主题词检索界面。

(4) 单篇引文匹配(single citation matcher)检索:主要用于查找某一篇文献的准确信息。是用一种特定的形式输入期刊的信息一次搜索多篇文献。在 PubMed 主页面 PubMed tools 栏目下单击 single citation matcher 按钮可进入单篇引文匹配检索界面。在系统给出的检索选项中输入相应的刊名、日期、卷、期、页码、题目中的一项或多项内容进行检索,单击 go 按钮即可进行检索。

(5) 多篇引文匹配(batch citation matcher)检索:可以允许用户一次输入多个检索要求,如其他著者及单位信息等,但对输入格式有严格要求。在 PubMed 主页面 PubMed Tools 栏目下单击 Batch Citation Matcher 按钮,可进入多篇引文匹配检索界面,输入格式如下:

Journal_title | year | volume | first_page | author_name | your_key |

(6) 期刊数据库(journal databases)检索:单击 PubMed 主页右侧 more resources 栏目下的 journal in NCBI databases 或在高级检索等字段选项中选择 Journal 均可进入期刊数据库检索界

面。通过在检索框中输入刊名(MEDLINE 缩写或全称)可以获得期刊的相关信息,如刊名全称、MEDLINE 刊名缩写、ISSN 号等。

(7) 临床查询(clinical queries):是 PubMed 为临床医务人员提供的临床医学文献检索服务平台,是有关循证医学临床方法学的数据库,包括以下三种检索方式:clinical study categories(临床研究类)、systematic reviews(系统评价)及 medical genetics(医学遗传学)。

1) clinical study categories(临床研究类):是为临床医生查找疾病的病因学(etiology)、诊断(diagnosis)、治疗(therapy)、预后(prognosis)及临床指南(clinical prediction guides)等5个方面的文献。并审定了查全和查准两个选项,选择 Broad 检索便于提高查全率,选择 Narrow 便于提高查准率。

2) systematic reviews(系统评价):用于检索循证医学实践、研究和证据等,文件内容包括系统评价、meta-分析,临床实验研究评述(reviews of clinical trials)、临床指南(guidelines)等循证医学文献信息。

3) medical genetics(医学遗传学):用于查找医学遗传学文献,检出的文献限定在诊断(diagnosis)、鉴别诊断(differential diagnosis)、临床描述(clinical description)、管理(management)、遗传咨询(genetic counseling)、分子遗传学(molecular genetics)和遗传学检测(genetic testing)等。

5. PubMed 信息检索结果处理

(1) 显示和排序:PubMed 检索结果的显示有多种格式,包括 summary、brief、abstracts 和 MEDLINE 等,系统默认为 summary。每页可显示 20 条记录(也提供可以更改为 5、10、20 等多项选择),最多每页显示 200 条记录,检索结果可按照最近新增、出版日期、第一作者、排名末位作者、刊名、篇名等排序。

(2) 保存和输出:使用 PubMed 检索结果页面的"send to",弹出下拉菜单"choose destination",单选某一项即可将检索结果输出保存到指定的存储介质里。其输出方式有保存到文件中、保存到剪贴板、发送到电子邮箱、原文订购服务等。

四、Web of Science 平台

1. Web of Science 平台概述 Web of Science(WOS)是由美国 Thomson Reuters(汤姆森-路透)科技集团推出的基于 WEB 开发的产品,它是一种集成大型综合性、多学科、分析与管理工具于一体的引文索引数据库平台,页面已经完成汉化。其主页的网络地址是 http://www.webof-knowledge.com/。

该平台原名 Web of Knowledge,是由美国科学信息研究所(institute for scientific information,ISI)在 2001 年推出的新一代学术信息资源整合平台。2014 年 1 月,Web of Knowledge 平台改版更名为 Web of Science(5.13 版本)。Web of Knowledge 平台包括的数据库有 8 个文献库,3 个分析工具及 1 个文献管理工具。该平台以 Web of Science Core Collection(Web of Science 核心合集)为核心,还有 BIOSIS previews、current contents connect、MEDLINE、Inspec、Chinese sitation citation database(CSCD,中国科学引文数据库)等数据库。

2. Web of Science 核心合集 有 9 个引文数据库包含在 Web of Science 核心合集中,是世界上有影响力的多学科学术文献文摘索引数据库。其中 3 个期刊引文数据来源于自然科学、社会科学、艺术及人文科学等多学科领域的超过 1.2 万种期刊,数据每周更新。

3. Web of Science 核心合集的数据库构成 Web of Science 核心合集现有 9 个引文数据库,包括 3 个期刊引文数据库,2 个会议论文集引文数据库,2 个图书引文数据库,2 个化学信息事实型数据库,收录了上万种学术期刊、图书、丛书、报告、会议论文集等。其中最重要的 3 个期刊引文数据库分别是科学引文索引(science citation index expanded,SCIE,1900 至今)、社会科学引文索引(social science citation index,SSCI,1998 年至今)、艺术与人文科学引文索引(arts & humanities citation index,A&HCI,1998 年至今)。此外,2 个会议论文集引文数据库分别是科学会议论文集(conference proceedings citation index-science,CPCI-S,1990 至今)、社会科学与人文科学

会议论文集引文索引（conference proceedings citation index-social science & humanities, CPCI-SSH, 1990至今）。2个图书引文数据库分别是自然科学图书引文索引（book citation index-science, BKCI-S, 2005年至今）及社会科学与人文科学图书引文索引（book citation index-social sciences & humannities, BKCI-SSH, 2005年至今）。2个化学数据库分别是 current chemical reactions（CCR, 1980年至今），及 index chemicus（1993年至今），两个化学数据库均可以利用结构式、化合物和化学反应名称、关键词、期刊名、作者的详情和书目信息进行检索。

4. Web of Science 核心合集的信息检索方法 Web of Science 核心合集的信息检索有基本检索、作者检索、被引参考文献检索、化学结构检索和高级检索。

（1）基本检索：是 Web of Science 的默认界面，系统提供基本检索对话框，可供检索字段有主题、标题、作者、出版年、出版物名称、地址、文献类型、语种等。

（2）作者检索：是在 Web of Science 普通检索界面上点击下拉菜单选择作者检索。

（3）被引参考文献检索：也称引文检索，是用发表文章的参考文献作为检索词，跟踪该文献发表后的被引用情况，可通过已知的文献信息查询新的未知信息，即通过被引用文献检索到引用文献，它可以通过学科领域和机构缩小查找范围，以区别同名同姓的作者。

（4）化学结构检索：可通过化学结构图、化合物数据和化学反应数据三个区域进行检索，仅限于 Web of Science 核心合集中的 index chemicus（化合物索引）和 current chemical reactions（化学反应）两个化学数据库进行检索。

（5）高级检索：可以在提问框中输入两个字母的字段标识符和检索逻辑运算符的检索表达式组配直接检索。还可以进行保存历史操作，以便以后检索同一课题文献。可以直接调用已保存过的检索表达式，避免重复输入。也可以利用检索历史中先前用过的检索表达式进行逻辑组配检索，这一功能在区分被他引和自引时更显优势。

5. Web of Science 核心合集信息检索结果的显示与分析 Web of Science 核心合集信息检索结果界面有检索结果显示区和检索历史区。

（1）结果显示区：分为题录格式页和文摘全记录页面。题录格式页包括文献前三位著者、文献题目、出版物名称、卷期、页码及被引频次等。在题录格式状态点击文献标题即可进入文摘全记录页面，可浏览包括题名、著者、文献出处、文摘著者信息等详细内容，还可以利用其超链接功能获取更多信息。

（2）检索历史区：可将保存在本地的检索策略再次打开并运行。保存在服务器上则允许用户创建定题跟踪服务，并更容易检索历史。检索历史区显示每次检索的检索序号、检索表达式、检索结果数和对应的结果浏览、检索表达式编辑等。

（3）检索结果的评价：可以利用显示区显示的内容（如著者、文献类型、机构名称、语种、出版年、来源、刊名、主题内容进行归类、统计和排序）和输出的数量来评价检索结果。检索结果页面左侧为用户提供了"分析检索结果的功能"。全记录页面提供参考文献、被引频次以及引证关系图链接。如果一篇文献与另一篇引用了相同的参考文献，SCI 则判定该文献为另一文献的相关文献。

（4）检索结果的输出：检索结果记录的标记与输出方式是在题录格式的检索结果列表页面。可以在每条记录左侧的多选框内勾选或点击"页面上所有记录"。记录的格式有简要格式和全记录格式两种。经选择的记录可直接输出打印、或转发到电子邮件、或保存到某个特定的参考文献管理软件中。

第四节　医学影像学网络信息资源应用

随着中国科学技术的不断发展和教育水平的逐步提高，对专业性信息资料的需求呈现出爆炸式的增长速度。同时，随着互联网的飞速发展，基于网络的信息资源的数量、种类不断激增，使用户在获取信息的途径、利用信息及信息服务的行为模式都发生了深刻变化。由于医学影像学信息资源网站所提供的医学影像学信息资料具有类型复杂、载体多样、重复交叉、分布分散、数量丰富、增长迅速、专业性与时效性强等一系列特点,任何一家医学影像学信息资源网站都无法覆盖所有的信息资料,这就使得用户在对专业性信息资料的搜索过程中投入的时间、精力成本不断增加。为了在互联网上实现快速、准确、便捷、适用地查找与共享信息资料,网络搜索引擎应运而生。

一、网络搜索引擎

网络搜索引擎是指根据一定的策略、运用特定的计算机程序从互联网上搜索信息,在对信息进行组织和处理后,为用户提供信息检索服务,并展示呈现用户需要的相关信息。网络搜索引擎就像在各类信息资源网站中架设起错落有致的桥梁,使得用户可以自由穿梭,最快找到自己需要的信息资料。而对于专业学术网站,例如医学影像学信息资源网站,其丰富的内容也能寻找到最大化的输出渠道。

1. **网络搜索引擎的种类** 网络搜索引擎包括全文搜索引擎、目录型搜索引擎、元搜索引擎、垂直搜索引擎、门户搜索引擎及免费链接列表等。

(1) 全文搜索引擎:全文搜索引擎是指计算机索引程序通过扫描文章中的每一个词,并对其建立索引,指明该词在文章中出现的次数和位置。当用户查询时,检索程序就根据事先建立的索引进行查找,并将查找到的结果反馈给用户的检索方式。因此,全文搜索引擎也称为关键词搜索引擎。常见的全文搜索引擎代表是谷歌、百度等。

(2) 目录型搜索引擎:目录型搜索引擎就是将网站分门别类地存放在相应的目录中。因此查询时可选择关键词搜索,返回的结果与全文搜索引擎一样,也是根据信息相关程度排列网站,但人为影响和干扰因素相对多。也可按分类目录逐层查找,某一目录中网站的排名则是由标题字母的先后顺序决定(也有例外)。常见的目录型搜索引擎有搜狐、雅虎、新浪等。

(3) 元搜索引擎(meta-search engine):元搜索引擎又称为多元搜索引擎、集成搜索引擎、集合型搜索引擎。是指在一个统一的检索页面下,可选择多个独立搜索引擎同时进行查询。是将用户提交的检索请求转移到多个独立的搜索引擎上去搜索,并将检索结果集中统一处理,以统一的格式提供给用户。因此元搜索引擎有搜索引擎之上的搜索引擎之称。在这里,“元”(meta)为“总的”、“超越”之意,元搜索引擎就是对多个独立搜索引擎的整合、调用、控制和优化利用。常见的元搜索引擎有搜乐、搜客、ixquick、metacrawler、mamma 等。

(4) 垂直搜索引擎:垂直搜索引擎是面向某一特定的领域、某一特定的人群或某一特定的需求提供的有一定价值的信息和相关服务,具有行业特点。例如视频、音乐、机票、期刊等专业搜索。

2. **常用的网络搜索引擎** 主要有 google(谷歌)、baidu(百度),以及必应(bing)、搜狗(sogou)、搜搜(soso)、360 搜索等网络搜索引擎。

(1) google(谷歌):是由斯坦福大学的两位博士研究生 Larry Page 和 Sergey Brin 于 1998 年年底共同创立的,是目前公认的全球规模最大、用户最多的搜索引擎。它推出简单易用的免费服务,于 2006 年推出中文版,网址为 http://www.google.com.hk。google 除网页搜索外,还提供了博客、财经、地图、购物、视频、图片、图书、学术、音乐等信息的搜索服务。

(2) baidu(百度):于 1999 年底在美国硅谷由李彦宏和徐勇创建。百度是目前世界上最大的中文网络搜索引擎网站,网址为 http://www.baidu.com。百度除提供 Web 网页搜索外,还提供新闻、网站、图片、MP3、影视、地图、博客等几十种网络资源的搜索服务。

3. **网络学术搜索引擎** 网络学术搜索引擎以学术资源为索引对象,涵盖了互联网上的学术资源和以深层网页形式存在的学术资源,通过对这类资源的抓取、索引,以统一的入口向用户提供服务。

(1) 国外学术搜索引擎

1) NIH 学术搜索平台:是由美国国立卫生研究院(national institute of health,NIH)国立医学图书馆(national library of medicine,NLM)建立的。自 1986 年成立以来是世界上最大的生物医学图书馆,是采集和产生电子信息资源的搜索网站,是信息创新的中心,每年为世界各地的人们提供数十亿次电子信息搜索。主页网络地址 http://www.nlm.nih.gov。该网站还支持研究、开发、培训、生物医学信息学和健康信息技术。

2) 科学指引(sciencedirect):sciencedirect 数据库由 Elsevier Science 公司出版。主页的网络地址 http://www.sciencedirect.com/。是目前基于互联网的综合性的科技搜索引擎。不仅可以用于搜索期刊,还可以搜索科学家和研究人员的专著书籍等,主要专注于科技方面的内容。Science Direct 数据库收录 2500 多种期刊,其中约 1400 种为 SCI 收录期刊,提供 51 本参考工具书,150 套系列丛书,164 部手册,11 000 种电子图书。Science Direct 拥有 EMAIL 提示功能、HTML 格式的全文下载和链接、建立个人图书馆、建立个人检索历史、引用提示和个人期刊目录等个性化功能。

(2) 国内学术搜索引擎:包括 CNKI 知识搜索、百度学术搜索、读秀中文学术搜索等。

1) CNKI 知识搜索平台:针对用户的需求和网络搜索引擎的不足,中国国家知识基础设施(China national knowledge infrastructure,CNKI)推出了知识搜索平台,主页网络地址 http://www.cnki.net。

中国国家知识基础设施(CNKI)的概念是由世界银行于 1998 年提出。中国的 CNKI 工程是以实现全社会知识资源传播共享与增值利用为目标的信息化建设项目。由清华大学、清华同方发起,始建于 1999 年 6 月。在国家各部委的大力支持下,在全国学术界、教育界、出版界、图书情报界等社会各界的密切配合和清华大学的直接领导下,经过多年努力,采用自主研发并具有国际领先水平的数字图书馆技术,建成了世界上全文信息量规模最大的“CNKI 数字图书馆”,并正式启动建设《中国知识资源总库》及 CNKI 网格资源共享平台,为全社会知识资源高效共享与检索查询提供丰富的知识信息资源和有效的知识传播与数字化学习平台。

CNKI 的具体目标,一是大规模集成整合知识信息资源,整体提高资源的综合和增值利用价值;二是建设知识资源互联网传播扩散与增值服务平台,为全社会提供资源共享、数字化学习、知识创新信息化条件;三是建设知识资源的深度开发利用平台,为社会各方面提供知识管理与知识服务的信息化手段。

2) 百度学术搜索:百度学术搜索是提供海量中英文文献检索的学术资源搜索平台,2014 年 6 月初上线,主页的网络地址 http://xueshu.baidu.com/。涵盖了各类学术期刊、会议论文,旨在为国内外学者提供良好的科研体验。百度学术搜索通过时间筛选、标题、关键字、摘要、作者、出版物、文献类型、被引用次数等细化指标提高检索的精准性。在百度学术搜索中,用户还可以选择将搜索结果按照“相关性”、“被引频次”、“发表时间”三个维度分别排序,以满足不同的需求。

3) 读秀中文学术搜索:是由海量全文数据及资料等基本信息组成的超大型数据库,是一个真正意义上的学术搜索引擎及文献资料服务平台。主页的网络地址为 http://www.duxiu.com。读秀中文学术搜索以 330 万种中文图书、2.5 亿条元数据、6700 多万种期刊、中文报纸 3000 余种为基础,为用户提供深入内容的图书章节和全文检索及最全面的期刊文章。

二、医学影像学网络信息资源

随着互联网技术的发展,医学影像学网络信息资源越来越丰富,医学影像学相关学会的网站以及医学影像学信息资源网站等专业网站在规模和数量上得到快速的发展。网站上丰富的教学资源,例如解剖、病理、影像图片、文字、稿件、病例讨论、教学课件、视频资料、专业图示、会议信息等,为医学影像工作者更快速、准确、有效地查找、阅读、学习医学影像信息提供便利的条件。

1. 医学影像学相关学会的网站

(1) RSNA 网站:主页的网络地址 http://www.rsna.org。RSNA 网站是由北美放射学会(radiological society of North America,RSNA)主办,设有科学、教育、期刊、新闻、会议预览等板块,拥有丰富的图片资源,用户可以通过 myRSNA 定制个性化资讯,是广受欢迎的医学影像学网站之一。

(2) ARRS 网站:主页的网络地址 http://www.arrs.org。ARRS 网站是由美国伦琴射线学会(American roentgen ray society,ARRS)主办。该学会成立于 1900 年,是美国,也是世界上最早成立、历史最悠久的放射学会,出版有《美国放射学杂志》(American journal of roentgenology,AJR)期刊,其官网上可以浏览学会相关通知及其所举办的学术会议通知,同时共享网络在线课程、网络讲座等学习资料,也可通过其官网订阅杂志。

(3) ACR 网站:主页的网络地址 http://www.acr.org。ACR 网站由美国放射学院(American college of radiology,ACR)主办。该网站有各种病例、教育中心、肺癌筛查中心、电子学习、考试与评估、安全规范、新闻与出版物、会议与课程等丰富的资源,涉及的范围非常广泛,如志愿者服务、法律实践、卫生政策研究等。

(4) BIR 网站:主页的网络地址 http://www.bir.org.uk。BIR 网站由英国放射学会(British institute radiology,BIR)主办。该网站为放射科医师和学生提供了图书、期刊、解剖原始图片、软件、研究信息资源等,同时也提供教学资源并组织各种学术会议。

(5) ESR 网站:主页的网络地址 http://www.myesr.org。ESR 网站提供欧洲放射学会(European society of radiology,ESR)学术年会、欧洲各国放射学领域的相关资讯,以及教育、训练、研究等信息资源。网站实施会员制,非会员也可浏览网站内大部分资讯。网站为注册的会员提供免费的电子期刊 European radiology 和 Insights into Imaging。

(6) CSIT 网站:主页的网络地址 http://www.cmasit.org。CSIT 网站是由中华医学会影像技术学会(Chinese society of imaging technology,CSIT)主办。CSIT 网站提供中华医学会影像技术学会(CSIT)学术年会与青委学组学术大会等学术活动的信息,并提供中国各省、直辖市、各地区放射技术和影像技术领域的相关资讯与信息资源。

(7) ISRRT 网站:主页的网络地址 http://www.isrrt.org。ISRRT 网站是由国际放射技师学会(international society of radiographers and radiological technologist,ISRRT)主办。ISRRT 网站提供放射技术学术活动与教育培训等信息,宣传 ISRRT 的专业理念和临床与教育实践。

(8) CSR 网站:主页的网络地址 http://www.cmacsr.org。CSR 网站由中华医学会放射学会(Chinese society of radiology,CSR)主办。提供放射学学术活动与教育培训等信息。

2. 医学影像学信息资源网站

(1) 医景(Medscape):是由美国 Medscape 公司 1994 年开发,1995 年 6 月投入使用。Medscape 主页的网络地址 http://www.medscape.com。首次使用需注册。Medscape 的信息更新快,内容丰富,还可检索影像、音频、视频。是互联网上免费提供临床医学全文文献和医学继续教育资源(CME)的网站之一。Medscape 提供关键词检索和分类检索(The Medscape index),用户可根据疾病名称、所属学科和内容性质(会议报告、杂志文章的全文和摘要等)的英文字母进行检索。

(2) learning radiology 网站:该网站设立放射学讲座、放射学影像、教育教学笔记、病例讨论等模块。全站信息资源免费使用,网站资料提供 PDF、PPT 及 Flash 等所有格式文件。主页网络地址 http://www.learningradiology.com。其特色应用类似于互动的操作方式,例如点选肺部系统病例,用户可对影像学图像进行拍摄焦距、肿瘤大小、患者临床表现、病例影像学发展等与疾病相关信息的查询及模拟诊断。

(3) CTisus 网站:由约翰霍普金斯医院的影像诊断与全身 CT 主任埃利奥特·菲斯曼(Elliot K. Fishman)博士创建。网站主要面向放射科的专业人士,目前有超过 50 000 个用户,有 120 个继续医学教育(CME)课程。该网站专注于 CT 扫描技术与诊断,每周有 CT 主题视频,教学影像从肾脏、胰脏、肝脏和心脏成像就超过 175 000 幅。CTisus 主页的网络地址 http://www.ctisus.com。

(4) 公共卫生影像库(PHIL)网站:由美国疾病控制和预防中心(CDC)创建的公共卫生影像库(public health image library,PHIL)电子门户网站,可以为公共卫生专业人员、媒体、实验室的科学家、教育工作者、学生和世界各地的公众提供海量资料,为教学、演示和公共健康信息提供参考。检索的内容可以按不同类别的人、地方和专业学科进行搜索,既可以同时进行检索,也可以单独检索,还可以根据特定的医学影像,医学影像集以及多媒体文件进行检索。公共卫生影像库主页的网络地址 http://phil.cdc.gov/phil/home.asp。

推荐阅读

1. 张基温,史林娟,张展为,等. 信息化导论. 北京:清华大学出版社,2012.

2. 康晓东. 影像信息学. 北京:人民卫生出版社,2009.

3. 刘爱民. 病案信息学. 北京:人民卫生出版社,2014.

4. 董建成. 医学信息学概论. 北京:人民卫生出版社,2010.

5. Barton F,Branstetter IV. Practical Imaging Informatics. New York:Springer,2009.

6. H. K. Huang. PACSandImaging Informatics. 2nd ed. USA:John Wiley & Sons,2010.

7. Jost RG,Trachtman J,Hill RL,et al. A computer system for transcribing radiology reports. Radiology,126:63.

8. 王伟. 医学信息学. 北京:高等教育出版社,2006.

9. 付海鸿. PACS 效益评估模型. 中华放射学杂志,1998,32(1):44-46.

10. 刘怀军. 数码医学论. 北京:中国科学技术出版社,2006.

11. 包志华. 医学图像处理、存档与通信. 北京:科学出版社,2013.

12. 黄钢. 影像核医学. 北京:人民卫生出版社,2005.

13. 陈仲本. 医学电子学基础. 北京:人民卫生出版社,2005.

14. 徐跃. 医学影像设备学. 北京:人民卫生出版社,2005.

15. 李月卿. 医学影像成像理论. 北京:人民卫生出版社,2003.

16. 建设部标准定额研究所. JGJ67—2006 办公建筑设计规范. 北京:中国建筑工业出版社,2006.

17. 姚庆栋,毕厚杰,王兆华,等. 图像编码基础. 第三版. 北京:清华大学出版社,2006.

18. 胡栋. 静止图像编码的基本方法与国际标准. 北京:北京邮电大学出版社,2003

19. 刘家琦,李凤鸣. 实用眼科学. 北京:人民卫生出版社,2010.

20. J. C. Huang. Program instrumentation and softwaretesting. Computer,1978,11:3.

21. http://wiki. ihe. net/index. php? title=Profiles#IHE_Radiology_Profiles.

22. 石明国. 医学影像技术学影像设备质量控制管理卷. 北京:人民卫生出版社,2011.

23. 傅征,梁铭会. 数字医学概论. 北京:人民卫生出版社,2009.

24. 李兰娟. 数字卫生标准化. 北京:科学出版社,2013.

25. GB/T 22239—2008,信息系统安全等级保护基本要求.

26. 俞承杭. 信息安全技术. 第 2 版. 北京:科学出版社,2011.

27. Federal Information Processing Standards Publication. 180-182.

28. GB/T20984-2007,信息安全风险评估规范.

29. 杨汉锋,张小明. 远程放射学. 国外医学临床放射学分册,1998,4:197.

30. 任彦军,李坤成,梁志刚. 远程医学影像会诊系统的发展状况与质量控制. 中国医疗装备,2013,28:7.

31. 燕今伟,刘霞. 信息素质教程. 武汉:武汉大学出版社,2008.

32. 何晓阳. 医学本科生信息素养评价指标体系构建. 重庆:西南大学,2011.

33. 何俐芳. 电子信息资源与计算机检索. 北京:机械工业出版社,2009.

34. 杨行. 1998~2009 年国内信息素养研究论文计量分析. 图书馆学刊,2011,8:131-134.

35. 张兴会. 数据仓库与数据挖掘技术. 北京:清华大学出版社,2011.

36. 于广军,杨佳泓. 医疗大数据. 上海:上海科学技术出版社,2015.

37. 洪松林,庄映辉,李堃. 数据挖掘技术与工程实践. 北京:机械工业出版社,2014.

38. 王辉. 医学影像信息资源应用. 北京:人民军医出版社,2014.

39. 李晓玲. 医学信息检索与利用. 上海:复旦大学出版社,2014.

40. 邢美园. 医学文献检索. 杭州:浙江大学出版社,2010.

中英文名词对照索引